本Web動画への利用ライセンスは，本書1冊につき1つ，個人所有者1名に対して与えられるものです．第三者へのID(ユーザー名)，PASSの提供・開示は固く禁じます．また図書館・図書施設など複数人の利用を前提とする場合には，本Web動画を利用することはできません．

DSTC 外傷外科手術マニュアル Web動画付

監訳
日本 Acute Care Surgery 学会，日本外傷学会

Manual of
Definitive
Surgical
Trauma
Care Fourth Edition

Edited by
Kenneth D Boffard

iatsic
International Association for Trauma Surgery and Intensive Care

医学書院

Manual of Definitive Surgical Trauma Care, Fourth Edition
Copyright © 2016 by Taylor & Francis Group LLC
CRC Press is an imprint of Taylor & Francis Group LLC, an Informa business
All Rights Reserved

Authorized translation from English language edition
published by CRC Press, an imprint of Taylor & Francis Group LLC
Copyright © First Japanese edition 2016 by Igaku-Shoin Ltd., Tokyo

Printed and bound in Japan

DSTC外傷外科手術マニュアル[Web動画付]

発　行　2016年9月15日　第1版第1刷

監訳者　日本Acute Care Surgery学会・日本外傷学会
発行者　株式会社　医学書院
　　　　代表取締役　金原　優
　　　　〒113-8719　東京都文京区本郷1-28-23
　　　　電話　03-3817-5600(社内案内)
印刷・製本　アイワード

本書の複製権・翻訳権・上映権・譲渡権・公衆送信権(送信可能化権を含む)
は株式会社医学書院が保有します.

ISBN978-4-260-02829-5

本書を無断で複製する行為(複写,スキャン,デジタルデータ化など)は,「私
的使用のための複製」など著作権法上の限られた例外を除き禁じられています.
大学,病院,診療所,企業などにおいて,業務上使用する目的(診療,研究活
動を含む)で上記の行為を行うことは,その使用範囲が内部的であっても,私
的使用には該当せず,違法です.また私的使用に該当する場合であっても,代行
業者等の第三者に依頼して上記の行為を行うことは違法となります.

JCOPY 〈出版者著作権管理機構　委託出版物〉
本書の無断複製は著作権法上での例外を除き禁じられています.
複製される場合は,そのつど事前に,出版者著作権管理機構
(電話　03-3513-6969,FAX 03-3513-6979,info@jcopy.or.jp)の
許諾を得てください.

訳者一覧

■監訳
日本 Acute Care Surgery 学会
日本外傷学会

■DSTC 翻訳委員会
行岡　哲男	東京医科大学主任教授・救急・災害医学
村尾　佳則	近畿大学教授・救急医学
坂本　哲也	帝京大学主任教授・救急医学
大友　康裕	東京医科歯科大学大学院教授・救急災害医学
溝端　康光	大阪市立大学大学院教授・救急医学
藤田　尚	帝京大学准教授・救急医学
織田　順	東京医科大学准教授・救急・災害医学

■訳者（五十音順）
有元　秀樹	大阪市立総合医療センター救命救急センター・副部長
伊澤　祥光	自治医科大学・救急医学
石原　諭	兵庫県災害医療センター・副センター長
井上　聡	佐賀大学教授・先進外傷治療学・外傷外科
上野　恵子	東京医科大学八王子医療センター救命救急センター
上野　雅仁	渕野辺総合病院外科
内田健一郎	大阪市立大学大学院病院講師・救急医学
内田　靖之	帝京大学講師・救急医学
内野　隼材	倉敷中央病院救急科・医長
遠藤　彰	東京医科歯科大学・救急災害医学
大須賀章倫	JCHO 中京病院救急科・医長
大村　健史	徳島県立中央病院外科副部長・救命救急副センター長
岡　　智	東京医科歯科大学・救急災害医学
織田　順	東京医科大学准教授・救急・災害医学
加地　正人	東京医科歯科大学講師・救急災害医学
北村　真樹	帝京大学・救急医学
後藤　浩也	自衛隊中央病院・眼科
小山　知秀	帝京大学・救急医学

高橋　　航	横浜市立大学附属市民総合医療センター高度救命救急センター
千葉　裕仁	帝京大学・救急医学
角山泰一朗	帝京大学・救急医学
弦切　純也	東京医科大学講師・救急・災害医学
寺田　貴史	大阪市立大学大学院病院講師・救急医学
豊田　　洋	済生会横浜市南部病院・救急診療科部長
長尾　剛至	帝京大学・救急医学
中澤佳穂子	帝京大学・救急医学
野田　智宏	大阪市立大学大学院病院講師・救急医学
藤田　　尚	帝京大学准教授・救急医学
本藤　憲一	東京医科歯科大学大学院・救急災害医学
本間　　宙	本間医院・院長（新潟県村上市）
松本　松圭	済生会横浜市東部病院・重症外傷センター
溝端　康光	大阪市立大学大学院教授・救急医学
村尾　佳則	近畿大学教授・救急医学
村田　希吉	松戸市立病院・救命救急センター長
森脇　義弘	雲南市立病院・副院長
横江　隆夫	渋川医療センター・特任院長補佐・副院長
吉川　俊輔	東京医科歯科大学大学院・救急災害医学

献辞

　1993年に，普段は外傷患者の治療に携わらない外科医のために，外傷外科手術と外科治療の意思決定に関する教育コースが必要であると気づき，このコースが発展するという先見の明を持っていた6人の外科医に本書を捧げる．

　Howard Champion（米国のメリーランド州ベセスダ）
　Stephen Deane（オーストラリアのニューカッスル）
　Abe Fingerhut（フランスのポワシー）
　Stenn Lennquist（スウェーデンのリンシェーピング）
　David Mulder（カナダのモントリオール）
　Donald Trunkey（米国のオレゴン州ポートランド）

負傷患者を上手にケアしたいという情熱を持った人たちにも本書を捧げる．

翻訳の序

2002年秋，早朝の清々しい空気のなか，私はメルボルン王立病院の門をくぐりました．IATSIC（International Association for Trauma Surgery and Intensive Care：万国外傷外科集中治療医学連合）が開催するDSTCコースを受講するためです．当時，日本ではJATECが出版され，そのコース開催が緒についたばかりで，DSTCのような，生体を用いて外傷外科を学ぶことのできる off the job training を受講できる機会はありませんでした．3日間にわたるコースには，animalとcadaverを用いて実際の手術手技を修得するセッションに加え，decision makingを討論するセッションが設けられており，その実践的な内容に深く感銘を受けたことを記憶しています．

2012年，帝京大学の坂本哲也教授，藤田尚准教授のご尽力で，DSTCコースが日本で初めて開催されました．本書の執筆者であり，DSTCの開発と普及のリーダー的存在であるBoffard教授が来日され，自ら先頭に立って指導して下さいました．DSTCコースはその後も定期的に開催され，毎年多くの医師が受講しています．最近は，日本の医師だけでなく，韓国からの受講も増えており，広く外傷外科のレベル向上に寄与しているものと思います．

本書の初版は，2003年にDSTCのコースマニュアルとして出版されました．第4版の内容は，「外傷システムとコミュニケーションの原則」「生理学と外傷に対する身体の反応」「Damage Control Surgery」「特定臓器の外傷」「診断治療技術」「特別な治療の側面」という6部で構成されています．すなわち本書は，単に外傷外科の手術手技を紹介したものではなく，迅速なdecision makingと良好なcommunicationを必要とする外傷外科の手引書であり，外傷外科医を目指す医師にとって実践で求められる知識をすべて網羅したものとなっています．第4版では，外傷手術における麻酔の項が新たに追加され，術中の麻酔医との"blood brain barrier"を取り除き，チームワークを確立することの重要性が解説されています．

今回，翻訳を担当した医師のほとんどは，日本でのDSTCコースのインストラクター，もしくは受講生です．DSTCの内容について，身をもって理解し修得した医師が翻訳しています．このため，DSTCの魅力を余すところなくお伝えできているものと自負しています．私の教室ではこれまで英語の原書を医局員の間で輪読し，外傷外科について学んでいました．翻訳書の出版により，今後はより深く勉強し理解できると喜んでいます．また，本書の内容が外傷外科に携わる医師にとって大変有益なものであることは，自信をもって推奨させていただきます．ぜひ皆様もお手にとってご確認下さい．

最後になりましたが，本書をご監訳いただきました，日本Acute Care Surgery学会，日本外傷学会，ご推薦いただきました日本救急医学会に心より御礼申し上げます．

2016年9月吉日
DSTC翻訳委員会
委員長　溝端康光

序

　多くの外科医にとって重症外傷を診療する機会が少なければ，診療の意思決定に必要な技能レベルを維持することは困難である．その技能には，外科的介入において必要となる意思決定能力と手術技能が含まれる．それらはかなり高度で，必要とされる機会は少ないかもしれないが，外傷の救命のためには，迅速に出血源に到達し出血をコントロールする外科的介入が不可欠である．その際，専門領域の外傷専門医を必要とすることもあるが，そのような医師を，求める時間のなかで確保することはまず不可能である．

　過去には，多くの外科医が戦争で技能を磨き，非戦時下での診療に応用してきた．この状況は，21世紀には変化し，いまだ紛争の少ない地域で活動している外科医がいるものの，ほとんどの外科医は非戦時環境で働いている．多くの国で，外傷の発生頻度，特に自動車事故に伴う外傷が，記録上最低レベルにまで減少している．外傷の多くが非手術的に治療され，手術的介入および手術技能を発揮する機会は減少している．このため適切な臨床的判断ではなく経験の少なさや自信のなさにもとづいて，手術しないという決定がなされることがある．

　有能な外傷医は，良い術者というだけでは十分ではない．外傷診療に求められる基本的な内科的・外科的対応を計画し実践できる多職種チームの一員でなければならない．

　対応を計画するにあたって以下の明確な理解が必要である．

- 地域での発生メカニズムを含めた外傷の原因
- 患者への初期治療，すなわち病院前と救急室での治療
- 患者が病院に搬送されその後手術室に移送されるまでの状況．これは初期対応に左右され，そして転帰に影響する．
- 院内の物理的・知的資源と，多発外傷患者に伴う特有の問題を明らかにし対応できる能力
- 求められる時間のなかでの専門性を持った外傷専門医を確保することの困難さ

　1993年，万国外科学会(ISS)および万国外傷外科集中治療医学連合(IATSIC)のメンバーである Howard Champion(米国)，Stephen Deane(オーストラリア)，Abe Fingerhut(フランス)，David Mulder(カナダ)と Don Trunkey(米国)の5人の外科医が American College of Surgeon(ACS)学会中にカリフォルニア州サンフランシスコで会合をもった．普段の手術トレーニングがあまりにも臓器・部位特異的なため，多発外傷患者に対する適切な判断と意思決定を行うことができていない外科医に対し，外傷への手術対応トレーニングが必要なことは明らかであった．特に上級の研修医や外科トレーニングを終えた医師への対応が必要であった．

　手術が必要な外傷患者にまれにしか対応しない外科医を対象に，救命を優先した外科的技能と意思決定に焦点をあてた短期間のコースを行う必要があるとされた．このコースは，世界的なニーズに応えるものであり，すでに広く普及し認められている ACS の ATLS を補完するものとなる．Stenn Lennquist がスウェーデンの外科医を対象に実施していた5日間コースの経

験を取り入れたプロトタイプがパリ，ワシントンDCそしてシドニーで開催された．

1999年，ウイーンで開催されたInternational Surgical Weekにおいて，IATSICのメンバーがDefinitive Surgical Trauma Care(DSTC)の基礎となるコア・カリキュラムとマニュアルを承認した．このマニュアルの初版は2003年に出版され，その後2007年，2011年に改訂，2015年に第4版となった．

初期のDSTCコースはオーストリアのグラッツ，オーストラリアのメルボルンとシドニー，そして南アフリカのヨハネスブルクで開催された．これらのコースで使われた教材が改良され，修練システムが教育の専門家らにより作成された．こうして現在開催されている標準化されたDSTCコースの基礎ができた．このコースのユニークな点は，基本は標準化されているものの，使用される国の環境とニーズにあわせて変更を加えることができる点である．

IATSIC教育委員会には国際的なDSTC小委員会があり，コースの質と内容を監視している．このため，DSTCの基本はコース毎で異なることはない．最初に開催された国(オーストリア，オーストラリア，南アフリカ)に加え，世界28か国で開催され，毎年IATSICのプログラムに新しい参加者が加わる．コースとそのマニュアルは英語のみならず，ポルトガル語，スペイン語に訳されている．

DSTCコースは，好むと好まないにかかわらず手術を要する重症外傷に対応せざるをえず，しかも必要な専門技能を有しない医師をサポートすることを目標とする．DSTCコースやDSTCプログラムの設置に必要なものを本マニュアルの付録Cに記載した．DSTCプログラムの作成者からなる委員会がマニュアルの作成と更新を行っている．マニュアルやコースの準備，編集，内容の再検討，そして開催における彼らの多大な努力に感謝する．

この最新の改訂第4版には，新たなエビデンスにもとづく内容が記載されている．非手術療法の普及，そして時にはそれが害となることも記載した．平和維持の必要性が増加していることや最近の不平等な紛争をふまえ，また特有の外傷形態があることから，軍時下での内容が最近の紛争の経験を反映して改訂増頁されている．

以前から明らかであったことが，ここ何年かでついに形をなした．麻酔科医と集中治療医の関わりが，外傷へのアプローチ法と多職種外傷チームの概念を変化させた．オランダ，スカンジナビア，スイス，英国，そしてその他多くの国の麻酔科医たちが熱心に関与することで，このコースと並行して，Definitive Anaesthetic Trauma Care(DATC)コースが開発された．このマニュアルに麻酔管理を含めることができたことを嬉しく思う．

本書は以下の項に分類できる．

- 外傷システムとcrew resource management (CRM)コミュニケーション原理
- 外傷の生理学と生体反応
    - 代謝反応
    - 輸血
    - ダメージコントロール

それぞれの解剖部位や臓器系については，損傷の概要と臓器特有のピットフォール，さらにその領域の重症外傷を扱うために必要となる外科手技を記載した．また，熱傷，頭部外傷，高齢の四肢外傷も含んでいる．

- 最近の診断と治療テクノロジーとして
    - 画像
    - 低侵襲手術の役割
- 専門的治療の特別な側面として
    - 麻酔学
    - 軍の関係
    - 集中治療
- 手術室看護師の重要性(別項，付録)
- 外傷スコアと損傷評価の資料

Ken Boffard

はじめに

外傷は，世界の健康面における大きな問題であり，多くの国で問題は拡大しつつある．外傷には，教育，予防，急性期治療，そしてリハビリテーションがひと続きで一貫して対応していることが理想的である．初期診療のあらゆる面を改善することに加え外科的技能を改善することで，より多くの患者を救命でき，機能傷害も減少させることができる．

一般的な標準外科修練の経験では，外傷修練として不十分かつ部分的である．その理由の1つは，以前から行われている外科修練が血管外科，肝胆膵外科，内分泌外科など高度専門化され臓器特異的となっていることである．また1つは，多くの確立された修練では多様な外傷患者に対する経験が不足することである．

外傷の予防

外傷の予防は以下の3つからなる
- 一次予防：外傷の発生頻度を下げるために教育と法制化を行う（アルコール飲酒下での運転）
- 二次予防：設計を通じて外傷の発生頻度を最小限にする（シートベルトやヘルメット）
- 三次予防：外傷が発生したあとは，早期の良い治療により影響を最小限にする

一次予防と二次予防が，外傷後の死亡と合併症を減少させるうえで大きな役割を果たしていることは疑いないが，外傷に対する不適切な診療を最小限にすることも必要である．そのためには，物理的損傷を高度に管理できる技能の修練が求められる．

手術における安全

「決してあってはならないこと」（never event）は National Quality Forum の前主席事務官である Ken Kizer が 2001 年に初めて紹介した言葉である．「決してあってはならないこと」とは，決して生じてはならない多くは防止しうる患者安全に関わるインシデントで，今日欧米で広く認識されている．手術における「決してあってはならないこと」は以下の3つである．
- 手術部位の間違い
- 体内への術後異物残留（開腹ガーゼやスポンジ）
- あやまったインプラント

安全チェックリスト（例えば WHO の Safer Surgery Checklist など）が「決してあってはならないこと」の減少に役立つことが知られている．単に状態が緊急そうだという理由だけで，重症外傷患者の手術において，実施すべき安全チェックをとばしてよいことにはならない．ダメージコントロール開腹において，ガーゼ（スポンジ）は初回手術の際に腹腔内に留置される．ガーゼのサイズとその数を記録しておくことは，特に患者管理を他の医療者に引き継ぐ場合には，必須である．戦時下での damage control surgery では，通常，どのような手術を実施し

たかを正確にドレッシング材の表面に記載している．

損傷の見落としは，外傷外科医にとって「非公式な」「決してあってはならないこと」であろう．成人外傷における損傷の見落とし頻度は9から28%とされ，多くは軽いものであるが，時に致死的あるいは生涯にわたる機能障害をもたらす．小児外傷を対象とした研究では，損傷の見落としは20%にのぼると報告されている．また，重症外傷患者では特に損傷を見落とすリスクが高い．

明らかなあるいは注意を引く損傷とともに体腔内にも損傷が存在することがあり，外科医はそれを見落としやすい．また，主な損傷から離れた部位の損傷は，身体のどの部位にも存在し，蘇生経過のなかで外傷チームが見逃しやすい．損傷が見落とされやすい患者因子としては，意識レベル低下や緊急性の高い損傷の存在，そして循環が不安定な多発外傷である．

外科医が未熟な場合や経験不足の場合には，損傷を見落とす危険性が高い．しかしながら損傷の見落としは，経験を積んだ上級の医師にも起こることである．ATLSコースのprimary surveyとsecondary surveyは外傷初期評価での系統的な診療手順であり，救急室において短時間で致死的状況に至る損傷を見落とす危険性を低下させる．Primary surveyの後，ICUや病棟において患者の安全が得られれば，注意深い患者再評価と画像確認からなるtertiary surveyを行う．Tertiary surveyは，見落とし損傷を確実に回避するうえで大いに役立つ．

術中は，系統的かつ定型的，徹底的な評価をすべての患者に実施する．確認された損傷のある部位のみに集中するのではなく，すべての部位で損傷の有無を評価する．この注意深い評価は，特に多発外傷患者において重要である．近年の戦時下での開腹術では，初回手術における臓器損傷の見落としは1.3%と報告されている．

重症外傷の管理のためのトレーニング

The IATSIC National Trauma Management Course (NTMC™)

NTMCは，医療者がいるものの診療環境が整備されておらず医療資源も不十分な国における外傷診療を改善するためにIATSICが提案したものである．ATLSを基本として，地域の状況で修正されながら，IATSICが開催するか，地域の外傷組織が開催するコースとして提供される．今日までに，世界12か国において，Academy of Traumatology of India (http://www.indiatrauma.org)，College of Surgeons of Sri Lanka (http://www.lankasurgeons.org)，IATSICなどの組織の後援のもと7,000人の医師が訓練を受けた．

The Advanced Trauma Life Support Course

American College of SurgeonsのATLSは，世界で最も広く受け入れられた外傷プログラムである．現在，約60か国で開催され，100万人以上の医師が受講している．

ATLSを超えた外傷外科トレーニング

先進国や発展途上国において，外傷は病院前および院内医療のいずれにおいても，公衆衛生上の大きな問題で，財政負担となっている．多くの国で政治的かつ社会的不安が増していることに加え，暴力行為における銃器の使用，さらに交通事故が世界中で外傷の原因となっている．これらの社会経済的因子が結果として多くの外傷患者を生み出す．

米国では，外傷は若い世代と高齢世代における問題である．全年代を含めると外傷は死亡原

因の第3位であり，1〜44歳では1位である．45歳以下が外傷死亡の61%を占め，入院患者の65%を占める．また，65歳以上では，致死的あるいは長期の入院となるリスクが高い．外傷死の50%は受傷後数分で生じ，早期死亡の大部分は大量出血と中枢神経損傷による．

解剖のデータにより，中枢神経損傷がすべての外傷死の原因の40〜50%を，出血が30〜35%を占めることが示されている．車両事故と銃創は，それぞれ外傷死の24%と29%を占める．南アフリカにおいて1995年には殺人（10万人あたり56人）と車両事故が多かった．

オーストラリアや英国のように，穿通性損傷が少なく，充実した外傷予防キャンペーンにより外傷患者が確実に減少している地域がある．しかしながら，車両事故や墜落，娯楽活動，そして高齢者に生じる外傷は数多くある．外科医が外傷患者に接することが比較的限られていることから，外傷領域の専門知識は低下している．外傷医療施設の指定，重症外傷診療のための特別な技能の上達が求められている．

さらに，西インド，南アメリカ，アジアの発展途上地域では，一般外科修練に，外傷診療に必要な広い領域の手術修練や精神科的専門知識の修得が必ずしも含まれていない．また他の地域では，一般外科に胸部外科が含まれないところもある．それゆえ，胸部出血の根本治療を依頼される一般外科医が，必要となる手技を規定の修練のなかで獲得できていない．

世界中の病院前医療が改善するなかで，以前は病院前で死亡していた患者が生命徴候を保ったまま病院に搬送されるようになった．多くの場合，気道と換気は管理できるものの，出血により患者が院内で死亡する．外傷初期診療において，骨折固定や骨盤固定などの整形外科的止血手技や重症頭部外傷の管理が重要な役割を果たしているが，出血の外科的コントロールやその生理学を理解することも必要である．

世界の多くの地域で紛争が生じている．これらの紛争には，超大国のみでなく他の多くの国の軍も関わっている．軍の外科医は，戦場で発生するすべての穿通性外傷を管理できるよう訓練されていなければならない．しかし軍が直面し深刻化するジレンマは，近年の紛争が非同時性，一方的，小規模，地域限定的であり，多くは頻回に負傷者を発生させないということである．この理由から，戦場や緊張下の状況において高度な外科テクニックを迅速に駆使できるように，数多くの外科医を確保しておくことは困難である．

戦場での負傷者や主に穿通性外傷に対応できる十分な経験を積むことが軍外科医にとってますます困難になっている．そして多くの軍の修練プログラムは，非戦時下での相手を協力者として求めている．

統計資料は，軍事下であれ非軍事下であれ，外傷患者の治療を行う責任のある外科医が，致死的な損傷の評価，診断，手術の技能を有する必要があることを示している．迅速で適切な外科的介入により重症外傷患者の転帰を改善できることが，多くの外科医には十分に理解されていない．経験の少なさや他の分野への興味から，外科医はもはやそのような致死的状況に対応する技能を有していない．これらをふまえ，コースは開催される国の必要性に応じて柔軟なものでなければならない．救急室のみでなくATLSが終了した後の診療において，患者の外科的蘇生と治療に必要な技能を有する外科医を養成する必要性が増している．

外傷における外科トレーニングコース

American College of SurgeonsのAdvanced Trauma Operative Management（ATOM）コースは約15年前にLenworth M. Jacobsにより開発された．講義と，それに続く麻酔下生体動物モデルを用いた手術指導からなる1日コースである．胸部と腹部の穿通性外傷に対する手術における外科的能力を向上させ，自信を持たせる効果的なものである．

Definitive Surgical Trauma Care (DSTC) コースは，1993 年に 6 人の国際的な外科医のリーダーシップで開発された．そして，スイスのルジンゲンにある International Society of Surgery の構成団体である IATSIC が管理している．DSTC は 3 日間のコースであり，短時間の講義と手術に関する広いディスカッション，グループディスカッション，症例ディスカッションそして麻酔下生体動物を用いた実習からなる．外傷に対して用いる外科手技と，最適な治療法を選択するための意思決定に重点が置かれている．コースは現在，24 か国において，4 か国語で開催されている（英語，ポルトガル語，スペイン語，タイ語）．

DSTC コース

コース目標

本コースの修了までに，受講生は以下を可能とする修練を受ける．
- 外傷患者の外科生理について知識を深める
- 外傷における外科的意思決定が可能となる
- 重症外傷患者管理における高度な外科的テクニックを駆使できる
- 重症外傷における治療の可能性と，そのエビデンスを理解する

コースの説明

DSTC 受講の前提は，一般外科のトレーニングで基本を完全に理解していることと，ATLS コースの受講である．このため，外傷外科の基本や重症外傷の初期蘇生についての講義はコースには含まれない．

コースは 2 日から 1 日半として計画されたコアカリキュラムを含む．コアカリキュラムに加え，開催する地域の状況に適したコースとなるよう追加モジュールが数多く準備されている．

コースは多くの要素からなる．
- **講義**…外科的蘇生の重要な考え方を紹介し，蘇生の目標を議論し，臓器への最適な到達法を指導するよう作成されている．
- **献体実習**…新鮮なあるいは保存されたヒト献体，もしくは摘出組織を用いる．これにより，重症外傷における到達経路についての人体解剖の知識を高める．地域の慣習や法が献体を使用することを認めない場合には，利用可能なもので代用する．
- **動物実習**…手術用に準備された麻酔下生体動物を可能であれば用いる．インストラクターはさまざまな外傷を紹介する．実習の目的は，精神運動的技能を向上させ，臓器を修復して出血をコントロールするための新たな技能を修得させることである．出血を伴う損傷は，動物を死亡させないようにしないといけないため，獣医麻酔医と外科医にとって挑戦的である．現実世界の手術室における重症外傷治療を模したシナリオである．
- **症例提示**…提示された症例に対する戦略を考え検討するセッションである．いくつかの症例を提示するなかで，受講生とインストラクターの間で自由なディスカッションを行う．この症例提示では，すでに学んだ講義や精神運動技能を現実の患者管理シナリオに組み入れることを目指している．

Tertiary Survey

軽症外傷のおおむね 20% が初期の評価で見落とされている．これらには，顔面骨骨折，手首や手の損傷などが含まれる．患者が十分に安定し覚醒すれば，それらの損傷を否定するために tertiary survey を実施する必要がある．

まとめ

DSTC コースは，主要な外傷センターの患

者を模倣して外科的に作成された損傷に対して診療できるように外科医を訓練することを目指している．上級外科医や外科研修医そして軍の外科医はすべて，軍事下あるいは非軍事下にかかわらず致死的な穿通性あるいは鈍的外傷に対し自信をもって対応できる必要があり，DSTCコースはその教育，認識，精神運動の要求に応えるものである．

文献

引用文献

1. World Alliance for Patient Safety. *WHO Surgical Safety Checklist and Implementation Manual*. http://www.who.int/patientsafety/safesurgery/. Accessed January 2015.
2. Smith I, Beech Z, Lundy JB, Bowley DM. A prospective observation study of abdominal injury management in contemporary military operations: damage control laparotomy is associated with high survivability and low rates of fecal diversion. *Ann Surg*. 2015; 261(4): 765-73.
3. Fingerhut LA, Warner M. *Injury Chartbook. Health, United States. 1996-1997*. Atlanta, GA: National Center for Health Statistics; 1997.
4. Fingerhut LA, Ingram DD, Felman JJ. Firearm homicide among black teenagers in metropolitan counties: comparison of death rates in two periods, 1983 through 1985 and 1987 through 1989. *JAMA*. 1992; 267: 3054-58.
5. Bonnie RJ, Fulco C, Liverman CT, eds. *Reducing the Burden of Injury, Advancing Prevention and Treatment*. Washington, DC: National Academy Press; 1999: 41-59.
6. Brooks AJ, Macnab C, Boffard KD. Trauma care in South Africa. *Trauma Q*. 1999; 14: 301-10.
7. Enderson BL, Maull KI. Missed injuries. The trauma surgeon's nemesis. *Surg Clin North Am*. 1991; 71(2): 399-418.

執筆者

■編者

Ken Boffard
Professor Emeritus
Department of Surgery
Milpark Hospital and University of the Witwatersrand
Johannesburg
South Africa

■DSTC 執筆委員会

Philip Barker
Professor Emeritus
Defence Medical Services
Royal College of Surgeons
United Kingdom
Retired
British Columbia

Chris Bleeker
Consultant Anaesthesist
Radboud University Medical Center
Nijmegen
Netherlands

Douglas Bowley
Consultant Surgeon
Centre for Defence Medicine
Birmingham
United Kingdom

Col(ret) Mark W Bowyer
Professor of Surgery and Chief Division of Trauma and Combat Surgery
The Norman M. Rich Department of Surgery
Uniformed Services University of the Health Sciences
Bethesda, Maryland
United States of America

Adam Brooks
Consultant Surgeon
Queens Medical Centre
Nottingham
United Kingdom

Ian Civil
Professor of Surgery
Faculty of Medical and Health Sciences
University of Auckland
Auckland City Hospital
Auckland
New Zealand

Scott D'Amours
Consultant Surgeon and Trauma Surgeon
Trauma Director
Liverpool Hospital
University of New South Wales
Sydney
Australia

Elias Degiannis
Professor of Surgery
Head
Trauma Directorate
Chris Hani Baragwanath Hospital
University of the Witwatersrand
Johannesburg
South Africa

Jesper Dirks
Consultant Anaesthetist
Department of Anaesthesia
Centre for Head and Orthopaedics
Rigshospitalet
Copenhagen University Hospital
Copenhagen
Denmark

Abe Fingerhut
Professor of Surgery
Medical University of Graz
Graz
Austria
Hipokrateon University Hospital
University of Athens
Greece

Megan Fisher
Consultant Urologist
Linksfield Hospital
Johannesburg
South Africa

Sascha Flohé
Consultant Surgeon
Klinikum Solingen
Solingen
Germany

Tina Gaarder
Consultant Surgeon
Ulleval University Hospital
Oslo
Norway

Georgios Gemenetzis
Chief Resident in Surgery
4th Surgical Clinic
Attikon Hospital
University of Athens
Greece

Timothy Hardcastle
Consultant Trauma Surgeon
Inkosi Albert Luthuli Hospital
University of KwaZuluNatal
Durban
South Africa

Catherine Heim
Consultant Anaesthetist
University Hospital of Lausanne
Lausanne
Switzerland

Gareth Hide
Consultant Surgeon
Sunninghiill Hospital
Sandton
Johannesburg
South Africa

Annette Holian
Consultant Orthopaedic Surgeon
National Critical Care and Trauma Response Centre
Royal Darwin Hospital
Darwin
Australia

Lenworth M Jacobs
Professor of Surgery
University of Connecticut School of Medicine
Hartford, CT
United States of America

Rifat Latifi
Professor of Surgery
Co-Director
Trauma Research Institute
University of Arizona
Tucson, AZ
United States of America

Ari Leppaniemi
Consultant Surgeon
Meilahti Hospital
University of Helsinki
Helsinki
Finland

Peter Mahoney
Defence Professor Anaesthesia and Critical Care
Royal Centre for Defence Medicine
Birmingham
Visiting Professor
Centre for Blast Injury Studies
Imperial College
London

Ronald V. Maier
Professor and Vice-Chair, Surgery
University of Washington
Harborview Medical Center
Seattle, WA
United States of America

Ernest E. Moore
Professor and Vice Chairman
Department of Surgery
University of Colorado Health Sciences Centre
Denver, CO
United States of America

Pål Axel Næss
Consultanht Paediatric Surgeon
Ulleval University Hospital
Oslo
Norway

Andrew Nunn
Instructor in Surgery
Division of Traumatology, Surgical Critical Care and Emergency Surgery
Perelman School of Medicine University of Pennsylvania
Philadelphia, PA
United States of America

Michael Parr
Professor
Director of Intensive Care
Liverpool Hospital
University of New South Wales
Sydney
Australia

Andrew Peitzman
Mark M. Ravitch Professor of Surgery
University of Pittsburgh
Pittsburgh, PA
United States of America

Graeme Pitcher
Consultant Paediatric Surgeon
University Hospital
Iowa City, IA
United States of America

Frank Plani
Trauma Surgery (SA)
Principal Surgeon
Trauma Directorate
Chris Hani Baragwanath Academic Hospital
Adjunct Professor
Department of Surgery
University of Witwatersrand
Johannesburg
South Africa

James Ralph
Consultant Anaesthetist
Centre for Defence Medicine
Birmingham
United Kingdom

Noelle N. Saillant
Instructor in Surgery
Perelman School of Medicine
Hospital of the University of Pennsylvania
Philadelphia, PA
United States of America

Patrick Schoettker
Associate Professor
Head of Neuro, ENT and Trauma Anesthesia
Departement of Anesthesiology
University Hospital of Lausanne
Lausanne
Switzerland

C William Schwab
Professor of Surgery
Chief
Division of Traumatology and Surgical Critical Care
Hospital of the University of Pennsylvania
Philadelphia, PA
United States of America

Jacob Steinmetz
Associate Professor
Consultant Anaethetist
Trauma Centre and Department of Anaesthesia
Centre for Head and Orthopaedics
Rigshospitalet
Copenhagen University Hospital
Copenhagen
Denmark

Jakob Stensballe
Consultant Anaesthetist
Department of Anaesthesiology
Centre for Head and Orthopaedics Trauma
Section for Transfusion Medicine
Capital Region Blood Bank
Rigshospitalet
Copenhagen University Hospital
Copenhagen
Denmark

Elmin Steyn
Consultant Surgeon and Trauma Director
Christiaan Barnard Memorial Hospital
Cape Town
South Africa

Nigel Tai
Consultant Vascular Surgeon
Royal London Hospital
London
United Kingdom

Fernando Turegano
Consultant Surgeon
University Hospital Gregorio Maranon
Madrid
Spain

Selman Uranues
Professor of Surgery
Medical University of Graz
Graz
Austria

Pantelis Vassiliu
Assistant Professor of Surgery
4th Surgical Clinic
Attikon Hospital
University of Athens
Greece

Arie van Vugt
Professor in Traumasurgery
Medisch Spectrum Twente
Enschede
Netherlands

Jonathan White
Consultant Anaesthetist and ICU Physician
Rigshospitalet
Copenhagen University Hospital
Copenhagen
Denmark

Adrian Wilson
Visiting Professor
Medicine
National University of Science and
Technology Faculty of Medicine
Ascot, Bulawayo
Zimbabwe

Paul R Wood
Consultant Anaesthetist
University Hospital
Birmingham NHS Foundation Trust
Birmingham
United Kingdom

Mauro Zago
Medical University of Graz
Graz
Austria

David Zonies
Associate Professor of Surgery
Oregon Health & Science University,
Portland, OR
United States of America

編者紹介

　Ken Boffard 教授はヨハネスブルグのミルパーク病院外科教授兼外傷部長である．ヨハネスブルグで医師免許を取得し，英国のバーミンガム救急病院とギーズ病院で外科を研修した．ヨハネスブルグ病院の外傷チームの責任者を経て，最近までヨハネスブルグ病院とウィットウォータースランド大学で外科部長を務めていた．

　これまでにスイスにある万国外科学会（ISS）と万国外傷外科集中治療医学連合（IATSIC）の学会長を歴任し，現在は IATSIC 教育委員会の委員長である．また5つの外科系学会の評議員で，米国外科学会，タイ王立外科学会，スリランカ外科学会，英国およびアイルランド外科学会の名誉会員である．

　彼の情熱は外科学の教育のほか，外傷の蘇生，集中治療，外傷システムの地域計画など，多方面に及んでいる．趣味は空を飛ぶこと（飛行機とヘリコプターの操縦免許を所持），スキューバダイビング，航空医学である．関心のある研究テーマは凝固，止血，重篤な出血である．

　彼は，南アフリカ軍保健管理センターの大佐でもあり，ロンドンの名誉市民の資格を得て，ロンドン飛行機パイロット組合の組合員に選出された．

　既婚で2人の子どもがいる．

目次

翻訳の序　vii
序　ix
はじめに　xi
　外傷の予防　xi
　手術における安全　xi
　重症外傷の管理のためのトレーニング　xii
　DSTC コース　xiv
　まとめ　xiv
　文献　xv
執筆者　xvii
編者紹介　xxiii
付録 Web 動画の使い方 / 収載内容　xlv

1部　外傷システムとコミュニケーションの原則　1

1章　総論　3

1.1 救急室での蘇生　3
1.2 重症外傷の治療　3
　1.2.1　蘇生　4
　1.2.2　穿通性外傷の治療　9
1.3 救急室での手術　9
　1.3.1　頭部顔面外傷　10
　1.3.2　胸部外傷　10
　1.3.3　腹部外傷　11
　1.3.4　骨盤損傷　11
　1.3.5　長管骨骨折　12
　1.3.6　末梢血管損傷　12
1.4 まとめ　12

2章　重症外傷におけるコミュニケーションとノンテクニカルスキル　14

- 2.1 総論　14
- 2.2 外傷診療におけるコミュニケーション　14
- 2.3 外傷診療におけるリーダーシップ　15
- 2.4 ダメージコントロールにおけるコミュニケーション　15

2部　生理学と外傷に対する身体の反応　19

3章　蘇生の生理学　21

- 3.1 外傷に対する代謝反応　21
  - 3.1.1 外傷の定義　21
  - 3.1.2 起動因子　21
  - 3.1.3 免疫応答　23
  - 3.1.4 ホルモンメディエーター　26
  - 3.1.5 種々のメディエーターの影響　27
  - 3.1.6 同化期　30
  - 3.1.7 臨床的・治療的な妥当性　30
- 3.2 ショック　30
  - 3.2.1 ショックの定義　30
  - 3.2.2 ショックの分類　31
  - 3.2.3 ショックの測定　34
  - 3.2.4 ショック蘇生のゴール　39
  - 3.2.5 ショック後と多臓器不全症候群　40
  - 3.2.6 ショック患者の管理　40
  - 3.2.7 ショックの予後　46
  - 3.2.8 ショックに対する推奨プロトコル　46

4章　外傷における輸血療法　49

- 4.1 輸血の指標　49
- 4.2 輸血に使用される製剤　49
  - 4.2.1 コロイド　49
  - 4.2.2 新鮮全血　49

- 4.2.3 濃厚赤血球輸血　50
- 4.2.4 成分輸血（血小板，新鮮凍結血漿，クリオプレシピテート）　50

4.3 輸血・血液製剤の効果　51
- 4.3.1 代謝による影響　51
- 4.3.2 微小凝集塊の影響　52
- 4.3.3 高カリウム血症　52
- 4.3.4 凝固異常　52
- 4.3.5 他の輸血のリスク　53

4.4 現時点での最善の輸血法　54
- 4.4.1 初期対応　54
- 4.4.2 輸血の制限　54
- 4.4.3 輸血の閾値　54
- 4.4.4 輸血の比率　55
- 4.4.5 凝固能改善の補助となる薬剤　55
- 4.4.6 凝固状態のモニタリング　56

4.5 自己血輸血　59

4.6 赤血球の代替物　59
- 4.6.1 パーフルオロカーボン（PFC）　60
- 4.6.2 ヘモグロビン溶液　60

4.7 大量出血／大量輸血　61
- 4.7.1 定義　61
- 4.7.2 プロトコル　61

3部　Damage Control Surgery　65

5章　Damage Control Surgery（DCS）　67

5.1 総論　67

5.2 Damage Control Resuscitation（DCR）　68

5.3 Damage Control Surgery（DCS）　69
- 5.3.1 ステージ1：患者選択　69
- 5.3.2 ステージ2：外科的な出血と汚染の制御　70
- 5.3.3 ステージ3：ICUにおける生理学的徴候の立て直し　72
- 5.3.4 ステージ4：根本手術　73
- 5.3.5 ステージ5：腹壁の閉鎖　74
- 5.3.6 転帰　76

4部 特定臓器の外傷　79

6章 頸部　81

6.1 総論　81
6.2 治療の原則　81
6.2.1 初期評価　81
6.2.2 診断的検査の使用　83

6.3 治療　84
6.3.1 全例手術を行うか，選択的検創術か？　84
6.3.2 解剖学的ゾーン（Zone）に基づいた治療方針　84
6.3.3 ルール　86

6.4 頸部へのアクセス　87
6.4.1 皮膚切開　87
6.4.2 頸動脈　87
6.4.3 頸部正中に存在する臓器　87
6.4.4 首の付け根　88
6.4.5 襟状切開　88
6.4.6 椎骨動脈　89

7章 胸部　90

7.1 総論　90
7.1.1 はじめに：問題点　90
7.1.2 胸部外傷の分類　90
7.1.3 胸部外傷の病態生理　91
7.1.4 小児外傷　92
7.1.5 胸部の外科的解剖　92
7.1.6 診断　94
7.1.7 治療　94

7.2 救急室開胸（EDT）　103
7.2.1 歴史　103
7.2.2 目的　104
7.2.3 適応および適応外　104
7.2.4 結果　105
7.2.5 EDTを中止するタイミング　105
7.2.6 結語　105

7.3 胸部への外科的アプローチ　105
7.3.1 前側方開胸　106

7.3.2　胸骨正中切開　107
7.3.3　Clamshell 切開　108
7.3.4　後側方開胸　108
7.3.5　Trapdoor 開胸　108

7.4　救急部開胸の手技　108
7.4.1　必要物品　108
7.4.2　到達法　109
7.4.3　緊急手技　109

7.5　根本治療手技　111
7.5.1　心タンポナーデ　111
7.5.2　心筋裂傷　111
7.5.3　肺門部遮断　111
7.5.4　肺葉切除・肺全摘　111
7.5.5　創路切開術 (tractotomy)　111
7.5.6　大動脈損傷　111
7.5.7　食道損傷　112
7.5.8　気管気管支損傷　112

7.6　まとめ　112

8章　腹部　114

8.1　開腹術　114

8.1.1　総論　114
8.1.1.1　難治性かつ複雑な腹部外傷　114
8.1.1.2　後腹膜　115
8.1.1.3　穿通性腹部外傷に対する非手術療法　115

8.1.2　外傷に対する開腹手術　116
8.1.2.1　術前処置　116
8.1.2.2　ドレーピング　117
8.1.2.3　皮膚切開　117
8.1.2.4　手術手技　118
8.1.2.5　後腹膜腔　119

8.1.3　閉腹　122
8.1.3.1　閉腹の原則　122
8.1.3.2　最適な閉腹法の選択　122
8.1.3.3　一期的閉鎖　122

8.1.4　外傷における止血補助剤　123
8.1.4.1　総論　123
8.1.4.2　その他の止血補助剤　124

8.1.4.3 　特殊利用　124
8.1.5 　手術室器械出し看護師へのブリーフィング　125
8.1.6 　まとめ　125

8.2 　小腸と横隔膜　126

8.2.1 　総論　126
8.2.1.1 　2つの手と4つの観察の目　126

8.2.2 　横隔膜　127

8.2.3 　胃　128
8.2.3.1 　ピットフォール　128

8.2.4 　十二指腸　128

8.2.5 　小腸　128
8.2.5.1 　血行動態安定患者　128
8.2.5.2 　血行動態不安定患者　128

8.2.6 　大腸　129
8.2.6.1 　安定している患者　130
8.2.6.2 　不安定な患者　130
8.2.6.3 　ピットフォール　131

8.2.7 　直腸　131
8.2.7.1 　ピットフォール　131

8.2.8 　腸間膜　131

8.2.9 　補足　131
8.2.9.1 　抗菌薬　131

8.3 　肝と胆道系　132

8.3.1 　総論　132

8.3.2 　蘇生　134

8.3.3 　診断　134

8.3.4 　肝損傷重症度分類　135

8.3.5 　治療　135
8.3.5.1 　非手術療法（NOM）　135
8.3.5.2 　外科的治療　136

8.3.6 　外科的アプローチ　137
8.3.6.1 　切開　137
8.3.6.2 　最初の行動　137
8.3.6.3 　一時的出血制御手技　137
8.3.6.4 　肝授動　141

8.3.6.5　肝周囲ドレナージ　142
8.3.6.6　被膜下血腫　142

8.3.7 合併症 143

8.3.8 肝後面下大静脈損傷 144

8.3.9 肝門部損傷 144

8.3.10 胆管・胆嚢損傷 145

8.4　脾臓　146

8.4.1 総論 146

8.4.2 解剖 146

8.4.3 診断 146
8.4.3.1　臨床的　146
8.4.3.2　CT　146
8.4.3.3　超音波　146

8.4.4 脾損傷重症度分類 146

8.4.5 治療 147
8.4.5.1　非手術療法　147
8.4.5.2　外科的治療　148

8.4.6 外科的アプローチ 148
8.4.6.1　活動性出血のない脾臓　149
8.4.6.2　脾臓の表面出血のみ　149
8.4.6.3　軽度な裂傷　149
8.4.6.4　脾裂傷　149
8.4.6.5　メッシュによる包埋術 (mesh wrap)　149
8.4.6.6　脾部分切除術　149
8.4.6.7　脾摘術　150
8.4.6.8　ドレナージ　150

8.4.7 合併症 150

8.4.8 予後 150

8.5　膵臓　151

8.5.1 総論 151

8.5.2 解剖 151

8.5.3 受傷機転 152
8.5.3.1　鈍的外傷　152
8.5.3.2　穿通性損傷　152

8.5.4 診断 152

8.5.4.1 臨床評価 152
8.5.4.2 血清アミラーゼ / リパーゼ値 152
8.5.4.3 超音波 152
8.5.4.4 診断的腹腔洗浄法 152
8.5.4.5 CT 152
8.5.4.6 ERCP 153
8.5.4.7 MRCP 153
8.5.4.8 術中膵管造影 153
8.5.4.9 術中評価 153

8.5.5 膵損傷重症度分類 154

8.5.6 治療 154
8.5.6.1 非手術療法（NOM） 154
8.5.6.2 外科的治療 154

8.5.7 外科的アプローチ 155
8.5.7.1 皮膚切開と損傷検索 155
8.5.7.2 膵損傷：外科的判断 156

8.5.8 補助手段 158
8.5.8.1 ソマトスタチンアナログ 158
8.5.8.2 栄養 158

8.5.9 小児膵外傷 159

8.5.10 合併症 159
8.5.10.1 早期合併症 159
8.5.10.2 晩期合併症 159

8.6 十二指腸 162

8.6.1 総論 162

8.6.2 受傷機転 162
8.6.2.1 穿通性外傷 162
8.6.2.2 鈍的外傷 162
8.6.2.3 小児での検討 162

8.6.3 診断 163
8.6.3.1 臨床像 163
8.6.3.2 血清アミラーゼ値 163
8.6.3.3 診断的腹腔洗浄 / 超音波検査 163
8.6.3.4 放射線検査 163
8.6.3.5 診断的腹腔鏡検査 164
8.6.3.6 試験開腹 164

8.6.4 十二指腸損傷分類 164

8.6.5 治療 164
8.6.6 外科的アプローチ 164
8.6.6.1 壁内血腫 165
8.6.6.2 十二指腸裂傷 165
8.6.6.3 穿孔部の閉鎖 166
8.6.6.4 十二指腸の完全断裂 166
8.6.6.5 十二指腸流路変更(duodenal diversion) 166
8.6.6.6 十二指腸憩室化 166
8.6.6.7 トリプルチューブ減圧 166
8.6.6.8 幽門空置術 167
8.6.6.9 膵頭十二指腸切除(Whipple法) 167
8.6.6.10 追記 167

8.7 腹部血管損傷 168
8.7.1 総論 168
8.7.2 大動脈と大静脈の損傷 169
8.7.3 後腹膜血腫 169
8.7.3.1 中心性血腫 169
8.7.3.2 外側血腫 170
8.7.3.3 骨盤内血腫 170
8.7.4 外科的アプローチ 170
8.7.4.1 切開 170
8.7.4.2 大動脈 170
8.7.4.3 腹腔動脈起始部 171
8.7.4.4 上腸間膜動脈 171
8.7.4.5 下腸間膜動脈 172
8.7.4.6 腎動脈 172
8.7.4.7 腸骨動静脈 172
8.7.4.8 下大静脈 172
8.7.4.9 門脈 174
8.7.5 シャント手術 174

8.8 泌尿生殖器 175
8.8.1 総論 175
8.8.2 腎損傷 175
8.8.2.1 診断 175
8.8.2.2 腎損傷分類 176
8.8.2.3 治療 176
8.8.2.4 外科的アプローチ 177
8.8.2.5 補助治療 179

8.8.2.6 　術後管理　179
8.8.3 　**尿管損傷**　180
8.8.3.1 　診断　180
8.8.3.2 　外科的アプローチ　180
8.8.3.3 　合併症　181
8.8.4 　**膀胱損傷**　181
8.8.4.1 　診断　181
8.8.4.2 　治療　181
8.8.4.3 　外科的アプローチ　182
8.8.5 　**尿道損傷**　182
8.8.5.1 　診断　182
8.8.5.2 　治療　182
8.8.5.3 　尿道破裂　182
8.8.6 　**陰囊損傷**　183
8.8.6.1 　診断　183
8.8.6.2 　治療　183
8.8.7 　**婦人科系臓器損傷と性的暴行**　183
8.8.7.1 　治療　184
8.8.8 　**妊娠子宮の損傷**　184

9章　骨盤　186

9.1 　**はじめに**　186
9.2 　**解剖**　186
9.3 　**分類**　187
9.3.1 　Type A　187
9.3.2 　Type B　187
9.3.3 　Type C　187
9.4 　**臨床検査と診断**　188
9.5 　**蘇生**　189
9.5.1 　循環動態が正常の患者　189
9.5.2 　循環動態が安定している患者　189
9.5.3 　循環動態が不安定な患者　189
9.5.4 　開腹術　190
9.6 　**骨盤パッキング**　191
9.6.1 　腹膜外パッキング手技　191
9.7 　**合併損傷**　191

9.7.1 頭部外傷　192
9.7.2 腹腔内損傷　192
9.7.3 膀胱損傷　192
9.7.4 尿道損傷　192
9.7.5 直腸肛門損傷　192

9.8 複雑(開放)骨盤損傷　192
9.8.1 診断　192
9.8.2 手術　193

9.9 まとめ　193

10章 四肢外傷　195

10.1 総論　195
10.2 重症四肢外傷の治療　195
10.2.1 救命手段　195
10.2.2 四肢温存方法　195

10.3 四肢血管損傷の治療　196
10.3.1 薬剤性血管傷害　198

10.4 クラッシュ症候群　198

10.5 開放骨折の治療　199
10.5.1 重症度(Gustilo 分類)　199
10.5.2 敗血症と抗菌薬　199
10.5.3 静脈血栓症　200
10.5.4 多発外傷における骨折固定のタイミング　200

10.6 広範囲の四肢外傷：生命対四肢　200
10.6.1 スコアリング方法　201

10.7 コンパートメント症候群　203
10.7.1 コンパートメント内圧の測定方法　203
10.7.2 手技　204

10.8 減張切開　204
10.8.1 4区画の筋膜切開　204
10.8.2 腓骨切除　205

10.9 四肢損傷の合併症　205

10.10 まとめ　206

11章　頭部外傷　208

- **11.1** はじめに　208
- **11.2** 受傷機転と分類　208
- **11.3** 測定可能な脳機能の生理学的指標　209
  - 11.3.1　平均動脈圧　209
  - 11.3.2　頭蓋内圧 (ICP)　209
  - 11.3.3　脳灌流圧 (CPP)　209
  - 11.3.4　脳血流量　209
- **11.4** TBI の病態生理学　210
- **11.5** TBI の初期治療　210
- **11.6** 脳灌流閾値　210
- **11.7** 頭蓋内圧閾値とモニタリングの適応　210
  - 11.7.1　ICP 管理—Dos and Don'ts　211
  - 11.7.2　ICP モニタリング装置と適用　211
  - 11.7.3　治療閾値　212
- **11.8** 画像　212
- **11.9** 手術適応　212
  - 11.9.1　穿頭術と緊急開頭術　212
- **11.10** その他の治療　214
  - 11.10.1　感染予防　214
  - 11.10.2　てんかん予防　214
  - 11.10.3　栄養　214
  - 11.10.4　深部静脈血栓症予防　214
  - 11.10.5　ステロイド　214
- **11.11** 小児で考慮すべき点　214
- **11.12** コツとピットフォール　215
- **11.13** まとめ　215

12章　熱傷　216

- **12.1** 総論　216
- **12.2** 解剖　216
- **12.3** 熱傷深度　217
  - 12.3.1　表在熱傷(紅斑)　217
  - 12.3.2　浅達性部分熱傷　217

12.3.3　深達性部分熱傷　217
12.3.4　「深度が定まらない」部分熱傷　218
12.3.5　全層熱傷　218

12.4　熱傷面積　218

12.5　治療　218
12.5.1　安全な検索　218
12.5.2　応急処置　219
12.5.3　救急室　220
12.5.4　根治治療　222

12.6　特別な部位　225
12.6.1　顔面　225
12.6.2　手　225
12.6.3　会陰　225
12.6.4　足　225

12.7　熱傷ケア補足　226
12.7.1　熱傷患者における栄養　226
12.7.2　小児熱傷の栄養　226
12.7.3　潰瘍予防　226
12.7.4　静脈血栓塞栓症予防　227
12.7.5　抗菌薬　227

12.8　転送のための基準　227

12.9　まとめ　227

13章　特別な配慮を要する患者の状況　229

13.1　小児　229
13.1.1　はじめに　229
13.1.2　外傷形態　229
13.1.3　病院前救護　229
13.1.4　蘇生室　230
13.1.5　各臓器損傷　231
13.1.6　鎮痛　231

13.2　高齢者　232
13.2.1　高齢者の定義と外傷がもたらす影響　232
13.2.2　生理学的特徴　232
13.2.3　基礎疾患の影響　233
13.2.4　多剤の併用―ポリファーマシー　233
13.2.5　鎮痛　233
13.2.6　手術の判断　234

13.2.7 予後 234
13.3 無益な治療 234

14章 外傷患者の集中治療 236

14.1 はじめに 236
14.2 外傷集中治療の目標 236
14.3 集中治療の各段階 236
14.3.1 蘇生的段階(受傷後の最初の24時間) 236
14.3.2 早期生命維持期(外傷後24〜72時間) 237
14.3.3 長期生命維持期(外傷後72時間後) 238
14.3.4 回復期(ICUからの退出) 239
14.4 低体温 239
14.4.1 復温 239
14.5 全身性炎症反応症候群 240
14.6 多臓器障害症候群, 多臓器不全 240
14.7 重症外傷の凝固障害 241
14.7.1 治療 242
14.8 頭蓋内圧亢進の認識と治療 242
14.9 急性腎不全と急性腎障害の認識 242
14.10 代謝障害の評価 243
14.11 疼痛管理 / 鎮静 / せん妄 243
14.12 家族への接触とサポート 244
14.13 ICUでのTertiary Survey 244
14.13.1 潜在性損傷の評価 244
14.13.2 併存疾患の評価 244
14.14 栄養管理 244
14.14.1 総論 244
14.14.2 栄養製剤の選択 246
14.14.3 経腸経静脈栄養の開始 246
14.14.4 経腸栄養のための消化管アクセス 247
14.15 ICUでの予防処置 247
14.15.1 ストレス潰瘍 247
14.15.2 深部静脈血栓と肺塞栓 248
14.15.3 感染 248
14.16 抗菌薬 249

14.16.1 呼吸器関連肺炎の診断 249
14.16.2 呼吸器関連肺炎の治療 249

14.17 呼吸補助療法 250

14.18 国際敗血症ガイドライン 250

14.19 腹部コンパートメント症候群（ACS） 250

14.19.1 はじめに 250
14.19.2 腹部コンパートメントの定義 250
14.19.3 腹部コンパートメント症候群の病態生理 253
14.19.4 IAP 上昇の原因 253
14.19.5 IAP 上昇による臓器への影響 253
14.19.6 IAP の測定方法 254
14.19.7 治療 255
14.19.8 IAP 高値に対する手術 256
14.19.9 アルゴリズム 258
14.19.10 World Society of the Abdominal Compartment Syndrome 258

14.20 臓器提供 258

5部 診断治療技術　261

15章 外傷における低侵襲手術　263

15.1 手術手技 263

15.2 胸部外傷 263

15.3 横隔膜損傷 263

15.4 腹部外傷 264

15.4.1 腹腔内損傷のスクリーニング 264
15.4.2 脾損傷 264
15.4.3 肝損傷 264
15.4.4 腸管損傷 264

15.5 非手術療法後の管理 265

15.6 外傷腹腔鏡の危険性 265

15.7 まとめ 265

16章 外傷放射線医学　267

- 16.1 はじめに　267
- 16.2 放射線量と放射線防護　267
- 16.3 骨盤骨折　268
- 16.4 鈍的脾損傷　268
- 16.5 肝損傷　268
- 16.6 大動脈破裂と主要血管動脈損傷　269

17章 外傷における超音波検査　270

- 17.1 外傷における超音波検査の有用性―はじめに　270
- 17.2 Extended FAST（EFAST）　270
  - 17.2.1 適応と結果　271
- 17.3 外傷における超音波検査の他の活用法　272
- 17.4 トレーニングとピットフォール　272
  - 17.4.1 トレーニング　272
  - 17.4.2 ピットフォール　272
- 17.5 まとめ　273

6部 特殊な治療の側面　275

18章 過酷な環境および戦時下環境　277

- 18.1 はじめに　277
  - 18.1.1 展開した外科チームの健康維持　278
  - 18.1.2 戦闘時の医療における最近の進歩　279
- 18.2 損傷形態　279
- 18.3 救急医療システム　281
  - 18.3.1 インシデントマネジメントと多数傷病者　281
- 18.4 トリアージ　282
  - 18.4.1 前線外科チームとトリアージ　284
- 18.5 多数傷病者事案　285

18.6 後送 286
18.6.1 前線外科チーム 286

18.7 蘇生 287
18.7.1 総論 287
18.7.2 Damage Control Resuscitation (DCR) 287
18.7.3 戦場での Damage Control Surgery (DCS) 289

18.8 爆傷 290
18.8.1 一次爆傷の診断・治療 290

18.9 戦場での鎮痛 291

18.10 麻酔の論点 291
18.10.1 麻酔の導入 292
18.10.2 麻酔の維持 293
18.10.3 戦場でのダメージコントロール麻酔 294

18.11 集中治療 294

18.12 戦時体験の平時の外傷診療への活用 294
18.12.1 リーダーシップ 294
18.12.2 最前線のプロセス 295
18.12.3 日常のトレーニング 295
18.12.4 管理 295
18.12.5 リハビリテーション部門 295
18.12.6 トランスレーショナルリサーチ 295

18.13 まとめ 295

19章 外傷麻酔 298

19.1 はじめに 298

19.2 ダメージコントロールの準備 298
19.2.1 はじめに 298
19.2.2 計画と情報伝達 298

19.3 Damage Control Resuscitation (DCR) 299
19.3.1 制限輸液 299
19.3.2 低血圧の容認 300
19.3.3 凝固障害への対応 301
19.3.4 低体温の予防と治療 302
19.3.5 キーメッセージ 302

19.4 Damage Control Surgery (DCS) 302
19.4.1 麻酔手順 302
19.4.2 モニタリング 303

19.5 循環血液量減少性ショックでの麻酔の導入　304
19.5.1　はじめに　304
19.5.2　麻酔導入の薬剤　305

19.6 戦場麻酔　307
19.6.1　戦場現場でのダメージコントロール麻酔　308
19.6.2　戦場での無痛法　308

付録　311

付録A　外傷システム　313

A.1 はじめに　313
A.2 包括的な外傷システム　313
A.3 包括的な外傷システムの構成要素　313
A.3.1　管理組織　314
A.3.2　予防　314
A.3.3　市民教育　315
A.4 システム内における外傷患者の管理　315
A.5 システムを構成する際の5ステップ　315
A.5.1　公的支援　315
A.5.2　法的権限　316
A.5.3　最適な医療に対する基準の確立　316
A.5.4　外傷センターの指定　316
A.5.5　システムの評価　316
A.6 結果と研究　316
A.6.1　パネル研究　316
A.6.2　外傷登録研究　316
A.6.3　母集団に基づいた研究　317
A.7 まとめ　317

付録B　外傷スコアとスコアリングシステム　318

B.1 はじめに　318
B.2 生理学的スコアリングシステム（重症度指標）　318
B.2.1　Glasgow Coma Scale (GCS)　318
B.2.2　Paediatric Trauma Score (PTS)　318

- B.2.3 Revised Trauma Score (RTS) 319
- B.2.4 APACHE Ⅱ 319

B.3 解剖学的スコアリングシステム（重症度指標） 320
- B.3.1 Abbreviated Injury Scale (AIS) 320
- B.3.2 The Injury Severity Score (ISS) 321
- B.3.3 The New Injury Severity Score (NISS) 321
- B.3.4 Anatomic Profile Score (APS) 322
- B.3.5 ICD-based Injury Severity Score (ICISS) 322
- B.3.6 Organ Injury Scaling System (OIS) 322
- B.3.7 Penetrating Abdominal Trauma Index (PATI) 323
- B.3.8 Revised Injury Severity Classification (RISC) Ⅱ 323

B.4 依存疾患スコアリングシステム 324

B.5 アウトカムの分析 325
- B.5.1 機能的自立度評価 (FIM) と機能的認知度評価 (FAM) / FIM+FAM 325
- B.5.2 Glasgow Outcome Scale 325
- B.5.3 主な外傷における転帰の研究 325
- B.5.4 A Severity Characterization of Trauma (ASCOT) 327

B.6 外傷評価システム 327

B.7 臓器特異的損傷分類 330

B.8 まとめ 346

付録C DSTCコース：コースに必要なものとその概要 348

C.1 背景 348
C.2 コースの発展と検証 348
C.3 コースの詳細 349
- C.3.1 所有権 349
- C.3.2 使命に関する声明 349
- C.3.3 コース開催の申し込み 349
- C.3.4 開催の適格性 349
- C.3.5 コース教材と概観 349
- C.3.6 コースディレクター 350
- C.3.7 コースの講師 350
- C.3.8 コース受講者 350
- C.3.9 実技ステーション 350
- C.3.10 コース履修科目 350
- C.3.11 コース修了証 351

- **C.4** IATSIC の公式認証　351
- **C.5** コースの情報　351

付録 D　DSTC コース：コアとなる外科手技　352

- D.1　頸部　352
- D.2　胸部　352
- D.3　腹部　352
- D.4　肝臓　353
- D.5　脾臓　353
- D.6　膵臓　353
- D.7　十二指腸　353
- D.8　泌尿生殖器系　353
- D.9　腹部血管損傷　354
- D.10　末梢血管損傷　354

付録 E　手術室の看護師のためのブリーフィング　355

- **E.1** はじめに　355
- **E.2** 手術室の準備　355
  - E.2.1　環境　355
  - E.2.2　失血　355
  - E.2.3　器具　356
  - E.2.4　清潔　356
  - E.2.5　ドレーピング　356
  - E.2.6　追記　356
- **E.3** 外科手技の手順　357
  - E.3.1　器具　357
  - E.3.2　特殊器具と即席の機械装置　358
- **E.4** 閉腹　358
- **E.5** 器具と大ガーゼのカウント　359
- **E.6** 法医学的な側面とコミュニケーションスキル　359
- **E.7** 緊急事態のストレス問題　360
- **E.8** 結論　360

索引　363

付録 Web 動画の使い方 / 収載内容

- 本書では付録 Web 動画〔PC, タブレット, スマートフォン(iOS, Android)に対応〕をご覧いただけます. 下記 URL からアクセスして下さい. ログインのための ID(ユーザー名)およびパスワードは表紙裏のスクラッチをコインなどでこすって, ご利用下さい.
  http://www.igaku-shoin.co.jp/prd/dstc/
- 動画は予告なしに変更・修正, 配信の停止が行われることがありますのでご了承下さい.
- 動画は書籍の付録のため, ユーザーサポートの対象外とさせていただいております.
- 本 Web 動画への利用ライセンスは, 本書 1 冊につき 1 つ, 個人所有者 1 名に対して与えられるものです. 第三者への ID, パスワードの提供・開示は固く禁じます. また図書館・図書施設など複数人の利用を前提とする場合, 本 Web 動画を利用することはできません.

■収載内容

Access to the neck(頸部へのアプローチ)
Access to the anterior mediastinum(前縦隔へのアプローチ)
Aorta(大動脈)
Access to the axilla(腋窩へのアプローチ)
Bleeding control(出血コントロール)
Craniotomy(開頭術)
Fasciotomy(筋膜切開術)
Heart(心臓)
Heart and lung(心肺)
Iliac shunting(腸骨動脈のシャント)
Kidney(腎臓)
Laparotomy(開腹手術)
Liver(肝臓)
Pancreas(膵臓)
Pelvic packing(骨盤パッキング)
Small bowel(小腸)
Spleen(脾臓)
Sternotomy(胸骨切開)
Stomach(胃)
Thoracic(胸部)
Ureteric repair(尿管)

1部

外傷システムと
コミュニケーションの原則

1章　総論

1.1 救急室での蘇生

　入院を要する全外傷患者のうち，生死に関わる重篤な患者はおよそ10〜15%である[1]．多くの文献において，重症外傷とは外傷重症度スコア（Injury severity score：ISS）が16以上の患者と定義されている[2-4]．重症患者を見分けるために，病院前の段階やprimary surveyで得られた情報を活かす必要がある．

　標準的な方法として，まずMISTに沿って申し送りを行う（表1-1）．初期診療にあたる外科医や救急医は，見た目に明らかな変形や損傷の激しい外傷があったとしても，系統的に診察を行わなければならない．そうすることで，隠れた致命傷を含めたすべての損傷に対して，適切な治療を行うことができる．

1.2 重症外傷の治療

　重症外傷患者に対する診療の基本原則は以下のとおりである．
- 評価と蘇生を同時に行う
- 手術は救命を目的とする
- 全身を診察する
- 診断のための検査は血行動態が安定してから行う

　重症外傷患者の初療にあたる医師は，即座に蘇生行為を開始すると同時に，できるだけ多く

表1-1　MISTによる申し送り

M	受傷機転：Mechanism of injury
I	損傷部位：Injuries observed
S	バイタルサイン：Vital signs
T	施行された処置：Therapy instituted

の情報を収集する．患者の症状に加え，受傷機転や外傷以外の併存症についての情報が必要である．これらは，診療における意思決定に影響を及ぼす．外傷診療は時間との勝負である．（ある報告では）院内で死亡した全外傷患者のうち62%は入院後4時間以内に死亡していた[5]．これらの多くは出血か，一次性あるいは二次性の中枢神経系損傷が原因であった．これらの死亡を減少させるため，外科医は，迅速に組織の酸素化と循環を是正し，すべての出血源を同定・制御し，そして頭蓋内の粗大で重大な損傷を診断し取り除いて脳浮腫を改善させなくてはならない．

　ただし，これだけのことをするには時間が必要である．このような状況では時間が限られているため，重症患者の初療対応は迅速に行わなければならない．蘇生の質を最大限に高め，生命に危険を及ぼしうる外傷の見逃しを回避するために，さまざまなプロトコルが考案されている．その1つがAdvanced Trauma Life Support Course（ATLS）である[6]．我々はATLSを，評価と蘇生，治療の優先順位決定における指針としている．

　救急室の滞在時間に対する提言として以下の

事項が挙げられる．
- 循環動態が不安定な患者の救急室滞在時間は，15分以内とする．
- 循環動態が不安定な患者は，15分以内に手術室あるいは集中治療室（intensive care unit；ICU）へ移動させる．
- 循環動態の安定した患者の救急室滞在時間は，30分以内とする．
- 循環動態が安定している患者は，30分以内にCT室か，あるいはICUへ移動させる．

1.2.1 蘇生

蘇生は次の2つから構成される．
- Primary surveyにおける初期蘇生
- Secondary surveyにおける継続した蘇生

すべての患者に対し，気道・呼吸・循環のprimary surveyを実施する．循環動態の安定した場合のみsecondary surveyへ進み，全身の損傷を系統的に検索し，診断のための検査を行う．血行動態が不安定な場合は，通常，可及的速やかな外科的介入が必要となる．

1.2.1.1 Primary survey

Primary surveyの優先事項は，
- 気道確保と頸椎保護
- 適切な換気の確立
- 循環の維持（血管内容量と心機能を含めて）
- 全体的な中枢神経系の評価

である．

1.2.1.1.1 気道

意識障害やショックを伴う重症外傷患者には，迅速な気管挿管が必要となる[7,8]．頸髄損傷を予防するために，挿管手技の間，頸椎を過剰に屈曲伸展させてはならない．多くの外傷患者は経口的に気管挿管ができるが，顎顔面外傷に伴う出血や変形，腫脹など，稀な状況下では，輪状甲状靱帯切開や待機的な気管切開術を要することがある．喉頭骨折や，頸部，咽頭への穿通性外傷患者においても外科的気道確保を要することがある．気道確保における優先事項は，上気道の開放，高流量酸素投与下でのマスク換気，そしてその後の確実な気道確保（経口あるいは経皮的なカフあり気管チューブの挿入）である．

1.2.1.1.2 呼吸

呼吸に異常がある患者を認識することは必ずしも容易ではない．搬入後すぐに，呼吸回数などの単純な指標や呼吸様式を評価する．最も重要な損傷の1つに緊張性気胸があり，緊急脱気と，その後の胸腔ドレーン挿入が必要となる．その他の致死的損傷として例えば大量血胸，フレイルチェスト，肺挫傷，心タンポナーデ，気管気管支損傷がある．搬入後は，これらを迅速に認識し，ただちに治療を開始しなければならない．

1.2.1.1.3 循環

気道の管理を行いながら，ショックの存在やその程度を迅速に評価する．ショックは身体所見から診断できる．まず，患者の四肢を触る．ショックの場合には，四肢は冷たく蒼白となり，静脈還流が不足し，毛細血管再充満は遅延する．脈は弱くなり，患者の意識は低下する．同時に，患者の頸静脈にも注意する．ショックの患者において，頸静脈怒張がなければ，他の原因が判明するまでは循環血液量減少性ショックと推測する．頸静脈が怒張している場合は，可能性として以下が考えられる．
- 緊張性気胸
- 心タンポナーデ
- 心筋挫傷（心原性ショック）
- 心筋梗塞（心原性ショック）
- 空気塞栓

1.2.1.1.3.1 ピットフォール

頸静脈の怒張がなくても，これらの病態を除

外することはできない．循環血液量が減少していれば，頸静脈が虚脱している可能性がある．

緊張性気胸は，生命に直結する損傷でありながら，救急室で最も治療しやすい損傷であり，初療医は常にショックの鑑別の第一に挙げておかなくてはならない．

心タンポナーデは体幹部への穿通性外傷において多くみられる損傷である．心損傷患者のうち，約25%は生命徴候を保ったまま病院へ運ばれる．診断は多くの場合，容易である．患者は頸静脈怒張を呈し，末梢の循環不全が著明である．稀に奇脈を触知しうる．確定診断に及ばない場合は心臓超音波が大きな助けとなる．心囊穿刺は診断が曖昧な際の確定診断のためか，あるいは治療目的で施行される．診断においては心臓超音波のほうが信頼性が高く，治療においては剣状突起下からの心囊開窓術のほうが望ましい．しかしながら，最も適切な治療は迅速な開胸術である．可能であれば手術室で施行するのが望ましいが，救命のために救急室で実施することもある[9]．

心筋挫傷は外傷患者における心不全の原因としては稀である．

冠動脈の閉塞による心筋梗塞は，高齢者では少なくない．

空気塞栓[10,11]は比較的近年，外傷患者に生じうる重篤な病態として認識され，主に気管支肺胞静脈瘻により体循環に空気が流入することで生じる．空気塞栓は，重症胸部外傷患者のうち約4%に認められる．なかでもその約35%が鈍的外傷によるものであり，多くは肋骨骨折片による肺実質の裂傷が原因である．65%の患者では銃創や穿通性損傷が原因である．外科医は肺損傷を認識した場合は常に用心しなくてはならない．明らかな頭部外傷がないにもかかわらず，局所的，片側的な神経学的所見を伴う患者においては，気泡により脳血流が妨げられている可能性がある．眼底鏡で網膜血管内の気泡が認められれば，脳空気塞栓症と診断できる．陽圧換気中の患者が突然ショック状態に陥った場合は，緊張性気胸か冠動脈の空気塞栓を考慮する．動脈をドップラーでモニタリングすることは空気塞栓を検出するのに有用である．空気塞栓の根本治療のためには，迅速に開胸し，損傷肺側の肺門部を遮断することで，さらなる塞栓を防ぎ，さらに循環血液量を増加させる．開胸心マッサージ，アドレナリン（エピネフリン）の静注，気泡除去のための左心系や大動脈への穿刺脱気が必要となることもある．肺損傷の根本治療は，多くの場合，裂傷の直接縫合か葉切除である．

患者のショックの主な原因が出血であれば，まずは止血を試みる．これが不可能であれば，優先されるのは以下に挙げる事項である．

- 循環維持のため静脈路を確保する
- 血液検体を採取する
- 出血源を同定する
- 初期輸液を開始する
- 凝固障害を予防あるいは補正する
- 低体温を予防する

静脈路は鎖骨下静脈からの中心静脈が望ましく，肺動脈カテーテルを留置するのによく用いられる 8 French gauge(FG)のシースを挿入しておくとよい．その代替法としては径の大きいカテーテルあるいは8FGシースの大腿静脈からの経皮的挿入が望ましい（肘静脈でも実施可能である）．循環管理のための静脈路確保の代替法としては，カットダウンによる足関節部での大伏在静脈の確保がある．

最初の静脈路が確保できたら，ただちに患者の基礎情報となるヘマトクリット値や薬物検査，血液型や交差試験などの採血を行い，高齢者や既往歴のある患者であればその他一連の血液検査を行えるようにしておく．血液ガス所見は蘇生の早い段階で得られるようにしておく．

3つ目に重要なことは，隠れた出血源を同定することである．出血源は3か所あり，胸腔内（迅速な胸部単純X線で発見・診断できる），大腿部，そして後腹膜と骨盤を含む腹部であ

る．大腿骨骨折は肉眼的に明らかである．しかし一方で，腹腔内出血を身体所見から評価するのは極めて難しい．腹腔内出血患者の50％は何ら臨床所見を有していないという報告がある[12,13]．一般的にショックが遷延する患者において胸部単純X線で胸腔内出血を認めず，大腿骨骨折もないのであれば，腹腔内か骨盤に活動性出血があると疑わなくてはならない．これら循環不安定な患者では，多くの場合，出血死を回避するために迅速な開腹術が必要である．肝に銘じておくべきことは，重要でない検査結果を得るために，必要とされる治療を遅らせないことである．

蘇生を行う救急医にとって4つ目に重要なことは，大量輸血プロトコルの発動を検討し，初期輸液の開始を指示することである．まずは晶質液を投与し，可及的速やかに型の適合した全血血液製剤あるいは成分血液製剤を投与する[14,15]．

低血圧患者の蘇生に使う輸液・輸血製剤は，輸液負荷に対する患者の反応で異なる．"rapid responder"では循環血液量の不足を晶質液のみで補充できる．"transient responder"では血液製剤が必要となることがある．救急室あるいは手術室で，左心房の拡張期圧を測定する唯一の方法は，中心静脈圧の測定である．重症外傷を負った高齢者では，早期の心拍出量モニタリングが有用である．蘇生は適切な酸素供給と酸素消費を目指して行う．

血液製剤はもちろんのこと，晶質液，ゼラチン製剤などの人工膠質液はすべて，循環血液の補充に利用可能であるが，最も好ましいのは血液製剤である．大量輸血を要する患者において赤血球の酸素運搬能が必要なのは明らかである．外傷により血球成分が肺毛細血管床へ漏出することが示されており，膠質液の補充は患者をさらに窮地へ追い込む結果となるため，可能な限り避けるべきである．活動性出血患者へのスターチの利用は，明確に凝固能を悪化させることが示されており，禁忌である．

Bickellら[16]は体幹部への穿通性外傷において，輸液投与を遅らせたほうが，患者の生存率が向上することを報告した．彼らは迅速な大量輸液が損傷血管を覆っている血餅を破綻させ出血を増大させる危険性を指摘した．

血液製剤の代わりとなる効果的な代替品として，ヘモグロビン由来酸素運搬体(Hemoglobin oxygen carriers：HBOCs)の研究が行われている．

全血輸血が特に戦場においては望ましいとされるものの，現代においては全血を入手するのが難しく，成分輸血を行わざるをえない．2単位以上の出血があり，さらに輸血を要する活動性の出血が認められる場合は，予め決められている大量輸血プロトコルを発動すべきである（最近の多くのプロトコルは，全血輸血を模倣した比率での赤血球：新鮮凍結血漿：血小板の投与を目指している）．凝固能検査や，従来の検査項目〔血小板，プロトロンビン国際標準比(INR)値，プロトロンビン時間(PT)値，部分トロンボプラスチン時間(PTT)値，フィブリノゲン値〕，そして可能ならさらに機能的な検査項目（トロンボエラストグラフィー TEG®：thromboelastographyやトロンボエラストメトリー RoTEM®：rotation thromboelastometryなど）で頻回に評価する〔1.3(p9)参照〕．

適切な蘇生の原則は以下のように単純で，わかりやすいものである．
- 心房の拡張期圧を正常圧に維持する
- 適切な尿量を維持するために十分な輸液を投与する（成人では0.5 mL/kg/時，小児では1 mL/kg/時）．
- 良好な末梢循環を維持する

救急室あるいは手術室に運んですぐの段階で，心房拡張期圧を測定する唯一の実践的方法は中心静脈圧の測定である．重症外傷を負った高齢者に対して肺動脈圧カテーテルや心拍出量測定器を用いることにより，手術室やICUにおける高度な集学的蘇生管理が可能となる．蘇

生は適切な酸素供給と酸素消費が得られるよう進める．繰り返すが，最も注意すべきは，重要でない検査結果を得るために，必要な治療が遅れないようにすることである．

1.2.1.1.4　神経学的状態(障害)の評価

Primary surveyで次に行うことは，迅速な神経学的評価と，優先すべき診断と治療の開始である．迅速な神経学的評価において重要な項目を以下に挙げる．
- 意識レベルを評価する
- 瞳孔のサイズと反射の有無を観察する
- 眼球運動と眼球前庭反射を確認する
- 四肢の骨格筋の反射と自動運動を記録する
- 呼吸様式を評価する
- 末梢の感覚障害を評価する

患者の意識レベルの低下は，重篤な頭蓋内損傷や二次性脳損傷(通常は低酸素あるいは低血圧に起因する)の可能性を示唆する最も信頼できる所見である．意識とは2つの構成要素を持つ．すなわち，認知能と覚醒能である．認知能は目標を定めた行動や目的ある行動として表出される．言語の使用は大脳半球が機能していることの指標となる．患者が疼痛からの回避行動をとろうとすれば，大脳皮質機能が保たれていることを示す．覚醒能とはまさに患者が起きている(覚醒しているという)状態である．自発的であれ，刺激に対してであれ，開眼は覚醒能，すなわち脳幹機能の指標となる．昏睡とは認知能，覚醒能がともに欠落した病的状態である．開眼は認められず，理解可能な発語は確認できない．また，従命や不快な刺激に対して四肢を動かすこともできない．Glasgow Coma Scale (GCS) のMの6段階を評価し，重要な4つの基本的な腱反射(アキレス腱，膝蓋腱，上腕二頭筋腱，上腕三頭筋腱)を頻回に繰り返し評価することで，救急室での神経学的障害の診断，モニタリングが可能となる．神経学的所見の改善が得られれば，蘇生により脳循環が改善していることがわかる．意識状態が悪化すれば，頭蓋内占拠性病変か，著しい脳損傷の存在を強く疑う．確定的診断のために，頭部のCTスキャンを迅速に施行すべきである．

1.2.1.1.5　環境因子

全身観察のために脱衣させる．特に穿通性外傷においては，すべての創傷を見つけるためログロールを施行する．患者は低体温となるリスクを有するため，加温を速やかに実施する．

外傷患者の体温は急速に低下する．閉じ込め事案などで「現場滞在時間」が長い場合は，低体温の状態で救急室に搬入される．低温の晶質液の投与，腹部や胸部損傷の存在や衣服の除去などにより，さらに体温は低下する．保温しなければ，多くの場合患者の深部体温は1時間に1～2℃低下する．使用されるすべての輸液は体温もしくはそれ以上に加温しておくか，投与前に急速加温できるインフューザーを使用する．加温したマットレスや温かいブランケットを用いて保温する．早期から深部体温を測定しておくことは，凝固障害に至る体温喪失を予防する点で重要である．低体温は，酸素解離曲線を左方へ移動し酸素供給を減少させ，肝臓におけるクエン酸回路活性を低下させるとともに乳酸の代謝減少，不整脈も惹起する．

血行動態の不安定な患者において，primary surveyの後で最低限実施すべき検査は，以下のものである．
- 胸部単純X線
- 骨盤単純X線

FASTは以下の評価に有用である．
- 胸腔内，腹腔内の出血の有無
- 心タンポナーデの除外

単純X線撮影のために蘇生処置を中断してはならない．これらの写真撮影の間，蘇生チームは放射線防護エプロンを装備しなくてはならない．撮影室は救急室のすぐ隣に併設されてい

ることが好ましいが，基本的にはこれら単純撮影はポータブル撮影装置で行う．

1.2.1.2　Secondary survey

患者の安定が得られた際には，secondary surveyと診断的検査を実施する．しかし血行動態に不安定な要素が残っているのであれば，外科的止血をはかるべく即座に手術室へ移動させるか，あるいは外科的ICUに移動させる．

Secondary surveyでは，患者を「頭の先から足の先まで」，「前面から背面まで」くまなく観察する．もし患者の血行動態が依然として不安定であれば，通常出血している部位は，

　　「床の出血，4つの出血」
　　「床の出血」とはすなわち，
- 外出血

　　「4つの出血」とはすなわち，
- 胸腔内の出血(胸部単純X線で除外できる)
- 腹腔内の出血
- 骨盤の出血(臨床所見あるいは骨盤単純X線で除外できる)
- 四肢の(内)出血(臨床所見と骨単純X線写真で診断できる)

腹腔内出血の検索と評価により，次の3つのグループに分けられる．
- 腹部正常の患者
- はっきりせず，さらなる精査を必要とする患者
- 腹部の損傷が明らかな患者

1.2.1.2.1　血行動態が正常な患者

患者の総合評価に当てる時間が十分にあり，手術か非手術療法かを検討し決断することができる．現在，CTは実施すべき選択肢の1つである．

1.2.1.2.2　血行動態的に安定した患者

血行動態が正常ではないものの，血圧その他の指標が蘇生に伴って維持できている患者では，以下のことを確認するための検査が有用となる．
- 腹腔内に出血していないか？
- 出血は止まっているのか？

このような患者に対して定量的な検査を繰り返すことが，最良の評価となる．CTは実施すべき検査であり，悪化の徴候を確認することができる．

1.2.1.2.3　血行動態の不安定な患者

どの腔(胸腔，骨盤，腹腔など)に出血しているのかを，可能な限り探索する努力を続ける．胸部および骨盤の単純X線が陰性であれば，最も疑わしきは腹腔内である．診断のための手段は必然的に限られる．FASTは腹腔内あるいは心嚢内の液体貯留を検出するうえで有用であるが，実施者により結果が左右される．腹腔内出血で血行動態が不安定な患者では容易に検出しうるが，FASTが陰性だからといって腹腔内出血は除外できない．診断的腹腔洗浄法(DPL)は，腹腔内の出血を確認するにあたり，依然として最も感度がよく，安価で迅速に実施可能な方法の1つである．重要なことは，FASTやDPLは患者を蘇生エリアから移動させずに施行できる検査法であるという点である．なぜなら，血行動態が不安定な患者では，CTは即座に撮影可能であるとしても，施行すべきではないからである．

蘇生中は標準的なATLSガイドラインに従うべきである．これには以下の処置が含まれる．
- 経鼻胃管あるいは経口胃管
- 尿道カテーテル

1.2.2 穿通性外傷の治療

体幹部への外力の多くが，防御機能となる体表あるいは内部臓器を損傷する．穿通性外傷の多くはナイフ，銃弾や棒のような突起物による損傷である．ナイフや突起物による受傷はたいてい低速穿通性外傷であり，致命傷かどうかは損傷を受けた臓器に依存する．感染などの合併症は，成傷器自体や，銃弾が体内に迷入させた異物（例えば衣類やその他の外的異物など）による．感染はまた，管腔臓器損傷により漏出した内容物にも影響される．一方で，銃弾などによる外傷は以下に示す運動エネルギー（kinetic energy：KE）の公式のとおり，より重症な組織損傷をきたす．

$$KE = 1/2\ MV^2$$

M は重量，V は速度である．

またおそらくさらに正確なのは，以下の公式に示す損傷エネルギー（wonding energy：WE）という概念である．

$$WE = 1/2\ M(V_{EN} - V_{EX})^2$$

M は重量，V_{EN} は射入速度，V_{EX} は射出速度である．

速度は最終的な運動エネルギーの決定に重要である．体から出るときの速度が速ければ，組織に対する損傷はほとんどない．このため，銃弾は命中とともに破裂，分散し，その全エネルギーを組織に与えるように設計されている．ヨー，タンブル，ピッチなどを含めた銃弾の特性も，組織に対する破壊力に影響を及ぼす．特に弾のタンブルが，高速兵器（>800 m/秒）の際には重要であること．散弾銃は全エネルギーが組織に与えられるため，極めて破壊的である．

身体所見の診察において同様に重要な要素は，穿通軌道を明らかにすることである．外科

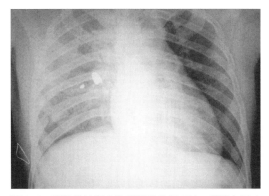

図 1-1 穿通性外傷の胸部単純 X 線では，創路を示すようマーカーを置いて撮影する．

医は射入口がどこで射出口がどこかが明らかな場合以外，決めつけてはいけない．例えば，射出口がなく創が1か所の銃創の患者もいる．一般的には，創は円形か卵円形か，創の周囲に斑点（火薬火傷）がないか，武器の銃口などによる創痕がないかなどを判定するのがよい．同様に，刺創に対しては，成傷器により形成される創の形状，線状か三角形（ハンティングナイフなどによる）か円形かを確認する．創が射入口であるか，射出口であるかの外科医の正答率は約50%程度であることが経験的に知られている．より正確な評価には，法医学的な経験が必要である．

胸壁に生じた複数の創それぞれに，クリップなどの金属を置くとよい．銃弾などがどのような経路を辿ったかを，外科医が確認するのに役立つ[2]．これは刺創においても役に立つ．銃弾の軌跡は，損傷臓器の推測にも有用で，特に，横隔膜や縦隔を突き抜けたか否かの推測に役立つ．「折り畳まれていない」クリップを腹側創に，「折り畳まれた」クリップを背側創に置いて評価することが推奨される[17]（**図 1-1**）．

1.3 救急室での手術

重症外傷患者に対する緊急対応は，依然として大きな挑戦である．瀕死の患者に対する蘇生

は，極めて単純かつ効果的な手法を用いて行うことが基本である．ATLSの原則はこの考えを踏襲している．

　基本的な考え方として，収縮期血圧が90 mmHg以下の重症外傷患者では，約50％の患者は救命することができない．また，1/3の患者は，出血をコントロールできなければ30分以内に死に至る．患者が5分以内に死亡するような状態では，最も致命的となりうる出血部位を同定し，その出血をコントロールすることが患者を生かす唯一のチャンスである．

　患者が1時間以内に死亡するような状態では，一般的な一連の検索と，時間が許すのであれば画像検査や他の診断学的検査を行い，損傷箇所を正確に評価するとともに，生命を脅かす外傷に対する効果的な手術計画を立てる．

1.3.1　頭部顔面外傷

　重度の顔面外傷（多くの場合重症頸部外傷も合併する）の際には，ATLSで示される手法を用いて，外科的に気道を確保することが必要となる．

　稀であるが，大きな頭皮裂傷でショックに陥る可能性がある．そのため，クリップによる止血，直接の圧迫，迅速な縫合を施行することにより，頭皮血管からの出血をコントロールする必要がある．

　最も多い死亡原因は，頭蓋内の粗大な損傷である．急性硬膜外血腫や硬膜下血腫は短時間で致命傷となり得る．片側の瞳孔散大と対側の片麻痺所見から，ヘルニアに至る頭蓋内圧亢進を伴う粗大病変の存在を早期に診断する．この場合，迅速な減圧術が必要である．過換気状態とし，低二酸化炭素血症による脳血管収縮を引き起こすことは，もはやルーチンに行うべきではない．減圧の一時的な手段としてはマニトールの使用のみが有効である．

　$PaCO_2$を測定する代わりに呼気終末二酸化炭素濃度をモニターすべきであり，30 mmHg（4 kPa）以下に下げないようにする．$PaCO_2$の低下は頭蓋内容量を減少させ，頭蓋内圧を低下させる．迅速に効果を得ることができ，3次元CT画像によって血腫の部位とタイプを判断できるまで効果が持続する．CTにより，血腫を取り除くために開頭すべき部位を明確にすることができる．

　マニトールは0.5～1 g/kgの量をボーラスで静脈投与する．マニトールの投与で他の診断や治療行為が遅れてはならない．

1.3.2　胸部外傷

　胸部の致死的外傷として緊張性気胸，心タンポナーデ，大動脈損傷がある．

　緊張性気胸は，臨床的には気管の対側への偏位（後期の徴候）や病側の鼓音，呼吸音の減弱などにより診断される．もし患者の循環血液量が減少していなければ，頸静脈は圧が上昇し怒張する．緊張性気胸の対応には，これら身体所見からの診断が重要である．診断すれば直ちに穿刺による脱気または胸腔ドレーン挿入を行い，緊張性気胸を解除する．この際，チューブは水封にて管理する．

　心タンポナーデを身体所見から診断することは困難である．多くの場合，低血圧と頸静脈圧の上昇を伴う．通常，心音は減弱するが，騒々しい蘇生の現場では聴取困難である．中心静脈路を留置する際に頸静脈圧が上昇していれば，診断に確証が得られる．超音波が利用可能であれば，診断の補助として役に立つ．心タンポナーデと診断し，低血圧が持続していれば，タンポナーデの解除が必要である．心臓の穿通性損傷，鈍的破裂では，心囊内には相当量の血餅が存在するはずである．前負荷を十分に補いつつ，心囊穿刺により数mLドレナージするだけでも，手術室に向かうのに十分な時間を得ることができる．しかしながら，穿刺による心囊ドレナージは診断のための方法としては信頼性に乏しく，時としてそれ自体で心室を損傷させて

しまう．

　明るいライトと良い助手，そして自己血回収装置や人工心肺を使用できる手術室において，前側方か胸骨正中切開による開胸を施行するほうが，蘇生エリアで果敢に緊急手術を施行するよりもはるかに望ましい．しかしながら，患者が瀕死状態で，輸液による蘇生を施行しても収縮期血圧が 40 mmHg 以下であれば，その場で即座に前側方開胸を施行して心タンポナーデを解除し，心臓からの出血を制御する以外に選択肢はない．左心室あるいは右心室に明らかな穿通性損傷がある場合には，Foley カテーテルを創から挿入し，バルーンを拡張させることで出血を制御できる．カテーテルの末端はクランプしておく．カテーテルを牽引する力には細心の注意を払い，創を閉鎖しうる最小の力で牽引する．過剰な牽引はバルーンを引き抜いてしまうだけでなく，心筋裂傷を招き，損傷を拡大させる．いったん出血がコントロールされれば，プレジェット付きの糸で比較的容易に縫合できる．

　多発肋骨骨折に伴う肋間動静脈からの大量出血は，手術をしなくても止血されることが多い．肺損傷からの出血も同様である．大量血胸では，胸腔からの出血は自己血回収装置を用いて患者に戻してもよい．

　大動脈損傷は，通常，胸部単純 X 線での縦隔陰影の拡大によって診断され，血管造影か CT によって確定診断される〔7 章(p90)参照〕．診断できれば，ステントグラフトや外科的修復が施行されるまで，損傷部位が破裂しないように，100 mmHg 程度の低血圧で管理する．

　多くの場合，胸部大動脈損傷よりも腹部損傷の方が優先順位が高いことに留意する．

1.3.3　腹部外傷

　明らかな腹腔内出血，後腹膜出血の場合にはただちに手術室に向かう．腹部は膨隆し，打診上濁音となる．確定診断は DPL での明らかな陽性所見，超音波や CT によってなされる．手術で止血を行うかは循環動態をもとに判断する．

　迅速簡易超音波(FAST)は有用な手段であり，腹腔内出血に特異的であるが，施行医に依存する．血行動態が不安定な患者で FAST が陽性の場合は，開腹手術の適応となる．逆に FAST が陰性であっても腹腔内出血を除外できるわけではなく，繰り返し FAST を行ったり，他の検査を考慮する．

　DPL は迅速に施行でき，高い感度を有するが，非特異的である．血行動態が不安定な患者に DPL を施行し，カテーテルから最初の吸引で 10 mL の肉眼的血性腹水を採取した場合，あるいは洗浄腹水から $1\times10^5 /mm^3$ 以上の赤血球所見が得られた場合には，すみやかな開腹術が必要となる．DPL の感度は高いため，DPL が陰性であった場合，有意な腹腔内出血は否定される．

　非手術療法(non-operative management：NOM)は，肝損傷や脾損傷において，その損傷程度によらず，血行動態が安定している患者に対する治療選択の 1 つとなった(各々の臓器別項目を参照のこと)．

　CT スキャンは各々の臓器の損傷形態や重症度に対して高い感度と極めて高い特異度を持つ．しかしながら，血行動態が不安定な患者に対しては適応とならない．

1.3.4　骨盤損傷

　骨盤骨折は大量出血や死亡の原因となる．できるだけ迅速に整復位に戻すことが必要となる．緊急時の方法としてシーツによる圧迫か，市販の骨盤バンドを使用する．C-クランプのような創外固定具もある．創外固定具は，蘇生エリアで装着することが可能で，骨盤を整復位に戻すことができる．しかし，これらの器具を使った固定は，時に時間を要し，技術も要するため，初期診療では上記の非侵襲的な固定に勝

る利点はない．骨盤を整復位で固定することにより，骨盤腔内の血腫を圧迫することができる．骨盤骨折に伴う出血の約85％は静脈性であり，血腫の圧迫によって骨盤からの出血はほとんど止めることができる．

低血圧が持続し蘇生継続が必要なときは，血管造影を考慮する．血管造影は骨盤の動脈性出血を同定でき，そのまま塞栓術が可能である．患者が骨盤損傷により瀕死状態であるか，血行動態が不安定であれば，血管造影より先に，腹膜外骨盤パッキングと開腹を含めたdamage control surgeryを施行する．

1.3.5 長管骨骨折

長管骨骨折，特に大腿骨は，大量出血をもたらす．骨折に対するダメージコントロールは外固定である．大腿骨骨折により血圧が低下している患者に対する迅速な処置は，下腿遠位に牽引をかけ，大腿を一直線に保つことである．牽引は大腿骨を整復するのみでなく，大腿の円柱構造を正す．これにより大腿の筋肉からの出血に対し，迅速にタンポナーデ効果を加えることができる．ThomasあるいはHare副子を用いて牽引を維持することがしばしば必要となる．末梢動脈の拍動に注意し，骨折より遠位の動脈血流が維持されていることを確認する．拍動が確認できない場合は，血管造影により動脈損傷の有無を確認する．血管造影の結果によって血管修復と骨折に対する固定のタイミングを決定する．骨折に対する固定より，四肢への血流の再開のほうが優先順位は高い．

1.3.6 末梢血管損傷

末梢血管損傷は，出血がコントロールされてさえいれば，生命に危機を及ぼす損傷とはならない．しかしながら，虚血の有無や血管が断裂していないかの評価は，全体の治療計画に大きく影響するため非常に重要である．

救急室では，圧とフローを評価するための簡単なドップラー装置を利用できるようにしておく必要がある．もし血管の開存性に少しでも疑問があれば，足関節上腕血圧比（ABI）を測定し，その値が0.9以下であれば血管造影検査が必須である．血管造影室で施行するか，手術室あるいは救急室で施行するかは時間と利用可能かどうかに左右される．血管造影室で施行することが望ましいが，時として困難であり，また必要な備品も常に利用可能かどうかわからない．動脈損傷の疑いがある場合は，救急室での血管造影も考慮する[18]．

1.4 まとめ

救急室で手術を施行するのか手術室で施行するのかは，全体的な緊急性と予測される転帰に基づいて決定すべきである．

重症外傷患者を診療するうえでは，身体所見と，関連する検査の両方を迅速に施行でき，さらには手術療法あるいは非手術療法が実行できるように，しっかりとした計画を立てておく必要がある．

ただ死亡する場所を代えるだけになってしまっては，未来がない．

文献

引用文献

1. Committee on Trauma. *Resources for Optimal Care of the Injured Patient 2014*. 6th ed, Chicago, IL: American College of Surgeons (Orange Book), 2014. http://www.facs.org. Accessed December 2014.
2. Coimbra R, Hoyt DB, Bansal V. Trauma systems, triage and transport. In: Mattox KL, Moore EE, Feliciano DV, eds. *Trauma*. 7th ed. New York, NY: McGraw-Hill; 2013: 54-76.
3. Baker SP, O'Neill B, Haddon W, Long WB. The Injury Severity Score: a method for describing patients with multiple injuries and evaluating emergency care. *J Trauma*. 1974; 14: 187-196.
4. American Association for the Advancement of Automotive Medicine. *The Abbreviated Injury Scale:*

    2005 Revision. Barrington, IL: American Association for the Advancement of Automotive Medicine; 2005 Update 2008. http://www.AAAM.org. Accessed January 2015.
5. Trunkey DD. Trauma. *Sci Am*. 1983; 249: 28-35.
6. American College of Surgeons. *Advanced Trauma Life Support Course for Doctors: Student Course Manual*. 8th ed. Chicago, IL: American College of Surgeons; 2008.
7. Jacobs LM, Berrizbeitia LD, Bennett B, Madigan C. Endotracheal intubation in the prehospital phase of emergency medical care. *JAMA*. 1983; 250: 2175-2177.
8. Taryle DA, Chandler JE, Good JT, Potts DE, Sahn SA. Emergency room intubations - complications and survival. *Chest*. 1979; 75: 541-543.
9. Baker CC, Thomas AN, Trunkey DD. The role of emergency room thoracotomy in trauma. *J Trauma*. 1980; 20: 848-855.
10. Thomas AN, Stephens BG. Air embolism: a cause of morbidity and death after penetrating chest trauma. *J Trauma*. 1974; 14: 633-638.
11. Yee ES, Verrier ED, Thomas AN. Management of air embolism in blunt and penetrating trauma. *J Thorac Cardiovasc Surg*. 1983; 85: 661-668.
12. Olsen WR, Hildreth DH. Abdominal paracentesis and peritoneal lavage in blunt abdominal trauma. *J Trauma*. 1971; 11: 824-829.
13. Bivens BA, Sachatello CR, Daugherty ME, Ernst CB, Griffen WD. Diagnostic peritoneal lavage is superior to clinical evaluation in blunt abdominal trauma. *Am Surg*. 1978; 44: 637-641.
14. Loong ED, Law PR, Healey JN. Fresh blood by direct transfusion for haemostatic failure in massive haemorrhage. *Anaesth Intensive Care*. 1981; 9: 371-375.
15. Shapiro M. Blood transfusion practice: facts and fallacies. *S Afr Med J*. 1976; 50: 105-109.
16. Bickell WH. Immediate versus delayed fluid resuscitation for hypotensive patients with penetrating torso injuries. *New Engl J Med*. 1994; 331: 1105-1108.
17. Brooks A, Bowley DMG, Boffard KD. Bullet markers - a simple technique to assist in the evaluation of penetrating trauma. *J R Army Med Corps*. 2002; 148: 259-261.
18. MacFarlane C, Saadia R, Boffard KD. Emergency room arteriography: a useful technique in the assessment of peripheral vascular injuries. *J Roy Coll Surg Edin*. 1989; 34: 310-313.

推奨文献

American College of Surgeons. *Advanced Trauma Life Support Course for Doctors: Student Course Manual*, 9th ed. Chicago, IL: American College of Surgeons, 2014.

Jacobs LM, ed. *Advanced Trauma Operative Management*. Chicago/Woodbury, CT: American College of Surgeons/Ciné-Med Publishing, 2010.

American College of Surgeons. Committee on Trauma. *Resources for Optimal Care of the Injured Patient 2015*, 6th ed. Chicago, IL: American College of Surgeons (Orange Book), 2015. http://www.facs.org. Accessed December 2014.

2章 重症外傷におけるコミュニケーションとノンテクニカルスキル

2.1 総論

多くの(65%)航空機災害で，機械の不備というよりヒューマンファクターによるミスが繰り返されていることが知られた結果，crew resource management(CRM)のトレーニングが必須のものと位置づけられるようになった．CRMとは，安全で効率的な運航を遂行するためには，すべての利用可能なリソースを効果的に活用しなければならないという考えである．

他のハイリスクな分野が航空業界の後に続き，そして30年前に医療分野もCRMの知識を危機的な臨床状況のトレーニングに応用し始めた．その後数年間で，CRMは多くの外科のサブスペシャリティ領域に応用された．外傷医学もその例外ではなく，CRMに基づく外傷チームのトレーニングが，世界中の外傷センターにおいて日々の実践のなかで不可欠なものとなった．

外傷診療の特殊性は，極めて凝縮した時間(すなわち緊急性の低い他の外科手術が日や週といった時間であるのに対し，分あるいは秒という時間)のなかで意思決定が行われ，処置が実行されなければならないという点である．このため，正しいノンテクニカルスキルとCRMに基づくチームワークの必要性が強調されている．

CRMの原則は，多職種からなるチームにおけるコミュニケーションを最適にすることを目指して，ヒューマンファクターをトレーニングするという考えからなる．トレーニングの最終目標は，医療におけるエラーを減少させ，外傷診療における意思決定と転帰を改善することである．

CRMの最も重要な点として以下がある．
- 状況を認識する
- 準備と計画を行う
- 早期に応援を要請する
- 効果的なリーダーシップを発揮する
- すべての利用可能なリソースを活用できるよう広く注意を払う
- 作業に優先順位をつけて分担する
- 効果的なコミュニケーションを行う

当然のことだが，このようなCRMのトレーニングを行う際には，すべての外傷チームメンバーの参加を義務とすべきである．

2.2 外傷診療におけるコミュニケーション

病院に到着した重症外傷患者の管理における複雑な作業では，高度な専門的な外科および医療技術とともにCRMの核となる概念を習得できていることが必要となる．

効果的な damage control surgery(DCS)と damage control resuscitation(DCR)を行うためには，外傷チームのメンバー全員が，開かれたコミュニケーションを実践する必要がある．その中心となるのは外科医と麻酔科医である．

両者は協力して患者への処置と管理の優先順位を決定する．チームリーダーは，外科医か麻酔科医であるべきで，生理学的徴候や治療計画が刻々と変化する患者の管理についてチーム全体に認識させ参加させなければならない．DCSが実施されている外傷患者に対して最適な治療を行うことは複雑な作業であり，そこでは集まったメンバーが1つのチームとして機能していなければならない．すべてのメンバーがお互いの意見を交換し合い，最も適切な診療を提供できるよう各自の技能が活用されなければならない．

複雑な外傷患者を，時を逸せず評価し治療するためにはヒューマンファクターのコントロールが重要となる．外傷初療室や手術室でのストレスフルで重い責任のかかった環境下では，外科医と麻酔科医は視野が狭く（いわゆる「猪突猛進」）となりがちで，目の前の作業に集中してしまう．このため患者の問題を広く捉えることができず，単一の問題への対応に集中することを優先するあまり，状況をコントロールできなくなる．すでに述べたように状況やチームの状態の認識不足，同じ過ちが繰り返される状況は，重症外傷患者の転帰を最悪なものとしてしまうだろう．他の分野と同じように，外傷診療において不適切なコミュニケーション，未熟なチームワーク，リーダーシップの欠如は患者の転帰に大きく影響することが示されている．

2.3 外傷診療におけるリーダーシップ

外傷診療においてリーダーシップは鍵となる．よいリーダーは，すべての利用可能な情報に基づき，プレッシャーのかかる状況で迅速に意思決定を行う能力を有していなければならない．そのような情報は，常に状況を整理し，治療戦略を計画し遂行して，治療に対する患者の反応を定期的に振り返ることから得られる．コ

表2-1 Non-Technical Skills for Surgeons（NOTSS）分類

カテゴリー	内容
状況認識	情報を収集する 情報を理解する 先の状況を予測し対策をたてる
意思決定	手段を考える 手段を選択し伝える 決定を実施し振り返る
作業管理	計画し準備する 柔軟に対応し／変化に対応する
リーダーシップ	標準を定め維持する 他の人を支援する プレッシャーに対処する
コミュニケーションとチームワーク	情報を交換する 共通認識をもつ チーム活動を調整する

ミュニケーションは簡潔であるべきで，あいまいであってはならない．しかし同時に，リーダーはすべてのチームメンバーからの意見を聞き対応しなければならない．優れたリーダーシップを表現するいくつかの方法がある．そのうちの1つが，NOTSS（Non-Technical Skills for Surgeons）分類であり，これはスコットランドのUniversity of Aberdeen Industrial Psychology Researchと，英国エジンバラのRoyal College of Surgeonsで作成された（**表2-1**）[1]．NOTSSは，行動のスコアリングとその研究にも用いられる．

これらノンテクニカルスキルは，教科書で学べるものではない．ブリーフィングやデブリーフィングとともにCRMの原則に精通した専門的なインストラクターが指導するシミュレーショントレーニングによって獲得され強化される．さらに，そのスキルは日常の実践で磨かれる．

2.4 ダメージコントロールにおけるコミュニケーション

DCSとDCRにおけるコミュニケーション

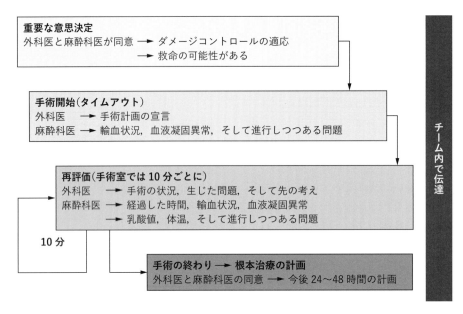

図2-1　ダメージコントロールにおけるコミュニケーション

は，その実践的な観点から，4つの相に分けられる（**図2-1**）．

重要な意思決定は，典型的には救急室または外傷初療室に患者が到着した時点から始まる．外科医は麻酔科医とともに DCS と DCR を実施することを確認し，計画する．この開始早期の時点において，治療の有益性を評価することは無駄な治療を回避することにつながる．

手術室において，あるいは手術を開始する少し前に，外科医は臨床所見や，（得られていれば）画像所見に基づく手術計画を明らかにしておく．麻酔科医は，輸血の準備状態，血液凝固異常の存在，そしてその他の考慮すべき変化しつつある状況について伝えなければならない．DCS と DCR を実施している間は，10 分ごとに繰り返し評価することで，すべての外傷チームおよび手術チームのメンバーが状況を認識し続け，効果的にメンバーとして加わり，患者の治療のあらゆる計画に参加できるようにする．再評価の際には，外科医は，手術の内容，生じている問題，今後の方針について明確にし，麻酔科医は，所要した時間，輸血状況，凝固障害の程度，乳酸値，体温，そしてその他の重要な進行しつつある問題点を述べる．

手術の終了時には，麻酔科医と外科医は患者の状態，実施した手技を再評価し，今後 24〜48 時間の治療計画について意見をまとめておく．両者はチーム内において，そして輸血部やICU などの協力者たちと必要な情報を共有する責任がある．外傷診療のリーダーは，その後 24 時間以内の tertiary surgery について計画する．

文献

引用文献

1. Non-Technical Skills for Surgeons (NOTSS). *Royal College of Surgeons of Edinburgh.* 2015. http://www.rcsed.ac.uk/education/patient-safety-and-notss/notss.aspx. Accessed January 2015.

推奨文献

Arul GS, Pugh HE, Mercer SJ, Midwinter MJ. Optimising communication in the damage control resuscitation: damage control surgery sequence in major trauma management. *J Roy Army Med Corps.* 2012; 158(2): 82-84.

Catchpole K, Ley E, Wiegmann D, et al. A human factors subsystems approach to trauma care. *JAMA Surg.* 2014; 149(9): 962-969.

Doumouras AG, Keshet I, Nathens AB, Ahmed N, Hicks CM. Trauma non-technical training (TNT-2): the development, piloting and multilevel assessment of a simulation-based, interprofessional curriculum for team-based trauma resuscitation. *Can J Surg*. 2014; 57(5): 354-355.

Hughes KM, Benenson RS, Kritchten AE, Clancy KD, Ryan JP, Hammod C. A crew resource management program tailored to trauma resuscitation improves team behaviour and communication. *J Am Coll Surg*. 2014; 219: 545-551.

McCulloch P, Rathbone J, Cathcpole K. Interventions to improve teamwork and communications among health care staff. *Br J Surg*. 2011; 98: 469-479.

Yule S, Flin R, Paterson-Brown S, Maran N, Rowley D. Development of a rating system for surgeons' non-technical skills. *Med Educ*. 2006; 40: 1098-1104.

Ziesmann MT, Widder S, Park J, et al. S.T.A.R.T.T.: development of a national, multidisciplinary trauma crisis resource management curriculum—results from the pilot course. *J Trauma Acute Care Surg*. 2013; 75(5): 753-758.

2部

生理学と
外傷に対する身体の反応

3章 蘇生の生理学

3.1 外傷に対する代謝反応

3.1.1 外傷の定義

物理的な損傷は局所のみならず全身的な影響を伴う．さらなるストレスが外傷に対する代謝反応を惹起する．外傷後，生体では，局所的には炎症が，全身的には体液蓄積が生じ，修復のためのエネルギーを供給するという防御的な反応が生じる．適切な蘇生はこの反応を減弱させうるが，完全に無にすることはない．

この反応は急性の異化作用として特徴づけられ，回復および修復の代謝反応に先行する．この外傷に対する代謝反応は，1932年にCuthbertsonが提唱して以来，伝統的に「ebb期」および「flow期」の2期に分けられてきた[1]．

Ebb期は比較的短期間で，重症のショック期に対応し，酵素活性および酸素消費の低下で特徴付けられる．

適切な酸素運搬の回復により効果的な蘇生が達成されるとFlow期となる．Flow期はさらに2期に分かれる．

- 尿中窒素排泄の増加と体重減少を伴う，脂質と蛋白質を動員した異化期
- 脂質と蛋白質の回復および体重増加を伴う同化期

適切な保護的なFlow期の特徴として以下の点が挙げられる．

- 正常かやや高めの血糖値
- グルコース産生の増加
- 脂肪動員に伴う，正常からやや高めの遊離脂肪酸値
- 正常か増加したインスリン値
- 正常上限から高値を示すカテコラミン値およびグルカゴンの高値
- 正常な乳酸値
- 酸素消費の増加
- 心拍出量の増加
- 深部体温の上昇

これらの反応は心血管機能の亢進，炎症の徴候，耐糖能異常，筋肉の消耗を特徴としている．

3.1.2 起動因子

代謝反応の程度は外傷の重症度と感染，組織壊死，および既往歴などの付随する要因により異なる．年齢，性別，遺伝子，もともとの栄養状態や治療のタイミングおよびその効果などにも依存する．一般的に，より重症の外傷(例．より重症な組織損傷)は，より大きな代謝反応を引き起こす．

代謝反応の変化は小児や高齢者，閉経前の女性ではやや小さいようである．飢餓や栄養不足もまたこの反応を修飾する．栄養状態の悪い患者や免疫状態の悪い患者(例：HIV感染者)では，栄養状態の良い患者と比べて外傷に対する代謝反応が低下する．一方で，熱傷や重症頭部外傷では他の機械的な損傷に比べて大きな反応

を起こす．

この最初の傷害の程度を小さくし，持続期間を短くする努力は可能ならば常に行うべきである．これにより代謝の変化度合いを減少させることが可能になる．ゆえに，積極的な蘇生，痛みと体温のコントロール，アシドーシスの補正，適切な壊死組織のデブリドマン，凝固障害が起きているときの不必要な血液製剤投与の回避，そして栄養サポート（経腸栄養が好ましい）は極めて重要である．

増悪因子は大きく以下のように分類される．

3.1.2.1　循環血液量減少

- 循環血液量の減少
- 消化管からの体液喪失の増加
- 間質容積の減少
- 細胞外への体液移動

3.1.2.2　求心性インパルス

- 体性神経系
- 自律神経系
- 交感神経系↑
- コリン作用系↓

3.1.2.3　創因子：炎症性と細胞性

- 好中球：スーパーオキサイド，エラスターゼ
- 血小板：血小板第Ⅳ因子
- マクロファージ／樹状細胞
- 内皮細胞
- サイトカイン：インターロイキン　IL1, IL2, IL6, IL10, IL17, TNF
- ケモカイン：IL8
- エイコサノイド：ロイコトリエン B4, ロイコトリエン C4, トロンボキサン A_2, プロスタグランディン E_2
- ダメージ関連分子パターン（damage associated molecular patterns：DAMPs），$HMGB_1$, HSP_{70}．

3.1.2.4　毒素／敗血症

- エンドトキシン
- エクソトキシン

3.1.2.5　フリーラジカル

- 活性酸素とその関連物質
- 窒素ラジカル

3.1.2.6　循環血液量減少

血液量の減少，特に組織の低灌流は，代謝反応に最も影響を及ぼす因子である．血液量の減少は体外への喪失，細胞外への体液移動，および血漿浸透圧の変化により生じる．しかし，最も一般的な原因は出血である〔3.2 (p30) 参照〕．

血液量の減少はカテコラミンの放出を促し，神経内分泌反応を引き起こす．これは体液量と電解質バランスの維持，および蛋白質・脂質・炭水化物の異化に重要な役割を果たす．

3.1.2.7　求心性インパルス

ホルモンの応答は痛みや不安によって惹起される．注射薬，経口薬，神経ブロックや局所麻酔など適切な鎮痛薬の投与により代謝反応を修飾できるかもしれない．代謝反応を減弱もしくは消失させるためには，体性痛神経ブロックに自律神経ブロックを併用する必要があるかもしれない．

3.1.2.8　創因子

最初の要因が適切に対処された場合においてすら，内因性因子は全身性傷害を長引かせ，悪化させうる．組織損傷はDAMPsを放出することによりトール様受容体（Toll-Like Receptors：TLR）を活性化させたり，種々の炎症性メディエーターを損傷局所や感染部位で放出することで，以下の2つの主要な経路を通じてさまざまな反応を活性化する．

- 体液性
- 細胞性

内因性の炎症メディエーターや細胞の制御不能な活性化は全身性炎症反応症候群(systemic inflammatory response syndrome：SIRS)の形成を促す．過度のSIRS反応は周辺臓器への広範な傷害という結果をもたらす．

体液性そして細胞性に惹起された活性化物質は，臓器障害の病態生理において役割を果たす．このため外傷後の生化学的・免疫的異常を可能な限りモニターし，蘇生の適切さを評価し，確認することが重要である．

3.1.3 免疫応答

免疫応答は複雑である．最初の炎症性自然免疫系の反応は早期に増強されるが，同時に起こる獲得免疫系は長く抑制される．この反応の大きさは損傷による侵襲の強さおよび継続期間によって左右され，また遺伝的要因や併存症にも影響される．

3.1.3.1 炎症経路

外傷により放出される炎症性のメディエーターが多数の細胞機能不全に関与していることは以前から指摘されてきた．好中球が炎症過程の初期のメディエーターであることは100年以上前から知られていたが，近年になってこれらの初期の反応には多くの細胞性メディエーター，例えば血小板，マクロファージ，内皮細胞，上皮細胞などが関与していることが明らかになってきた．

3.1.3.1.1 サイトカイン

サイトカインはポリペプチドや糖蛋白からなる多くのグループであり，重要な炎症のメディエーターである．種々の細胞で産生されるが，主要な細胞は白血球である．サイトカインは一般的に炎症性と抗炎症性の2群に分けられるが，中には両方の役割を担うものもある（例：IL6）．サイトカインに関する議論は命名法の混乱により，さらに複雑になる．多くのサイトカインは異なる状況において発見された〔例：TNF(tumor necrosis factor)はもともとカヘキチンと呼ばれていた〕．現在では命名法もより整合的体系となっている．インターロイキン(interleukin：IL)という単語は白血球間で相互作用を示すものを表しており，番号と合わせて表記される（例：IL6）．

3.1.3.1.2 炎症性サイトカイン

ある種のサイトカイン，特にTNFやIL1，IL8は炎症性メディエーターを生成する遺伝子の発現を増加することにより炎症反応を惹起する．炎症性サイトカインはさらに好中球・内皮細胞・上皮細胞（これらはすべて組織損傷を引き起こす）を活性化することにより炎症を起こす．

TNFとIL1は多くの組織で虚血再灌流に対する急性期の自然免疫反応を起こすように相乗的に作用する．TNFは好中球を損傷上皮に引き寄せることにより炎症反応の調節を助ける．また内皮細胞を刺激して，白血球を組織中に遊走させIL1の産生を促すケモカイン（例：IL8）と呼ばれるサイトカインの産生を促す．TNFと同様にIL1は炎症カスケードの初期に応答し，TNFと同様の働きをするが，アポトーシスやプログラムされた細胞死は誘導しない．

インターフェロンγ(Interferon gamma：IFN-γ)はマクロファージによる抗原処理に対する反応として産生され，この反応はIL12によって増強される．IL12は単核貪食細胞や樹状細胞から細胞内微生物への反応として産生される．IL6は単核貪食細胞や内皮細胞，そして線維芽細胞で産生され，急性期蛋白の肝細胞での合成を強力に刺激する炎症性の物質として作用する．

IL2は前述した主に自然免疫系を介するサイトカインとは異なり，獲得免疫系を刺激し，その他の免疫修飾的な役割を持っている．

3.1.3.1.3 抗炎症性サイトカイン

抗炎症性サイトカインは炎症性サイトカイン

の産生を抑制したり，その炎症効果に拮抗することにより作用する．遺伝子発現を減らし，さまざまな炎症効果を減弱または阻止する．

IL10は自然免疫系をコントロールするうえで非常に大切なサイトカインである．エンドトキシン投与による発熱，炎症性サイトカインの産生，凝固カスケードの活性化を抑制する．他の強力な抗炎症性メディエーターにはIL4, IL13, 形質転換成長因子β(transforming growth factor beta：TGF-β)がある．

3.1.3.1.4　敗血症，SIRS，CARSにおけるサイトカイン活性修飾

全身性炎症反応は感染性刺激でも非感染性刺激でも惹起され，臨床的にはSIRSの引き金となり，最終的に多臓器不全症候群(multiple organ dysfunction syndrome：MODS)や多臓器不全(multiple organ failure：MOF)に進行し，最大50％となる死亡率と関連がある．もともとはSIRSと敗血症は，TNFやその他種々のサイトカインによる圧倒的な炎症性の自然免疫反応に起因すると考えられてきた．しかしながら，同時に生体では恒常性を維持するために内因性の抗炎症性(counter- または anti-inflammatory)の反応が発動し，その後，代償性抗炎症反応症候群(compensatory anti-inflammatory response syndrome：CARS)の病態となる．重症外傷受傷または敗血症発症の早期には炎症性の応答が優位となりSIRSやショックとなる．抗炎症性の応答により恒常性が維持されれば，患者は回復する．しかし，この抑制的な反応が過剰となると，免疫抑制状態となり，重症外傷患者や集中治療中の患者でしばしばみられるように，弱毒菌などによる日和見感染のリスクが増大する．現在では，外傷後にはSIRSとCARSは同時に起こると考えられている．

炎症性と抗炎症性の両因子が複雑な役割を担い臨床的予後を決定するため，敗血症においてサイトカインの果たす役割は極めて重要である．

3.1.3.1.5　活性化プロテインC

炎症性メディエーターは単球や血管内皮細胞からの組織因子の放出を刺激し，トロンビン形成とフィブリン塊を作る凝固カスケードを引き起こす．同時にトロンビンは多くの炎症性経路を刺激し，線溶阻止因子(thrombin-activatable fibrinolysis inhibitor：TAFI)を活性化することにより元来の抗凝固反応を抑制する．それらの凝固促進反応は微小血管血栓症を引き起こし，敗血症における多臓器不全の進行に関わっていると考えられている．一方で，トロンビンは内皮のトロンボモジュリンに接着し，内因性抗凝固因子である活性化プロテインC(activated protein C：APC)(ザイグリス)を作り出す．しかし，敗血症にAPCを投与することが有効であるという報告は，後に生存率の改善に寄与するエビデンスはないことが示された．これらの概念が重要であることは疑うべくもないが，重症患者に対して，これらの活性を適切に修飾して治療効果を上げることは現在のところできていない状況である．

3.1.3.1.6　エイコサノイド

エイコサポリエン脂肪酸から作られるこれらの複合体は，プロスタノイド(プロスタグランディンの前駆体)，ロイコトリエン(leucotrienes：LT)に分類される．エイコサノイドは細胞膜のリン脂質から合成されたアラキドン酸(arachidonic acid：AA)からホスホリパーゼA2の作用によって合成される(一部は活性化した好中球から放出される)．シクロオキシゲナーゼはアラキドン酸をプロスタノイドに変換する．これがプロスタグランディン(prostaglandins：PG)，プロスタサイクリン(prostacyclins：PGI)，トロンボキサン(thromboxanes：TX)の前駆体となる．プロスタグランディンという言葉は漠然とすべてのプロスタノイドを含む．ロイコトリエンは5-リポキシゲナーゼがAAに作用することにより産生され，引き続きLTA4

ハイドラーゼにより副産物が生成される(例：LTB4 や LTC4 合成酵素)．エイコサノイドは血管拡張と血管収縮の局所バランスを変化させることで，臓器や組織に灌流する血流に作用し，さらにある種の免疫細胞を直接刺激する．

プロスタノイド(プロスタグランジン E および F 系統)，PGI_2 および TX は血管収縮を起こすだけでなく(TXA_2 および PGF_1)，血管を拡張する(PGI_2，PGE_1，PGE_2)．TXA_2 は血小板と白血球を活性化・凝集させ，PGI_2 と PGE_1 は血小板と白血球を抑制する．ロイコトリエン LTB4 は多形核白血球の非常に強力な化学誘引物質かつ活性化因子であり，LTC4 は血管収縮を起こし，末梢血管透過性を亢進させ気管支収縮作用を持つ．

3.1.3.2 細胞経路

古典的な補体活性化経路は特定の抗体と C^1・C^4・C^2 の 3 量体の補体構成要素との相互作用を含む．古典的経路の中で，相互作用の後補体産生物質である C^3 と C^5 に蛋白分解を介して分解され，非常に強力な走化性因子である C^{3a} と C^{5a} を産生する．

外傷後には，いわゆる副経路が主に関与しているようである．プロパージンとプロテイン D または B により活性化し，C^3 転換酵素を活性化させることによりアナフィラトキシン C^{3a} と C^{5a} を産生する．この活性化は自然免疫系を活性化する最も早い系のようであり，好中球を集積させ，好塩基球，肥満細胞，血小板を活性化させてヒスタミンやセロトニンを放出し，血管透過性と収縮性を変化させる．外傷患者では，血清 C^3 値は外傷重症度スコア(injury severity score：ISS)と逆相関する[3]．その他の産物は急速に血中から消失するため，C^{3a} の測定が最も有用である．

補体経路のすぐに消失する断片，C^{3a} と C^{5a} はマクロファージを刺激しインターロイキン 1 (interleukin 1：IL1)と循環血液中の活性化した分解産物である蛋白質分解誘導因子(proteolysis inducing factor：PIF)を放出させる．これらのメディエーターは蛋白質や脂質の分解を熱発と伴に促進する．IL1 は T_4 ヘルパー細胞を活性化し IL2 を産生することにより肝臓・骨髄・脾臓・リンパ節の適応刺激器官の働きを賦活して補体，フィブリノーゲン，α2 マクログロブリンなどの免疫防御機構に必要な急性期蛋白質を産生する．

血液凝固と炎症間との間に何らかの関連性があるとも考えられる．例えば，第XII因子(ハーゲマン因子 A)の活性化はカリクレインを刺激しブラディキニノーゲンからブラディキニンを産生する．これは末梢血管の透過性や血管の収縮能に影響を与える．全体的にみて，これらの活性化経路が重複し組み合わさっていることで全身性の炎症反応を引き起こす．カリクレインはプラスミンを活性化しフィブリン溶解を促進しうる．

3.1.3.3 毒素

エンドトキシンはリポ多糖からなる細菌の細胞壁構成要素である．エンドトキシンやその他の細菌・ウイルス壁構成物質は，肝細胞・心筋細胞とともに主に TLR を介して多くの免疫細胞を刺激することが知られている．活性化した細胞は腫瘍壊死因子(tumor necrosis factor：TNF)や多くの強力なメディエーターを，マクロファージ，好中球，内皮細胞などの種々の細胞から放出する．エンドトキシンは，特に末梢血管において白血球の吸着および集積をもたらす．大量になると顆粒球の直接破壊もみられる．

3.1.3.4 PAMPs と DAMPs

組織損傷は SIRS を引き起こし，この病態は敗血症に似ている．多細胞生物では一組のパターン認識受容体(TLRs)を介して病原体を認識するが，これらの受容体は病原体関連分子パターン(pathogen associated molecular patterns：PAMPs)を認識し，次々に免疫細胞を活性化す

る．外傷とそれに伴う損傷組織が，傷害細胞や死んだ細胞から放出される細胞内産物を類似の受容体を介して細胞レベルで認識しているというエビデンスが集積されてきている．alarmin（警告を発するもの）という言葉が組織や細胞傷害のシグナルである内因性ダメージ関連分子パターン（damage associated molecular patterns：DAMPs）の分類に用いられてきた[4]．DAMPsの主な供給源はミトコンドリアDNAなどのミトコンドリア産物から損傷により放出されるもので，「内なる敵」として新たに認識されてきている．内因性DAMPsと外因性PAMPsはそれゆえに類似のメッセージを伝達し，同様の反応を惹起する．感染組織にしても壊死組織にしても，外科的に原因を除去するということは，これらの毒性成分への生体の暴露を最小限にするという試みである．

3.1.3.5 フリーラジカル

白血球における酸素ラジカル（oxygen radical：O^{2-}）形成は，通常の生体防御メカニズムである．しかし重症外傷後にびまん性に活性化すると，好中球やマクロファージにより過剰産生となり，あらゆる臓器機能に細胞毒性をもたらす．一酸化窒素（nitric oxide：NO）はマクロファージと内皮細胞から放出され血管を拡張させ体血管抵抗を減少させる．NOはO^{2-}と結合し強力な酸化剤を形成する．毒性の水酸基イオン（hydroxyl ion：OH^-）と過酸化水素もまた，敗血症やストレス下において増加する．防御的な内因性の抗酸化物質は外傷や敗血症後すぐに枯渇し，周辺臓器にさらなる細胞傷害をもたらす．

3.1.4 ホルモンメディエーター

外傷に対して多くの循環ホルモンも変化する．アドレナリン（エピネフリン），ノルアドレナリン（ノルエピネフリン），コルチゾールやグルカゴンは増加し，中には減少するものもある．外傷後の生体反応として交感神経副腎系の活性化が主である．

3.1.4.1 視床下部／下垂体

視床下部はストレス反応の最上位の司令塔である．視床下部の主な遠心性経路は下垂体からの内分泌系と遠心性の交感神経および副交感神経系である．対照的にコリン作動系は現在ではさまざまな抗炎症性の作用を持つことが明らかになってきている．下垂体は外傷に対して副腎皮質刺激ホルモン（adrenocorticotrophic hormone：ACTH），プロラクチン，成長ホルモンを増加させることで応答するが，その他のホルモンは相対的に変化しない．

痛覚受容器，浸透圧受容器，圧受容器，化学受容器は視床下部の神経節を刺激もしくは抑制し，交感神経系を活性化する．神経終末および副腎髄質はカテコラミンを放出する．疼痛受容器を介した痛み刺激は，内因性麻薬であるβエンドルフィンやプロオピオメラノコルチン（ACTHの前駆物質）の放出を刺激し，痛みに対する応答を修飾し，カテコラミンの効果を補強する．βエンドルフィンにはあまり効果はないが，下垂体前葉の分泌マーカーとして役立つ．

血圧低下，循環血液量減少は左室圧低下および低ナトリウム血症の形で，前視床下部の視索上核からバソプレッシン・抗利尿ホルモン（antidiuretic hormone：ADH），副腎皮質からアルドステロン，傍糸球体装置からレニンの分泌を刺激する．アルドステロン分泌の増加はナトリウム保持に働くがゆえに水分も保持する．浸透圧が上昇すると，ADHの分泌が増加し，さらに水分が再吸収されるため，血清浸透圧が低下することとなる（負のフィードバック制御システム）．

低ナトリウム血症は右房の受容体を刺激し，血圧低下は頸動脈の受容体を刺激する．この結果，視床下部傍脳核を活性化し，正中隆起から毛細血管へ下垂体ホルモンを分泌させる．これ

が下垂体前葉を刺激しACTHを分泌させる．そしてACTHが副腎皮質を刺激し，コルチゾールとアルドステロンを分泌させる．血糖値の変動は膵β細胞からのインスリン分泌に，高アミノ酸値はα細胞からのグルカゴン分泌に影響を与える．

3.1.4.2 副腎ホルモン

血漿コルチゾールとグルカゴン値は外傷後に上昇する．その程度は外傷の重症度と相関する．初期の代謝反応における糖質コルチコイド分泌の機能的意義は不明確である．ホルモン自体が直接的な影響を与えるわけではなく，主にカテコラミンなどの他のホルモンの効果を増強させるようである．

外傷後晩期に至る経過中にはさまざまな代謝反応が起こる．糖質コルチコイドは糖新生・脂肪分解・筋肉からのアミノ酸の崩壊といった異化作用を起こす．カテコラミンも，インスリンやグルコースの放出，脂肪の動員などを仲介することで同様の作用を示す．

3.1.4.3 膵ホルモン

外傷後に血糖値は上昇する．インスリンのグルコースに対する反応はα受容体の刺激に伴い大幅に減少し，β受容体刺激により増強する[6]．

3.1.4.4 腎ホルモン

アルドステロンの分泌はいくつかのメカニズムによって増加する．レニン・アンジオテンシン系が最も重要である．糸球体細動脈の血流圧が低下すると，腎傍糸球体装置はレニンを分泌し，副腎皮質からのアルドステロン分泌を刺激するアンジオテンシンⅡとともに働く．ナトリウム濃度の低下は傍糸球体装置の近傍にある尿細管上皮の特別な部位であるマクラ・デンサ（緻密斑）を刺激し，レニンの放出を活性化する．血清カリウム値の上昇もまたアルドステロンの放出を刺激する．循環血液量減少および動脈圧の低下は右房と頸動脈の受容体を介してACTHの分泌を刺激する．

3.1.4.5 その他のホルモン

心房性ナトリウム利尿因子（atrial natriuretic factor：ANF）や心房性ナトリウム利尿ペプチド（atrial natriuretic peptide：ANP）は心房で産生されるホルモンで，心室筋で産生される脳性ナトリウム利尿ペプチド（brain or B-type natriuretic peptide：BNP）とともに血管内容量の増加すなわち拡張と圧に反応して産生される[7]．ANFとBNPは同様に糸球体濾過量を増加させ，アルドステロンを阻害することにより血管内容量を減少させるために強力なナトリウム利尿と水利尿を起こし，カリウム利尿を減少させる．

ANFとBNPはまた，内分泌器官としての心機能を増強する．

3.1.5 種々のメディエーターの影響

3.1.5.1 高心拍出量状態

病気や外傷の後に全身性の炎症反応が起こり，頻脈・脈圧拡大・心拍出量の増加に反映される心血管系の活性化が起こる．代謝率は増加し，酸素消費も増え，蛋白異化の亢進と高血糖をきたす．

重症外傷後に反応することができる患者では，心係数は$4.5 L/分/m^2$を超えるかもしれない．理想的には血管抵抗の低下が心拍出量の増加に伴うと，末梢循環への酸素供給が増加する．この高心拍出量状態において安静時エネルギー消費量は通常の20%以上まで増加し，全身の酸素消費量（oxygen consumption：VO_2）の増加と，増加した代謝により深部体温が上昇する．適切な反応ができない場合，つまり心係数が$2.5 L/分/m^2$以下の場合，酸素消費は$100 mL/分/m^2$以下まで減少する（通常は$120〜160 mL/分/m^2$）．エンドトキシンや低酸素状態も，細胞を傷害し酸化的リン酸化反応のための酸素利

用能を制限するかもしれない.

　成人のATP合成量はかなりのものである.しかし,ATPやクレアチンリン酸の貯蔵庫がないため,細胞傷害と酸素欠乏はエネルギーを必要とする経路の急激な崩壊をもたらし,乳酸が産生される.1 mol のグルコースに対し,Krebs回路では34 mol のATPが産生されるのに対し,嫌気性解糖では2 mol のATPしか産生されない.乳酸は解糖の最終産物であるピルビン酸から作られる.通常は肝臓のCori回路によってグルコースに再変換される.しかし,ショック状態では酸化還元(レドックス)能が低下し,ピルビン酸からKrebs回路の入り口であるアセチルCoAへの変換が阻害される.乳酸はそれゆえに肝臓での糖新生の傷害によりますます蓄積し,代謝性アシドーシスを引き起こす.

　外傷後の乳酸アシドーシスはISSおよび急性の血液欠乏と相関関係を持つ.持続的な乳酸アシドーシスは不適切な蘇生を示しており,多臓器不全(multiple organ failure:MOF)やARDSへの移行の前兆となる[8].

3.1.5.2　水分および塩分保持

　前視床下部の視索上核から分泌されるADHは循環血液の容量減少と浸透圧増加に刺激される.浸透圧は主に細胞外のナトリウム濃度で決まる.容量受容体は心房と肺動脈に位置し,浸透圧受容体は視床下部のADHニューロンの近傍に位置している.ADHは主に腎接合管に作用するが,遠位尿細管にも作用し水分の再吸収を促す.

　アルドステロンは主に遠位尿細管でナトリウムと重炭酸の再吸収を促し,カリウムと水素イオンの排泄を増加させる.アルドステロンは細胞に対するカテコラミンの効果も修飾することで,すべての細胞膜でのナトリウム・カリウム交換に影響を与える.大量の細胞内カリウムが細胞外へ放出されると,特に腎機能障害がある場合には血清カリウムの急激な上昇を引き起こす.ナトリウムと重炭酸の保持は代謝性アルカローシスを形成し,組織への酸素運搬を阻害しうる.外傷後,尿中ナトリウム排泄は10〜25 mmol/24時まで低下し,カリウム排泄は100〜200 mmol/24時まで上昇しうる.

3.1.5.3　基質代謝への影響

3.1.5.3.1　炭水化物

　重症患者では糖尿病患者に類似した耐糖能異常が生じる.これは組織においてグルコースの動員が増加し吸収が低下するためである.グルコースの代謝回転は速くなり血糖値が通常より高くなる.

　グルコースは肝臓に貯蔵されたグリコーゲンからカテコラミン,糖質コルチコイドおよびグルカゴンにより動員される.グリコーゲンの貯蔵量には限界があり,グルコースがグリコーゲンから作られるのは12〜18時間だけである.ショックによるアドレナリンの活性が膵β細胞の脱顆粒に影響を与え,早い段階でインスリンの血中濃度を低下させる(通常8単位/mL以下となる).その後,副腎皮質ステロイドやグルカゴンにより糖新生が刺激される.インスリンの低下は,糖新生として後に利用できるアミノ酸の筋肉からの放出に有利に働く.成長ホルモンは通常のグルコース代謝に対するインスリンの効果を抑制する.

　肝臓での糖新生の期間中は血糖値および血中インスリン値が上昇し,時として著しく高値となる.肝血流量が維持されていれば糖新生は高インスリン血症または高血糖によって抑制されない.なぜなら肝臓で加速されたグルコースの産生は,乳酸と,蛋白合成に利用できないアミノ酸の除去に必要とされるからである.この筋蛋白が糖新生のために崩壊する時期と結果的に起こる高血糖状態は外傷に対する代謝反応のなかでも異化時期を特徴付けるものである.

　外傷後のグルコースの値は集中治療室で慎重にモニターすべきである.最適な血糖値の範囲

に関しては意見の分かれるところであるが，最高値は10 mmol/L（180 mg/dL）以下にすべきであろう．過度の高血糖は，特に術後創や外傷創部の感染合併症発生に直接関連する．血糖値のコントロールには，スライディング・スケールを用いた経静脈的なインスリンでの管理が最適である．しかし，外傷に起因するインスリン抵抗性の程度によりインスリン必要量は通常に比べ信じられないほど高用量になることもある．

経腸栄養が望ましいが，経静脈的な栄養投与も必要となることもあり，これが血糖値に悪影響を及ぼす．しかし重症外傷後の栄養基質として，現在のところグルコースが最も安全である．必要カロリー中の60～75％はグルコースで投与し，残りを脂肪乳剤で投与すべきである．

3.1.5.3.2 脂肪

外傷後の主要な栄養源は脂肪組織である．トリグリセライドの形で脂肪組織に蓄積された脂質は，インスリン値が25 units/mLを下回ると動員される．初期には外傷後のカテコラミンの急上昇に伴うインスリン分泌の抑制のために，重症外傷後には200～500 gの脂質が崩壊する[9]．TNFやおそらくIL1も貯蔵脂肪の動員に関与している．

カテコラミンとグルカゴンは脂肪細胞中のアデニル・シクラーゼを活性化し，環状アデノシン一リン酸（cyclic adenosine monophosphate：cyclic AMP）を産生させる．これはリパーゼを活性化し，速やかにトリグリセライドを加水分解し，グリセロールと脂肪酸を放出させる．成長ホルモンとコルチゾールはこの過程において大した役割をもたない．グリセロールは肝臓における糖新生の基質となり，脂肪酸のβ酸化によってエネルギーを引き出すが，この過程は高インスリン血症によって阻害される．

遊離脂肪酸はすべての組織と肝臓の糖新生にエネルギーを供給する．肝臓で合成されるカルニチンは脂肪酸の細胞内への移行に必要である．

3.1.5.3.3 アミノ酸

健康成人における蛋白摂取量は80～120 gの間である〔1～2蛋白質（g）/体重（kg）/日〕．これは1日13～20 gの窒素と同等である．蛋白質の体外からの補充がなければ，アミノ酸は主に骨格筋の崩壊に由来する．外傷や敗血症後にアミノ酸の放出率は3～4倍になる．この過程は顕著な筋の喪失として認められる．

コルチゾール，グルカゴン，カテコラミンがこの反応に関与する．動員されたアミノ酸は肝臓や他の組織で糖新生または酸化に利用されるが，免疫応答や凝固，創傷治癒，細胞機能維持に必要な急性期蛋白の合成にも利用される．

グルタミン酸やアスパラギン，アスパラギン酸など，ある種のアミノ酸はピルビン酸に酸化されアラニンを産生するか，αケトグルタル酸に酸化されグルタミンを産生する．他のアミノ酸は利用される前にまず脱アミノ化される．筋肉では，分枝鎖アミノ酸からアミノ基転移することにより脱アミノ化が達成される．肝臓では，アミノ酸は脱アミノ化され尿素となって尿中に排泄される．重症外傷や敗血症後では尿中に排泄される尿素窒素は20 g/日に達する．1 gの尿素窒素は6.25 gの分解されたアミノ酸に相当し，この蛋白消耗は125 g/日にまで達する．

1 gの筋蛋白は5 gの実筋肉量に値する．上記の例では，患者は1日に625 gの筋肉量を喪失することになる．免疫能の低下により感染に抵抗できなくなるため，体蛋白の40％の喪失は通常致死的である．窒素排泄量は外傷後，数日間でピークとなり，数週間かけて正常状態に回復する．これは疾患に対する代謝反応の特性である．最も大きな代謝率の変化および窒素の喪失は熱傷においてみられ，数か月に及び持続する．

筋肉から放出された，もしくは点滴投与され

たアミノ酸のアミノ基転移や利用効率を測定するために全身アミノ酸利用率(Central Plasma Clearance Rate of Amino Acids：CPCR-AA)を測定する方法が開発されてきた．この方法を用いて，末梢での産生や肝へのアミノ酸の取り込みが外傷患者，特に敗血症を併発した患者において非常に増加していることが示された．蛋白が枯渇した患者で肝機能が正常ならば，経静脈的でも経腸でも栄養を投与することによって劇的に改善しうる．最終的に死亡する患者へのアミノ酸の点滴は血漿アミノ酸濃度を高値にするが，CPCR-AA は中程度しか上昇しない．

3.1.5.3.4 腸管

腸粘膜は急速なアミノ酸の合成を必要とする．アミノ酸の枯渇は粘膜の萎縮を起こし，粘膜のバリア機能不全をもたらす．これは腸管から門脈系へのバクテリアル・トランスロケーションにつながりうる．外傷におけるバクテリアル・トランスロケーションの程度については確立されていない[10]．腸管内腔の食物は粘膜細胞が成長するための主要な刺激因子である．食物摂取は大きな外傷後には必ず中断されるため，グルタミンの供給は粘膜細胞の成長にとっての必要量に達しない．早期栄養(24～48時間以内)かつ，経静脈的よりも経腸管での栄養投与がこれらの合併症を防ぐ，もしくは軽減させうると考えられる．

3.1.6 同化期

この時期には窒素バランスは正となり，体重は増加し脂肪の貯蔵も回復する．同化に関与するホルモンは成長ホルモン，アンドロゲン，17β ケトステロイドである．外傷後の異化反応を逆転させるという成長ホルモン，より近年ではインスリン様成長因子Ⅰ(insulin-like growth factor Ⅰ：IGF-1)の有効性は，適切なカロリー摂取に非常に強く依存している．

3.1.7 臨床的・治療的な妥当性

外傷後の生存は，細胞障害の程度と代謝反応の効果や治療の有効性とのバランスによって決まる．

組織損傷，低酸素，痛み，侵襲性の感染による毒素などが初期の循環血液量減少による因子を増悪させる．生体が外傷に対し代償できる程度は驚異的であるが，時としてこの代償機構が患者に不利益をもたらす．循環血液量減少による刺激を遮断する適切な蘇生は重要である．しかし，いったんホルモンの変化が起動すると，循環血液量が補充されたためにホルモンの分泌が止まるだけではホルモンの効果は中断されない．

エネルギー燃料基質，すなわち炭水化物，脂質，蛋白質の動員と貯蔵はカテコラミン・コルチゾール・グルカゴンとのバランスを保ちつつ，インスリンにより制御される．しかしホルモンを注射し，適度な反応を起こすことは困難である．急速な蘇生，組織への酸素供給の維持，壊死組織や膿の除去，感染源のコントロールが肝要である．最も良い代謝療法は優れた外科的治療である．

3.2 ショック

3.2.1 ショックの定義

ショックとは酸素化された血液が組織に適切に行き渡らない状態と定義され，細胞の低酸素状態を引き起こす．最初は可逆性の虚血に起因する細胞障害である．この過程が非常に重篤であったり持続したりすると，最終的には不可逆性の細胞および組織傷害そして機能不全に至る．可逆的から不可逆的な細胞傷害または細胞死に変わる過程のメカニズムは明確には理解されていないが，生化学的・形態学的な虚血細胞傷害の進行過程に関しては詳細に解明されてい

る[11]．細胞傷害や細胞死へ至る経過を理解することで，致死的に近い損傷を受けた細胞を不可逆的な損傷または細胞死から防御し，ショックという病態に治療介入できるかもしれない．

3.2.2 ショックの分類

ショックの分類は臨床現場において重要である．なぜなら，病態生理を理解することで治療方針が根本的に異なるからである．ショックの基本的な定義は「不十分なエネルギー源の供給」であることに変わりはないが，病態生理だけでなく患者の治療方針に基づき，6つの型が認識されている．

3.2.2.1 循環血液量減少性
3.2.2.2 心原性
3.2.2.3 心圧迫性(例．心タンポナーデ)
3.2.2.4 血液分布異常性(以前は炎症性と呼ばれていた)(例．敗血症性ショック)
3.2.2.5 神経原性
3.2.2.6 閉塞性(例．縦隔圧迫)

原理上，ショックの生理学的基礎は以下に基づく．

心拍出量＝1回拍出量×心拍数
血圧∝心拍出量×全末梢血管抵抗

1回拍出量は前負荷・心筋の収縮性・後負荷により決定される．

3.2.2.1 循環血液量減少性ショック

循環血液量減少性ショックは血管内容量の減少により生じる．これにより著明な圧と流量の低下を引き起こす．顕著な拡張末期圧の減少と，結果として生じる1回拍出量の減少により特徴付けられる．心拍出量は一時的に代償性の頻脈により維持される．血液量減少が持続すると，末梢と重要なこととして内臓の血管抵抗増加，そして神経液性メカニズムによる心収縮の増加によって血圧が維持される．

循環血液量減少性ショックは4つのクラスに分類される．

クラス	I	II	III	IV
血液量減少(％)	15	30	40	＞40
減少量(mL)	＜750	750〜1,500	2,000	＞2,000
脈拍数	＜100	＞100	＞120	＞140
血圧	正常	正常	低下	低下
脈圧	正常	増加	狭小化	狭小化
呼吸回数	14〜20	20〜30	30〜40	＞35

初期には生体はショックを代償する．クラスIおよびクラスIIは代償性ショックである．血液量の減少が30％を超えると(クラスIIIおよびクラスIVのショック)，代償メカニズムは効果的ではなくなり，心拍出量の低下から末梢組織への酸素運搬の低下を引き起こす．これらの組織では酸素抽出量を増加し，酸素消費を維持しようとする．最終的に代償メカニズムが破綻し，組織の低酸素状態は乳酸アシドーシス，高血糖，水分の流入による細胞浮腫を伴うナトリウムポンプ不全へとつながる．

3.2.2.1.1 臨床所見

古典的な循環血液量減少性ショックの特徴は，低血圧，頻脈，血管収縮による二次性の蒼白，冷汗，チアノーゼ，頻呼吸，錯乱，乏尿である．明らかな臨床的な血行動態の徴候がなくても，心機能は低下していることがある．心臓は全身とともに虚血性傷害に陥る．体動脈圧の上昇は冠動脈虚血を増強させ，調律異常を起こし心筋作用を低下させる．心機能不全として左心室の拡張末期圧が上昇し，最終的に肺水腫を引き起こす．

頻呼吸は動脈血 PaO_2 を正常に近いレベルに

維持するが，$PaCO_2$ は 20〜30 mmHg（2.7〜4 kPa）まで低下する．その後，肺毛細血管損傷，心不全や不適切な輸液療法によって引き起こされた肺胞虚脱や肺水腫から肺機能不全となる．

腎機能もまた腎血流に大きく依存する．乏尿は循環血液量減少時には不可避な病態である．容量が減少している間，腎血流の低下は血圧に相関する．無尿は収縮期血圧が 50 mmHg になると出現する．それゆえに，尿量は末梢循環の良い指標となる．循環血液量が減少した患者の乏尿は，腎臓が機能していることを示唆しており，腎不全を示しているのではない．

3.2.2.2 心原性ショック

拡張末期容量が正常であるにもかかわらず心臓が適切な心拍出量を出せなくなったとき，心原性ショックが存在するといえる．血管内閉塞性ショックは血管内に閉塞がある場合，血管壁が異常に硬い場合，微小血管系の閉塞により過剰な負荷を強いられた場合などで生じる．流れの閉塞は右心系，左心系ともに生じうる．原因として，肺塞栓，空気塞栓，急性呼吸促迫症候群（acute respiratory distress syndrome：ARDS），大動脈弁狭窄症，体血管の石灰化，エラスチンがなくなりコラーゲンで置き換わることによる血管壁の肥厚や硬化（老齢で生じる）そして慢性高血圧や糖尿病による細動脈の病変などがある．

ショック患者では，たとえ心筋ダメージが当初になくても心機能の減弱がみられる．ショックにおける減弱した心筋機能には調律不整，全身の血圧低下および血流変化に伴う心筋虚血，高レベルの循環カテコラミン，アンギオテンシン，その他 DAMPs や炎症性メディエーターなどの心筋抑制因子による心筋傷害などが含まれる．

心拍出量の低下は以下の結果生じる．
- 1 回拍出量の減少
- 虚血，再灌流による浮腫，梗塞，心筋症または外傷に直接伴う心筋収縮不全
- 駆出量の変化
- 冠動脈の空気塞栓
- 急性心筋梗塞による機械的合併症-急性僧帽弁逆流，心房中隔破裂，外傷など
- 不整脈
- 伝導系異常（徐脈性リズム障害，頻脈性リズム障害）

心原性ショックの他の形態として，安静時にはほぼ正常の心拍出量であるが心筋の予備力が乏しいか薬理的に β 遮断薬，例えば高血圧に対しプロプラノロールが投与されているため心筋の予備能を動員できないためにストレス下で心拍出量を増加させられない病態がある．心不全および律動不整に関してはこのショックの章内で別に詳細する．

3.2.2.2.1 臨床所見

臨床像は根本原因に依存する．臨床所見としては末梢血管収縮が目を引き，肺うっ血はしばしばみられ，乏尿はほぼ常に存在する．肺水腫は重度の呼吸困難，中心性チアノーゼを引き起こし，捻髪音が肺野全体で聴取でき X 線で診断できる．心筋梗塞後の収縮期雑音は僧帽弁逆流または中隔穿孔を示唆する．

血行動態は，収縮期血圧が 90 mmHg 以下，心拍出量の低下（通常 1.8 L/min/m² 以下），肺動脈楔入圧（pulmonary arterial wedge pressure：PAWP）が 20 mmHg 以上となる．しかし心原性ショックは PAWP の上昇がなくとも起こりうる．これは過剰な利尿治療，組織への移動に伴う血漿容量の欠乏（例：3rd space）もしくは出血によるものかもしれない．肺水腫を起こしうるレベル以下まで循環血液量の減少した患者や著明な右心室不全の患者でも PAWP の上昇はみられない．これらの患者ではショックの原因が心原性であっても，血漿容量を増加させることに劇的に反応し利尿を試みると悪化する．

3.2.2.3　心圧迫性ショック

心圧迫性ショックの病態生理は心原性ショックとはまったく異なる．壁の薄い心臓の部屋（心房および右心室），大静脈（上下大静脈および肺静脈）もしくはそれらを複合的に外力が圧迫することにより生じる．結果として拡張期の充満不全となる．圧迫性ショックの原因となりうる臨床状態は心タンポナーデ，緊張性気胸，大きな1回換気量または高い気道内圧での陽圧換気（特に循環血液量減少患者において），挙上した横隔膜（妊娠など），横隔膜破裂からの腹腔内臓器の脱出，腹部コンパートメント症候群（例：腹水，腹部膨満，腹腔内または後腹膜出血，体幹の深達性熱傷患者にみられるような腹壁の硬化による）などである．

この圧迫の結果，容量の増加なしに右心房の圧が上昇し静脈還流を妨げ拡張末期容量を減少させ血圧低下を引き起こす．

3.2.2.3.1　臨床所見

鈍的または穿通性外傷後の心タンポナーデは，古典的な心圧迫性ショックの例である．心嚢内に血液が貯留することにより心房が圧迫され，適切に充満することができなくなる．収縮期血圧は90 mmHg以下になり，脈圧は狭小化し奇脈は10 mmHgを超える．患者が循環血液量減少を伴っていない場合は頸静脈怒張を認めるかもしれない．心音は減弱する．心膜の弾性には限りがあるため，代償不全を起こすにはごく少量（<25 mLの血液）で十分である．同様に緊張性気胸も圧迫性心不全を起こしうる．血圧低下を伴う胸部外傷患者において，呼吸音の減弱，損傷側での鼓音，気管の反対側への偏移などから問題点は通常速やかに診断される．頸静脈の怒張が確認されるかもしれない．胸部単純X線写真を待つことなく，速やかに脱気することが心停止を防ぐために必要である．

3.2.2.4　血液分布異常性（炎症性）ショック

生体において容量貯留容積の拡張はエンドトキシンショックまたは持続的な循環血液量減少性ショックにより惹起される．エンドトキシンは末梢での体液貯留に対して大きく影響を与え，仮に循環血液量が正常であったとしても，血液の分布が変化することにより好気性代謝に必要な量の栄養血流を運搬できなくなる．

最終的な分析では，すべてのショックは細胞欠陥性ショックに至る．好気代謝はミトコンドリアのクリスタにあるシトクロム系で行われる．シトクロム系での酸化的リン酸化は高エネルギーのリン酸化合物を産生し，酸素とグルコースと結合して，自由に拡散できる二酸化炭素と水になる．ある種の毒は酸化的リン酸化を脱共役するが，臨床現場において最も一般的なものはエンドトキシンである．敗血症は入院患者においてしばしばみられ，エンドトキシンショックは悲惨なほどよくみられる．発熱があり，頻脈はあることもないこともあるが，平均血圧は通常60 mmHg以下であり，心拍出量は$3〜6 L/m^2/$分と多様である．この循環動態は末梢血管抵抗の減少を示している．

敗血症性ショックの原因として，貯留容積の増加と低い末梢血管抵抗の結果生じる血液容量の分布異常に加えて，敗血症における正常な血圧を維持するために十分な心拍出量を維持する心血管系を阻害する因子があり，それには以下のものがある．

- 血液から間質への体液移動に伴う循環血液量の減少
- ARDSによる肺血管抵抗の上昇
- 両心室の心筋抑制による収縮能の低下および心拍出を増加させられない状態

敗血症性ショックの最終的な死亡原因は，酸素消費量の減少に反映される細胞レベルでのエネルギー産生不全である．これは循環不全のた

めだけではなく，エンドトキシンや内因性に産生されたスーパーオキシドによる細胞での酸化的リン酸化障害にも起因する．動静脈酸素較差の狭小化は酸素抽出減少の指標となり，通常心拍出量の減少に先行する．適切に酸化的リン酸化が行われないと，嫌気性解糖および乳酸アシドーシスによる重篤な代謝性アシドーシスに陥る．

3.2.2.5　神経原性ショック

神経原性ショックとはαアドレナリンによる緊張の消失と動静脈の拡張による低血圧症候群である．心拍出量は正常かむしろ増加しているが，全末梢血管抵抗が減少しているため，患者は低血圧となり，灌流圧の低下につながる．

このタイプのショックの簡単な例は失神(血管迷走神経性失神)である．強力な迷走神経からの分泌が内臓床の小血管の拡張をきたすことが原因である．静脈還流が低下した心臓の次のサイクルでは心室が十分に満たされないため，脳循環に適切な量を拍出できず，意識を失う．血液の喪失はないが，循環系の一部に急激に血流が捕捉されるため好気性解糖が必須である代謝床，つまり中枢神経系への循環を維持できなくなる．

3.2.2.5.1　臨床所見

上位脊髄損傷によくみられ，患者は通常末梢の拍動が微弱で四肢は温かく，毛細血管充満は正常であり，不穏であるかもしれない．脈圧は大きいが収縮期血圧，拡張期血圧ともに低い．心拍数は 100 回/分以下であり，徐脈なことさえある．しかし，神経原性ショックの診断はその他のショックの原因を否定した後に初めてなされなければない．なぜなら一般的に外傷が原因の場合，同時に循環血液量減少性ショックを伴うことがありえるからである．

3.2.2.6　閉塞性ショック

血管内閉塞性ショックは血管内の閉塞，動脈壁の過度の硬化，末梢血管系の閉塞により心臓に過剰な負荷が課された場合に生じる．静脈還流量が減少するために心房の充満量が減少した結果，低血圧となる．流れの閉塞は心臓の左右どちらにも生じうる．肺塞栓，空気塞栓，ARDS，大動脈弁狭窄症，体血管の石灰化，エラスチンがなくなりコラーゲンで置き換わることによる血管壁の肥厚や硬化(老齢で生じる)そして慢性高血圧や糖尿病による細動脈の病変などが原因として挙げられる．肺動脈や大動脈の血圧は高く，心拍出量は減少する．

3.2.3　ショックの測定

物理学の分野では，流速は圧と相関し，抵抗と逆相関する．この流速に関する普遍的な公式は輸液の質によらない．電子の流れにも適用され，電気学ではオームの法則と呼ばれる．この法則は同様に血流にも適用される．

$$流量 = \frac{圧}{末梢血管抵抗}$$

この法則から，ショックとは血圧が低い状態であるのと同様に抵抗が増加した状態であると推定される．しかし，ほとんどの血圧を上げる薬剤は抵抗を増加させることにより圧を上げており，これは流量を下げることにつながる一方で，同時に心筋の仕事量と酸素消費量を増加させるので，焦点は単純に圧ではなく，流量に当てるべきである．

3.2.3.1　心拍出量

血流量は心拍出量に依存する．心拍出量を規定する因子は以下の3つである．
- 前負荷または心臓に流入する容量
- 心臓の収縮能
- 後負荷または栄養血流を運搬するという心臓の働きに対する抵抗

これらの3つの因子は，収縮期に心臓から駆出するために互いに相関し合っている．ある程度までは前負荷が大きくなればなるほど，心拍出量は増加する．心筋線維は前負荷により伸展されるため，収縮能はFrank-Starlingの原理に従い増加する．しかし，さらなる心仕事量の改善がない状態での過剰な前負荷は，肺や全身の静脈うっ血の症状を引き起こす．Frank-Starling曲線の傾斜に沿って，前負荷は拍出量を増加させるが，心筋の代償不全を起こす点を超えると効果は得られない．

心臓の収縮能は強心薬によって改善する．1回拍出量と心拍数の積が心拍出量となる．心拍出量が末梢抵抗に逆らうことで圧を生み出す．ポンプ失調の患者では心拍出量の減少が血圧の低下と関連する．冠動脈と頭蓋内の血流を維持するために，血圧を上昇させるべく体血管抵抗を反射性に増加させる．過剰に体血管抵抗が増加することは，心室の後負荷が増大するためさらなる心機能の低下につながる．後負荷は左心室が駆出する間の壁の張力で定義され，収縮期血圧と左室径によって決定される．左室径は拡張末期容積と相関し，収縮期血圧は大動脈への血流の抵抗または全末梢血管抵抗に相関する．

しかしながら，ショックの定義の最重要点は流量であるので，流量を計測するよりよい方法を見つける必要がある．

3.2.3.2　流量の間接的な測定

多くのショックの患者では，単に四肢に手を置くだけで，抵抗の増加による循環不全のため冷たく湿った外観であることから，血流を推し量ることができる．おそらく臨床的に内臓への適切なエネルギー源の供給を評価する間接的な指標は尿量である．

腎臓は栄養血流の低下に対し，自分自身への灌流を守るためにいくつかの代償性変化を起こす．広い血圧の範囲にわたって腎臓は血流を一定量に保つ．血圧が低下すると，腎臓の圧を自己調節する機能の働きにより血管床が拡張する．これにより圧が低下しても抵抗を下げることにより栄養血流は維持される．この働きにより腎臓床への選択的シャントが起こる．

糸球体を通過する血圧がさらにそして本当に低下した場合，レニン・アンギオテンシン系が作動する．傍糸球体装置から放出されたレニンは肝臓で作られたアンギオテンシンに作用する．ペプチドがレニンにより分割されデカペプチドとなり，変換酵素の存在下にさらに2つのアミノ酸が切り取られオクトペプチドであるアンギオテンシンIIとなる．これは知られている中で最も強力な昇圧薬の1つである．第3のステップは同じオクトペプチドが副腎皮質の球状体を刺激しアルドステロンを分泌させることである．これによりナトリウムの保持とそれに伴う容量増加を起こす．それゆえに腎臓は循環を守るために3つの方法を持つことになる．これら3つの代償メカニズムがすべて破綻したとき，腎臓へのエネルギー源の供給状態を表す尿の質と量の低下が起こる．尿量はショック患者における血流の重要な指標なので，尿量をショックの有無の判定に用いることができる．臨床的には仮に患者が正常な質と量の尿を産生できているならば，その患者はショックでないといえる．

適切な栄養血流を反映するもう1つの極めて重要な灌流臓器は脳そのものである．大脳機能に必要なものは他にもあるが，適切な栄養血流が不可欠であるため，ショック患者において正常な意識状態は適切な栄養血流の評価指標として使われうる．

3.2.3.3　直接的な測定

3.2.3.3.1　中心静脈圧

鼠径部または腋窩と心臓の間の静脈には弁がないため，心臓のこの系における圧の測定は右房圧，つまり心臓への充満圧を反映する．

中心静脈ラインを挿入することにより輸液負荷後の正確な右房静水圧を測定することが可能

となり，異なるショック病態の違いを鑑別できる．極端な場合を除き，実際の測定値は特に蘇生の急性期においては，血管内容量を決定するには正確でなく，値の変化に比べて重要性が低い．正常値は4～12 cmH₂Oである．4 cmH₂O以下は多くの場合脱水や循環血液量減少の結果であり，静脈系が空であり，前負荷が低下していることを示している．一方，高値が示すものは，前負荷が増加していることであり，循環系が満ちていること，またはポンプ失調(例：緊張性気胸，心タンポナーデ，心挫傷が原因の心原性ショック)である．

一般論として，ショック患者において，動脈圧低下と中心静脈圧の低下が並存したならばそれは体液量減少によるものである．逆に，もし動脈圧が低いにもかかわらず，中心静脈圧が高い場合はショックの原因は体液量減少によるものではなく，ポンプ失調である可能性のほうが高い．

中心静脈カテーテルは，通常，鎖骨下，頸部または鼠径部から挿入される．

鎖骨下ルートは外傷患者において推奨される選択肢であり，特に頸髄損傷の有無が明確でない時には好ましい．集中治療管理に適しており，刺入部の閉鎖ドレッシングなど感染対策が必要である．最も安全な方法はATLSで推奨されているものである[13]．

内頸静脈，または場合により外頸静脈ルートが麻酔科医によって最も頻繁に使用されるルートであり，超音波ガイド下に挿入されることが望ましい．特に手術中にアクセスしやすい．しかし外傷患者において，頸髄損傷が否定されていない場合には大きな危険を伴うため，他のルートのほうがよいかもしれない．特に意識のあるICU患者において，頸静脈刺入部を覆うことに制限があり，患者にとってとても不快なものである．

3.2.3.3.1.1 鎖骨下静脈ライン挿入

鎖骨下ラインは信頼性があり，管理が容易で比較的安全である．ピットフォールとして，動脈穿刺，気胸がある．以下の手順が鎖骨下静脈穿刺に用いられる[14]．

1. 患者は仰臥位とし，少なくとも頭部を15°下げて頸静脈を怒張させ，空気塞栓を防ぐ．患者の頭部を動かしてはならない．
2. 皮膚を清潔にしてドレープをかける．
3. 1％のリグノカイン(リドカイン)を用いて骨膜表面を含む刺入部に局所麻酔をする．
4. 鎖骨の外側1/3の1 cm下に1 mLの生理食塩水を入れた10 mLシリンジをつけて太い針で穿刺する．
5. 針の断面を腹側に向けて穿刺した後，皮膚による針の閉塞を取り除く．
6. 針とシリンジは体表面に平行に持つ．
7. 針を内側かつやや頭側後方，鎖骨の裏側，鎖骨胸骨端上角の後方に向ける(頸切痕の置いた指に向ける)．
8. シリンジをやさしく引きながら針を進める．
9. シリンジに血液が引けたら，断面を足側に向くよう回転させ，シリンジを外す．空気塞栓を防ぐため針をふさぐ．
10. 心電図(ECG)異常がないことを確認しながらガイドワイヤーを挿入する．
11. ガイドワイヤーを用いカテーテルをあらかじめ決めておいた長さ分挿入する．カテーテルの先端は右房の入り口とする．成人ではおおむね18 cm程度である[訳注：日本人では13～15 cmである]．
12. カテーテルを静脈ラインに接続する．
13. 皮膚に安全に固定して，閉鎖ドレッシングを張る．
14. 胸部単純X線写真で位置を確認する．

3.2.3.3.1.2 大腿静脈ライン挿入

大腿静脈ラインは特に輸液ラインとしても用いる場合にアクセスが容易である．しかし，大腿静脈血栓症のリスクが高く，感染のリスクからも48時間以上留置されるべきではない．

ピットフォールとして，腹腔内迷入などがある．特に腹腔内に血液がある場合には間違えやすい．なぜならカニューレの吸引で血液が引けた場合に安全であると考えるからである．

以下の手順が大腿静脈穿刺に用いられる[15]．
1. 患者は仰臥位とする．
2. 皮膚を清潔にする．
3. 大腿動脈の位置から大腿静脈の場所を見つける．静脈は動脈のすぐ内側にある．
4. 患者が覚醒している場合，穿刺部に1％のリグノカイン（リドカイン）を浸潤させる．
5. 1 mLの生理食塩水を入れた10 mLシリンジをつけて太い針で穿刺する．針の方向は患者の頭側とし，大腿静脈の直上の皮膚を穿刺する．
6. 針とシリンジは体表面に平行に持つ．
7. 針を内側やや頭側，皮膚に対し45°の角度に向け，シリンジをやさしく引きながらゆっくりと針を進める．
8. シリンジに血液が引けたら，シリンジを外す．空気塞栓を防ぐため針をふさぐ．
9. ガイドワイヤーを用いカテーテルをあらかじめ決めておいた長さを挿入する．カテーテルの先端は右房の入り口とする．成人では大体30 cm程度である．
10. カテーテルを静脈ラインに接続する．
11. 皮膚に安全に固定して，閉鎖ドレッシングを張る．
12. 胸部X線で位置を確認する．

3.2.3.3.2　体動脈圧

体動脈圧は末梢血管抵抗および心拍出量を反映する．測定には間接法または直接法がある．

間接的な測定では，血圧測定用のカフを用いて動脈を聴診し，収縮期圧と拡張期圧を決定する．

直接的な測定では，動脈内腔にカテーテルを留置し，圧を直接測定する．

ショック状態にある患者では，末梢血管抵抗が上昇しているため，2つの方法の間に顕著な差が出ることがある．血管抵抗が上昇した患者では，カフ圧が低いことは必ずしも低血圧を意味しない．認識を誤ると，重大な治療のエラーにつながりかねない．

動脈ドップラーを血圧測定に利用することも可能である．収縮期血圧のみ測定可能であるが，ドップラーは直接測定法との相関性が高い．

橈骨動脈が動脈穿刺に最もよく用いられる．尺側動脈からの血流があるため，一般的に安全である．医学的にも法的にもAllenテストは重要である．つまり橈骨動脈と尺側動脈両方を圧迫し尺側動脈のみ圧迫を解除することにより血流を確認する．ただし，尺側動脈からの側副血行により手が虚血に陥るのは稀である．橈骨動脈の血栓には極めてよく遭遇する．

大腿動脈は緊急時において一般的に安全性が低く，カテーテルはできる限り早期に抜去すべきである．

上腕動脈へのカニュレーションは血栓と前腕および手の虚血の可能性があるため推奨されない．

3.2.3.3.3　肺動脈圧

右心系の循環は，弁のないシステムであり右心系の全心拍出量が流れている．

カテーテルの挿入は，先端にバルーンのついた，流れで方向付けられる熱希釈用カテーテルを用いて，安全かつ迅速にベッドサイドで行われる．上大静脈から右房を通り，心筋が収縮している右心室を経由して，バルーンの先端は肺動脈に侵入する．先端の他に側孔があり，それぞれの右心系の部屋，つまり右房と右室の圧と肺動脈圧および肺の楔入圧を測定できる．

カテーテルの先端は肺動脈内に留置されて閉塞バルーンを膨らませる．これにより内腔を閉塞する．結果として，カテーテルを通して測定される圧は肺静脈圧，つまり左房圧を反映する．肺動脈楔入圧は左室拡張末期圧(left ventricular end diastolic pressure：LVEDP)とほぼ等しい．通

常 LVEDP は左室拡張末期容量(left ventricular end diastolic volume：LVEDV)と相関する．

　直接圧が測定できることに加え，肺動脈カテーテルは以下のことができる．
- 熱希釈法による心拍出量測定
- 肺動脈血(混合静脈血)の採血

　Swan-Ganz カテーテルは一般的にすでに使われておらず，超音波などの，より侵襲度の低い方法に替わりつつある(例：Hemosonic [HemoSonics LCC, 米バージニア州シャーロッツビル], and radial artery catheters e.g. Vigileo Monitor [Edwards Lifescience, 米カリフォルニア州アーバイン])．以下の器具が使われる．
1. 1%リグノカイン(リドカイン)
2. 持続的なヘパリン・フラッシュと接続チューブのついた圧校正トランスデューサー
3. ECG と圧波形の両方を表示するオシロスコープ
4. 献身的なアシスタント(例：看護師)

　内頸静脈に肺動脈カテーテルを挿入するには以下の手順を用いる[16]：
1. 必要な物品をすべてベッドサイドに準備する．
2. 0〜50 mmHg の圧の幅でトランスデューサーを校正する．
3. 患者背部のすべての枕を取り除き，患者の頭部を左側に向ける．
4. 気道と呼吸の安全を確認する．患者には酸素投与し，パルス・オキシメータを装着することが望ましい．
5. ベッドの頭側を下げ，頸静脈を怒張させる．
6. ドレープで皮膚を覆い，鎖骨の下から乳様突起にかけてアクセスできるようにする．
7. 右頸動脈の位置を確認し，胸骨と胸鎖乳突筋の鎖骨頭との間の三角部頂点周囲に局所麻酔薬を浸潤させる．
8. 16 ゲージの針を胸鎖乳突筋前縁直下に右乳頭に向け刺入し，針を鎖骨内縁の後方に置き，右内頸静脈を穿刺する．
9. J ワイヤーを針に通し，静脈内に進める．
10. 針を抜き，11 番のメスで皮膚に切開を入れキットに入っているダイレーターで刺入部を拡張する．
11. イントロデューサーに注射溶液を入れ，皮膚に縫合固定する．
12. すべてのバルーンやポートなどに空気が混入していないことを確認し，カテーテルを動かし波形が記録されることを確認する．
13. カテーテルをイントロデューサーに入れる．もし曲がっていた場合には左側前方を向いていることを確認する．20 cm の目印まで挿入する．先端が右房内に位置するはずである．
14. バルーンを膨らませる．
15. カテーテルは右室を通し，閉鎖圧の位置まで進める．多くの成人で 45〜55 cm の位置となる．
16. バルーンをしぼませる．肺動脈圧波形に戻るはずである．そうでない場合は，カテーテルを進ませた後，軽く引き抜く．
17. イントロデューサーにシースをつける．
18. 滅菌ドレッシングをはる．
19. 胸部単純 X 線で正しい位置にあることを確認する．

　図 3-1 は肺動脈カテーテルが右心系を通過し，肺動脈にウェッジするまでの過程の圧を示している．楔入圧は肺動脈の拡張期圧よりも低いことに注意する．

3.2.3.3.4　心拍出量

　心拍出量は熱希釈法によって測定される[17]．熱希釈法肺動脈カテーテルの先端にはサーミスタがついている．体温よりも低い温度の注射液が右房に注入されると，血流によりサーミスタを通過し，温度の一過性低下を起こす．それに

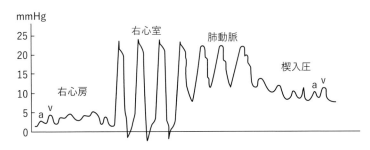

図 3-1 肺動脈カテーテルが右心系を通過し肺動脈楔入圧を示すまでの圧波形（a：心房活動，v：心室活動）．

より作られた温度曲線を解析し，サーミスタを通過した血流量を算出する（例：心拍出量）．肺動脈の混合静脈血酸素飽和度を測定することにより，全身の血中酸素抽出量を決定できる．

3.2.4 ショック蘇生のゴール

ショックが及ぼす影響の測定は最終的に細胞レベルで行わなければならない[18]．最も簡便な測定は血液ガスである．PaO_2，$PaCO_2$，pH，塩基欠乏（base deficit：BD），動脈血乳酸値から，酸素供給とエネルギー基質の利用に関する情報を得られる．PaO_2と$PaCO_2$はともに濃度，つまり動脈血における酸素と二酸化炭素の分圧である．$PaCO_2$が正常な場合は適切な肺胞換気を意味する．CO_2は生体内において最も自由に拡散できる気体であり，過剰に産生されたり，過少に拡散されたりすることはない．それゆえにその血中の分圧は肺からの排泄を測定することであり，肺胞換気の直接的な結果といえる．PaO_2は同様に濃度であるが，血中の酸素分圧であり酸素含有量ではない．濃度の測定は，これを運ぶ血流に関する何らかの情報がない限り，組織に対する単位時間当たりの酸素運搬能に関する情報はもたらさない．

しかし，酸素利用を評価するために，動脈血ガスから得られたデータから細胞が代謝的にどう活動しているかを知ることができる．これは適切な栄養血流を反映する最も重要なことである．pHは簡便かつ迅速に測定できる水素イオン濃度である．塩基過剰による緩衝作用の低下は過剰な酸の負荷を反映している．乳酸とピルビン酸濃度も測定可能であるが，手間がかかり，細胞での乳酸などの副産物の代謝や除去によるため，遅れて変化が現れる．ただしpH，BDおよび2つの炭素骨格を持つ代謝物はショック時の細胞機能を知るうえで，とても重要である．

ショックでは基本的な代謝変化が生じる．適切な栄養血流がある場合には，グルコースと酸素が結合し解糖系によりエネルギー貯留に必要な高エネルギーリン酸化結合を生み出す．この好気性代謝の過程は2つの拡散可能な副産物，つまり二酸化炭素と水を産生し，両者は肺と腎臓から排泄される．好気性代謝は効率的であり，この異化作用によるいかなる副産物も体内に蓄積せず，代謝産物の完全燃焼から高率にATPを得ることができる．

ショック時のように栄養と酸素が十分に行き渡らない状態では，細胞は3～5分以内に嫌気性代謝に移行する．非効率的なエネルギー産生に加えて，すぐに嫌気性代謝産物が蓄積する．好気代謝が行われない状況下では，エネルギーの抽出は水素イオン，乳酸，ピルビン酸の蓄積と引き換えに行われるが，これらは通常の生理機能に対し毒性を持つ．嫌気性代謝の産物は「酸素負債」と考えられる．生体は緩衝能を持ち，この負債をある程度許容するが，結局は適切な酸素および栄養の運搬により嫌気性解糖の進行を止めなければならない．

アシドーシスは代償生理において重大な結果を招く．第一に，酸化ヘモグロビンは水素イオンが増加するとより速やかに分離する．しかし同時に水素イオンには重大な毒性がある．酸素ヘモグロビンの解離という有益な点にもかかわらず，水素イオンは酸素運搬にとって悪い影響をもたらす．カテコラミンは生理学的にアルカリ性か中性で効果を発揮する．それゆえに酸性のpH下では，栄養血流の減少に対するカテコラミンによる代償変化が不活化する．例えば，仮にイソプロテレノールをショック患者に投与すると，心筋の収縮能を増強させ，心拍数を上げるとともに，末梢血管を拡張させて虚血に陥った部位への栄養血流を増加させる．しかし，この虚血部位は嫌気性代謝に移行するので，水素イオン，乳酸，ピルビン酸が蓄積する．もし循環系が拡張すると，この隔離されていた酸素負債が中心循環に流入しpHが低下することで，循環を改善していたカテコラミンをまるで薬剤投与を中止したかのように不活化する．

3.2.5 ショック後と多臓器不全症候群

外傷やショック後の敗血症の結果として多臓器不全へ進展することは本書で別記されているが，簡単にショック後の経過を振り返ることは，ショックの管理を論理的に議論するうえで重要である．

ショックにおける最終的な死亡原因は，エネルギー産生不良であり，それは，酸素消費(oxygen consumption：VO_2)の100 mL/分/m^2以下への減少で示される．循環不全がこのエネルギー低下に関与しており，エンドトキシンや毒性酸素などの内因性物質が細胞における酸化的リン酸化不全をさらに悪化させる．

循環血液量減少性にせよ，敗血症性にせよ，ショックにおいてエネルギー産生は細胞の必要量に対して十分でない．酸素の喪失と細胞障害によりピルビン酸からKrebs回路の入り口であるアセチルCoAへの変換が阻害される．乳酸が蓄積し酸化還元能が低下する．乳酸は通常では肝臓のCori回路でグルコースの産生に使われるが，循環血液量減少または敗血症性ショックにおいて肝細胞障害や不十分な循環のために肝の糖新生能も低下しうる．最終的には，いったん細胞が取り返しのつかないほどにダメージを受けると，循環および酸素供給の改善により乳酸アシドーシスを是正することはできない．

低心拍出量ショック状態では，血漿の遊離脂肪酸とトリグリセリドの濃度が高値となる．なぜなら肝臓での脂肪酸のβ酸化によるケトン体産生が減少し，血漿のアセト酢酸/βヒドロキシ酪酸の比が抑制されるからである．

それゆえにショック後の不十分な栄養血流は進行性の機能低下につながる．機能低下の程度は以下の能力に依存する．その能力とは，細胞の代謝を変換する能力，他の基質をエネルギーに変換する能力，ヘモグロビンからの酸素抽出の増加，より重要なシステムに選択的にエネルギー源を供給するといった機能低下した細胞や臓器の協調的な代償能力である．すべての細胞が等しくショックに対し感受性があるわけではなく，適切な栄養血流が補充されたときの機能回復の程度も異なる．細胞が機能を失うと，それらの細胞の平常時における臓器機能の備蓄は，臓器の機能障害という結果に至るまで欠乏する．システムにおけるこれらの臓器機能は「システム障害」という結果となる．種々のシステム障害が次々と生じることが，生命体の破綻につながる．

3.2.6 ショック患者の管理

ショック蘇生の第一のゴールは速やかに適切な酸素運搬(oxygen delivery：DO_2)を確立することである．DO_2は計算された変数であり，心拍出量と動脈血酸素含有量(arterial oxygen content：CaO_2)から算出される．

COは体表面積により係数に変換され，心係数(cardiac index：CI)と表される．そしてCaO$_2$を懸けることにより酸素運搬係数(oxygen delivery index：DO$_2$I)となる．DO$_2$Iの正常値は約450 m/min/m^{2}である．

CaO$_2$とDO$_2$Iは以下のように算出される．

$$\begin{aligned} CaO_2(mL.\,O_2/dL) = & [Hb](g/dL) \\ & \times 1.38\ mL\ O_2/g\ Hb \\ & \times SaO_2(\%) \\ & + [PaO_2(mmHg) \\ & \times 0.003\ mL\ O_2/mmHg] \end{aligned}$$

$$\begin{aligned} DO_2I(mL/min/m^2) = & CI(L/min/m^2) \\ & \times CaO_2(mL/dL) \\ & \times 10\ dL/L \end{aligned}$$

Hbはヘモグロビン濃度，SaO$_2$はヘモグロビン酸素飽和度，PaO$_2$は動脈血酸素分圧であり，0.003は血中の酸素溶解度である．

初期の研究において，「生存者」の外傷ストレスに対する反応が高心拍出量状態になっていることが示された．ゆえにDO$_2$Iに基づいたSupernormal resuscitationが提案された．引き続き行われたランダム化対照試験では目標指向の通常以上の治療法によりアウトカムの改善がみられず，実際にはこの戦略によりACSやMOF，そして死亡率が増加した．「グルー・グラント」のショック蘇生に関する研究[19]ではCI＞3.8 L/分/m^{2}を蘇生のゴールとして用いることを勧めている．

ショックの異なる病態生理を決定する目的は治療開始時に重要となる．最終的な治療目的は細胞での好気代謝を回復することである．そのために酸素化された適切な血流の回復が必要となる(これは十分量の赤血球が適切に酸素化されることに依存する．例：ヘマトクリット，適切な心拍出量)．初期の焦点は，不十分な肺胞換気や酸素化を防ぐために気道を確保し，換気を管理することである．

最適な循環血液量を回復すること，強心薬や赤血球製剤を投与しつつ昇圧薬を利用することにより心拍出量を増加させること，酸塩基平衡の異常や代謝欠乏を補正すること，敗血症と戦うこと，これらすべてがショック患者の管理において不可欠である．

ショック蘇生のベスト・プラクティス・ガイドラインは「グルー・グラント」と呼ばれる大規模共同プロジェクトによりまとめられており，臨床現場における標準的な手順を示している〔章末の文献(p47)参照〕．

3.2.6.1 酸素化

重症外傷を受傷し循環血液量減少性または敗血症性ショックに陥った患者は，時として通常の2倍もの酸素を消費する．しかし外傷によるショック患者は，通常必要とされるだけの十分な呼吸努力ができないことが多く，それゆえにしばしば呼吸不全とそれに引き続く組織の低酸素による乳酸アシドーシスに陥る．

中には酸素マスクだけで肺に十分な酸素を供給できる患者もいる．多くの重症例では，気管挿管と換気補助を要する．挿管の必要性と換気の必要性を明確に区分することは重要である．そして早期の挿管は循環虚脱に対し効果的である．

3.2.6.1.1 気道の挿管適応

- 気道閉塞
- 不十分な咽頭反射

3.2.6.1.2 呼吸の挿管適応

- 呼吸不能(例：麻痺，脊髄性または薬剤性)
- 1回換気量が5 mL/kg以下

3.2.6.1.3 呼吸の換気適応

- 適切な酸素化能の欠如
- 40% O$_2$下でPaO$_2$が60 mmHg(7.9 kPa)以下
- 酸素投与下でSpO$_2$が90％以下
- 1分間の呼吸回数が30回以上

- 過度の換気努力
- 代謝性アシドーシスを伴い $PaCO_2$ が 45 mmHg（6 kPa）以上，または通常の重炭酸値で 50 mmHg（6.6 kPa）以上

3.2.6.1.4　循環の挿管適応
- 蘇生にもかかわらず，収縮期血圧が 75 mmHg 以下

3.2.6.1.5　神経学的障害の挿管適応
- 呼吸不全を伴う高位脊髄損傷
- 昏睡（GCS＜8/15）．

3.2.6.1.6　環境要因による挿管適応
- 深部体温＜32℃

　人工呼吸管理の開始後の管理目標はおおむね一定である．

　呼吸回数は $PaCO_2$ が 35〜40 mmHg（4.6〜5.3 kPa）の間になるように調節する．これは呼吸性アルカローシスと，それに続発する酸素ヘモグロビン解離曲線の左方移動を避けるためであり，左方移動が起こるとヘモグロビンの酸素への親和性が増加し，組織での酸素利用が著明に減少するため，組織の酸素化を維持するために心拍出量を増加させなければならなくなる．呼吸性アルカローシスは脳血管の収縮も引き起こすため，中枢神経系（central nervous system：CNS）への酸素運搬がさらに低下する．

　動脈血 PaO_2 は，最低限の酸素投与下で，80〜100 mmHg（10.6〜13.2 kPa）で維持すべきである．

　呼吸努力が増すことにより，呼吸筋に対し不釣り合いに心拍出量を分配する必要が生まれる．そのため他の臓器に必要な血流が奪われることになり乳酸アシドーシスが進む．機械換気によってこの乳酸アシドーシスを改善させる．

3.2.6.2　体液補充としての輸液療法

　循環血液量減少性ショック患者に対する体液補充に使用する輸液に関しては大きな論争がある．数々の研究にもかかわらず，特定の輸液が好ましいといった確固たるエビデンスはないに等しい．ショック患者の蘇生開始時には等張輸液が容量負荷に適している．多くの患者において，乳酸リンゲルが望ましい晶質液である．乳酸は緩衝剤として作用し，最終的には肝臓において二酸化炭素と水に代謝される．しかし，顕著な肝機能障害を認める敗血症患者では乳酸を代謝できないため，他の等張輸液が望ましい．乳酸リンゲル液はカリウムを含有するため，急性腎障害の可能性があるようなショック患者には十分な腎機能が確認できるまでは投与すべきではない．

　循環血液量減少性ショックを補正するためには，通常測定された喪失分よりも多くの輸液を要する．原則として血液 1 単位の喪失に対しその 3 倍の balanced salt solution（BSS）が必要である．成人では，BSS（例・乳酸リンゲルなど）を 2,000 mL 急速投与し，脈拍，血圧，尿量の反応をモニタリングする．これにより血行動態の異常を改善できなかった場合には，追加の晶質液と輸血が必要であることを示唆している．なぜならば大量の晶質液は，最終的に血液の酸素運搬能低下や悪化しつつある凝固異常を増悪させるといった希釈性の影響を生じるからである．心拍出量の増加は組織の酸素化を維持するが，これは正常な心臓の場合であり，病的な心臓や高齢者の場合は心不全を未然に防ぐために輸血を早めにしたほうが安全である．多くの国では，全血輸血ではなく濃厚赤血球と晶質液が投与される．これは，それぞれの国の血液バンク産業が成分輸血療法を可能にしているために，大量輸血必要時に全血製剤をすぐに入手可能できないからである．

3.2.6.2.1　晶質液か膠質液か？

晶質液は安価であり副作用も少ない．膠質液は高価で副作用が多い[20]．しかし非ショック患者において膠質液は消失速度が晶質液よりもずっと遅いため，循環血漿として長時間体内に残存する．等張輸液は循環系からの半減期が20分とされるが，Gelofusineなどの膠質液の半減期は4～6時間である．しかし，膠質液が重症ショック後に血管内腔から消失する速さに加え，蘇生に伴う末梢血管漏出を考慮すべきで，このことは膠質液の想定される利点を否定しかねない．最近行われた外傷後の蘇生における晶質液と膠質液を比較した入手可能な臨床研究データのCochraneレビューでは，膠質液で生存率の改善はみられなかった（実際には，予後は悪くなっており，現段階において膠質液を推奨することはできない[10]）．乳酸リンゲルが現在のところ望ましい晶質液である．同様にピルビン酸や酢酸を使用した新しい輸液製剤もより有効だという証拠はない．生理食塩水は使用可能であるが，高クロール性アシドーシスのリスクを増加させる．

3.2.6.2.2　低血圧蘇生

1994年にBickellら[21]は体幹の穿通性外傷で搬送中および救急外来での評価中に輸液されなかった循環血液量減少性ショックの患者は，通常の輸液負荷をされた患者に比べて生存確率が高いと報告した．しかしこれは，心タンポナーデのあるサブグループのみで有意差を認めている［訳注：この内容はBickellの原論文には記載されておらず，原著者の誤りと考えられる］．動物モデルでは経静脈的な輸液負荷は血小板凝集能を阻害し，凝固因子を希釈し，血栓の性質を修飾し，さらに血圧を上昇させることで凝血塊を機械的に破壊することが示されている[22]．それゆえに，制限した蘇生輸液は，血圧を下げ出血を減少させうると言った点で利点がある．しかし，典型的な市中の外傷センターでは鈍的外傷が最も一般的な損傷形態であり，不十分な輸液は不十分な酸素運搬により，特に頭部外傷（TBI：traumatic brain injury）において，さらなる臓器損傷を引き起こす．ゆえに理想的なアプローチが未知であるとはいえ，出血がコントロールされていない出血患者における最適な収縮期血圧は，軍事環境においても，おそらくは，市中環境においても，約90 mmHg（MAP［平均動脈圧：mean arterial pressure］は70 mmHg）である．

3.2.6.2.3　高張食塩水

高張食塩水[23,24]とは最高7.5%までの塩化ナトリウムを含む溶液であり（0.9%の生理食塩水と比較して），大量の等張輸液による蘇生ができない状況（例：戦闘時，多数傷病者が発生したイベントや病院前の外傷治療）における患者の蘇生に使用できる見込みがある．高張溶液は等張溶液に比べてはるかに血管内容量を増加させる効果があり，結果として細胞浮腫を減らす．高張食塩水を循環血液量減少の蘇生に用いるランダム化対照試験が行われてきた．そのうちのいくつかでは高張食塩水で蘇生したほうが通常の方法で蘇生するよりも長く生存できたとしている．高張食塩水は初期治療に使用されたほうがよく，最も恩恵を被ったのは頭部外傷も合併した患者であった．さらに，デキストランなどの膠質浸透圧活性を持つ分子を高張食塩水に少量混ぜることも効果的なようである．しかし，蘇生転帰コンソーシアム（resuscitation outcome consortium：ROC）のBulgerらによって行われた最近の研究では，蘇生に高張食塩水を使われた患者群で死亡率が高かった[25]．現在までに適切な検出力をもって有効性を示した研究はなく，コストの面から考えても，これらの輸液は推奨されない．

3.2.6.2.4　代用血液

代用血液とはヘモグロビンを元にした製剤や，ペルフルオロカーボンなどであるが，いく

つかの潜在的な利点がある．交差試験は不要であり，病気の感染の心配もなく，保存可能期間も長い．代用ヘモグロビンのいくつかは評価されているが，現在のところ試験的なものに留まり，外傷の人体への使用は承認されていない．

3.2.6.3 投与ルート

3.2.6.3.1 静脈内留置デバイス

原理上はすべての静脈路においてラインが短ければ短いほど，カニューレ径が太ければ太いほど，流速は速くなる．ラインの内径が同じで長さが長ければ，流速は遅くなる．

- 14ゲージ（14 G）末梢ライン：流速は100％
- 14 G 30 cm 中心静脈ライン：流速は33％減少
- 14 G 70 cm 中心静脈ライン：流速は50％減少

カニューレ・サイズ	流速(mL/分) 晶質液	膠質液
8.5 FG(French gauge)	1000	600
14 G	125	90
16 G	85	65
18 G	60	35
20 G	40	17

重症外傷や血圧が低下した患者では最低2本のラインが必要であり，2本の太い末梢静脈ラインが必須である．中心静脈ラインはモニタリングに非常に有用であるが，輸液ラインとして用いることも可能である．モニタリング・ラインは中心静脈ラインであるべきであり，刺入部は鎖骨下，頸部，鼠径ルートがある．鈍的多発外傷では，鎖骨下ルートが望ましい．なぜなら頸部の損傷が不明な患者において頭部を動かすことを回避できるからである．頸部ルートはラインを保持しにくい問題や，体動のために刺入部からより早期に敗血症に至るため，あまり望ましくない．

3.2.6.3.2 骨髄内留置デバイス

骨髄内輸液とは骨髄に直接輸液をする方法であり，虚脱することのない静脈系への到達ルートとなる．この手技は緊急時や軍事環境で静脈路の確保が困難なときに，輸液や薬剤を投与する手段として用いられる．小児における静脈投与と筋内や骨髄内の輸液ルートの比較では，骨髄内ルートは筋内ルートより優れており，静脈ルートと同等であると結論付けられた[26]．

成人に挿入するために要する時間は1分以内であり，流速は最高で135 mL/分まで可能である．デバイスは緊急蘇生用であり，24時間以内に抜去されなければならない．

適切なデバイスとして BIG gun(WaisMed, 米テキサス州ヒューストン）や EZ-IO(Vidacare Corp. 米テキサス州サンアントニオ）などがある．

3.2.6.4 薬剤による血圧のサポート

1回拍出量は心室の前負荷，後負荷，収縮能によって制御される．心室前負荷は主に循環血液量に影響を受けるが，後負荷と収縮能は薬剤によって増強させうる．血管拡張薬を投与して体血管抵抗を減少させることは，収縮期血圧または心充満圧が正常か上昇時においては，心拍出量を改善するという意味でとても有効であるが，外傷の急性期には現在のところ推奨されない．

3.2.6.4.1 ノルアドレナリン（ノルエピネフリン）

外傷急性期に好ましい強心薬はノルアドレナリン（ノルエピネフリン）である．交感神経系の神経伝達物質であり，強力な強心作用を持つ．心筋のβアドレナリン受容体と血管のαアドレナリン受容体を活性化する．体血管抵抗の低下と蘇生輸液に反応しないことで特徴づけられるショックと血圧低下の治療に用いられる．

3.2.6.4.2 アドレナリン（エピネフリン）

アドレナリンは α および β アドレナリン作動作用を持つ自然のカテコラミンである．薬理作用は複雑であるが，以下の心血管系反応を起こす．

- 体血管抵抗を増強する
- 収縮期および拡張期血圧を上昇させる
- 心筋の電気活動を増加させる
- 冠動脈や脳の血流を増加させる
- 心収縮能を強化する
- 心臓の酸素消費量を増加させる

アドレナリンの主要な薬効は末梢血管を収縮させることにあり，冠動脈血流や脳血流を増加させる．変時作用薬および変力作用薬として機能する．初期投与量は $0.03\,\mu g/kg/$分で，望ましい効果が得られるまで増加させる．外傷患者ではドブタミンとともに用いられることが多い．

3.2.6.4.3 ドパミン

ドパミン塩酸塩はノルアドレナリンの化学的前駆体であり，濃度依存性にドパミン受容体および β_1，α アドレナリン受容体を刺激する．低用量のドパミン（$<3\,\mu g/kg/$分）では脳・腎臓・腸管の血管を拡張し，静脈の緊張を高める．尿量は増加するが，腎保護作用に関してのいかなる証拠もない．

しかし $10\,\mu g/kg/$分を超える投与量では α アドレナリン刺激作用が主となる．結果として，体血管抵抗および肺抵抗の著しい増加と，動脈，内臓，静脈の収縮による前負荷の増加に繋がる．拡張期血圧や心拍数が増加することなく，収縮期血圧が上昇する．

ドパミンは循環血液量の減少がないにもかかわらず，血行動態的に著明な低血圧を示す場合に用いられる．

3.2.6.4.4 ドブタミン

ドブタミンは合成交感神経用作用アミンで心筋の β_1 および α_1 アドレナリン受容体を刺激することで強力な強心作用を持つ．ドブタミンによる心拍出量の増加は，同時に末梢血管抵抗の低下をもたらす．$10\,\mu g/kg/min$ の投与量では，アドレナリンやイソプロテレノールと比べて頻脈を起こすことは稀である．より大量の投与により頻脈が誘発され，ドブタミンは心拍出量を増加させるが，ノルエピネフリンの放出を促すことはなく，心筋の酸素消費量という点においては影響が少ない．また冠動脈の血流を増加させる．低用量のドブタミンは腎保護薬としても使用される．この使用法に関するエビデンスはほとんどないが，高用量のアドレナリン投与に補助的に使用することにより腎灌流を改善させる手助けをしているのかもしれない．

ドブタミンとドパミンは同時に使用されてきた．ともに中程度の容量（$7.5\,\mu g/kg/$分）で同時に投与することで，ドパミン単独使用と比べて動脈圧を維持しつつ肺動脈楔入圧をあまり上昇させない．

3.2.6.4.5 イソプロテレノール

イソプロテレノール塩酸塩は合成交感神経作用アミンであり，特に強力な変時作用を持つ．イソプロテレノール塩酸塩の代わりに，ほとんどの状況でより新しいドブタミンなどの変力薬が用いられる．

3.2.6.4.6 ニトロプルシド

ニトロプルシドナトリウムは，静脈と動脈の平滑筋に作用し，末梢血管を拡張させる．そして静・動脈循環にバランスのとれた血管拡張をうながす．双方の循環系に対しバランスよく作用するため，動脈圧に悪影響を及ぼすことは少ない．極めて半減期が短い．

3.2.6.4.7 ジゴキシン

ジゴキシンは心収縮力を高めるが，効果が出るのにかなりの時間を要するためショックに対しての使用は限定的である．集中治療の領域では，ジゴキシンは通常心房粗動や上室性頻拍の治療に使用される．

3.2.6.5 コルチゾール

重症外傷患者の相対的副腎不全の治療における役割に関してはいまだ意見の分かれるところである．

3.2.6.6 代謝の調整

内因性麻薬であるβエンドルフィンが，循環血液量減少性および敗血症性ショックの血圧低下と組織灌流不全に関連しているようである．これらの生理学的な変化が生じたときにこの物質濃度の上昇が観察される．ナロキソンは麻薬拮抗薬であるが，血圧を上昇させ心拍出量を増加させるため，敗血症や出血性ショックの予後を改善する可能性がある．

プロスタグランディンもまたショックの病態に関与していると考えられている．末梢循環の血液をシャントしつつ，血管拡張や血管収縮といった病態生理に関与しているようである．実験系からわかることは，インドメタシンやイブプロフェンのようにシクロオキシゲナーゼ阻害薬はショックモデルの血行動態を改善させることがわかる．

3.2.7　ショックの予後

ショック患者の予後はショックの持続時間，根本原因，もともとの重要臓器の機能に依存する．根本原因がわかっており，補正が可能ならば，循環の異常を早期に認知し積極的に補正した場合に最良の転帰をとる．

時にはショックが通常の治療に反応しないことがある．無反応のショックに対しては生理学的な異常を持続させる隠れた原因のあることを理解する必要がある．

補正可能な原因を以下に挙げる．

- 体液喪失量の評価が低すぎ，不十分な蘇生輸液がされている．または輸液負荷に対する反応性の評価が間違っている．
- 心疾患が併存する場合に過剰負荷の評価の誤り．
- 不適切な換気による低酸素，肺の圧損傷，気胸，心タンポナーデ
- 未治療または不適切に治療された敗血症
- 酸塩基平衡や電解質の異常を補正していない．
- 副腎不全や甲状腺機能低下などの内分泌不全
- 薬物毒性

3.2.8　ショックに対する推奨プロトコル

3.2.8.1　軍の経験

近年イラク戦争における軍の経験から"damage control resuscitation(DCR)"の有効性が示された[18,27]．これはダメージコントロール手技を受傷と同時に開始すること意味し，受傷と治療との時間差を最小限にし，出血と汚染を制御しつつ，その間の投与輸液を最小限にして早期に全血輸血を行い，早期の蘇生と"damage control surgery(DCS)"を行うことを含んでいる．軍隊における全血輸血の使用は成分輸血のいくつかのリスクを最小化し，生存率を上げることが示された．この視点から市中病院におけるプロトコルも晶質液の量を減らし(輸液制限蘇生；低血圧ではない)，早期の血液製剤の使用により可能な限り正常な凝固能を維持する方向に変化しつつある．

3.2.8.2　初期蘇生

1. 重症外傷患者は搬入時にショック状態(SBP<90 mmHg かつ／または HR>130 bpm)であれば ATLS のプロトコルを使用する．

2. 重症体幹外傷の場合は中心静脈ラインを救急外来で留置する必要がある．
3. 早期のCVP＞15 mmHg（大量輸液負荷前）は心原性または心圧迫性ショックを示唆する．
4. 輸液負荷にもかかわらずCVP＜10 mmHgであれば持続する出血を示唆する．現在のところ評価点は明確でない．現時点での合理的な妥協点は容量制限蘇生（SBP＝90 mmHgかつ心拍数＜130 bpm）であり，出血がコントロールできるまではあまり輸液を負荷しない．
5. 乳酸リンゲルの急速投与を続け，総投与量が30 mL/kgを超えた場合には輸血を投与すべきである．
6. 外傷性凝固障害（trauma-induced coagulopathy：TIC）のリスクがある患者では大量輸血プロトコルを開始すべきである〔 4.7 (p61) 参照〕．

3.2.8.3　ICUにおける蘇生

1. 入室時，各種バイタルサインから蘇生を継続すべきかどうか決定する．
2. 継続的な輸液または輸血負荷に反応しない患者には心拍出量のモニタリングか肺動脈カテーテルが必要である．
3. もし挿管されていない場合には挿管を考慮する．
4. CI＞3.8 L/分/m²ならば患者は適切にモニタリングされなければならない．
5. ヘモグロビンは蘇生の急性期には8〜10 g/dLの間で維持しなければならない．
6. 肺動脈楔入圧（pulmonary capillary wedge pressure：PCWP）を15 mmHg以上に保って心機能を増強させる．
7. 適切なPCWPを達成したのち，CI＜3.8 L/分/m²であれば，血管拡張性の強心薬を考慮する．ドブタミンが適切な薬剤として推奨され，5 μg/kg/分で開始する．血管拡張に耐えられないようであればドパミンなどの薬剤を考慮する．
8. ノルアドレナリン（ノルエピネフリン）などの血管収縮作用を持つ強心薬が，単独またはバソプレシンかつ/またはアドレナリン（エピネフリン）と併用して必要となることがある．

文献

引用文献

1. Cuthbertson D. Observations on disturbance of metabolism produced by injury of the limbs. *Q J Med*. 1932; 25: 233-236.
2. Lilly MP, Gann DS. The hypothalamic-pituitary-adrenal immune axis. *Arch Surg*. 1992; 127(12): 1463-1474.
3. Kapur MM, Jain P, Gidh M. The effect of trauma on serum C3 activation, and its correlation with Injury Severity Score in man. *J Trauma*. 1986; 26(5): 464-466.
4. Bianchi ME. DAMPS, PAMPS and alarmins: all we need to know about danger. *J Leukocyte Biol*. 2007; 81: 1-5.
5. Zhang Q, Raoof M, Chen Y, et al. Circulating mitochondrial DAMPS cause inflammatory responses to injury. *Nature*. 2010; 464: 104-107.
6. Porte D, Robertson RP. Control of insulin by catecholamines, stress, and the sympathetic nervous system. *Federal Proc*. 1973; 32: 1792-1796.
7. Needleman P, Greenwald JF. Atriopeptin: a cardiac hormone intimately involved in fluid, electrolyte and blood pressure homeostasis. *New Engl J Med*. 1986; 314: 828-834.
8. Roumen RMH, Redl H, Schlag G, et al. Scoring systems and blood lactate concentrations in relationship to the development of adult respiratory distress syndrome and multiple organ failure in severely traumatized patients. *J Trauma*. 1993; 35(3): 349-355.
9. Shaw JHF, Wolfe RR. An integrated analysis of glucose, fat and protein metabolism in severely traumatized patients: studies in the basal state and the response to total parenteral nutrition. *Ann Surg*. 1989; 209(1): 63-72.
10. Moore FA, Moore EE, Poggetti R, et al. Gut bacterial translocation via the portal vein: a clinical perspective with major torso trauma. *J Trauma*. 1991; 31: 629-638.
11. Teplitz C. The pathology and ultrastructure of cellular injury and inflammation in the progression and outcome of trauma, sepsis and shock. In: Clowes GHA, ed. *Trauma Sepsis and Shock*. New York, NY: Marcel Dekker Inc.; 1988: 71-120.
12. Sillesen M, Rasmussen LS, Jin G, et al. Assessment of

coagulopathy, endothelial injury, and inflammation after traumatic brain injury and haemorrhage in a porcine model. *J Trauma*. 2014; 76(1): 12-19.
13. Central venipuncture. Advanced Trauma Life Support Course. Chicago, IL: American College of Surgeons; 2008: 73-81.
14. Subclavian venipuncture. Advanced Trauma Life Support Course. Chicago, IL: American College of Surgeons; 2008: 76.
15. Femoral venipuncture. Advanced Trauma Life Support Course. Chicago, IL: American College of Surgeons; 2008: 76.
16. Ramsay JG, Bevan DR. Cardiac emergencies. In: Ellis BW, ed. *Hamilton Bailey's Emergency Surgery*. 13th ed. London: Arnold; 2000: 48-57.
17. Elkayam U, Berkley R, Asen S, et al. Cardiac output by thermodilution technique. *Chest*. 1983; 84: 418-422.
18. Gump FE. Whole body metabolism. In: Altura BM, Lefer AM, Shumer W, eds. *Handbook of Shock and Trauma. Vol. I. Basic Sciences*. New York, NY: Raven Press; 1983: 89-113.
19. Moore FA, McKinley BA, Moore EE, et al. Inflammation and the Host Response to Injury Large Scale Collaborative Research Program III. Guidelines for shock resuscitation. *J Trauma*. 2006; 61(1): 82-89.
20. Alderson P, Schierhout G, Roberts I, Bunn F. Colloids versus crystalloids for fluid resuscitation in critically ill patients. *Cochrane Database Syst Rev*. 2000; 2: CD000567.
21. Bickell WH, Wall MJ, Pepe PE. Immediate versus delayed resuscitation for hypotensive patients with penetrating torso injuries. *N Engl J Med*. 1994; 331: 1105-1107.
22. Roberts I, Evans P, Bunn F, Kwan I, Crowhurst E. Is the normalisation of blood pressure in bleeding trauma patients harmful? *Lancet*. 2001; 357: 385-387.
23. Younes RN, Aun F, Accioly CQ. Hypertonic saline in the treatment of hypovolaemic shock: a prospective controlled randomized trial in patients admitted to the emergency room. *Surgery*. 1992; 111: 380-385.
24. Wisner DH, Schuster L, Quinn C. Hypertonic saline resuscitation of head injury: effects on cerebral water content. *J Trauma*. 1990; 30: 75-78.
25. Bulger EM, May S, Kerby JD, et al. Out of hospital hypertonic resuscitation after traumatic hypovolaemic shock: A randomised placebo controlled trial. *Ann Surg*. 2011; 253(3): 431-441.
26. Moore GP, Pace SA, Busby W. Comparison of intraosseus, intramuscular, and intravenous administration of succinyl choline. *Pediatr Emerg Care*. 1989; 5(4): 209-210.
27. Holcomb JB, Jenkins D, Rhee P, et al. Damage control resuscitation: directly addressing the early coagulopathy of trauma. *J Trauma*. 2007; 62(2): 307-310.
28. Hess JR, Holcomb JB, Hoyt DB. Damage control resuscitation: the need for specific blood products to treat the coagulopathy of trauma. *Transfusion*. 2006; 46(5): 685-686.

推奨文献

Advanced Cardiovascular Life Support Provider Manual. Dallas, TX: American Heart Association; 2010.

Dellinger RP, Levy MM, Rhodes A, et al. Surviving Sepsis Campaign: International Guidelines for Management of Severe Sepsis and Septic Shock (2012). *Crit Care Med.*, 2013; 41(2): 580-637.

Holcroft JT, Anderson JT, Sena MJ. *Shock*. In: *Surgery: Principles and Practice* (Section 8, Chapter 3). New York, NY: Web MD Publishing; 2007.

Moore FA, McKinley BA, Moore EE, et al. Inflammation and the Host Response to Injury Large Scale Collaborative Research Program III. Guidelines for shock resuscitation. *J Trauma*. 2006; 61(1): 81-89.

4章 外傷における輸血療法

外傷患者において，輸血・血液製剤の投与は治療の根幹となるものである．1年に米国内で消費される血液製剤 11,000,000 単位の約 40% が，救急蘇生に使用されている．しかし現状では，外傷患者への濃厚赤血球 (pRBCs) 投与の理論的背景については高いエビデンスが不足している．

4.1 輸血の指標

貧血によって酸素運搬能が低下するが，その定義として循環赤血球が女性で 24 mL/kg，男性で 26 mL/kg を下回った場合とされる．ヘモグロビン (Hb) が 7 g/dL (4 mmol/L) を下回ると，貧血により心拍出量が増加する．酸素供給が低下すると，組織での酸素の取り込みを担保するため酸素摂取が増加する．通常の代謝率で 100% の酸素が投与されている条件下では，酸素供給の限界はヘマトクリット (Ht) 値で 10%，Hb で 3 g/dL である．

4.2 輸血に使用される製剤

通常の循環血液量の状況では，ヒトは赤血球の 80% が失われても生存することができる．輸液に伴う血液希釈により影響を受けるため，血中血球容積 (PCV) や Hb などの容量依存の指標は，貧血のよい指標とならない (それらは相対値である)．

4.2.1 コロイド

4.2.1.1 スターチ

すべてのスターチ製剤は，活動性出血のある患者では適応外である．なぜなら，スターチ製剤は，von Willebrand 因子-第Ⅷ因子複合体を減少させるため，凝固因子の減少と希釈性凝固障害が生じ，活動性出血患者の凝固障害が悪化する[1]．Hydroxyethyl (HES) 製剤は急性腎障害や鈍的外傷後の死亡に対し，独立した危険因子である[2]．

4.2.1.2 アルブミン

ヒトアルブミン製剤は献血血液から精製されるが，外傷例においては適応外である．2007 年の生理食塩水とアルブミンの 2 群間の比較を行った The Saline versus Albumin Fluid Evaluation (SAFE) 研究にて，アルブミンの使用により外傷，特に頭部外傷 (TBI) を伴った例での死亡率の上昇が報告された．外傷や熱傷に対して，現在ではアルブミンを急性期蘇生の目的に使用するべきではない．

4.2.2 新鮮全血

ヒトは酸素に依存する生物であるため，酸素が不足する状況になると数分で重大な損傷が発生する．そのため，出血患者に対して酸素運搬能を改善するための輸血が行われる．イラク・アフガニスタン戦争や近年の非戦時下の外傷の

研究から，出血患者に対する蘇生と生存率における新鮮全血(FWB)の有用性が注目されている[3]．新鮮全血が有効であるのは，酸素運搬能以外に以下のような機能を有するからである．

- コロイド浸透圧〔新鮮血漿や新鮮凍結血漿(FFP)による〕
- 凝固能(FFP 中の凝固因子や血小板(PLT))
- 低体温を回避した体温調節(温かい血液を使用するため)
- FWB は 37℃に近く，赤血球・血漿・血小板が生理的な比率で存在している．出血患者の酸素とコロイド浸透圧の維持や，外傷性ショックからの急性凝固障害(acute coagulopathy of trauma shock：ACoTS)を軽減する利点がある．1 単位 500 mL の FWB は 70 mL の抗凝固薬で希釈されているが，Ht は 38～50％であり，完全な機能が残っている 15 万～40 万の血小板および 100％の活性を持つ凝固因子が含まれる．さらに，新鮮な赤血球のバイアビリティと流体性は，代謝機能や膜機能が低下した保存赤血球よりも優れている[3]．しかし，FWB は多くの，そしてスクリーニングされた若いドナーからの供給が可能である軍環境下でなければ，現実的には使用できない．

4.2.3 濃厚赤血球輸血

従来の出血対応では，大量の膠質液と赤血球製剤(packed red blood cells：pRBC)を投与していたが，血中の凝固因子が希釈されることから，凝固能の低下が生じた[4]．このような輸液投与により，損傷後から生じる凝固能障害が増悪する．その理由は次のとおりである．

- 損傷自体およびその程度に比例して，低灌流は活性型プロテイン C を上昇させることにより，組織プラスミノーゲン活性(t-PA)を増加させるとともに線溶系を亢進させる．
- 温かい血液が失われ，代わりに冷たい輸液が行われるため体温が低下する．
- 低灌流により嫌気性代謝が亢進し，乳酸値の上昇および pH の低下が進行する．

生体での生化学反応は，温度や pH が固有の狭い範囲の状況で進む．各凝固因子が欠損していない状況であっても，pH 7.2 以下および体温が 34℃以下の環境では凝固カスケードが進行しない．いわゆる外傷性ショック後の急性凝固障害〔ACoTS(acute coagulopathy of trauma-shock)もしくは外傷性凝固異常 TIC(trauma-induced coagulopathy)〕と呼ばれるものであり[5]，外傷に敗血症が合併した際に，亜急性で起こる播種性血管内凝固症候群とは異なる病態である．

保温された新鮮全血は 24 時間内に使用される．4℃で保存されているならば 48 時間は新鮮であると言える[3]．採血後 8 時間以内であれば，凍結すれば新鮮ではないものの 3 週間は使用可能である[2]．

第 V，Ⅷ因子は採血後 24 時間以内に急速に低下し，その後減少速度は低下し，7～14 日で正常値を下回る．新鮮全血はこれらの因子を含んでいるので，大量輸血では新鮮全血が推奨され凝固能の改善という点でも効果がある．他の凝固因子は保存血中でも安定して存在する．全血新鮮血中の血小板は 3 日で失われる．

4.2.4 成分輸血(血小板，新鮮凍結血漿，クリオプレシピテート)

4.2.4.1 血小板

凝固因子が失われた後に，血小板数の低下が若干遅れてみられる．しかし，血小板数が極端に少ない場合でなければ，血小板数は重要ではない．なぜなら，その検査結果は残存する血小板機能を反映するものではないためである．低体温は，33℃以上では酵素反応よりも血小板凝集に影響を及ぼし，33℃を下回ればすべての凝固機能に影響を及ぼす．大量輸血の際に赤血球

製剤単位当たり約 0.8 単位の血小板を投与することで，生存転帰に寄与するというエビデンスがある[6]．
- 予防：血小板数＜15,000/mm^3
- 手術前：血小板数＜50,000/mm^3
- 活動性出血：血小板数＜100,000/mm^3
- 血小板 1 単位の投与にて 10,000/mm^3 増加する（5 単位製剤では 50,000/mm^3 増加）

4.2.4.2　新鮮凍結血漿（FFP）

　大量出血の症例は早期の FFP 投与が必須である．これは，血液の過剰な希釈を避けるために必要な FFP 量をコンピューターシミュレーションして出したものであり，通常の勧告とは異なる．現在のエビデンスでは，1 単位の輸血に対してそれぞれ 1 単位の FFP が必要であるとされている．また FFP には，生成の元となった血液に使用された抗凝固薬（クエン酸）のほぼ全量が含まれる．FFP 1 単位には 0.5 g のフィブリノゲンと正常レベルの凝固および抗凝固因子が含まれる．ウイルスを失活するための S/D 処理法や冷凍乾燥法により，凝固因子については約 20％ の低下が生じる．FFP の利点は，
- すべての凝固因子が含まれているが，等しい濃度ではない
- クリオプレシピテートには（FFP の）約半量の凝固因子が含まれており有用である（特にフィブリノゲン，第Ⅷ因子，von Willebrand 因子）

4.2.4.3　クリオプリシピテート

　クリオプリシピテート（日本未発売）にはフィブリノゲンや von Willebrand 因子-第Ⅷ因子複合体およびフィブリン安定化因子（第ⅩⅢ因子）が含まれている．この製剤はすべての外傷の症例に必要ではない．FFP 1 単位（250 mL）には 0.5 g のフィブリノゲンが含まれるが，クリオプリシピテート 1 単位につき 0.25 g のフィブリノゲンが含まれている．これは 250 mL でなく 10 mL である．そのために通常は FFP で対応可能である．しかし急速にフィブリノゲン量を増加させたい場合にはクリオプリシピテートは有用である．

4.2.4.4　フィブリノゲン製剤

　フィブリノゲン製剤は外傷時の低フィブリノゲン血症の補正のために使用される．ガイドラインにその使用を記載されることもあるが，外傷時の効果や安全性については明確なエビデンスが不足している．すなわち外傷時の使用を支持するレベル 1 のエビデンスはない．

4.3　輸血・血液製剤の効果

　pRBC の保存血（米国 FDA の認証を受け最大 42 日間保存可能）は保存期間に応じて欠損が生じるので，重症患者に早く，大量に輸血すると，より大きな臨床的効果が得られると考えられる[4]．

4.3.1　代謝による影響

　pRBC の保存血（米国 FDA の認証を受け最大 42 日間保存可能）は大量・迅速な輸血を行うべく，進歩を遂げた．
- ATP は保存期間に応じて減少し，膜変性を引き起こすことから保存中の赤血球生存に影響する．
- 保存血中の 2,3-ジホストグリセリン酸（2,3-DPG）は 7〜10 日で低下する．2,3-DPG は Hb の酸素親和性に影響する酵素であり，血液保存後 7 日で Hb の酸素運搬能は 2/3 にまで低下する．レベル 1 のエビデンスではないが，生体内での 2,3-DPG の失活を軽減するため，アデニンを pRBC に混入することが試みられている．
- 保存中の RBC 膜破裂からの細胞内蛋白放出に伴うアンモニアの放出が増加する．

4.3.2 微小凝集塊の影響

議論が分かれるところであるが，現在マイクロフィルターは使用されていない．

- 赤血球膜の不安定性は細胞破壊の原因となる
- 増加した微小凝集塊（血小板，白血球，フィブリン分解物）は buffy coat（軟層）にみられる
- 肺でのガス交換能が低下し，急性呼吸促迫症候群（ARDS）や輸血関連急性肺障害（TRALI）がみられる
- 細網内皮系（RES）の抑制がみられる
- 補体活性や凝固カスケードの亢進が起こる
- 血管作動性物質が産生される
- 抗原刺激が起こる
- 急性反応が起こる

4.3.3 高カリウム血症

保存血では細胞の Na^+/K^+ ポンプの働きが低下するため，カリウム濃度が上昇する．輸血される血液の血清カリウム濃度は 40 mmol/L 以上である．輸血により一時的にカリウム値は上昇するが，通常は補正する必要はない．

4.3.4 凝固異常

FFP は凝固カスケードのすべての凝固因子を含んでいる．解凍した血漿は FFP を 4℃ としたもので，5日間保管できる．この期間は第V因子と第VIII因子の寿命に基づいている．最近の研究では解凍後，4℃で14日まで凝固機能が温存されるとの報告がある[1]．さらに新しい研究では，凍結しない液体の血漿の場合は，さらに長く凝固機能を有するとのことである．

- 保存血中の血小板減少や第V，VIII因子の失活により出血傾向が生じる．血小板の半減期は短く，採血後 3～5 日で機能はほぼ失われる．
- 第V，VIII因子は採血およそ24時間で減少し，その後減少速度が低下して，7～14日で通常の値を下回る．FWB はこれらの因子を含んでいるため大量出血の際に推奨されるが，軍以外ではコストや法的な問題で使用できないことが多い．他の凝固因子は保存血中でも低下しない．
- 通常 pRBC には血小板は除かれ，含まれていない．全血は採血の3日後には血小板のほとんどが失われてしまう．血小板が 30,000/mm^3 以上あれば特発的な出血がみられることは稀であるが，循環血液量の1～2倍の輸血を行った場合には，血液希釈により，この値を下回ることがある．これにもかかわらず，生体は，脾臓，肝臓，内皮細胞より必要に応じて多くの予備の血小板を動員することが可能である．
- pRBC ではみられることは少ないが，全血では血小板が肺で発見される微小凝集塊の原因となる．貯蔵された血小板輸血は感染のリスクを負うが，その理由として複数のドナー血が1つのパックに集められることがある．

理想的には thromboelastography（TEG）のような凝固能の粘弾性を解析する検査に基づいて輸血を行うべきである．TEG は外科的に出血がコントロールされている場合は最も信頼できる検査である．しかし実際には，外科的なコントロールにもかかわらず，出血が続いている場合には経験的に輸血を行う必要がある．

TIC（外傷性凝固障害）をできるだけ早期に認知することは非常に重要である．古典的な凝固検査つまり PT-INR や APTT，フィブリノゲン値や血小板数が従来から使用されている．これらの従来の凝固検査（conventional coagulation tests：CCTs）を指標として使用することを推奨されることはあるが，蘇生のモニタリングとして使用することについてはまったくエビデンスが不足している．

一方，血液粘弾性解析（viscoelastic haemostatic assays：VHAs）である rotational thromboelastometry（ROTEM）や TEG を外傷時の評価

に使用することが増えてきている．VHA はベッドサイドで使用可能で，数分で結果が出る検査である．この数年，外傷における ATC や大量輸血の必要性を見極めるための VHA のパターンや閾値を明らかにしようとする多くの報告がある．しかし急性外傷性凝固異常の診断や，急性期の輸血必要性の予測において，その優位性や実用性を示すエビデンスはいまだ議論のあるところである〔4.4.6.2(p56)参照〕．

4.3.5 他の輸血のリスク

4.3.5.1 輸血関連感染症
- A，B，C，D 型肝炎
- HIV〔検査で検出できない期間（window period）の問題〕
- サイトメガロウイルス
- 非定型単核球症，輸血後にみられる 7～10 日の弛緩熱
- マラリア
- ブルセラ
- エルシニア
- 梅毒

4.3.5.2 溶血反応
- 不適合：ABO，Rh 型および 26 系統の表面抗原（通常はスクリーニングされる）
- 極端に冷却／加温／加圧された血液
- 急速な全身反応（血漿成分による）

4.3.5.3 免疫学的合併症
- 重大な不適合反応（いわゆる投与ミスによる異型輸血）
- GVHD 移植片対宿主反応：輸血関連肺障害 Transfusion-related acute lung injury：TRALI
- 免疫修飾：移植や癌患者で報告されており，輸血によりサプレッサー T 細胞の比率がヘルパー T 細胞より高くなる免疫反応である．同様の事象が易感染性外傷例にも当てはまり

うる．

4.3.5.4 凝固障害に関わる要素
- 低体温：血液は 4℃ で保存されるが，体温は 37℃ である．そのため輸血 1 単位あたり，体温を維持するために 1,255 kJ を必要とする．
- アシドーシス（クエン酸および乳酸による）
- 血液希釈，喪失，産生の低下による赤血球・血小板の低下
- 播種性血管内凝固（DIC）：フィブリン塊の形成により作られた微小血管内血栓に，循環血液中の凝固因子や血小板が取り込まれて消費される．
- 外因性：組織トロンボプラスチン，例えば鈍的外傷，手術，熱傷など
- 内因性：内皮損傷，エンドトキシン，低体温，低酸素，アシドーシス，血小板活性化
- 線溶
- 赤血球・血小板の消費
- プロテイン C の活性化

上記のように多くの項目を挙げるものの，pRBC 輸血のリスクに関するレベル 1 のエビデンスはない．レベル 2 のエビデンスとして，pRBC の輸血は以下の独立したリスク因子である．
- 日和見感染の増加（創感染，肺炎，敗血症）
- 多臓器不全および全身性炎症反応症候群
- ICU 滞在および入院期間の延長，合併症の増加，死亡率の増加
  さらにレベル 2 のエビデンスとして
- 白血球除去された RBC 輸血では合併症を減少させるとされ，ある研究では感染合併率が低下した
- 輸血と TRALI・ARDS には関連がみられる

輸血には作用も副作用も存在し，時には「不都合」な点もある．そのため適切に節度を持って使用することが望ましい．外傷による出血の際には，他に適切な代替はなく，凝固と酸素化を確実にする hemostatic resuscitation の 1 つ

として，バランスのとれた輸血が推奨される．「不都合」が軽微なのはFWBと，その代用としての成分輸血である(それは全血の成分をすべて含む)．FWBは，軍事用途以外では一般的ではなく，通常では入手することは困難である．

4.4 現時点での最善の輸血法

4.4.1 初期対応

1. 積極的な出血源の検索と止血を行う．
2. 止血できるまでは正常より低めに血圧を管理する(hypotensive resuscitation)べく輸液を調節する．
3. 全身の循環不全の指標として血清乳酸値と動脈pHを頻回に測定し，フォローする．
   - 正常であれば，循環の維持に努める．
   - 異常値であれば，血圧を上昇させて出血を悪化させない程度にスムーズに改善を図る．
4. 正常体温の維持に努める．
5. SpO_2 が99～100%かつ $EtCO_2$ が正常となるよう呼吸器を調節する．
6. 目標Hbを7～9 g/dL(4～5.5 mmol/L)とし，出血がコントロールされるときにはPTが正常となるようにする．高齢者や虚血疾患を有する患者では高めのHbとなるよう考慮する．
7. 大量輸血をする場合は，最初から血液構成成分の維持を試みる．早期から赤血球，血漿，血小板輸血を使用する．

現場や救急室にて，血圧や脈拍数は血清乳酸値やbase excess(base deficit)とともにショックの評価の基本とされる．だが，両者とも初期の代償されたショックの鋭敏な指標ではないため，不足する蘇生や過剰な蘇生を避ける観点から，適切な組織灌流を評価するための別の指標が必要となる．治療に反応しない症例を早期に判断することは困難である．出血を制御することに必要な精力を注がず，血圧や脈拍数を正常化すべく盲目的に容量負荷を行うことは，いわゆるbloody vicious cycleに陥らせ，腹部コンパートメント症候群や多臓器不全(MOF)を引き起こす．

4.4.2 輸血の制限

血液は貴重(かつ高価)な資源であり，必ずしも安全なものではない．輸血量を制限する[4]ことは，合併症を最小限にする最も良い手段である．

- 原因を治療せよ：止血のための手術を迅速に実施し，低体温やアシドーシスを防ぐ．
- 不足を補い，起こりうる合併症に対峙せよ：予防的にFFPや血小板を投与することにエビデンスはない[7]．しかし大量輸血の際には各成分を補うことは非常に重要である〔 4.7 (p61)参照〕．
- ICUにおける輸血制限の方針を考慮せよ：1つの大規模な多施設研究[5]において輸血を制限し，輸血開始をHb 7 g/dL(5 mmol/L)に制限した場合[8]，重症患者の死亡率が有意に減少した．ただし循環血液量が正常で，出血がコントロールされており，かつ心疾患や高度な脳損傷がないことが条件である．
- 細胞回復の余地を作る．

4.4.3 輸血の閾値

外傷での最適な輸血閾値についてのレベル1のエビデンスはない．一般的に以下のガイドラインが用いられる[9]．

1. Hbが7 g/dL(5 mmol/L)あるいはHt 21%を下回る重症患者をみつける．
2. Hbが7 g/dLを下回った場合，pRBCを投与する．高度の心疾患を有する患者や活動性の出血がみられる患者，循環が不安定な患者では，Hb 8～10 g/dL(6～7 mmol/L)

と高めに設定する．
3. Hb が 7 g/dL を下回った場合，低容量でないか評価する．少なければ正常な循環血液量を目指して輸液し，再度 Hb を評価する．
4. 患者が低容量である場合，酸素供給が不十分となっている所見がないか確認する．
5. 酸素供給が不足している場合，心拍出量モニターを考慮する．
6. 酸素供給が充足しているならば，Hb が適切か評価する．

4.4.4　輸血の比率

原則として，FWB は最も好ましい輸血であるが，非軍事下の市中病院では成分輸血が最も好ましい代替法である．

軍による研究[3]および非軍事下の最新の研究[9]でも，生命の危険がみられる出血に対しての輸血比率として「pRBC：FFP：血小板 = 1：1：1」を推奨している．

血液製剤の用量や内容は各国間で異なる．

例えば pRBC　1 単位（335 mL）の Ht は 55% であり，血小板 1 単位（50 mL）には 5.5×10 個の血小板が[10]，また FFP 1 単位（275 mL）は 80% の凝固活性を有している．これらを混ぜ合わせた 660 mL 中の血液は，Ht 29%，血小板数 88,000 個 /mm^3 および 65% の凝固活性を有することになる．

RBC：FFP の理想的な比率については，意見の分かれるところである．現時点では当初に 2 単位の pRBC を投与し，その後「pRBC：FFP：血小板 = 1：1：1」の比率で投与するのが妥当である．もし濃縮血小板（5～6 単位分を含む）が入手可能であれば，輸血比率は 5：5：1 もしくは 6：6：1 となる．

4.4.5　凝固能改善の補助となる薬剤

外傷例の蘇生に対する凝固能を改善させる薬剤について，以下に挙げるようなさまざまな試みがある．

4.4.5.1　遺伝子組換え型活性血液凝固第 Ⅶ 因子製剤

遺伝子組換え型活性血液凝固第Ⅶ因子製剤（NovoSeven®）についての話題である．もともとこの薬剤は，血友病の補充療法として使用されていたものである．しかしながら外傷例での使用により出血のコントロールが可能であったことから，興味を集めることとなった．2005 年に行われた大規模多施設研究[11]にて，鈍的外傷例に対しての pRBC 必要量が減少したことが示され，O 型赤血球と同等の製剤として（o-label）広く使用された．2008 年にさらなる大規模の多施設研究にて，鈍的外傷における輸血量として 3.6 単位の減少がみられたが，死亡率や穿通性外傷における有意差はみられなかった[12]．凝固系の理解が深まり評価できる現在では広く使われることはないが，一部の国や軍で使用されている．プロトコルを**表 4-5**（p63）に示す．

4.4.5.2　トラネキサム酸

トラネキサム酸は出血が長期に渡った場合（経験的に）や，TEG や ROTEM にて線溶系の亢進が認められた際に適応となる．その場合，6 時間ごとに 10～20 mg/kg を投与する．

外傷例にトラネキサム酸を使用した CRASH-2 研究にて，死亡率の有意な低下が示された[13]．ただしこの研究には多くの症例がエントリーされたものの RBC 輸血を必要としたのは，半分未満の患者で，輸血された症例では，使用・非使用の 2 群間で輸血量に差がなく，死亡率については他の研究とは違っていた．さらにはこの研究では重症度の比較は検討されていない．そのためにさらなる研究が進行中であるが，近年の報告では重症例では線溶停止（fibrinolysis shutdown）のためトラネキサム酸は効果がない可能性がある[14]．

トラネキサム酸は，（TEG などによって）線

溶系亢進が確認された場合での使用が最も有効である.

4.4.5.3 デスモプレシン

デスモプレシンは血小板機能を高める働きがあるとされ, 本態性血小板機能障害や, アスピリンやクロピドグレル, チカグレロール, プラスグレルなどの抗血小板薬の使用, 肝・腎不全, 血友病A, von Willebrand病などの状況で適応となる.

4.4.5.4 アプロチニン

アプロチニンは外傷には適応がなく, 安全性の理由から2008年には市場供給が停止された.

4.4.6 凝固状態のモニタリング

理想的には, 凝固能検査のガイド下に輸血は行われるべきである[5]. 症例を個別に考慮し, 外傷の目標を定めた治療(goal-directed therapy)として必要分を適切に投与し, 不必要な輸血を回避する. 細胞レベルでの止血の段階について, 血漿成分や細胞凝集による血栓形成機能により, 開始期, 増幅期, 伝搬期に分類される. トロンビン産生は, 血栓形成とその強化において中心的役割を果たす. 活性化された血小板の表面でトロンビンは産生され, 血小板・トロンビン複合体の形成は凝固異常の進行に関連する.

4.4.6.1 既存の検査

- フィブリノゲン分解物
- プロトロンビン時間：PT-International normalized ratio(INR) − 外因系
- 部分トロンボプラスチン時間：PTT − 内因系
- D-dimer値(フィブリン沈着物質)

上記の検査はすべて頻回に行えばコスト効果があるが, 測定のために検体を生体温の37℃まで加温しなければならず, 時間のかかる検査

表4-1 TEGおよびROTEMの各パラメータの説明

TEGパラメータ(正常値)	ROTEMパラメータ(正常値)	測定内容
R time (3〜8分)	CT_{EXTEM} (38〜79分) CT_{INTEM} (100〜240分)	凝固因子の反応が起こる時間
α angle (55〜69°)	$A10_{EXTEM}$ (43〜65 mm)	血餅強度の増加率
K time (1〜3分)		最大血餅強度になるまでの時間
MA (51〜69 mm)	MCF_{EXTEM} (50〜72 mm)	最大血餅強度(最大振幅)
Ly30 (〜4%)	LI30 (94〜100%)	最大振幅30分後の振幅の減少率
FF_{MA} (14〜24 mm)	FibTEM MCF (9〜16 mm)	フィブリン重合能の評価

注：TEG: Thromboelastograph, R: reaction time, MA: maximum amplitude(最大振幅), Ly30: hyperfibrinolysis after 30 min, FFMA: functional fibrinogen, ROTEM: Rotational thromboelastometry, CT: clotting time(凝固時間), A10: amplitude after 10 min, MCF: maximum clot firmness(最大血餅強度), Li30: hyperfibrinolysis after 30 min.

である. そのため, これらの手法は低体温下の凝固能異常である外傷例には不向きである. そのような状況の患者のアセスメントにはTEG/ROTEMが有効である.

4.4.6.2 粘弾性止血分析

粘弾性止血分析〔VHAS：thromboelastography(TEG)/rotational thromboelastometry(ROTEM)〕は変化しうるパラメータを視覚的に表現する検査である(**図4-2**)[15,16]. 簡単に言えば, 採取した全血を専用のカップ(約1 cc)に注入しセットする. カップ中にはセンサー(TEGはトーションばね, ROTEMは光センサー式)に接続されたピンがあり, 振動によるカップ(TEG)やピン(ROTEM)の動きが測定される. カップとピンの間にフィブリン網が形成され, カップからピンへ伝達された回転(TEG)か, ピンの回転抵抗(ROTEM)が図4-2にみられるようなグラフとして記録される. 各機種の試薬としてTEGではカオリン活性を, RapidTEGではカオリン＋組織因子を, ROTEM

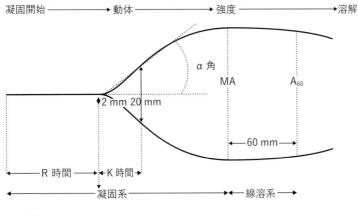

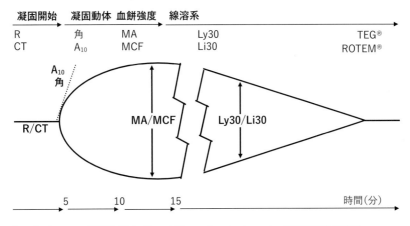

図 4-1 Thromboelastogram (TEG)/Rotational Thromboelastometry (ROTEM)の波形
注：TEG と ROTEM の測定意義は名称が異なるのみで同等である

ではカオリン活性もしくは組織因子をそれぞれ使用し ExTEM や InTEM 分析を行っている．フィブリノゲンの血栓凝集能は TEG では FF (functional fibrinogen)，ROTEM では FibTEM として評価される．VHA はベッドサイドで測定できる器機であるが，経験のある技師による検査室での使用に一日の長がある．

結果は曲線の図形として 3～10 分で得られ（**図 4-1**），多くのパラメータが計測される（**表 4-2**）．

- R 時間／clotting time：検体を注入してから凝固が開始するまでの潜伏時間
- $α$ 角：凝固塊の強度の変化（凝固塊形成速度）
- K 時間：R 時間の終了から振幅 20 mm に達するまでの時間
- MA 最大振幅：凝固塊の最大強度
- Ly 30：最大振幅後 30 分の振幅減少率

VHA は目標を定めた止血治療を可能とし，必要なもののみを用いた治療が可能となる．**表 4-2** に世界的に有効であると認識されたアルゴリズムの 1 つを示す．さらに出血が外科的なのか，凝固異常や病的なのか，どの凝固因子の枯渇なのか，血小板機能異常か，線溶系は正常かを考慮することができる．結果をもとに血液製剤や凝固因子，さらなる薬剤の投与が理論的に行える．

TEG は蘇生中の意思決定をサポートし，外傷患者の凝固状態についてリアルタイムで正確な情報を提供する．そして，病的な異常か，外科的に止血可能な出血かを鑑別できる．

表 4-2 TEG/ROTEM に基づいた目的指向型の血液製剤・薬剤の投与法

TEG	ROTEM	凝固異常	治療オプション
R 10〜14 分	ExTEM CT 80〜100 sec InTEM CT 200〜240 sec	凝固因子↓	FFP 20 mL/kg
R＞14 分	ExTEM CT＞100 sec InTEM CT＞240 sec	凝固因子↓↓	FFP 30 mL/kg rFⅦA(表 4-5 参照)
FF_{MA} 7〜14 mm	FibTEM MCF 6〜9 mm	フィブリノゲン↓	FFP 20 mL/kg もしくは cryoprecipitate 3 mL/kg もしくは 濃縮フィブリノゲン 20 mg/kg
FF_{MA} 0〜7 mm	FibTEM MCF 0〜6 mm	フィブリノゲン↓↓	FFP 30 mL/kg もしくは cryoprecipitate 5 mL/kg もしくは fibrinogen concentrate 30 mg/kg
K (kinetic) time もしくは	＞4 分		cryoprecipitate 5 mL/kg もしくは fibrinogen concentrate 30 mg/kg もしくは eFⅦA(表 4-5 参照)
α angle もしくは	＜65°		cryoprecipitate 5 mL/kg もしくは fibrinogen concentrate 30 mg/kg もしくは eFⅦA(表 4-5 参照)
MA 45〜49 mm かつ FF_{MA}＞14 mm	ExTEM A_{10} 35〜42 mm かつ FibTEM≧10 mm ExTEM MCF＜50 mm かつ FibTEM≧10 mm	血小板↓	血小板 5 mL/kg
MA＜45 mm かつ FF_{MA}＞14 mm	ExTEM A_{10}＜35 mm かつ FibTEM≧10 mm	血小板↓↓	血小板 10 mL/kg
Ly30＞3(−8%)	ExTEM Li 30＜94%	線溶系亢進	トラネキサム酸 1〜2 g もしくは 10〜20 mg/kg 静注
Hep TEG vs TEG R＞2 mm の延長	InTEM CT/HepTEM CT＞1.25	ヘパリン過剰	プロタミン 50〜100 mg もしくは FFP 10〜20 mL/kg

注：FFP：新鮮凍結血漿，rFⅦA：遺伝子組換え型第Ⅶ因子

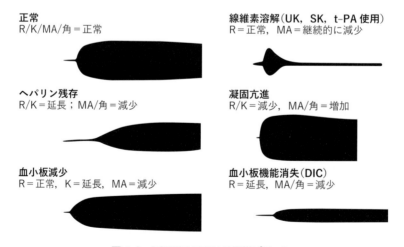

図 4-2　ROTEM における異常パターン

4.5 自己血輸血

術中,術後の出血の対処や輸血を減らすための他の方法により,同種輸血量を抑えることができる.

自己血輸血は,不適合のリスクとともに,クロスマッチの必要性,供血者からの感染のリスクを軽減できる.自己血輸血は安全で費用対効果にすぐれ,血液バンクへの需要を減らしつつRBC量を維持する方法である.しかし,外傷例では自己血回収は,創部や体腔,ドレーンからの血液を含むため,血球回収は容易でない.

現時点での自己血輸血の方法には基本的には2通りある.

- 回収した血液を抗凝固薬と混合し,フィルターを通して輸血する.血液は回収され,抗凝固薬としてヘパリンやクエン酸が使用され,専用の器機にて洗浄・遠心分離を行ったうえで輸血する.
- フィルターを通してそのまま輸血する方法は,作業がより少なく,迅速に輸血を行うことができる.全血は,血小板や蛋白質に影響を与えず輸血できるが,遊離ヘモグロビンや凝固促進因子も輸血されることになる.回収された多くの血液を患者に戻すことができ,近年使用されるデバイスでは,抗凝固薬と混合する必要はない.自己血回収装置ではインラインフィルターが必要である.このようなフィルターは,回収中や返血中の多くの粒子や小さな凝血塊を取り除き,微小血栓症を軽減する[17].

血球の洗浄や遠心分離には専用の機器が必要で,その操作には技師が必要である.後者の必要性から,本装置を日々の診療で使用するには制限が生まれる.細胞洗浄のサイクルは赤血球を生理食塩水で洗浄し,Ht 55〜60%に調節される.この回収血液中には遊離ヘモグロビン,凝固促進因子および細菌はほとんどみられない.しかしながら細菌がヘモグロビン分子中の鉄に付着して存在することがあるため,洗浄のみでは感染のリスクを完全に除去できない.

概して,シンプルなシステムであるほど,問題は生じにくい.予定手術であれば看護師や技師・麻酔医らが自己血輸血の使用に関与するが,マンパワーが不足した緊急の場合は,そのような関与が不可能なことがある.この赤血球回収システムの使用に際しては,特にこの手技が稀な環境では手慣れた技師が関わるべきである.

実際には,臓器損傷や汚染の恐れのある腹腔内出血と比較して,胸腔内腔は清潔なため,胸部からの出血は自己血輸血に適していると思われる.シンプルかつ効果的な手法は清潔な胸腔ドレーン装置を用いることである.生食を用いて胸腔ドレーンの末端に液体バルブを作成する.これには1,000単位の分画型ヘパリンを加えておく.この回収された液体が入ったボトルをつり下げ,凝集物質を回収するためマイクロフィルターを介してただちに静脈内投与を行う.

患者の生命が危機的な状況でRBC製剤を入手できない場合でない限り,細菌感染や悪性細胞の存在下(腸管損傷,人工血管感染など)では自己血輸血は行ってはならない.しかしながら,以前では不適と考えられていた状況での自己血使用に関する研究の報告が存在する[18].

細胞・血球を再利用する方法は費用対効果に優れ,(大量出血を伴う脾出血などの)外傷例において有効だが,使用適応を明確にするためにはさらなる研究が必要である.

4.6 赤血球の代替物

理想的なpRBCの代替物は,安価で,長期保存可能で,広く使用が可能,血液と同等の酸素運搬能を有することが求められる.基本的に人工の酸素運搬物質として使用できる理想的な代替え品を開発するため,多くの試みが行われ

ている.

人工の酸素運搬物質はパーフルオロカーボン(PFC)乳剤と手を加えた Hb 溶液の2つに分類される．ヘモグロビン分子の $\alpha_2\beta_2$ 四量体から三量体への急激な解離を妨いで酸素親和性を減少させるために，本来のヘモグロビン分子を改良する必要がある．

4.6.1　パーフルオロカーボン(PFC)

PFC は炭素とフッ素の化合物で，極めて不活性であり粘稠度は低いが，大量の気体が溶解できるという特徴がある．水溶性ではないため乳剤(エマルジョン)として生産する必要がある．PFC の酸素解離曲線は，Hb の S 字状の曲線とは異なり直線的である．そのため高い PaO_2 を保たなければならないが，容易に酸素を手放す特性がある．血管内容量を広げるものではなく，細網内皮系に負荷がかかるため小用量で投与される．PFC の可能性は考慮されるが，特に重大な副作用の点から，晶質液と比較して利点が見出されていない．

4.6.2　ヘモグロビン溶液

遊離ヘモグロビンは，赤血球膜外で O_2 を運搬することができるが，臨床使用については高い毒性が問題となる．現在では RBC 膜の必要をなくし，haemoglobin-based oxygen carriers (HBOCs)の開発などの技術の進歩がみられる．

4.6.2.1　ヘモグロビン含有リポソーム

リポソームとして Hb をカプセル化する技術に基づいている．Hb の存在下でリン脂質とコレステロールを混ぜ合わせると Hb が中に入った球体が作られる．このリポソームの酸素解離曲線は RBC に類似しており，粘稠度も低く，投与により一時的に高い Hb 濃度を得ることができる．

HBOCs を使用する問題点は血管運動緊張へ

表 4-3　ヘモグロビン溶液とパーフルオロカーボン(PFC)製剤の長所・短所

ヘモグロビン溶液	PFC 製剤
長所	長所
・酸素運搬・供給が可能	・酸素運搬・供給が可能
・S 字型の酸素解離曲線を有する	・副作用が軽微かほとんどない
・最大の効果のため 100% の酸素濃度は不要	・臓器毒性の報告はない
・定量が容易	
短所	短所
・副作用	・最大の効果のため 100% の酸素濃度が必要
・血管収縮	・潜在的な副作用を防ぐために，適宜コロイド投与が必要
・検査法(比色分析)への干渉	

の影響であり，通常溶液と一酸化窒素との相互作用によりもたらされるが，血管収縮の原因となる．

4.6.2.2　重合ヘモグロビン溶液(期限切れのヒトあるいはウシの RBC 由来)

ヘモグロビン分子を架橋結合させる技術が開発され，当初は diaspirin 架橋結合が使用されたが，近年は重合ヘモグロビンが使用されている．この製剤ではヒトとウシ両方の Hb が使用されている．

過去10年間で人工 Hb 溶液の開発について多くの研究が行われた．ウシ由来の Hb(Hemopure®)は南アフリカで臨床使用が行われたが，現在では外傷例への使用は認められていない．

代理血液として Hb 溶液を使用することを推奨するレベル1のエビデンスは存在しない．

Hb 溶液や PFC 製剤の酸素運搬物質としての性質は，根本的には異なる(**表 4-3**)．Hb 溶液の酸素解離曲線は血液に類似した S 字型を示すが，PFC 溶液は酸素分圧と酸素量の関係は直線型を示す．そのため Hb 溶液は酸素運搬や酸素供給に際して血液と似た性質を有する．これは比較的低い動脈酸素分圧下でも，酸素運搬が可能であることを意味する．一方，PFC

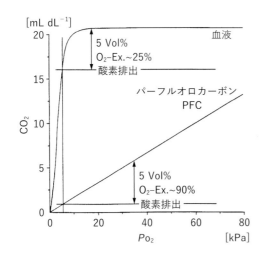

図4-3 ヘモグロビンとパーフルオロカーボン(PFC)における酸素運搬の特徴

溶液では多くの酸素を運搬するためには，高い酸素分圧が必要となる(**図4-3**)．[訳注：血液・PFCともに5%の酸素を遊離するが，PFCは血液よりも多く酸素を遊離する]．

4.7 大量出血／大量輸血

4.7.1 定義

通常の血液量は約70 mL/kgであり，大量輸血は次のように定義される[19]．
- 24時間以内に患者の血液がすべて輸血で置き換わる
- 1時間で患者の血液量の50%が輸血される

1分間に150 mL以上の出血もしくは20分で体内の半分の血液を失った際には，死の危険が生じる．外傷施設では，必要な患者が運ばれてきた際にはただちに使用可能となる大量輸血のシステムを確立しておくことが望ましい．

大量輸血により，初期にはアシドーシスや低体温，低カルシウム血症がみられることもある．低体温(<34℃)は血小板分離や内因性凝固経路で重要となる血小板因子の放出抑制を引き起こす．加えて，外傷例の死亡率を上昇させる一因になる．現場や救急室の環境に曝されることや，常温保存された輸液の大量投与により知らず知らずの間に中枢温が低下することがある．

アシドーシスの補正のために重炭酸を使用することについては意見が分かれている．中等度のアシドーシス(pH<7.20)により凝固能，心筋収縮能および酸化的代謝が障害される．外傷例でのアシドーシスの原因としては，組織での低酸素・低体温による乳酸値の上昇が主なものである．しかし通常は輸液により循環血液量が補正され有効な循環が回復することでアシドーシスは改善する．重炭酸を投与することで，酸素解離曲線が左へシフトし組織での酸素取り込みが抑制され，CO_2産生の増加に伴う細胞内のアシドーシスが増悪することとなる．またアシドーシスが遷延した際には，アドレナリンレセプターの反応性が低下する．よって重炭酸の使用はショックが遷延した場合に留めておくべきである．

クエン酸がカルシウムイオンと結合することにより発生する低カルシウム血症は，輸血速度が100 mL/分(＝1単位/5分)を超えなければ起こらない．血清イオン化カルシウム値の低下により，凝固能障害に先立ち心筋収縮能の低下がみられる．ECGでQT時間の延長がみられた場合や，稀な例であるが大量輸血に伴う原因不明の低血圧が生じた場合には，グルコン酸カルシウムや塩化カルシウムを使用する．

4.7.2 プロトコル

大量輸血のアルゴリズムは院内の複数の部署(外科，輸血部，ICU，麻酔科など)の協力体制で成り立ち，大量出血患者が院着すると同時に発動される．そのプロトコルは各スタッフの役割や行うべき行動，薬剤類，使用される血液製剤について定めており，その目的は生存率の増加である．基本概念は近年の戦場での経験から

表 4-4　大量輸血のガイドライン

定義
24 時間以内の体内の全血液が輸血により置き換えられる，もしくは 3 時間で 50％が置き換えられる

アクチベーション：発動
このプロトコルは 2 単位の赤血球輸血(pRBC)が払い出され，その後も 24 時間以内に追加として 4 単位以上のオーダーがあった際に，**自動的に輸血部から発動されうる**．予測される手段として脈拍 120 回/分かつ血圧 90 mmHg 以下に加えて腹腔内に血液貯留を認めることが用いられる[17]．この発動は治療中の医師の判断によっても行われる．

血液検査
血液型および交差適合試験
- 可能であれば白血球除去処理された血液を使用する
- 可能であれば交差適合試験を行う
- 交差適合試験の時間がなければ O 型血液を使用する

必要な**基本の**検査
- 血小板を含んだ血算
- プロトロンビン時間(PT)，活性型部分トロンボプラスチン時間(aPTT)，プロトロンビン時間国際標準比(PT-INR)，フィブリノゲン，D-ダイマー，thromboelastography(TEG)もしくは rotational thromboelastometry(ROTEM)．

輸血 6 単位ごとに必要な検査
- 上記基本の検査
- TEG もしくは ROTEM のすべての項目

低体温を避ける（患者，輸液ともに）
- 適切な血液加温器を使用する
- 適切なデバイスを用いて患者の保温を続ける
- 室内環境を調節する

血液・血液製剤
輸血部は次項の項目を払い出す(例えば 2 単位もしくは 6 単位を「大量輸血セット」として扱う)
(注：**2 単位パック**での管理は冷所保存が徹底されている状況であれば，輸血部への返却の面からも望ましい)
- 2 単位もしくは 6 単位の pRBC について可能であれば新鮮なものを使用する
- 2 単位もしくは 6 単位の**解凍した** FFP
- 2 単位もしくは 6 単位の血小板を手配する
- 輸血が 6 単位ごとに発注される際に，血小板のアフェレーシスを行い 1 単位の「血小板 mega-unit」を[注：5～6 単位の血小板を含む]作成する．

投与法
除去フィルターは**不要**である
大量輸血パックの使用が始まれば，輸血比を **1：1：1**(RBC：FFP：PLT の場合)もしくは 6：6：1/5：5：1/4：4：1(RBC：FFP：mega-unit)とする．(mega-unit の解釈は施設に委ねられる) pRBC 投与 6 単位ごとに，さらに出血が続き輸血の必要がある場合には
- PT/aPTT が 1.5 倍に延長の場合もしくは TEG/ROTEM の判断により 4 単位の FFP を追加
- フィブリノゲンが 1 g/L 以下もしくは TEG/ROTEM の判断により 10 単位の cryoprecipitate 投与
- カルシウム値が補正したにもかかわらず下回っている場合**のみ**，10％塩化カルシウム 10 mL 投与する
- 血小板が 75,000/mm^3 を下回った場合，少なくとも 1 単位の mega-unit の血小板を投与する

未使用の大量輸血パックは速やかに輸血部へ返却する

輸血終了の条件
- すべての活動性出血がコントロールされる
- RBC の投与の必要性がない
- 体温＞25℃
- pH＞7.3
- フィブリノゲン＞1.5 g/L
- PT-INR＞1.5，PT 16 秒以下，aPTT 42 秒以下
- ヘモグロビン 8～10 g/dL(4～6 mmol/L)

表 4-5　外傷例における遺伝子組換え型活性血液凝固第Ⅶ因子製剤(rFⅦa)使用のガイドライン

定義
本ガイドラインは大量出血および大量輸血プロトコル導入のおそれのある外傷患者においての，凝固異常に対する rFⅦa の補充治療について記す．

払い出し
輸血部は 6 単位もしくは 12 単位を**投与終了した**現場の要求に応じて rFⅦa を払い出す

制限
rFⅦa の使用は以下の場合に**限る**
- **外科的出血がコントロールされた場合**
- **活動性出血が継続する場合**
- **可能であれば，thromboelastogram(TEG)が使用できる場合**：FFP 投与下でも R(reaction)time が延長する場合
- 6 単位以上の輸血を行った場合
- 血小板数 > 50,000/mm^3 の場合
- pH > 7.2 の場合
- 体温 < 34℃ の場合

血液検査
播種性血管内凝固(Disseminated intravascular coagulopathy：DIC)のスクリーニング
- 血小板を含んだ血算
- プロトロンビン時間(PT)，活性型部分トロンボプラスチン時間(aPTT)，プロトロンビン時間国際標準比(PT-INR)，D-ダイマー
- フィブリノゲン，
- thromboelastography(TEG)もしくは rotational thromboelastometry(ROTEM)

投与量
rFⅦa の投与量は 90 μg/kg である
- 1.2 mg を加算する(例：75 kg 男性 75×90 μg/kg＝6.75 mg，＋1.2 mg で 7.2 mg となる)

出血が持続する場合
- 初期投与量を 1 時間後および 3 時間後に再度投与する
- 輸血 12 単位ごとに初期投与量を繰り返す

投与終了の条件
- 止血の確認
- 3 回の投与

のいずれかの確認

成り立っており，患者対応にも大きな変化をもたらした(**表 4-4，表 4-5**)．

文献

引用文献

1. Huraux C, Ankri AA, Eyraud D, et al. Hemostatic changes in patients receiving hydroxyethyl starch: the influence of ABO blood group. *Anesth Analg*. 2001; 92(6): 1396-1401.
2. Allen CJ, Valle EJ, Jouria JM, et al. Differences between blunt and penetrating trauma after resuscitation with hydroxyethyl starch. *J Trauma*. 2014; 77(6): 859-864.
3. Kauvar DS, Holcomb JB, Norris GC, Hess JR. Fresh whole blood transfusion: a controversial military practice. *J Trauma*. 2006; 61: 181-184.
4. Spinella PC, Holcomb JB. Resuscitation and transfusion principles for traumatic hemorrhagic shock. *Blood Rev*. 2009; 23: 231-240.
5. Hess JR, Brohi K, Dutton RP, et al. The coagulopathy of trauma: a review of mechanisms. *J Trauma*. 2008; 65: 748-754.
6. British Committee for Standards in Haematology, Blood Transfusion Task Force. Guidelines for the use

of fresh frozen plasma, cryoprecipitate, and cryosupernatant. *Brit J Haemat*. 2004; 126: 11-28.
7. Pandit TN, Sarode R. Blood component support in acquired coagulopathic conditions: is there a method to the madness? *Am J Hematol*. 2012; Suppl 1: S56-S62. doi: 10.1002/ajh.23179.
8. Dutton RP, Carson JL. Indications for early red blood cell transfusion. *J Trauma*. 2006; 60(6): Suppl. S35-S40.
9. Napolitano LM, Kurek S, Luchette FA, et al. Clinical practice guideline: red blood cell transfusion in adult trauma and critical care. *Crit Care Med*. 2009; 37: 3124-3157.
10. Holcomb JB, del Junco DJ, Fox EE, et al. The Prospective, Observational, Multicenter, Major Trauma Transfusion (PROMMTT) study: comparative effectiveness of a time-varying treatment with competing risks. *Arch Surg*. 2012; 15: 1-10.
11. Boffard KD, Riou B, Warren B, et al. NovoSeven Trauma Study Group. Recombinant factor VIIa as adjunctive therapy for bleeding control in severely injured trauma patients: two parallel randomized, placebo-controlled, double-blind clinical trials. *J Trauma*. 2005; 59(1): 8-15; discussion 15-18.
12. Hauser CJ, Boffard KD, Dutton R, et al., for the CONTROL Study Group. Results of the CONTROL Trial: efficacy and safety of recombinant activated factor VII in the management of refractory traumatic hemorrhage. *J Trauma*. 2010; 69: 489-500.
13. CRASH-2 Trial Collaborators. Effects of tranexamic acid on death, vascular occlusive events, and blood transfusion in trauma patients with significant haemorrhage (CRASH-2): a randomised, placebo-controlled trial. *Lancet*. 2010; 376: 27-32.
14. Moore HB, Moore EE, Gonzales E, et al. Hyprinofibrinolysis, physiologic fibrinolysis, and fibrinolysis shutdown: the spectrum of post injury fibrinolysis and relevance to antifibrinolytic therapy. *J Trauma Acute Care Surg*. 2014; 77(6); 811-817.
15. Stensballe J, Ostrowski SR, Johansson PI. Viscoelastic guidance of resuscitation. *Curr Opin Anaesthesiol*. 2014; 27(2): 212-218.
16. TEG/ROTEM. www.surgicalcriticalcare.net/Guidelines. Accessed January 2015.
17. Hughes LG, Thomas DW, Wareham K, Jones JE, John A, Rees M. Intra-operative blood salvage in abdominal trauma: a review of 5 years' experience. *Anaesthesia*. 2001; 56: 217-220.
18. Bowley DM, Barker P, Boffard KD. Intraoperative blood salvage in penetrating abdominal trauma: a randomised controlled trial. *World J Surg*. 2006; 30: 1074-1080.
19. Nunez TC, Young PP, Holcomb JB, Cotton BA. Creation, implementation, and maturation of a massive transfusion protocol for the exsanguinating trauma patient. *J Trauma*. 2010; 68: 1498-1505.

推奨文献

Johansson PI, Ostrowsky SR, Secher NH. Management of major blood loss: an update. *Acta Anaesthesiol Scand*. 2010; 54: 1039-1049.

Journal of Trauma-Injury Infection and Critical Care. Early massive trauma transfusion: current state of the art. *J Trauma* 2006; 60(6, Suppl.).

Malone DL, Hess JR, Fingerhut A. Massive transfusion practices around the globe and a suggestion for a common massive transfusion protocol. *J Trauma*. 2006; 60(6, Suppl.): S91-S96.

Marino PC. Transfusion practices in critical care. In: *The ICU Book*. 3rd ed. Baltimore, MD: Lippincott Williams & Wilkins; 2007: 659-686.

Pierocci FM, Kashuk JL, Moore EE. Postinjury hemotherapy and hemostasis. In: Mattok KL, Moore EE, Feliciano DV, eds. *Trauma*, 7th ed. New York: NY: McGraw-Hill; 2013: 216-235.

West MA, Shapiro MB, Nathens AB, et al. Inflammation and the host response to injury. Large Scale Collaborative Research Program Investigators. IV: Guidelines for transfusion in the trauma patient. *J Trauma*. 2006; 61: 436-439.

3部

Damage Control Surgery

5章 Damage Control Surgery (DCS)

5.1 総論

「ダメージコントロール」（「段階的開腹」や「蘇生的開腹」としても知られる）の概念は，生理的徴候の破綻した状態での過剰な外科的侵襲を遅らせることを目的としている[1]．

Damage control resuscitation (DCR) と damage control surgery (DCS) は，大量出血や重大な損傷やショックによる致死的な状況から離脱するために用いられる，計画的かつ先手を打った，これまでにない蘇生法と外科的手技の組み合わせである．第1の目的は，根本手術に優先して，蘇生的手術により蘇生と生理学的異常の回復が可能なだけの時間を稼ぐことである．当初，重篤な腹部外傷に対するものであったが，DCSの概念はすべてのタイプの損傷に適用されるようになった．現在では，胸部，整形，血管，重篤な頭部外傷においてもDCSについて論じられている．

簡潔に表現すれば，これは非常に不安定な患者に対し，外科医が手術時間と介入を最小限に抑えるための技術である．この第1の理由は，大量の出血や重大な組織障害をこうむった患者にしばしば生じる，低体温，代謝性アシドーシス，凝固障害（「死の三徴」）を最小限にとどめるためである．術後の集中治療管理と安定化ののち，手術室に戻り根本手術が行われる．原則は理解しやすいが，腹腔内臓器に二次侵襲を加えるのでDCS概念の乱用を避け，その実施は慎重でなければならない．さらに，炎症カスケードの活性化および続発する全身性炎症反応症候群（systemic inflammatory response syndrome：SIRS），臓器障害を最小限にすべく，十分に適切な手術が行われなければならない．

その概念は新しいものではなく，肝臓のパッキングはPringleにより100年も前に行われている．しかしながら，その背景にある生理学的理論の理解が不十分であったために，結果は悲惨なものであった．時の経過とともに，その概念は，蘇生的手術における現代的な技術や腹腔内パッキングの確立，汚染の制御および生理学的異常と凝固能の回復後に待機的に行われる根本手術へと広がってきた．血管造影や塞栓術は，パッキングの及ばない骨盤骨折からの出血や軟部組織損傷からの出血に対して有用であった．もっとも最近では，DCSとpermissive hypotension，晶質液輸液の制限，迅速な血漿成分や血小板を用いた血液製剤投与による蘇生法であるDCRが，生存率を向上させるようである．

DCSは，大きなセンターに搬送する前に小さな病院でも施行されるかもしれない．適応が正しければ，DCSは救命的な方法となりえ，外傷症例が入院する病院であればどこでも実施できることが望ましい．

ダメージコントロールの概念は，腹部だけに限らず，血管損傷やすべての体腔に対して広げることができる．軍事紛争地域においては，胸部のダメージコントロールの有用性が証明されている．小児に対するダメージコントロールの必要性は，成人よりも一般的ではないものの，

よく論じられている．小児患者は，広い体表面積と少ない血液容量のために，より低体温に陥りやすい傾向がある．小児では生理的パラメーターは異なるものの，ダメージコントロールの本質は同じである．その対極である，高齢者に対するダメージコントロールの適用も成功を収めてきている．高齢者(多くは55歳以上と定義される)は生理的な予備力が乏しく，この年齢層では合併症率や死亡率が高い．この年齢層に対してダメージコントロールが適用された場合，50％を超える生存率がNewellら[2]の研究により報告されている．これは80歳代の患者に対してでさえ支持されてきており，ダメージコントロールは高齢者に対しても無益ではないことを示している．

ダメージコントロールは，消化管穿孔や膵炎，虚血，消化管出血などの重症の腹腔内疾患の患者に対する，腹部一般外科領域でも一般的になりつつある．このような疾患患者の外傷患者との違いは，初期蘇生の時期がより長いことが多いということである．外傷患者では，一般的に第1段階に進むまでの時間は数分である．一般外科の患者では，数分に対して数時間の猶予があることが多く，生理学的徴候の立て直しを図ることが可能である．DCSにより，原因の迅速な制御および原因の再評価を容易に行うことが可能となる．虚血性の病態においては，腸管の状態を頻回に再評価することも可能である．結局，おそらく最も重要なことは，腹部コンパートメント症候群(abdominal compartment syndrome：ACS) (Critical Careは14章参照)の発症を抑える(けれど，なくすことはない)ことである．この類の患者は，初期蘇生における大量の輸液により，腸管浮腫をきたし腹腔内圧が上昇していることがよくある．一時的な閉腹を用いることで，この潜在的に重篤化する危険性を軽減することができる．

ダメージコントロールの原理の適用により戦地での管理や災害計画が影響を受けてきている．多数の傷病者をトリアージしなければならない状況下では，蘇生的手術やダメージコントロール的なアプローチは時間や場所の限られた状況で，限られた資源を最大限に活用するうえで有用である．最近の軍での前向き観察研究によると，アフガニスタンで行われた開腹手術の77％でダメージコントロールが使用されたと報告されている．ダメージコントロールは安全であった．この研究では，ダメージコントロールは戦場での腹部外傷に対する最適なアプローチであり，将来の軍における手術の遂行計画において考慮されるべきであると結論付けている[3]．ボストンマラソンでの爆破事件のような最近の事例において，事件から数分以内に病院に押し寄せた重篤な患者に対し，蘇生的DCS戦略がすべての患者に用いられた場合には，望ましい結果に結びつくよう対応されたことが示されている[4]．

5.2 Damage Control Resuscitation (DCR)

DCRは，DCSの蘇生的開腹に付加される重要なもので，並行して行われなければならない[5]．DCRは重症外傷とショックを伴う患者に生じる凝固障害，低体温，アシドーシスに対する先行的，先見的な治療である．DCRにおいては以下の点が優先される．

- **正常血圧**ではなく，臓器**灌流**に必要なだけの圧を維持する蘇生における permissive hypotension
- 多くは massive transfusion protocol〔4章(p49)参照〕の使用により促進される，晶液製剤よりも血液製剤の早期使用
- 新鮮凍結血漿(fresh frozen plasma：FFP)や血小板輸血の使用によるバランスのとれた血液製剤の投与

血液製剤使用の最適な比率は明らかになっていないが，1：1：1に近い比率での投与が勧められている．特定の状況下では，適合試験後の

全血も使用されうる．
- 適正な血液製剤使用のために，使用可能であればTEGやROTEMを用いた，凝固異常の是正
- 平常体温への回復

5.3 Damage Control Surgery (DCS)

Damage control surgery(DCS)は5つの独立した段階に分けることができる．これは，患者選択(ステージ1)に始まり，段階的手術として要する可能性のある腹壁形成(ステージ5)へと続いていく．

5.3.1 ステージ1：患者選択

DCS後に最適な結果を得るためには，適切に患者を選択することが重要である．すべての患者に対して極めて迅速な外傷評価がなされるべきである．出血源を同定するとともに，大口径の静脈路の確保，初回の脳神経学的評価と輸血が初期の段階において重要である．このステージの時間は，背景にある病態だけでなく患者の生理学的な安定性によって左右される．このステージの間に，massive transfusion protocol〔4章(p49)参照〕の導入と止血的な蘇生が重要となる．手術室への移動の遅れは避けなければならない．外出血を制御するための迅速な処置(圧迫不可能な出血に対するターニケット使用や用手的な止血など)が手術室への移動の際には用いられる．

外傷や数多くの緊急手術を扱ういずれの病院においても，止血的な蘇生を可能にする大量輸血のためのプロトコールが存在し，麻酔科医や血液バンク，ICUスタッフによって支持されるべきである．可能であれば，外科医は助手となる別の外科医を呼ぶことが望ましい．

DCSを行うべき患者選択の適応は一般的に次に示すように分けられる．

- 血行動態的に不安定
  - 収縮期血圧＜90 mmHgが60分以上持続
  - 体温＜35℃
- 代謝性に不安定
  - pH＜7.2
  - Base Excess≧5で悪化している
  - 血清乳酸値＞5 mml/L
- 凝固障害
  - プロトロンビン時間(PT)＞16秒
  - 部分トロンボプラスチン時間(PTT)＞60秒
  - 粘弾性止血分析(VHAs)：TEGまたはROTEM
- 外科的解剖
  - 到達困難な静脈損傷(例：肝後面下大静脈，骨盤内など)
  - 蘇生に対する反応が不十分な患者に対して時間を要する外科的処置が必要となることが予想される
  - 根本的な修復を短時間で行うことが不可能である
  - 骨盤骨折のように，他部位において非手術的な処置を要する
  - 閉腹が不可能
- 状況
  - 必要輸血量が10単位を超える
  - 手術時間が60分を超える
- ロジスティクス
  - 複数患者／多数傷病者の発生している状況
- 人的，医療機器などの資源の不足や安全面の懸念

使用可能であれば，ハイブリッド手術室の使用により，大量出血の患者に対する根本的な止血およびダメージコントロール治療の補強が可能である．

状況によらず，予定された手技の中止や根本手術の短縮を強いる理由として凝固障害が最も一般的である．重要なのは凝固障害が明らかになる**前**に手術を中止することである．

手術の技術的な面は損傷のパターンによって異なる．

5.3.2 ステージ2：外科的な出血と汚染の制御

第1の目的は以下のとおりである〔 8.1 (p114) も参照〕．

5.3.2.1 皮膚切開

腹壁を広く牽引し，迅速に肝臓，腹部大血管やほかの後腹膜臓器への視野を得るために非常に大きな皮膚切開が必要である．2名の経験を積んだ外科医による手術が勧められる．最大の出血源の迅速な制御が重要で，複数の出血源のある症例では，用手圧迫，パッキングや一時的な結紮が必要かもしれない．各々の症例は一見異なっているが，原則は活動性の出血の制御をまず行うことである．

5.3.2.2 出血の制御

手術手順は以下のとおりである〔 8.1 (p114) も参照〕．

- 動脈性および重大な静脈性出血の止血

重大な動脈性出血は最初の処置で止血されなければならない．名のある血管に対しては，一時的な血管内シャントが望ましいが，大量出血患者の救命のためには結紮が必要となることもある．持続する出血を制御できなければ患者の死亡につながる．

骨盤や後腹膜，腎臓，肝臓，肋間や軟部組織など外科的な到達が困難な部位からの動脈性出血に対しては，経カテーテル的な処置が有用である．

- ラッピングやパッキングによるタンポナーデ
- 出血臓器への流入血管の遮断（例：肝臓からの出血に対する Pringle 法）
- 到達可能な血管の修復や結紮
- 一時的な血管内シャント（**図 5-1**）
- 術中または術後の経カテーテル動脈塞栓術

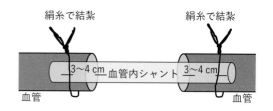

図 5-1 血管内シャントの図
血管内シャントを両側血管内に3～4 cm 挿入し絹糸により結紮する

5.3.2.3 汚染の制御（管腔臓器）

- 腸管や管腔臓器の損傷は直接縫合や自動縫合器の使用により制御できる．
- 損傷部分はクランプや自動縫合器により切除できる．
- 胆道系や泌尿生殖器の損傷は体外ドレナージにより一時的に処理できる．（Tチューブ，尿管瘻造設など）
- 膵損傷に対しては広範なドレナージとパッキングを行う．

このステージでは，根本的修復，腸管の連続性の回復，人工肛門造設や経腸栄養の経路確保は避けるべきである．

5.3.2.4 大量の洗浄

処置の終了時には，閉創前に，特に便などによる汚染がある場合には，腹腔内を大量（数L）の生理食塩水で必ず洗浄する．洗浄後，すべての液体を吸引し，腹腔内を可能な限り乾いた状態にする．

5.3.2.5 一時的な腹壁閉鎖

腹腔は熱と水分の喪失を避けるため，そして腹部臓器を保護するために閉鎖すべきである．

ダメージコントロールにおいて前述した要素が複数ある場合や，セカンドルック手術を行う場合には，閉腹を遅らせる必要がある．特に，大量の容量負荷にて血行動態の安定化を維持し手術が長引いた多発外傷症例では，組織間質の

浮腫が進行する．このために，腹部コンパートメント症候群（ACS）に進展しやすく，もしくは筋鞘の直接閉鎖が不可能となるかもしれない．さらに，腸管やその他の著明な汚染により腹腔内感染からの敗血症の危険は高まり，また，重度の組織損傷では，修復部の治癒がすすまない．このような状況では，計画的な再開腹のための一時的な閉腹を強いられる．

こういった状況の中，一時的な閉腹が求められる．そのような閉腹に求められるものは以下のようにまとめられる
- すばやく施行できること
- 安価であること
- 腹腔内臓器を腹腔内にとどめておくことができること
- 液体のドレナージができること
- 敗血症を最小限にとどめられること
- 後に行う筋鞘の直接閉鎖をしやすくすること

吸引を用いた閉鎖が，open abdomen management において勧められる．入手可能な文献のレビューによると，陰圧吸引創部閉鎖療法（negative-pressure wound vacuum therapy：NPWT）により，筋鞘の直接閉鎖の率が高まり，他の閉鎖法（メッシュ，ベルクロ，バッグタイプの被覆）よりも予後を改善するようである．

多くの一時的閉腹システムが入手可能であるが，最も費用対効果に優れているものは「サンドイッチテクニック」で，1986年にSchein[8]により初めて報告され，RotondoとSchwab[1]により広められた．

切開部用の接着ドレープ（Opsite, Smith & Nephew, 英ロンドン，Steri-Drape または Ioban, 3M Corporation, 米ミネソタ州セントポール）を，接着面を上にして平坦な場所に置き，その上に腹腔用大ガーゼを載せる．この目的は，腹腔用ガーゼの一方の面に，腹腔内臓器に面する接着しない膜を作成することである．大きさは，挿入したときに，横は傍結腸溝，頭尾側方向には皮膚切開より10 cmの長さとなるように十分に大きなものとする．片面が膜（例：ドレープ）で他方の面が腹部大判ガーゼの合成シートを作成するように，辺縁を折り重ねる．開放された筋鞘の端の下に傍結腸溝まで辺縁を押し込んで上面を覆うようにして，腸管にはこの膜だけが接触するようにして使用する．

5.3.2.5.1 ピットフォール

- 大判ガーゼの片面だけを覆うこと．両面を覆うと，ガーゼの編み目を通した毛細管現象による排液が阻害されてしまう．
- 膜に孔（切れ目）を開けてはならない．孔があると，直接吸引が腸管の漿膜にかかってしまい，瘻孔形成の危険が生じうる．
- 吸引圧は5～10 mmHgに維持すること．特に低体温で低血圧の患者においては，陰圧が強すぎると，毛細血管圧を超える圧が直接かかってしまうかもしれない．
- この時点では，市販のもの（例：VAC；KCI, 米テキサス州サンアントニオやRenasys；Smith & Nephew）の使用は避けるのが望ましい．これらは，費用的な理由と高吸引圧がしばしばかかることから，根治的な閉創まで温存しておくべきである．

相当量の漿液と血液のドレナージを要する場合は，1対のドレナージチューブ（例：Sump型の経鼻胃管や閉鎖式吸引ドレーン）を，別の小切開を通して，先端が皮膚切開の尾側縁に達するように留置する．チューブは皮膚切開の両縁で，前方腹膜とガーゼの縁の下に置き，低圧持続吸引を用いる．

創部閉鎖ドレープを皮膚に接着して，このように配置したものを覆う．これにより閉鎖システムが構築される（サンドイッチ，**図5-2**，**図5-3**）．Bogota bagやTowel clipsなどの方法

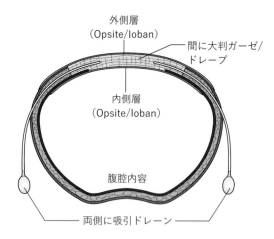

図 5-2 サンドイッチテクニック(VacPac)の図示

はもはや用いられず，一時的な閉腹の場合は筋鞘の縫合は行うべきではない．

　手術室から ICU へと患者を移送するタイミングは重要である．迅速に移送すれば費用的には効率がいいが，移送が早すぎれば逆効果である．出血と汚染のコントロールは得られていなければならない．一方で，いったん適切に止血が得られていれば，手術を同じやり方で中断しなくてもいいかもしれない．

　手術室において，アシドーシスや低体温，低酸素などの併存する病態を改善する努力を開始すべきで，それにより凝固能の改善が図れるかもしれない．これには十分な時間を割く，その後，腹部損傷の再評価を実施する．なぜなら，さらなる損傷や持続する出血が見つかることも稀ではないからである．

　逆に，重症の頭部外傷の患者において，凝固障害が，二次的重症不可逆脳損傷を引き起こしさらなる外科的介入が無駄になることもある．

5.3.3　ステージ3：ICU における生理学的徴候の立て直し

　ICU における優先事項は次のとおりである．

5.3.3.1　体温の回復

- 加温ブランケット，対流ブランケット，加温輸液，加熱灯，環境室温の上昇などによる受動的加温
- 胸腔や腹腔洗浄による積極的加温

5.3.3.2　酸素運搬の最適化

- 循環血液量を回復するための容量負荷
- ヘモグロビン値 8〜10 g/dL（4〜6 mmol/L）へのヘモグロビンの補正
- 心拍出量のモニタリング
    - ・超音波による心拍出量の計測
    - ・動脈カテーテルによる心拍出量の計測
    - ・Swan-Ganz カテーテルによる肺動脈圧モニタリング
- アシドーシスの補正（pH＞7.3）
- 乳酸アシドーシスの測定と補正（乳酸値＜2.5 mml/L）
- 必要に応じた強心薬の使用

5.3.3.3　凝固能の是正

- 血液成分の補充
    - ・凝固異常の評価と正常化
- 凝固検査
- TEG や ROTEM の使用

5.3.3.4　生理学的指標の改善目標

　生理学的指標の改善は以下の評価によりなされる．

- 乳酸クリアランス
- SvO_2
- 尿量
- 血行動態
- アシデミアの改善
- 血管内容量が充足した状況での強心薬の使用

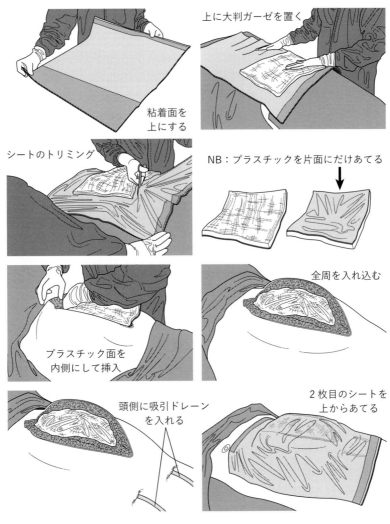

図 5-3　ドレープによるサンドイッチの挿入テクニック

5.3.3.5　腹腔内圧上昇と腹部コンパートメント症候群のモニタリングと予防［14.9（p242）参照］

- 腹腔内圧（intra-abdominal pressure：IAP）の測定
  - Foley（膀胱）カテーテル
- 胃内カテーテル

5.3.3.6　他の損傷の認識

ダメージコントロールの一助とするために，診断と治療が完了しないうちは，受傷機転，身体所見，標準的な外傷に対する蘇生を見直す．

- tertiary survey
- 必要に応じた追加の画像検査
- 既往歴，併存症，内服薬の見直し
- 破傷風の予防

5.3.4　ステージ 4：根本手術

患者の生理的状態の安定が得られればなるべく早く手術室へ戻る．

48 時間を超えると有害となりうるため，理想的には 24〜48 時間以内に行ったほうがよいが，以下の点を考慮して時期を決定する．

- 第 1 段階でのダメージコントロールの適応

- 損傷形態
- 蘇生や加温に対する反応や上記の評価
- 他の要素の是正にもかかわらず出血が持続する場合には，速やかに手術室へ戻るか血管造影室へ移動することが必要である．
- 重大なACSが進行する場合は早期に再開腹手術を行い，いかなる潜在的な原因も是正しなければならない．**すべての患者において，初回手術から24時間以内に手術室に戻るべきである．**問題を先送りにすれば，急性呼吸窮迫症候群（acute respiratory distress syndrome：ARDS），SIRSや敗血症が干渉（原因となったり，影響したり）して，手術の妨げになるかもしれない．

5.3.4.1　再開腹

再開腹には以下の場合がありうる．

- **計画的に行う場合**

初回処置の際に決定され，通常はダメージコントロール後の，汚染，組織の壊死疑い，腹腔内パッキングのやり直しや根本手術のために行われる．

- **必要に応じて行う場合**

腹腔内合併症が進展していることが明らかになった場合に行う．これらの例では，「患者が期待していたような経過をたどらなかった場合に」再手術を行うということが原則である．こういった状況にうまく対応できなければ，合併症や死亡などの悲惨な結果に至るかもしれない．

再検索は，それまでに診断されていない損傷に注意して徹底的に行う．もし患者の生理的状態が再度悪化する場合には，ダメージコントロールの概念を再度適応し，積極的な蘇生，開腹手術時間の短縮，血管造影や骨盤固定，腹腔外損傷の評価などの可能な追加手技を行うべきである．多くの場合，さらなる加温，凝固能回復による生理的状態と凝固障害の積極的な是正と再パッキングの併用が必要になる．

人工肛門（colostomyやileostomy）が必要である場合は，側方での造設を考慮するとよい．人工肛門は腹直筋と腋窩中線の間に置く．腹直筋鞘と腹直筋はのちの再建のために温存し，汚染を防ぐために人工肛門は正中創から十分に離しておく．腹壁が再度接合されれば，人工肛門は前方正中側に移動する．

5.3.5　ステージ5：腹壁の閉鎖

根本手術が完了し，さらなる手術が考慮されなければ，腹壁の閉鎖が可能である．ほとんどの場合，最初の再手術時もしくは受傷7～8日以内であれば腹直筋鞘の閉鎖が可能である．これは，患者の体格，体形，生理的な安定が得られるまでに要した時間，蘇生に要した水分量や被った損傷によって大きく異なる．

5.3.5.1　待機的な腹壁の直接閉鎖

一時的な手術とする理由が解決できたり治療された場合は，待機的な閉腹が必要である．これは通常24～48時間（もしくはより長く）後に可能である．腹壁は通常の閉腹と同様に層々に行うことが可能である．しかし，これは追加の手術が考慮されていない場合にのみ行われるべきで，筋鞘に緊張をかけずになされなければならない．

仰臥位で麻酔下において腹腔臓器が筋鞘よりはみ出ている場合は，一時的閉鎖（吸引併用）を継続することが勧められる．さらに24～48時間ICUにおいて体液管理を行った後であれば，手術室にて一期的な腹壁筋膜閉鎖が可能となる場合がほとんどである．外科医と麻酔科医両方が閉腹の結果としてACSを招く危険について認識し，腹腔内圧や気道内圧を密に監視しなければならない．

5.3.5.2　二次的な閉腹

種々の理由により待機的な直接閉鎖が不可能であった場合は，結果的に生じる欠損を受容

(最小限にとどめるべきではあるが)する必要がある．腹壁の皮膚およびその下層の筋膜が牽引されており，このため腹壁の直接閉鎖が阻害される．この状況下では，開腹での管理中に，筋鞘を緊張なく安全に閉鎖できるようにするための種々の技術を組み合わせて用いる．目標は筋鞘の閉鎖とそれに続く皮膚閉鎖である．

最終的な欠損を最小限にするか減らすような以下の方法が含まれる．

- 陰圧閉鎖療法：市販されている閉鎖方法が欠損を減らし，筋鞘の閉鎖に役立つことが報告されている．V.A.C.(Kinetic Concepts Inc., 米テキサス州サンアントニオ)とRenasys(Smith & Nephew, 英ロンドン)が含まれる[9,10]．
- 皮膚のみの閉創
- Vicryl メッシュ(Johnson & Johnson, 米ニュージャージー州ニューブランズウィック)，Gore-Tex シート(W. L. Gore & Associates, 米アリゾナ州フラッグスタッフ)やその他の人工シートを用いた閉鎖
- 生体材料のシート：ヒト皮膚マトリックス human dermal matrix(Allo Derm, Life cell, 米ニュージャージー州ニューブランズウィック)またはブタ皮膚マトリックス porcine dermal matrix(Permacol, Covidien, 米マサチューセッツ州マンスフィールド)．
- 肉芽が増殖した腸管やメッシュの上に直接置く分層植皮術

5.3.5.3 二次閉創

待機的な直接閉鎖が数日から1週間で不可能であった場合は，いくつかの選択肢がある．

- 腹壁ヘルニアの形成を容認し，皮膚のみの閉鎖を行う．
- ヒト(AlloDerm)やブタ(Permacol)皮膚マトリックスなどの生体材料を，メッシュとして早期に使用することで，ヘルニア形成を予防し皮膚の被覆を行えるようにする．
- 腸管を覆う肉芽が形成されるまで陰圧閉鎖による一時的閉腹(VAC)を継続し，続いて分層植皮を行う．
- 人工メッシュがその場に残っている場合は，結果として残った皮膚欠損を分層植皮や皮弁によって被覆する．
- 大きなヘルニアの場合は，コンポーネントセパレーション法や皮弁形成などの別の技術を用いた，再建が後に必要となることがよくある．
- V.A.C.(Kinetic Concepts Inc., 米テキサス州サンアントニオ)やRenasys(Smith & Nephew)などを用いた Mesh assisted closure[10,11]．
- Witmann パッチ

Vicryl などのポリグリコール酸の吸収性メッシュでは，組織反応や組織の迷入が最小限に抑えられる．したがって，感染や瘻孔形成の危険性が低いということになる．

PTFE(polytetrafluoroethylene：Gore-Tex)などの膜は組織反応や組織迷入の誘発が最小限で，感染や瘻孔形成の危険性が低く，用いることが可能であるが，かなり高価である．最近では，合成メッシュが有望であると示されてきている．そのメッシュは，上から植皮を置くこと(腸管の上に直接さえも)が可能で，後に根治的な腹壁形成を行うことも可能である．

いずれかのメッシュを用いてその部位を覆う．結果として生じる皮膚欠損は分層植皮や皮弁手術によって覆われる必要がある．

5.3.5.4 計画的なヘルニア

計画的なヘルニアのアプローチでは，皮膚の被覆と，その後の待機的な腹壁再建を目的とする．計画的なヘルニアの戦略が適した状況には，牽引された腹壁の辺縁が再接合不能である，組織欠損が大きい，第3のコンパートメント症候群の危険がある，感染源の制御が不十分である，前腹壁の腸管皮膚瘻や患者の栄養状態が不良であるなどが含まれる．さまざまな手法が用いられてきた．自己採取の分層植皮を腹腔

内臓器の上に施行することで，露出した腸管を被覆することができる．植皮の成熟には6～12か月を要し，その後再建時に，移植した皮膚片は腸管表面から容易に剝がすことが可能となる．

一時的なメッシュ閉鎖はよく用いられ，吸収性のメッシュが好まれる．非吸収性のメッシュ（ポリプロピレンメッシュなど）は感染や高率に瘻孔を形成するといった理由から用いられなくなった．

より一般的にはコンポーネントセパレーションが行われている．腹直筋の両外側で，外腹斜筋コンポーネントに大きな減張のための切開を置く．この操作に後鞘からの腹直筋の授動を加えることによってヘルニア欠損部の局所閉鎖が可能となる．この方法の変法として，内腹斜筋の弓状線までの切離を用いたものがある．より大きな腹壁欠損では，有茎皮弁や微小血管皮弁を用いて再建可能する．最も一般的に用いられているのは大腿筋膜張筋(tensor fascia lata：TFL)皮弁である．

5.3.6 転帰

平均Injury Severity Score(ISS)34点の88症例のダメージコントロールについての最近の研究では，Brennerらは63例が生存し，81%が職場復帰し通常の日常生活に戻っていると報告している．

文献

引用文献

1. Rotondo MF, Schwab CW, McGonigal MD, et al. Damage control: an approach for improved survival in exsanguinating penetrating abdominal injury. *J Trauma*. 1993; 35: 375-383.
2. Newell MA, Schlitzkus LL, Waibel BH, White MA, Schenarts PJ, Rotondo MF. "Damage control" in the elderly: futile endeavour or fruitful enterprise? *J Trauma*. 2010; 69(5): 1049-1053.
3. Smith IM, Beech ZKM, Lundy JB, Bowley DM. A prospective observational study of abdominal injury management in the contemporary military operations: damage control laparotomy is associated with high survivability and low rates of fecal diversion. *Ann Surg*. 2014. doi: 10.1097/SLA0000000000000657.
4. Gates J, Arabian S, Biddinger P, et al. The initial response to the Boston Marathon bombing: lessons learned to prepare for the next disaster. *Ann Surg*. 2014; 260(6): 960-6.
5. Holcomb JB, Jenkins D, Rhee P, et al. Damage control resuscitation: directly addressing the early coagulopathy of trauma. *J Trauma*. 2007; 62(2): 307-310.
6. Hess JR, Holcomb JB, Hoyt DB. Damage control resuscitation: the need for specific blood products to treat the coagulopathy of trauma. *Transfusion*. 2006; 46(5): 685-6.
7. Lamb CM, MacGoey P, Navarro AP, Brooks AJ. Damage control surgery in the era of damage control resuscitation. *Br J Anaes*. 2014; 113: 242-249.
8. Schein M, Saadia R. Jamieson JR, Decker GA. The 'sandwich technique' in the management of the open abdomen. *Br J Surg*. 1986; 73: 369-370.
9. Petersson U, Acosta S, Björck M. Vacuum-assisted wound closure and mesh-mediated fascial traction — a novel technique for late closure of the open abdomen. *World J Surg*. 2007; 31: 2133-2137.
10. Roberts DJ, Zygun DA, Grendar J, et al. Negative-pressure wound therapy for critically ill adults with open abdominal wounds: a systematic review. *J Trauma*. 2012; 73: 629-639.
11. Brenner M, Bochicchio G, Bocchicchio K, et al. Long term impact of damage control laparotomy: a prospective study. *Arch Surg*. 2010; 146(4): 395-399.

推奨文献

Chovanes J, Cannon JW, Nunez TC. The evolution of damage control surgery. *Surg Clin North Am*. Aug 2012; 92(4): 859-875, vii-vi.

Cirocchi R, Abraha I, Montedori A, et al. Damage control surgery for abdominal trauma. *Cochrane Database Syst Rev*. 2010; (1): CD007438.

Godat L, Kobayashi L, Costantini T, Coimbra R. Abdominal damage control surgery and reconstruction: World Society of Emergency Surgery position paper. *World J Emerg Surg*. 2013; 8: 53.

Lamb CM, MacGoey P, Navarro AP, Brooks AJ. Damage control surgery in the era of damage control resuscitation. *Br J Anaesth*. 2014; 113(2): 242-249. doi: 10.1093/bja/aeu233.

Hoey BA, Schwab CW. Damage control surgery. *Scand J Surg*. 2002; 91: 92-103.

Lee JC, Peitzman AB. Damage-control laparotomy. *Curr Opin Crit Care*. 2006; 12: 346-350.

Loveland JA, Boffard KD. Damage control in the abdomen and beyond. *Br J Surg*. 2004; 91; 1095-1101.

Moore EE, Burch JM, Franciose RJ, et al. Staged physiologic restoration and damage control surgery.

World J Surg. 1998; 22: 1184-1191.

O'Connor JV, DuBose J, Scalea TM. Damage-control thoracic surgery: management and outcomes. *J Trauma Acute Care Surg*. 2014; 77: 660-665.

Waibel BH, Rotondo MF. Damage control for intra-abdominal sepsis. *Surg Clin North Am*. 2012; 92(2): 243-257, viii.

4部

特定臓器の外傷

6章 頸部

6.1 総論

　頸部には重要血管や気管，食道，さらに複数の神経が密に存在しており，穿通性頸部損傷の治療は難しく，合併症や致死的損傷も多い．

　第二次世界大戦以前は，頸部鋭的損傷の保存的治療の死亡率は15％に上った．そのため広頸筋を超える損傷はすべて手術適応とされていた．しかし，手術症例の最大50％で明らかな損傷が認められないため，近年では多くの施設において強制的検創術の原則と異なる治療戦略が試みられている．

6.2 治療の原則

　穿通性頸部損傷の治療方針の決定にはさまざまな要素が加味される．

6.2.1 初期評価

　活動性出血や拡大する血腫といった明らかな頸部損傷の徴候を認める場合は，ただちに外科的介入を要する．ただし，初期評価および治療は原則的にAdvanced Trauma Life Support（ATLS）に則って行われるべきである．

　いかなる穿通性頸部損傷の患者においても，急性期の最も重要な課題は早期の気道管理である．酸素投与は不可欠である．気管挿管は，合併する頸椎損傷や喉頭損傷，さらに頸部の巨大血腫の可能性により困難となる．頸椎損傷の可能性を考慮し，適切な頸椎保護を行わなければならない．挿管経路は，解剖学的な異常や血腫，血餅の剝離，喉頭損傷，そしてかなりの頻度で頸椎損傷を伴うため，慎重に考慮しなければならない．

　以下に要点を記述する．

- 頸椎損傷．不安定，もしくは不安定である可能性のある頸椎損傷を固定し保護することは重要であるが，気道緊急のときには迅速に危険性と有益性の評価を行わなければならない．頸椎固定により気管挿管はより困難となる．

- 患者の酸素化はより簡便な方法から開始する（基本的な気道確保など）．ラリンゲアルマスク（LMAs）では，複雑な頸部損傷に対する確実な気道確保はできないことを知っておかなければならないが，気管挿管や外科的気道確保の酸素化を試みる際には使用できる．

- 最近の英軍のアフガニスタンでの経験では，多くの患者で麻酔の迅速導入後，ガムエラスティックブジー（気管挿管イントロデューサー）もしくはスタイレットを使用し，比較的細いチューブ（成人男性で6.5 mmもしくは7 mm径）での気管挿管が可能であるとされている．

- 迅速導入後，明らかに気管挿管が不可能とわかった時点で，ただちに輪状甲状靭帯切開もしくは緊急気管切開ができるように外科医は手洗いをしておくべきである．

- また吸入麻酔での導入〔ケタミンの少量ボー

ラス(10 mg 静注)も用いてもよい]後，自発呼吸を残した状態で喉頭鏡を用いての気管挿管を行うことも可能である．

- 意識下，自発呼吸下での局所麻酔を用いた輪状甲状靱帯切開もしくは気管切開術も選択肢の1つである．
- 気管支鏡を用いた挿管方法も頸部損傷の患者において可能であるが，気道への血液のたれ込みが気管支鏡の視野を一瞬にして悪くすることを知っておかなければならない．
- ラリンゲアルマスクは穿通性頸部損傷の患者では，確実な気道確保ができないだけでなく，より危険な状態を引き起こす可能性がある．

巨大な血腫が存在する場合，血腫へ切り込むことで，皮膚切開部から大量の出血を伴い，輪状甲状靱帯切開や経皮的気管切開術(実施可能な環境と十分に手技の経験がある場合にのみ考慮)が技術的に困難となる可能性があるため，かなり早い段階で気管挿管が考慮されるべきである．

気管支鏡は，挿管チューブの中を通し，直視下に気管内へ誘導し，そして挿管チューブを適切な場所へ留置することができるため有用である．ビデオ喉頭鏡は直視下で，より簡便に挿管チューブを留置できる．

複雑な気道損傷では，気道を確保する際，初回の治療計画が失敗したときのための代替策を準備し，予行演習をしておかなければならない．またどの方法が最適か，外科医，麻酔科医そして外傷チームのリーダーが協力して，すばやく判断しなければならない．

[注：頸部損傷患者では，気道は患者の呼吸筋の働きのみで開放されていることがあるため，筋弛緩薬の使用は禁忌である]

筋弛緩薬により呼吸筋の働きが失われると，ただちに完全気道閉塞に陥り，さらに血液により視野も確保できなくなるため，危機的状況となる．理想的には，鎮静下に局所麻酔スプレーを使用し，必要であれば損傷部よりも下で輪状甲状靱帯切開を考慮する．

出血のコントロールは可能な部位であれば直接圧迫で行う．頸部の創から持続的な出血がなければ，血餅を外してしまうおそれがあるため，創を指などで盲目的に検索してはいけない．もし創部から活動性の出血を認めたら，圧迫で止血を試みるべきだが，止血が得られなければ，Foley カテーテルを創へ挿入し，バルーンを膨らませる．これはしばしば頸部の深い創の

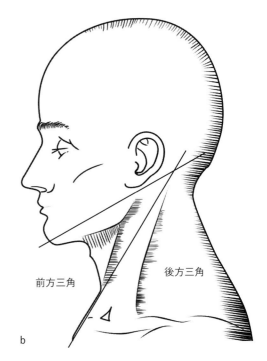

図 6-1 (a)頸部 Zone を示す前方からの図　(b)頸部三角を示す側方からの図

止血に対して有効である．場合によっては，必要なタンポナーデ効果を得るため，カテーテル周囲の創をすばやく縫合することがある．しかし，これはときに外出血を創深部への持続的な出血へと変えてしまい，すでに圧排されている気道がさらに狭くなることがあるため，やはり早期の確実な気道確保が重要である．ときには2本以上のFoleyカテーテルが必要となることがある．

状況によっては緊急輪状甲状靱帯切開を躊躇してはならない．

高度の頸部損傷を伴い，呼吸や循環動態が不安定な患者では，迅速な初期評価がなされ，気道が確保された時点で，十分な照明設備，手術器具，そして慣れた介助者のいる手術室で緊急手術が行われるべきである．状況によっては緊急輪状甲状靱帯切開を躊躇してはならない．救急外来では気管切開術は選択肢とはなり得ない．そして輪状甲状靱帯切開後は，48時間以内に定型的な気管切開術を行わなければならない．

6.2.1.1 受傷部位

頸部を解剖学的にZone(図6-1)に分けることは，頸部の創の分類や管理に有用である．
- Zone Ⅰは胸骨切痕のレベルから輪状軟骨下縁である．Zone Ⅰには大血管や気管，食道，胸管，上縦隔，そして肺尖部がある．
- Zone Ⅱは輪状軟骨と下顎角との間の領域である．この領域には頸動脈，椎骨動脈，頸静脈，咽頭，喉頭，食道，そして気管がある．
- Zone Ⅲは下顎角から頭蓋底までの領域であり，咽頭，頭蓋外の遠位頸動脈や椎骨動脈，頸静脈の一部がある．

Zone Ⅱの損傷はすでにさまざまな検討および手術が施行されているため，穿通性損傷を多くみている外傷センターでは，早急に手術が必要かどうかは，術前検査ではなく，臨床所見のみから判断される．Zone ⅠおよびⅢの損傷は臨床所見からの評価が困難であるだけでなく，外科的にアプローチが難しい．そのため，Zone ⅠおよびⅢにおいては，生理学的に安定している患者では，診断的検査を進めることで，損傷の有無を確認し，手術以外の方法(動脈塞栓術など)を選択することが可能かを判断する．さらに最終的に手術が必要となったときも，損傷形態や部位の情報をもとに施行することができる．

ピットフォールの1つは，創部がそのZoneにあれば，損傷もそのZoneの中にあると考えてしまうことである．往々にして1つのZoneに創を認めても，損傷は他部位に存在することがある．例えば，長いナイフでZone ⅠもしくはⅡの皮膚を貫いたとしても，損傷は上縦隔に存在することがある．同様に，弾丸やその破片はしばしばZoneの境界を越える．そして正中を越えれば，対側の損傷を生じる．

6.2.1.2 受傷機転

銃創は刺創と比べ，創がより深くなることが多く，また空洞化現象や衝撃波により弾丸の軌道から離れた部位で組織にダメージを与えるため，より重症となるリスクが高い．

6.2.1.3 損傷頻度

頸動脈および内頸静脈損傷が血管損傷の中では最も頻度が高い．椎骨動脈は，解剖学的に比較的守られた部位に位置しているため，頻度として少ない．喉頭と気管，咽頭と食道はしばしば損傷される．脊髄は損傷を受ける頻度は少ないが，損傷のないことがはっきりわかるまでは，これを除外してはならない．

6.2.2 診断的検査の使用

緊急手術の適応のない安定した患者では，しばしば血管造影，内視鏡，各種造影や気管支鏡のような検査が追加で行われる．(最近の報告では，症状のない患者に対しては，経時的な経

過観察を安全に行うことが可能であると言われているが，これはかなり選択的なアプローチである．)

6.2.2.1 造影 CT/CT 血管造影

近年の CT は，高品質な画像の 3D 構築が可能であり，状態の安定した穿通性損傷患者において検査の選択肢の 1 つとなっている．従来の血管造影検査は，両側の内外頸動脈，そして椎骨動脈を含む CT 血管造影（四血管 CT 血管造影）にかなりの割合で置き換えられてきている．従来の血管造影検査は，診断的な CT 血管造影の結果で動脈塞栓術が必要な場合に行う程度である．

6.2.2.2 血管造影検査

特に Zone I もしくは Zone III の損傷では，外科的なアプローチが困難であるため，血管造影検査は手術計画を立てるうえで非常に有益な情報を与えてくれる．血管造影検査は両側の内外頸動脈および両側の椎骨動脈を造影しなければならない（「四血管造影検査」）．

Zone II に損傷を認める患者の治療において，治療戦略を選択する際に，血管造影検査は頸動脈損傷を除外するのに有用である．特に，拡大しない血腫や受傷時の大量出血，もしくは主要な血管の近傍に損傷があるといったソフトサインを認める患者で特に有用である．

6.2.2.3 他の診断的検査法

穿通性頸部損傷の選択的治療では，食道や喉頭，気管の評価が必要である．食道造影もしくは食道内視鏡，それぞれ単独の検査で約 60% の食道損傷が診断される．そして 2 つの検査を同時に用いれば診断精度は約 90% となる．喉頭鏡や気管支鏡は，下咽頭もしくは気管損傷の同定や除外に有用である．3DCT を用いた気管や気管支画像の再構築技術の進歩で，これらの臓器損傷を疑った際の 3DCT は，気管支鏡の代替となりうる．

6.3 治療

6.3.1 全例手術を行うか，選択的検創術か？

穿通性頸部外傷患者の治療方針は損傷部位と臨床所見に左右される．広頸筋を越えていなければ，経過観察が可能である．血管損傷もしくは気管，食道損傷を強く示唆するハードサインを伴うすべての穿通性頸部外傷患者に対して，手術を行うことは妥当である．

状態の安定している患者に対しては，全例手術を施行することは議論の分かれるところである．損傷を見逃すとより高率に合併症を引き起こし，患者が死亡してしまう可能性がある一方で，仮に手術で損傷を認めなくても，手術に伴う合併症がほとんどないことが，穿通性頸部損傷の患者に対して積極的に手術を行う理由である．しかし，すべての患者に対して手術をすることで，不要な手術が増える可能性がある．そのため，非侵襲的な検査を十分に行い，選択的に治療方針を決定することが推奨されはじめている．

現時点では，安定した患者で広頸筋を越えるような損傷はあるものの患者の状態が安定していれば，手術，あるいは非侵襲的な検査（血管造影検査，食道造影検査，気管支鏡検査そして念入りな内視鏡検査）のどちらも妥当であるといえる．

6.3.2 解剖学的ゾーン（Zone）に基づいた治療方針

6.3.2.1 血管損傷

もし合併損傷の出血が許容されるのであれば，頸部のどのような動脈においても遮断する前に，5,000〜10,000 単位のヘパリンをボーラス投与すべきである．総頸動脈および内頸動脈

は分枝がないため，損傷部位からある程度距離をとって安全に剥離することができ，緊張のかからない修復が可能となる．

　Zone ⅠおよびⅢの頸部損傷があるすべての患者は，バイタルサインが安定すれば，すぐに血管造影検査を施行すべきである．胸郭の出口付近での鋭的損傷では血管損傷の可能性が高くなるため，Zone Ⅰの損傷では血管造影検査が必要となる．血管造影検査をすることで，外科医は手術計画が立てやすくなる．Zone Ⅲの損傷では，血管と頭蓋底との関連を知るために血管造影が必要となる．しばしばこれらの損傷に対しては，非侵襲的手技や，バルーンタンポナーデもしくは塞栓術のような，損傷部位から離れた部位からのアプローチが有効となる．Zone Ⅱの損傷では，椎骨動脈損傷が懸念されるならば，血管造影検査が必要となる．そして造影では静脈相も指示すべきである．しかし，明らかな気管や食道損傷であっても，CT血管造影で診断できないことがある．

　患者は両腕を閉じた状態で手術台に仰臥位で寝かせる．創部からの活動性出血は用手的に圧迫止血する．しかし，頸部の穿通性損傷では，血餅が剥離してコントロール不能な出血を引き起こしたり，空気塞栓の原因となる可能性があるため，用手的に検索をしたり，カニューレを挿入したり，局所的に開放してはならない．消毒は胸から肩，そして下顎角の上まで行う．可能であれば，頭頸部を伸展し，対側方向へ向ける努力をする．砂嚢を肩甲骨の間に置く．血管セットは開け，胸骨切開用のセットはいつでも開けられるように手術室に準備しておく．

　Zone Ⅲの損傷の中でも，特に頭蓋底直下の損傷は一筋縄ではいかず，手術をするにも注意を要する．損傷部に到達するのは非常に困難なことが多い．稀に高位の内頸動脈で，遠位断端の処理が困難なことがある．これに対し，下顎を脱臼させたり，胸鎖乳突筋を離断し乳様突起より外すことでアプローチしやすくなる．この損傷による出血はFogartyカテーテルを遠位血管に留置しバルーンを膨らませることで，一時的もしくは永久的に止血をすることができる．カテーテルは固定，切断しそのまま留置する．ときには，頭蓋内より内頸動脈をコントロールする必要があるかもしれない（これは通常脳神経外科医の仕事である）．

　Zone Ⅱの損傷においては，頸動脈内膜切除術と同様，胸鎖乳突筋の前縁で皮膚切開を加える．少し大きめの襟状皮膚切開や両側の胸鎖乳突筋前縁での切開は，頸部を横断するような損傷に対して用いられる．近位および遠位の血管を確保する．万が一活動性出血が続いているようであれば，コントロールが得られるまでは，出血点に対し直接圧迫止血を行う．抗凝固薬の使用は状況次第である．抗凝固薬が使用できないような損傷がなければ，頸動脈損傷の治療にヘパリンを用いる．特に遠位断端のクランプが内外頸動脈分岐部よりも近位であれば，血管シャントを必要とすることはほとんどない．頸部血管外傷に対する修復手技は，他の血管外傷で用いられるものとそれほど変わりない．

- 患者の術前の神経学的所見によって，術中判断が変わってくる．術前に神経学的異常所見を認めなければ，損傷血管を修復しなければならない（例外は，手術時に完全な血流途絶を認めたときで，再灌流させることで遠位の再塞栓や出血性梗塞を引き起こすおそれがある）．
- 術前に神経学的異常所見を認める頸動脈損傷患者に対する，外科的介入手段は議論が分かれるところである．損傷血管遠位からのバックフローがあれば，軽度から中等度の神経学的異常所見を認める患者には，血管再建をすべきである．術前に重度の神経学的異常所見を認め，48時間以上経過し，術中に遠位血管からのバックフローを認めなければ，結紮をしたほうがよい．

　頸部基部にあたるZone Ⅰ領域の血管損傷は積極的な治療が必要となる．しばしばコント

ロール不能な出血に対して，近位血管を確保する目的で緊急開胸が必要となる．循環動態の不安定な患者では，胸骨正中切開から鎖骨上切開へ延長することで迅速にアプローチできる．

　血管の損傷部位が最終的なアプローチを決定づける．右側の主要な血管損傷では，胸骨正中切開から鎖骨上切開へ延長することで良好なアクセスが得られる．一方左側では，左前側方開胸でまずは近位血管を確保する．さらに根治的な血管修復のためには，胸骨正中切開や右側への切開の延長，もしくは頸部への切開の延長が必要となる．Trapdoor 切開は，手技が困難であるにもかかわらず，あまり良好な視野は得られず，また術後に生じる障害が圧倒的に多いため，**推奨されない**．開胸する際には，胸腔に向かって走行する横隔神経と迷走神経を損傷しないように注意しなければならない．CT で血管損傷を認めるものの状態が安定した患者では，鎖骨内側の鎖骨上切開を行えば，右鎖骨下動脈や左鎖骨下動脈の遠位 2/3 は比較的容易に同定することができる．鎖骨背側の血管損傷では，鎖骨上と鎖骨下切開を組み合わせてコントロールすることが可能である．鎖骨を離断したり，切除する必要はない．グラフトは容易に鎖骨の下を通すことができ，鎖骨下静脈損傷のリスクも回避できる．

- 内頸静脈損傷は，可能な範囲で修復しなければならない．積極的な挫滅組織の除去を要するような高度な損傷では，結紮が望ましい．静脈に対するグラフト置換はしてはならない．
- 椎骨動脈損傷は一般的に，血管造影検査でのみ見つかることが多い．これらの損傷は，血管塞栓術が第 1 選択となることが多く，外科的な修復を要することはほとんどない．一般的に外科的にアプローチすることは困難で，鎖骨下動脈から分岐してすぐの部位で結紮するか，サイズ 3 もしくは 4 の Fogarty カテーテルを進めて，バルーンを膨らませ，タンポナーデ効果を狙うほうが容易である．

Fogarty カテーテルは必要であれば，永久的に留置することが可能で，神経学的な障害を与えることはほとんどない．静脈損傷は損傷部周囲をパッキングすることで止血可能である．

　頸動脈損傷に対する血管内ステントを用いた治療が支持されるようになってきている．このアプローチはすでに一般的で，動脈への手術介入が困難な症例や抗凝固薬を使うことができない症例で最も多く用いられている．

6.3.2.2 気管損傷

気管損傷は吸収糸を用いて 1 層で縫合閉鎖する．欠損孔が大きいときは，筋膜フラップを用いる必要がある．ドレナージは必須である．

6.3.2.3 咽頭および食道損傷

食道損傷は術中にしばしば見逃される．また下咽頭や頸部食道損傷を術前に診断することも困難である．下咽頭もしくは食道穿孔では，縫合不全を防ぐためには粘膜層が鍵となるが，可能な限り 2 層で縫合閉鎖する．そして修復部は十分なドレナージが必要である．胃管留置は，食道損傷を同定する補助手段となる．極めて高度な食道損傷で，広範囲の食道切除や挫滅組織の切除を要する場合，栄養のための食道皮膚瘻と，唾液排出のための咽頭瘻が必要となる．

6.3.3 ルール

- 穿通性頸部損傷患者において，最初に考慮すべきは早期気道確保である．
- 続いて止血しなければならないが，これは圧迫もしくは Foley カテーテルを用いて行う．
- 患者が安定しているかどうかが，適切な診断もしくは治療の優先順位を決定する．不適切な手術介入で，必要以上に手術を難しくしてはいけない．適切な術野を確保することが治療のうえでは肝要となる．

6.4 頸部へのアクセス

頸部損傷に対して選択する外科的アプローチは，損傷している，もしくは損傷が疑われる部位によって決定される．外科的介入は，気管挿管，全身麻酔下に，しっかりと準備された手術室で，定型的かつ計画的に行われなければならない．救急外来で盲目的な創部の検索や小手術は絶対にしてはいけない．

6.4.1 皮膚切開

常に最悪の事態を想定して，迅速な近位血管の確保もしくは気道へただちに介入できるような最適なルートとなるように皮膚切開部を決定する．最も一般的に用いられているアプローチは，胸鎖乳突筋前縁での皮膚切開で，これは近位にも遠位にも延長することができ，そのまま胸骨正中切開へ拡大したり，側方へ創を広げることも可能である．術前に頸椎損傷がないことが確認されているのであれば，患者は仰臥位として，肩の間に枕を置き，頸部は伸展し損傷部対側へ向ける．顔面，頸部そして前胸部を消毒し，広範囲にドレープをかける．

胸鎖乳突筋前縁で皮膚切開を加えたら，広頸筋を切開し，内頸静脈を覆う筋膜鞘を露出するため，胸鎖乳突筋を外側へよける．内頸静脈は総顔面静脈を切離するまでは授動してはいけない．肩甲舌骨筋は頸動脈鞘を斜めに横切る唯一の帯状筋で，総頸動脈の目印の役割をする．頸静脈とその下を走行する頸動脈を外側へよけることで，気管，食道そして甲状腺へアプローチすることができ，頸動脈鞘を血管とともに内側へよけることで，椎前筋膜および椎骨動脈へ向かって後方へ切開を進めることができる．交感神経鎖は頸動脈鞘の背側で，頸椎横突起から離れて，長筋上を走行する．

6.4.2 頸動脈

頸動脈へのアプローチは，中甲状腺静脈と総顔面静脈を結紮切離し，内頸静脈を胸鎖乳突筋ごと外側へ展開することで可能となる．頸動脈鞘内の背側に位置する迷走神経は温存しなければならない．後頭動脈と頸神経ワナの下枝は切離する．頸動脈分岐部を露出するためには，切開を顎二腹筋の後腹まで頭側へ伸ばして，これを下顎角の背側で切離する．内外頸動脈の前方を横切るように口腔底に向かって走行する舌下神経を確認し温存するように注意する．通常舌下神経は，顎二腹筋の後腹の下縁もしくはそのやや深いところに存在している．

乳様突起の起始部で胸鎖乳突筋を切離することで，内頸動脈へのアプローチが容易になる．乳様突起の3cm下方で胸鎖乳突筋に入っていく副神経や，内頸動脈の前面を横切る舌咽神経を損傷しないように注意する．さらに遠位の内頸動脈へアプローチするためには，片側の下顎を亜脱臼させるか，下顎の上行枝を離断する必要がある．茎突舌骨靭帯，茎突舌筋，茎突咽頭筋を切離した後に茎状突起は切除できる．顔面神経は，これらの筋の表面を走行しており，これは温存しなければならない．頸動脈管のレベルまで到達したら，乳様突起の一部は切除する．ただ幸いこのような状況は滅多に起こらない．図6-2，図6-3に頸部への外科的アプローチを示す．

近位内頸動脈は肩甲舌骨筋の上腹と下腹の間で離断することで確保することができる．さらに中枢を確保するためには，胸骨正中切開が必要となる．

6.4.3 頸部正中に存在する臓器

気管，食道および甲状腺へは，頸動脈鞘を外側へ展開してアプローチする．下甲状腺動脈は頸動脈の近傍外側で切離し，甲状腺は前方へ挙上し気管とその後方に食道を露出する．大きめ

のダイレーター（食道ブジー）や経鼻胃管を挿入し，食道を同定する一助とする．反回神経は十分に注意し温存する．左の反回神経は気管食道溝をまっすぐに走行するが，右は後方外側から前方内側に向けて，食道，気管を横切るように斜めに走行する．どちら側の神経も，食道を全周性に剝離する際に損傷する危険性がある．両側にアプローチする必要がある場合，通常の皮膚切開に加え，横切開が必要となる．

6.4.4　首の付け根

首の付け根に存在する血管などにアプローチするには，鎖骨上に横切開を加える．胸鎖乳突筋鎖骨頭は切離し，その下に存在する鎖骨上部の脂肪織を鈍的に剝離する．この脂肪織は，痩せている人でも常に存在する．この脂肪織には小血管やリンパ節，胸管が存在しており，授動に難渋する．これを取り除くと，その下に前斜角筋が存在し，その前面を外側から横隔神経が走行する．横隔神経は温存し，前斜角筋を離断すると，鎖骨下動脈の第Ⅱ部に到達する．鎖骨下動脈の遠位は，鎖骨の外側下縁に切開を加え，腋窩動脈の近位で確保するか，鎖骨の中心でこれを離断し，鎖骨下筋および筋膜を剝離して確保することができる．ただ重大な合併症の発生が多いため，鎖骨は積極的に離断すべきではない．離断した骨の固定は，骨膜を太めの吸収糸で合わせるか，小プレートを用いる．

6.4.5　襟状切開

この切開は，損傷が手術部位に限局していることがわかっていないと，ほとんど使われることがない．一般的に外傷では，遠位および近位に延長できるような切開を用いることが賢明で

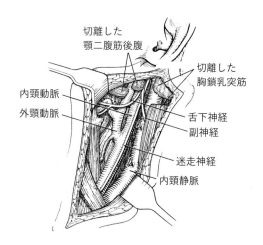

図6-2　胸鎖乳突筋と顎二腹筋が切離された左側頸部へのアプローチ

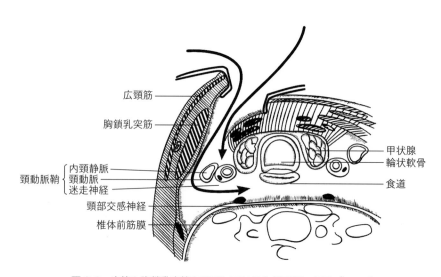

図6-3　広筋と胸鎖乳突筋を展開している左側頸部へのアプローチ

ある．そのため，両側の損傷に対しては，両側の胸鎖乳突筋前縁の皮膚切開を"U"字状につなげる．

しかし，襟状切開を選択する外科医もいる．甲状腺上もしくはさらに上方で甲状軟骨上の水平もしくは「襟状」切開がときに，両側の損傷や喉頭，気管に限局した損傷に対して有用である．横切開を加え，広頸筋を切開し，その下の層でフラップを，頭側は甲状軟骨切痕，尾側は胸骨切痕まで広げる．帯状筋を正中で垂直に分け，外側へ牽引して甲状腺を覆う筋膜を露出する．気管を露出するために甲状腺峡部を切離してもよい．喉頭上の高位の襟状切開は喉頭単独損傷では有用である．

6.4.6 椎骨動脈

椎骨動脈の近位へは胸鎖乳突筋前縁で切開し，胸鎖乳突筋の鎖骨頭を切離してアプローチする．内頸静脈と総頸動脈を授動し，静脈は内側へ，動脈と神経を外側へ牽引すると，椎骨動脈がこれらの間の深いところに存在する．頸部交感神経鎖の枝や左側では胸管が椎骨動脈を横切る．下甲状腺動脈は，椎骨動脈が頸椎へ入る手前のより表層を走行する．

椎骨動脈の遠位へのアプローチは非常に困難で，必要となることはほとんどない．頸動脈鞘ごと内側前方へ牽引し，損傷レベルの上方で椎前筋を頸椎横突起前面で垂直上に分けていく．横突起の表面を小骨鉗子で削るか，J字の針で横突起間の隙間から動脈をすくって確保する．

最も遠位の椎骨動脈へは，胸鎖乳突筋の乳様突起近傍を切離し，環椎，軸椎の間からアプローチすることができる．環椎の横突起前面で，椎前筋膜を剝離する．第2頸椎神経根は温存し，肩甲挙筋や頸板状筋を環椎横突起近傍で切離すると，椎骨動脈を椎体間に確認することができ，J字状の針を用いて結紮することができる．この領域の手術は一般的に，脳神経外科の専門的技術を要するため，可能であればコンサルトする．

止血を得ることができれば，創部を閉創する．主に血腫形成や感染を予防するため，通常ドレナージは必要である．

文献

推奨文献

Demetriades D, Asensio JA, Velmahos G, Thal E. Complex problems in penetrating neck trauma. *Surg Clin North Am*. 1996; 76: 661-683.

Fabian TC, George SM Jr, Croce MA, Mangiante EC, Voeller GR, Kusdk KA. Carotid artery trauma: management based on mechanism of injury. *J Trauma*. 1990; 30: 953-961.

Osborn TM, Bell RB, Qaisi W, et al. Computed angiography as an aid to clinical decision making in the selective management of penetrating injuries of the neck: a reduction in the need for operative exploration. *J Trauma*. 2008; 64: 146-171.

7章 胸部

7.1 総論

7.1.1 はじめに：問題点

胸部外傷は生命予後に直結する．1990年代初頭の米国では毎年およそ180,000件の外傷死が発生していた．報告によれば，致死的重症外傷の50％は一次性脳損傷であり，25％は胸部外傷，残りの25％は他部位外傷（頭部を含む）に胸部外傷が合併し死因に関連していた[1]．胸部外傷の約15％に根本的手術を要した．

胸部外傷に引き続き起こる低酸素脳症の長期予後など，胸部外傷が間接的に影響を及ぼした合併症については明らかになっていない．

鈍的外傷による大動脈破裂や穿通性外傷による大血管損傷など，急激な出血により受傷直後に死亡する例もかなりある．

病院にたどりついても，対応の誤りや遅れが原因でかなりの症例が死亡している．死亡原因として受傷早期においては出血が，晩期においては急性呼吸促迫症候群（acute respiratory distress syndrome：ARDS），多臓器不全（multiple organ failure：MOF），そして敗血症などが原因として挙げられる．生命に関わるような胸部外傷であっても通常は原因を同定したのちドレナージチューブを留置することにより容易かつ根本的に対処可能である．胸腔ドレナージは単純でありながら効果的であり，あらゆる医師が習得しておくべき技術と言える．［訳注：原書にある adult respiratory distress syndrome の adult は acute とした］

救急室開胸（emergency department thoracotomy：EDT）の適応は明確で，穿通性外傷による緊急時にのみ行われる．EDT の濫用は，特に鈍的外傷において，予後の改善につながらないばかりでなく施行者を感染のリスクにさらすことになる．

胸壁あるいは胸腔内臓器の損傷は呼吸機能に直接影響する．胸部外傷後の低酸素や循環不全は脳の二次損傷を引き起こしたり，直接脳浮腫の原因となる．

逆にショックや脳損傷が原因で，呼吸様式が悪化することや咳嗽反射が低下し誤嚥を引き起こすことによって，胸部外傷や低酸素を二次的に悪化させてしまうことがある．

肺はショックや組織の損傷が起こった後，二次的に傷害されやすい臓器である．肺末梢の微小循環塞栓により換気血流不均等や右心不全が起きることがある．組織侵襲やショックが炎症のカスケードを活性化させ肺の再灌流損傷などを引き起こす．

7.1.2 胸部外傷の分類

胸部外傷は以下の2つに分類される．

7.1.2.1 致死的胸部外傷

- 喉頭や気道の閉塞を伴う断裂，広範な顔面骨，軟部組織損傷などによる気道閉塞
- 緊張性気胸，気管支損傷，開放性気胸，フレ

イルチェストなどによる換気障害
- 大量血胸，心タンポナーデによる循環障害
- 空気塞栓

7.1.2.2 致死的となりうる胸部外傷
- 鈍的心損傷
- 肺挫傷
- フレイルチェスト(奇異性胸壁運動を伴う多発肋骨骨折)
- 大動脈損傷
- 横隔膜ヘルニア
- 気管気管支損傷
- 食道損傷
- 血胸
- 気胸

　縦隔を貫通する穿通性外傷では高率に複数の縦隔臓器損傷を伴っている．そのためその損傷に対する評価と治療がより一層複雑となる．

7.1.3 胸部外傷の病態生理

　胸部外傷による一般的な病態生理学的変化は以下のとおりである．
- 換気の悪化
- 肺胞レベルでのガス交換の悪化
- 血行動態の変化による循環の悪化
- タンポナーデや空気塞栓による心機能の悪化

　胸部外傷患者の治療には，これらのことをすべて踏まえたうえで当たらなくてはならない．
　特に細胞や組織レベルでの低酸素状態はアシドーシスと高二酸化炭素血症を引き起こす．胸部外傷の晩期合併症はここでの評価を誤ることに起因する．
　アイスピック，弾丸の破片など小さな損傷でなければ，穿通性胸部外傷が見落とされることは少ない．一般的に，肺循環は低圧であるので出血は少ない．しかし，胸郭出口付近の創で上肢への大血管を巻き込んだ場合や，内胸動脈や肋間動脈など胸壁の血管損傷を伴った場合は例外となる．
　体幹中央付近の穿通性外傷はさらに議論の余地がある．前胸壁創の場合は，特に積極的なアプローチが必要となる．穿通創が一方の後腋窩線と他方の間で腸壁を貫くものであれば，明らかに開腹手術の適応である．もし明らかでなければ局所麻酔下に創を拡げ，腹膜あるいは横隔膜を越えているかも調べる方法もある．この場合，腹膜を貫通していれば手術適応となる．腹腔鏡や胸腔鏡を用いて横隔膜損傷の有無を調べたり，凝血塊を除去する方法がある[2]．
　患者搬入時の状態は以下のいずれかしかない．
- 血行動態安定
- 血行動態不安定

　上半身に穿通性外傷があり，循環動態が不安定な患者で，胸腔内に出血している場合には初期評価の間に可及的速やかに胸腔ドレーンを挿入する必要がある．瀕死の胸部外傷患者，あるいは縦隔貫通損傷の疑いのある患者では両側に胸腔ドレーンを留置する．この場合 X 線写真撮影は必ずしも**必要ではない**が，留置後状態が安定していれば位置確認のため撮影を行う．
　循環動態が安定している患者では，X 線撮影は気胸や血胸の診断において現在でもゴールドスタンダードであり，胸腔ドレーン留置前に撮影することが望ましい．聴診での呼吸音低下は気胸によるものばかりとは限らない．特に鈍的外傷においては横隔膜損傷により胃や腸管で胸腔内が占拠されていたり，単に肺挫傷で呼吸音が減弱していることもある．
　EFAST(the extended focussed assessment with sonography for trauma)や他の機器の普及，さらに教育も充実したことで，胸部外傷への単純 X 線撮影の必要性は低下している．
　胸腔ドレーンを抜去する際，ベッドサイドで第4肋間に超音波を当て，気胸の進行がないことを確認し，さらに4〜6時間おきに新たな気

胸の発生がないことを確認することで安全にドレーンを抜去することができる[3].

7.1.4 小児外傷

小児や若年者の胸部外傷の評価や治療において重要な点がいくつかある[4].

小児の肋骨には柔軟性がある．そのため肋骨骨折があれば，強い外力が加わったことを意味する[5]．頭部，胸部，腹腔内実質臓器損傷をきたしている可能性が高い．

穿通性心損傷は病院に到達できても救命率30％以下と成人に比べ予後不良である[6].

- 小児では胸腺が非常に大きく，損傷しないよう注意する
- 胸骨は比較的軟らかく，大型のハサミで切断できる
- 胸腔ドレナージは皮下トンネルを作成し，少なくとも1肋間ずらすことにより抜去後のエアリークを防止する．小児の場合Valsalva手技（息こらえ）を行うことが難しいので抜去時に皮下トンネルを圧迫することで医原性気胸を予防する．

小児において鈍的外傷に伴う気胸はあまり多くなく，救急室での胸部X線検査においてはっきりしないことが多い．気胸の約半数は不顕性気胸で胸腔ドレナージを行わずに管理可能である[7]．小児では外傷性大動脈損傷の発生は非常に稀ではあるが，成人用のステントグラフトが使用できないことに留意が必要である．

7.1.5 胸部の外科的解剖

胸部をコンテナに見立てる（入り口，壁，床，内容物など）と解剖の理解に役立つ．

7.1.5.1 胸壁

骨性胸郭は肋骨，胸椎，胸骨，鎖骨，肩甲骨によって構成された「カゴ」であり，そこに付随

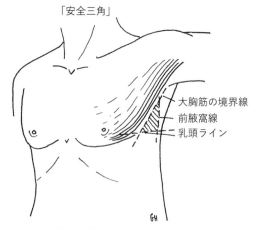

図 7-1 胸壁の解剖

した筋肉群や血管（肋間動静脈や内胸動静脈）がその構成要素である．

安全三角"safe triangle"領域は筋肉組織の最も薄い部分であり，胸腔ドレナージはこの部位で行う．ここの胸壁には重要な構造物はないが，肋骨下縁の肋間血管や神経を損傷しないよう注意する（図7-1）．

7.1.5.2 胸腔床

横隔膜によって形成される．横隔膜は平らで広い筋肉からなり，三つ葉の形の腱中心には大動脈，食道，下大静脈の通る孔がそれぞれあいていて，横隔神経に支配されている．迷走神経は食道裂孔を通り，奇静脈と胸管は大動脈裂孔を通る．

通常の呼吸では横隔膜の移動は2cmほどであるが，深呼吸時には10cm移動し，最大呼気時には第5肋間の高さにまで達する．このため，第5肋間以下の外傷では腹腔内損傷の可能性を考慮しなければならない．

7.1.5.3 胸腔内容

胸腔内容には以下のものがある．

- 左右の胸膜腔には壁側胸膜，臓側胸膜に包まれた肺がある．
- 縦隔と縦隔内臓器は胸腔の中央部にあり，前縦隔，中縦隔，後縦隔，上縦隔に分けられ

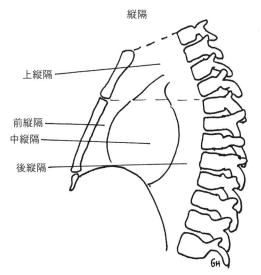

図 7-2 胸腔内容

る．上縦隔は胸郭入口，頸部の Zone I に接している（**図 7-2**）．

7.1.5.3.1 気管気管支

気管は輪状軟骨（第 5 頸椎の高さ）から気管分岐部（第 6 胸椎上縁の高さ）までである．右主気管支は左に比べ短く，直線的で，分岐角度が鋭角であり，奇静脈と上大静脈の合流部直下，右肺動脈の背側に位置している．

7.1.5.3.2 肺と胸膜

右肺は肺全体の容積の 55 % を占め，水平裂，斜裂により 3 葉に分けられる．左肺は斜裂により上下葉 2 つに分けられる．両肺はさらに区域気管支，区域動脈ごとの肺区域に分けられる．左右肺動脈は肺門頭側で気管支の前方を走行する．静脈は上肺静脈，下肺静脈が左右それぞれにあり，中葉からは上肺静脈に流れ出る．

胸腔は壁側および臓側胸膜により区切られている．壁側胸膜は胸郭を裏打ちしている．臓側胸膜は肺の表面を覆っており，縦隔の上で折り返し，肺門部で壁側胸膜へとつながっている．

7.1.5.3.3 心臓と心嚢

心臓は第 3 肋軟骨から胸骨剣結合までの範囲にあり，縦隔中部に位置する．前面上方は右房と右心耳，下方は右室により占められる．大動脈は頭側に出たのち，大動脈弓を形成し左方に走行する．肺動脈は頭側に出たのち大動脈弓下で左右に分岐する．左肺動脈は動脈管索で左鎖骨下動脈分岐直下の大動脈狭部とつながる．心膜は強い線維性の膜で心臓を完全に覆い，下面で横隔膜と融合する．心タンポナーデは 50 mL 以下の出血で起こり得るが，200 mL 以上たまる場合もある．

7.1.5.3.4 大動脈と大血管

胸部大動脈は上行大動脈，大動脈弓，下行大動脈の 3 つの部分に分けられる．無名動脈（腕頭動脈）が最初の枝として分岐し，無名静脈の背側を右上方へ走行する．左総頸動脈と左鎖骨下動脈は大動脈弓の左側から分岐する．

7.1.5.3.5 食道

食道は咽頭から胃まで，全長約 25 cm の臓器である．第 6 頸椎の高さから，横隔膜を貫き第 11 胸椎の正中から 2.5 cm 左寄りのところまで走行する．胸部食道は輪状の疎性結合組織に包まれており，穿孔時には感染が容易に広がってしまう構造となっている．

7.1.5.3.6 胸管

胸管は第 1-2 腰椎の高さにある乳糜槽から始まり，大動脈の右背側を走行する．横隔膜の大動脈裂孔を通り，肋間動脈の前面で大動脈と奇静脈の間を上行する．椎体右縁を走行しており，損傷により右乳糜胸となることがある．左鎖骨下静脈と左内頸静脈合流部の静脈角で静脈系とつながる．

機能的，実用的観点から胸部を「左右それぞれの胸郭とその内容」とみなすと，損傷の評価と到達方法の両方の観点から理解しやすい（**図 7-3**，**図 7-4**）．

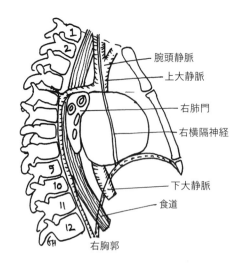

図 7-3　右胸郭および縦隔

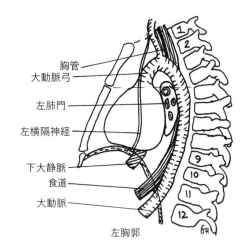

図 7-4　左胸郭および縦隔

7.1.6　診断

胸部の穿通性外傷は臨床的に明らかであることが多い．しかしログロールし背部全体を確認することを忘れてはならない．胸腰椎損傷が否定されるまで，穿通性外傷であっても鈍的外傷同様ログロールを行うことが重要である．

呼吸音の減弱あるいは消失がないか両側胸部を聴診する．穿通性外傷患者では早期に胸部 X 線検査を行う．これは重要な検査で，気胸や血胸が明らかとなるだけでなく，金属片の遺残や肺挫傷により弾丸の通過経路を推測するこ

とができる．ペーパークリップのような金属を創部に置いておくとよい目印になる．これは刺創の場合にも有用である．通過経路を推測することによって，臓器損傷，とくに横隔膜や縦隔の臓器損傷がないかどうか判断する助けとなる．

心嚢液，気胸の診断において，超音波検査のほうが臥位での胸部単純 X 線検査より優れている．血胸と肺挫傷の鑑別においても胸部単純 X 線検査より超音波検査が優れている[8]．

EFAST 手技を用いて心嚢液の有無を調べることが可能である．同様に経食道エコーは循環動態が安定している患者での心嚢液貯留の有無を調べるのに有用である．縦隔を横断する穿通性外傷で状態が安定している場合を除き，CT は穿通性胸部外傷において必須の検査ではない．弾丸や散弾片による肺挫傷の拡がりを同定するのには有用かもしれないが，初期の救命処置の段階では不要である．胸郭出口やその周辺に穿通性外傷があって，循環動態が安定している場合，血管造影は動静脈瘻や仮性動脈瘤などを発見するのに極めて有用な検査である．

7.1.7　治療

7.1.7.1　胸腔ドレナージ

胸腔ドレナージは ATLS（advanced trauma life support）の手技に則って行う．中腋窩線，前腋窩線，第 5 肋間により形成される安全三角に挿入する．乳腺組織や大胸筋を損傷しないよう注意する．

患者に意識があれば，1% リドカインを局所注射し皮膚に膨疹をつくり，続けて皮下から胸膜まで 20 mL 注入する．

目的は該当する近接の肋間神経をブロックすることであり，適切な局所麻酔が決め手となる．

局所麻酔が効くまでに 5〜10 分要することを念頭に置き，通常の手順で消毒し，ドレープを

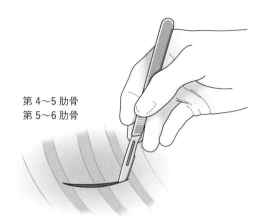

図 7-5 胸腔ドレナージのための解剖学的皮膚切開位置

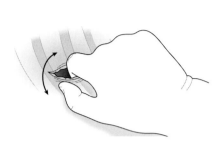

図 7-7 用指的癒着剥離

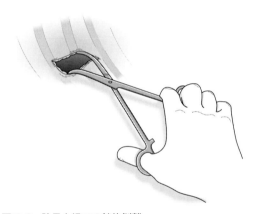

図 7-6 肋骨上縁での鈍的剥離

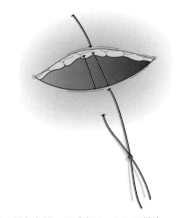

図 7-8 創中央部への垂直マットレス縫合

掛け，肋骨上に約 2 cm の皮切を置く（図 7-5）．

頭側に向けて鈍的に剥離を進め，肋骨上縁を進み胸膜に至る（図 7-6）．こうすることにより肋間動静脈や神経の損傷を避けることができる．

胸腔内に達したら，成人では示指を，小児では小指を用いて胸腔内であること，および刺入部周囲の確認を行う（図 7-7）．陳旧性肺結核などにより軽度の癒着のある患者ではこの操作を行うことによりドレーンの入る隙間をつくることができる．

指で拡張したのち，34〜36 FG の口径の大きいドレーンを挿入する．皮切は指が入り，ドレーンを頭側背側に向けて進められるよう十分な大きさにしておく．こうすることにより血液，エアともに良好なドレナージが得られる．ドレーン留置後は 0 サイズのモノフィラメント糸で以下のようにしっかりと胸壁に固定する．

- 創の真ん中に垂直マットレス縫合を置き（図 7-8），皮膚のレベルで 1 回だけ結紮する．そしてその糸の中央部で糸を結ぶ．
- 結んだ部分の 1 cm 手前まで糸をドレーンに巻きつけたのち，垂直マットレス縫合のループをくぐらせる（図 7-9）．
- 皮膚から 1 cm の位置でドレーンをその糸にて結紮固定する（図 7-10）．

直線的に閉じられるよう適宜追加の縫合を置く．

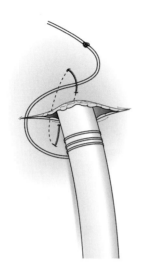

図 7-9　チューブ固定：第 1 段階

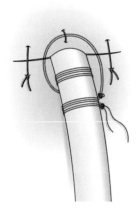

図 7-10　チューブ固定：第 2 段階

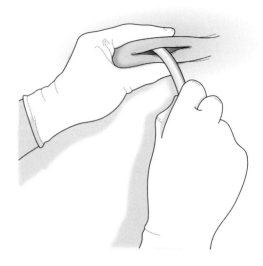

図 7-11　皮膚をつまんでのドレーン抜去

7.1.7.1.1　ピットフォール

- 痛みが続き，創閉鎖においても有効ではないため，巾着縫合は用いない．
- 緩んでしまうのでドレーンにジグザグに巻き付けて縛ってはいけない．図 7-10 のように 1 か所で水平に巻くべきである．

不慮の逸脱を予防するため，接続部はすべてテープなどで補強する．

チューブ留置後はすぐに X 線あるいは超音波検査にてチューブの位置や血気胸の解除を確認する．血液のドレナージが不良である場合，もう 1 本ドレーンを追加する．持続性のエアリークや出血は，手術治療を要する重大損傷の可能性がある．

7.1.7.1.2　ピットフォール

- 腹腔内出血が横隔膜損傷部を経由して胸腔にドレナージされている可能性を考えておく．

肺が膨らんだらチューブを抜去する．糸の真ん中で結紮した部分を切り，巻きつけていた糸を解く．チューブ抜去の際，皮膚をつまむか，あるいは軟膏を含んだガーゼで閉鎖する（図 7-11）．その後挿入時に置かれたまだ結紮していない糸で結紮閉鎖する．こうして創は直線的に閉じられる（図 7-12）．

合併症には創部感染と膿胸がある．適切な無菌操作での挿入を行うことにより，それぞれの発生率を 1% 以下に抑えることができる．

胸部外傷で胸腔ドレナージを受けた患者に対する予防的抗菌薬投与を推奨する class I，class II の研究では，抗菌薬予防的投与は肺炎

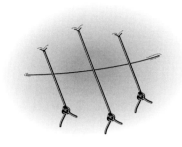

図7-12 ドレーン抜去後の創部

を減少させる可能性があるが，膿胸の発生に関しては変わらないとされている[9]．

ルーティンの抗菌薬投与は，適切な外科手技にとって代わることはできない．

ドレーンに陰圧が必要かどうかについて，これまでさまざまな議論がなされてきたが，近年の前向き研究では単純な気胸，血胸，血気胸において有用性はないと結論づけられている[10]．

7.1.7.2　非手術療法

前述のように，穿通性外傷があっても大半の症例では非手術療法（non-operative management：NOM）が選択される．その際，血行動態の安定を図り，呼吸様式，胸腔からの出血量などを監視する必要がある．

胸腹部移行帯に外傷がある患者では，横隔膜や腹部内臓損傷が否定されるまで特に注意が必要である．穿通外傷の損傷経路を同定するために，triple-contrast CT（経口，経静脈，経肛門造影），造影剤を用いた経路造影CTなどさまざまなモダリティが用いられる[11]．胸腔鏡や腹腔鏡は横隔膜損傷の鑑別に有用である．腹腔鏡でのアプローチは腹腔内臓器損傷がないか観察することができるという利点がある一方で横隔膜穿通損傷があった場合はあまり役立たない．胸腔鏡では右胸腔損傷であった場合特に横隔膜を観察しやすいという利点がある．

NOMがうまくいかない場合として，胸腔内に持続的に出血があるにもかかわらず，その血液が凝固しドレナージされないときが挙げられる．ドレーンを追加しても凝血塊が除去されない場合，理想的には受傷72時間以内に胸腔鏡補助下手術（video-assisted thoracoscopic surgery：VATS）による凝血塊除去が適応となる[12]．

7.1.7.3　手術

体幹部穿通性外傷の手術時の体位は仰臥位が一般的である．このことは非常に重要で，胸郭出口に損傷があれば，頸部あるいは鎖骨上まで皮膚切開を伸ばせるよう準備しておくべきである．横隔膜損傷が見つかった場合や，下部体幹外傷を伴っている場合には，腹腔や骨盤に到達しにくいので側臥位は避けなければならない．後側方切開でのアプローチもこういった場合不適切である．胸部からも腹部からも横隔膜へアプローチしやすい体位をとっておくべきである．

手術範囲をいつでも迅速に拡げられ，ドレーン類を適切に留置できるよう消毒とドレープは広い範囲で行っておく．患者の体幹部側面まで消毒して，術者が頸部から鼠径まで作業できるよう側面はテーブルの上面から全域をドレープで覆う．患者の状態が悪化した場合すぐに手術が始められるよう，これら準備は時間をかけずに数分で，可能なら麻酔導入前に準備されているのが望ましい．

救急室で行う場合でも手術室で行う場合でも，緊急開胸は第5肋間前側方開胸がよい．蘇生的開胸は左開胸がほとんどである．その理由は心臓背側の損傷があった場合，心臓を牽引する必要があるためである．胸骨正中切開でこの操作を行うと，静脈還流が低下し致死的不整脈が出現する可能性がある．患者が極限状態であり，左開胸がもうすでに行われているが，それでも広範な損傷に対して展開が不十分である場合，ためらわず創を右側に広げclam shell開胸に移行することにより，胸部臓器全体の良好な視野を得ることができる．空気塞栓が疑われる場合には，右前側方開胸が行われることがある

〔7.3.1(p106)参照〕．

循環動態が安定しており，胸部臓器の損傷が不明確な場合や多発損傷がある場合には胸骨正中切開がよい適応となる．バタフライあるいはclam shellどちらも胸部臓器の非常に良好な視野を得ることができるが，合併症が増加する可能性がある．胸骨正中切開は一般に上縦隔や胸郭出口の大血管損傷の治療に向いている．そのまま胸鎖乳突筋あるいは鎖骨上へと切開を延長することが可能である．鎖骨内側半分の切除により，左鎖骨下静脈近位を除くほぼすべての血管展開が可能となる．左鎖骨下静脈損傷の診断がついていれば，左後側方切開が最良のアプローチとなる．緊急時には第4あるいは第5肋間左前側方開胸を行うことが必要であろう．女性の場合，乳腺に切り込まないよう注意が必要である．

その他の開胸の適応として，損傷治療後の胸腔内洗浄がある．凝血塊や異物を取り除くことは非常に重要である．異物には衣類，散弾のワッズ［訳注：散弾薬筒の仕切り］，消化液などがある．一般的に，胸腔ドレーンを留置するのによい位置は横隔膜と胸壁との間の溝であり，追加する場合後壁にそって肺尖部に向けて留置するのがよい．前腋窩線上から挿入する．胸腔ドレーンは0モノフィラメント糸を用いて皮膚に固定する．開胸創から肋間神経の背側に，さらに開胸創上下の肋間神経に0.25％ブピバカイン（マーカイン®）を注射する．これにより手術直後の良好な鎮痛が得られる．術後12時間硬膜外麻酔の補助として追加してもよい．

救急室開胸［7.2(p103)参照］は胸部外傷により瀕死の状態の患者で適応となる．緊急開胸の目的は蘇生，出血のコントロールおよび空気塞栓の治療にある．体幹部の刺創において最大の効果がみられるものの，鈍的外傷での救命率は5％程度である．出血性ショック，心タンポナーデ，空気塞栓など適応は限られる．病院前で生命徴候があり，病着時電気的波形が認められれば適応となる．超音波検査が心拍動の確認に非常に有用である．いくつかの施設において症例を限定して施行した場合の良好な成績報告があるが，緊急開胸では綿密に練られたプロトコル作りが必要となる．

7.1.7.4 それぞれの損傷の治療

7.1.7.4.1 胸部ダメージコントロール

パッキング，一時的陰圧閉胸を用いてのdamage control surgery(DCS)は胸部外傷において施行される[13]．状態が安定したのち再建術を行う．特に，肋軟骨や肋骨が切除された際は，再建に広背筋や大胸筋皮弁が用いられる．

7.1.7.4.2 開放性気胸

非軍事的な民間外傷では，開放性気胸や重篤な胸壁損傷は頻度が低く，全重症胸部外傷のうち1％にも満たない．胸部の穿通性外傷はすべて開放性気胸となり得るが，胸壁組織によって効果的にふさがれる．実際，開放性気胸は至近距離からの散弾損傷や高速弾道弾によって起きることがほとんどである．通常泡立った血液の流出を伴う大きな開放創が認められる．空気の吸入，排出される呼吸音が聴取される．患者は通常，呼吸苦を訴え，合併臓器損傷によりショックに陥っている．

開放創は3辺を閉じバルブ作用が働くように，薄いビニールシートなど耐水性の滅菌被覆材を用いただちに密封するが，一時的な処置としてアルミホイルなどを使うこともある．いったん被覆されたら，肺実質の損傷がある場合，開放性気胸から緊張性気胸に移行するおそれがあるためただちに胸腔ドレナージを行う．広範囲の欠損を伴う開放創では壊死組織は出血がみとめられるところまで除去し，さらに衣類，散弾薬筒のワッズ，弾丸の破片などあらゆる異物の除去が必要である．患者の多くは臓器損傷の処置あるいは肺や胸壁からの出血を止めるため開胸手術が必要となる．

創部のデブリドマンと洗浄を十分に行ったの

ち，一定の大きさの開放創には再建術が必要となる．マーレックス®のような合成素材を用いて胸壁の大きな欠損を修復するということは近年ほとんど行われなくなった．代わって，肋軟骨や肋骨が欠損している場合に，広背筋や大胸筋による筋皮弁が行われる．筋皮弁にすると創部の完治が期待でき，肋骨や肋軟骨の感染率も減少する．筋皮弁に使用する筋肉に損傷がある場合，一時的な被覆を置きICUなどで患者の状態が安定したのち24〜48時間で手術室に戻り遊離筋皮弁移植あるいはほかの再建術を行う．合併症には創感染や肺実質損傷による呼吸不全などがある．大きな欠損により続発性の換気障害が遷延する．創感染が発生した場合，デブリドマンと筋皮弁を検討する．

7.1.7.4.3 緊張性気胸（血気胸）

緊張性気胸は生命を脅かす病態である．診断が重要なのは，この生命を脅かす病態が容易に対処しうるからである．単純性気胸は珍しいものではなく，全穿通性胸部外傷のおよそ20%にみられる．一方，血胸は穿通性外傷のおよそ30%に，血気胸は40〜50%にみられる．

救急室の騒音の中で緊張性気胸を診断することは難しい．古典的には片側の呼吸音減弱と打診での鼓音，気管の反対側への偏位などである．診断は臨床所見によって行う．状態の悪化している患者に胸腔ドレナージをためらってはならない．大量血胸も同様に生命を脅かす病態である．

7.1.7.4.4 大量血胸

大量血胸の診断は，ショック状態，換気障害，および縦隔の偏位などによってなされる．

胸部X線検査により出血量の推測が可能であるが，大量血胸が疑われる症例では換気障害改善のため検査よりもただちに胸腔ドレナージが行われる．ドレナージチューブ挿入時，血液が噴出してくるようなら，自家輸血を考慮する．自家輸血は簡単な手技であり，すべての外傷センターで利用できるようにしておくべきである．腸管損傷が強く疑われるときは禁忌となる．少量の血胸は胸部X線により診断される．

大量血胸の治療はまず失血状態からの回復である．基本的にすべての患者に手術が必要となる．大量血胸患者のおよそ85%に，肋間動脈や内胸動脈の損傷がみられる．肺門部血管損傷や心損傷が原因であることは少ない．約15%に深い肺裂傷からの出血を認める．これら損傷に対しては止血が得られるよう十分な深さで針がかかっていることを確認しながら肺縫合を行うことが多いが，時には創路切開術（tractotomy）であったり，区域切除あるいは葉切除まで要することもある．

血胸・大量血胸の合併症は常に臓器損傷によって規定される．ドレナージ不良の血液貯留から炎症性被膜形成を引き起こし，胸腔鏡や開胸での剝離術が必要となることがある．胸腔ドレーンを積極的に2本挿入することによりこれらの発生率を軽減することができる．ドレナージが不十分な場合，72時間以内のVATSによる凝血塊やフィブリンの早期除去が有効である．

7.1.7.4.5 気管気管支損傷

穿通性外傷による気管・気管支損傷[14]は稀で，胸部重症外傷全体の2%以下である．気管気管支断裂は大量喀血，気道閉塞，進行性の縦隔気腫や皮下気腫，緊張性気胸，胸腔ドレーンからの持続大量エアリークなどによって疑われる．比較的安定している患者には気管支鏡は診断，挿管チューブ留置，術後の喀痰吸引，気管気管支修復部の確認などに有用な検査である．

気管気管支損傷の治療は複雑ではなく，遠位気管支の損傷であれば2〜3日持続性のエアリークが続くものの，通常は胸腔ドレナージのみで改善する．エアリークが続く場合や，エアリークにより分時換気量の大幅な低下がみられる場合は，近位気管支に損傷がないか確認するため気管支鏡の適応となる．血胸を伴う近位気

管支損傷は後側方開胸により確認できる．気管の修復にはモノフィラメント糸を用いる．区域切除や葉切除を要する症例もある．

7.1.7.4.6 食道損傷

穿通性胸部食道損傷は非常に稀である．頸部食道損傷はいくぶん頻度が高く，頸部 Zone Ⅰ や Zone Ⅱ の創部展開中に発見されることがある．頸部外傷を手術せずに選択的に管理している施設では，食道損傷の徴候は嚥下時痛や嚥下困難として確認される．しばらく時間がたって後縦隔炎の徴候が出てから受診する場合もあるが，これは積極的，集学的治療を行っても死亡率の高い重大な状態である．胸部食道損傷の症状としては痛み，発熱，縦隔気腫，ドレナージにもかかわらず持続する気胸，経口ガストログラフィン®造影での胸腔内漏出を伴う胸水貯留がある．

頸部食道損傷の治療は比較的単純で，前述のように広頸筋を貫くような頸部刺創の展開中に見つかり，そのまま縫合閉鎖されることが多い．創部周囲に虚血や壊死がある場合は，デブリドマンを行い，吻合部保護のためドレーンを留置する．胸部食道損傷では，受傷後6時間以内で炎症や虚血壊死が少ない場合は修復を行う．2層で閉じることが重要である．術後は経静脈栄養の継続と補助栄養を行う．周術期24時間は抗菌薬投与を行う．

受傷後 6～24 時間経過した症例では，一期的縫合を行うのがよいのかドレナージと栄養管理を行うのがよいのか判断しなければならない．24時間以上経過した損傷は修復しても治癒しないことがほとんどである．開放ドレナージ，抗菌薬，栄養サポート，憩室化などによる管理が最善であろう．食道損傷では創感染，縦隔炎，膿胸などの合併症がみられる．

症例によっては内視鏡的にシリコンコートステントを挿入する方法も試みられており近年増加している．適応についてはさらなる検討が必要である．30～40 mm 以下の損傷で，粘膜の損傷が限局しており，部位が中部～下部食道の症例はこの手技に適している．頸部（上部1/3）や食道胃接合部付近の損傷ではステントによる被覆が不十分となるため適さない．ステント留置の際に，開胸し縦隔ドレーンを併用するという専門家もいる．造影剤や内視鏡を用いて損傷の正確な局在，広がりを確認する必要がある．

7.1.7.4.7 横隔膜損傷

8.2（p126）参照．

7.1.7.4.8 合併症

7.1.1 で触れたように，肺は再灌流障害の標的臓器である．胸腔内のどの臓器が損傷されても酸素運搬に支障をきたす．逆に重症胸部外傷は，バクテリアルトランスロケーションやアポトーシスを起こす各種炎症性メディエーター放出の有力な誘発因子であり，これが胸部外傷後に高頻度で生じる肺敗血症の原因となる．穿通性外傷患者に多いが，ショックや薬物乱用は誤嚥のリスク因子である．これらのことから，あらゆる重症外傷の続発症として肺炎による敗血症が最も多くなっている．

7.1.7.4.9 肺挫傷

肺挫傷は肺の打撲傷であり，胸部への直接外傷，高速の弾丸，散弾銃の爆発などにより引き起こされる．病態生理学的には換気血流不均等やシャントを呈する．CT 検査で認める解剖学的な損傷形態から肺のダメージを容易に定量化することができる．

重症肺挫傷の治療として，初期には循環および症例に応じた換気サポートを行う．著明な全身性炎症反応症候群（systemic inflammatory response syndrome：SIRS）の進行に対しては，ステロイドや利尿薬などの補助療法を**選択的に**用いる．

抗菌薬は一般的に使用せず，使う場合は病院の日和見感染や耐性菌状況をみて選択する．喀痰グラム染色を毎日行い，X 線検査は必要時

に撮影する．グラム染色で病原細菌が証明され，多核球の増加があれば抗菌薬の適応となる．

7.1.7.4.10　フレイルチェスト

伝統的にフレイルチェストに対して陽圧換気が内固定として行われてきた．この療法はフレイルセグメントの固定と肺挫傷の治療として今もなおゴールドスタンダードである．

内固定での治療になんら問題はないが，観血的整復固定術についての報告も増加している[15]．非比較対照試験では，人工呼吸期間の短縮，人工呼吸器関連肺炎(ventilator-associated pneumonia：VAP)の軽減，鎮痛薬減量による早期離床など少なからぬ効果が報告されている．

フレイルチェストの固定には，ピン，プレート，ワイヤー，ロッド，最近では吸収性プレートなどが用いられる．手術は通常の後側方切開，あるいは肋骨直上の切開にて行う．

表7-1に肺挫傷とフレイルチェストに関するEastern Association for the Surgery of Trauma(EAST)のガイドラインを示した．

7.1.7.4.11　肺裂傷

肺の温存はどの部位であれ非常に重要である．創路切開(tractotomy)，楔状切除，区域切除を用いてできる限り小さい範囲で行う．葉切除や全肺切除は本当に緊急のときだけにとどめる．一般に用いられている自動吻合器は非常に有用である．

7.1.7.4.12　空気塞栓

穿通性外傷後の空気塞栓[16]は稀なものであり，胸部重症外傷の4%に合併する．65%は穿通性外傷に起因する．診断の鍵は疑うことである．病態生理学的には気管支と肺静脈の交通により生じる．自発呼吸のある患者では，肺静脈

表7-1 肺挫傷，フレイルチェストに対する選択的NOMを行うためのガイドライン[15]

エビデンスレベル	推奨
I	推奨なし
II	1. 蘇生中は輸液過剰を避けるため肺動脈カテーテル挿入が有用である． 2. 呼吸不全がない患者に胸郭安定のためだけに人工呼吸をすべきではない． 3. 人工呼吸は施設基準あるいは担当者のやり方で行ってもよいが，なるべく早く離脱を試みる．PEEP(positive end expiratory pressure)とCPAP(continuous positive airway pressure)も選択肢に入れる． 4. 呼吸不全を減らし，人工呼吸サポートを確実にするため，適切な鎮痛と積極的理学療法を図るべきである．重症外傷患者では鎮痛薬投与経路として硬膜外カテーテルが選ばれる． 5. 肺挫傷に対してステロイドは用いない．
III	1. 呼吸状態がある程度落ち着いており，意識がしっかりしている患者では，部分的な鎮痛と組み合わせてマスクCPAPを試してもよい． 2. 外傷患者に対する傍脊椎麻酔の十分なエビデンスはないが，硬膜外麻酔と同等の効果が期待できると思われるので，硬膜外麻酔の使えない患者には考慮する． 3. 換気血流不均衡となりシャントが改善されない片側の重症肺挫傷，あるいは対側肺からの血液の流れ込みが問題となる場合，片肺換気を考慮する． 4. HOFV(high-frequency oscillatory ventilation)を用いても鈍的胸部外傷による肺挫傷の予後に寄与しないが，他の方法を用いても酸素化が改善されないような場合には有効である． 5. 循環動態が安定しており肺動脈圧が上昇した溢水患者，あるいはうっ血性心不全患者に対しては利尿薬が使用される． 6. フレイルチェストに対する外科治療のアウトカムで確実に証明されたものはないが，重症のフレイルチェストで呼吸器の離脱ができず別の理由により開胸手術が行われる際には肋骨固定術を考慮する．早期外科治療の恩恵については証明されてはいない． 7. 肋骨骨折の手術治療に用いるインプラントで推奨されるものは特にないが，髄内固定より置換あるいは包み込むタイプのデバイスが優れているようである． 8. 胸壁損傷にたいするself-activating multidisciplinaryプロトコルは予後を改善させる．

と気管支の圧較差のため，およそ22%に来院時喀血がみられる．Valsalva呼吸や呻吟呼吸（口すぼめ呼吸）している，あるいは挿管下陽圧換気が行われている患者では逆の圧較差を生じ全身性の空気塞栓を生じる．

空気塞栓が起こると，脳神経所見（局所，片側の症状），突然の循環不全，血液サンプル中の気泡，これら3つのいずれかの症状を呈する．重篤な胸部外傷がある患者，あるいは頭部外傷がないにもかかわらず神経学的異常所見を認める患者では空気塞栓を疑う．眼底検査で網膜血管内の空気を確認することで診断できることがある．挿管され突然予期せぬ循環不全を呈する患者は冠動脈の塞栓を疑う．最終的には，血液サンプル内に気泡が同定された患者は空気塞栓であると診断される．

瀕死の状態で患者が救急室に搬送されEDTを行った際には，冠動脈内の空気の存在を必ず確認する．空気が見つかったら損傷肺の肺門部をただちにクランプし空気の血管内流入を遮断する．

空気塞栓の治療は緊急開胸であり，手術室で行うことが望ましい．通常穿通側が開胸されるが，蘇生的開胸で左開胸した際，左肺に損傷がなければ，胸骨を横断し右側を開胸する必要がある．根本治療は肺裂傷の縫合であり，症例によっては葉切除を要する場合もあるが全肺切除まで行うことはほとんどない．

空気塞栓による心静止に対する蘇生処置としては，開胸心マッサージを行いつつ，母指と示指を用いて上行大動脈を前方に引き上げて1～2拍の間保持する．これにより冠動脈内から空気を押し出し，灌流を回復させることができる．α作用により全身の微小循環から気泡を除去することを期待しアドレナリン（エピネフリン）を経静脈的に，あるいは経気管チューブにて投与する．肺門部が遮断されたら，左房，左室，上行大動脈内に残存する空気を穿刺吸引する．これにより患者が蘇生した際のさらなる空気塞栓の発生を予防できる．

積極的な診断と治療を行うことによって，穿通性外傷による空気塞栓の救命率を55%にまで改善することができる．

7.1.7.4.13 心損傷

都市部の外傷センターにおいて，穿通性外傷による心損傷は比較的多く全胸部外傷の5%に上る．心損傷の診断は多くの場合明確である．出血していたり，タンポナーデとなっていたり，稀に急性心不全となって搬送される．加えて，X線検査での輪郭のはっきりした球形の心陰影，左側陰影の直線化は心嚢液貯留を示唆する．穿通性外傷によるタンポナーデの患者は心臓付近に創があり，心拍出量の減少，中心静脈圧の上昇，血圧の低下，心音減弱，脈圧の減少と，時に奇脈を認める．迅速なEFASTによりほとんどは心嚢液の貯留がみつかるが，臨床所見やEFASTにより確証が得られない場合，ECGが有用である．

すべての心損傷は（理想的には手術室でではあるが）ただちに開胸手術を行う必要がある．致命的な傷を負った患者にとって救急室での開胸術が救命手段となる．通常は3-0，あるいは4-0モノフィラメント糸による結節あるいは水平マットレス縫合にて穿孔部を閉鎖する．テフロンプレジェットなどによる縫合の補強は必須ではないが，周囲に挫傷がある場合，冠動脈と創が近い場合などでは必要となることがある．創部と冠動脈が近い場合，血管を巻き込まないよう十分注意すべきである．水平マットレス縫合を血管の下を通るようにかけることにより冠動脈の閉塞を避けることができる．

冠動脈が切断されている場合，2つの選択肢がある．拡大鏡下に6-0あるいは7-0ポリプロピレン糸を用いて，心拍動下に再建を行うことが一法．もう1つの方法としては，インフローオクルージョンを用いて一時的に心室細動を起こす方法である．どちらの方法にも高いリスクが伴う．ヘパリン化は外傷患者に対しては避けるべきであるし，ショックとアシドーシスの患

者が心室細動から復帰できない可能性もある．弁，腱索，中隔の損傷がある患者に対して，手術には心血流遮断が必要なので体外循環バイパスを準備する．多くの場合，これら損傷はただちに命にかかわることはなく，外傷後数時間あるいは数日で明らかになる．

合併症として，タンポナーデの再発，縦隔炎，心切開術後症候群などがある．修復後に心膜を部分的に開放したままにすることや縦隔に胸腔ドレーンを留置することで合併症の予防を行う．心損傷手術の大半は左前側方開胸で行われ，胸骨正中切開で行われることは少ないが，縦隔炎となった場合は，胸骨を含め創部を開放しデブリドマンを行い4～5日目に二期的閉鎖を行う．

心膜から心臓が脱出しヘルニアを起こすことがあり，静脈還流が止められ突然死する．心損傷の修復後，心膜をゆるく寄せることでヘルニアの発生を回避できる．

7.1.7.4.14 大血管損傷

穿通性外傷による大血管損傷は稀である．大血管損傷は胸腔内に大出血をきたし，大半の患者は現場で死亡するためである．

診断はほとんどの場合容易である．患者はショックで，胸郭出口付近あるいは縦隔背側に損傷がある．蘇生処置により安定化できたら，損傷部位を確認するため血管造影を行う．大血管損傷の約8％に症状がないことがあり，大血管近くに創があれば血管造影で確認しておく．これら患者では通常，仮性動脈瘤か動静脈瘻が形成されている．大血管の穿通性損傷の治療は側壁修復により行われる．グラフト置換術を必要とするような，より大きな損傷がある患者は救急室まで到達できないからである[17]．

合併症としては再出血，仮性動脈瘤形成と血栓症がある．重篤な合併症としては対麻痺がある．通常は鈍的損傷の後に起こるが，穿通性外傷でも稀に起こる．どちらも脊髄の損傷，あるいは手術の際に重要な肋間動脈を結紮することにより起こる．脊髄は前脊髄動脈（Adamkiewicz動脈）からの血流を受けており，肋間動脈，特に通常よりも太いものは重要な側副血行を構成している可能性があるため，これを温存する努力が必要である．

7.2 救急室開胸（EDT）

7.2.1 歴史

病院前救護における救急医療対応までの時間短縮と処置の進歩により，極限な状態で蘇生の処置を行いながら初療室に搬送される患者が増加した．これらの患者の救命のために，しばしば迅速な出血のコントロールと蘇生のための決死の行動が要求される．このようなことは鈍的または穿通外傷後の絶望的な状況下でしばしば行われ，判断の誤りや続発症は患者の死につながる．救急室開胸（emergency department thoracotomy：EDT）には医療費の増加および感染症伝播のリスク増加といった問題を含むため，本当に必要なEDTと不必要な治療は区別されなければならない．

1874年に，Schiffが開胸心臓マッサージを報告し，1901年にRehnは心タンポナーデを伴って来院した患者の右室を縫合した．しかし多くの場合EDTの成功例は限られていたため，60～70年もの間EDTは禁じられた．1970年代にヒューストンのBen Taub General HospitalにてEDTが心損傷に対して行われ，再度脚光を浴びることとなった．EDTは大量出血を伴う腹部外傷に対して，一時的な大動脈遮断としても行われるようになった．最近では特に鈍的外傷においてEDTへの興味は薄れつつあり，適応においては，より選択的にされるようになってきた．

手術室以外で，特に外科医ではない医師によって行われた開胸術の致死率は非常に高い．

開胸術が何のために行われるのかが重要で

ある.
- 非常に重篤な患者に対する救急室での開胸
- 出血のコントロール
- 大動脈流出路のコントロール（大動脈クランプ）
- 開胸心臓マッサージ
- **計画的な**蘇生的開胸（受傷後数分または数時間で，急激に悪化する患者の出血コントロールのために，手術室またはICUで行われる場合）

そして以下の状態を区別することも重要である.
- 生命徴候がない患者
- 心臓電気的活動と瞳孔反射がまだ明らかに存在し，かつ／または呼吸努力が存在するバイタルサインがない患者（このような場合には心エコーが非常に手助けとなりうる）

上記2つの状況におけるEDTの結果は明らかに異なる．この章では，蘇生の場における非常に重篤な患者に対する開胸術を中心に述べる．

7.2.2　目的

上記記述の状況下におけるEDTの初期目標は以下のとおりである.
- 心タンポナーデの解除
- 胸腔内出血のコントロール
- 空気塞栓または大量エアリークのコントロール
- 開胸心マッサージを可能にする
- 上半身への血液の分配および横隔膜下の出血コントロールのための下行大動脈の一時的遮断を可能にする

EDTで最も効果があるのは，致死的穿通性心損傷，特に心タンポナーデを伴った場合である．単独穿通性心損傷以外の損傷のために EDT が施行された患者は，外傷センターにおいてでさえも，蘇生は困難である．病院外で行われた場合はさらに悪い結果となる．戦場におけるEDTの適応は，本質的には一般社会におけるのと同じである．

EDTや，緊急の場での鋭利な外科器具の使用，また言うまでもなく患者血液の曝露は，蘇生を行う外科医にとってリスクとなる．患者の血液が外科医の皮膚に付着する率は20%ほどである．HIV，C型肝炎ウイルスなどの見えざる病原菌は考慮しなければならない．一般的な感染予防とEDTの適応制限により，この感染リスクを低減させるべきである．

7.2.3　適応および適応外

EDTが明らかに効果を示す症例がある．これらの適応は以下のとおりである.
- 目撃ありの心肺停止，蘇生の見込みの高そうな単独胸部外傷，特に穿通性心損傷の患者（救済可能な外傷後心停止）
- 心タンポナーデ，空気塞栓または胸腔内出血による外傷後低血圧（血圧60 mmHg以下）の患者

有効ではないと思われる症例は以下である.
- 例えば心窩部銃創などの腹部大動脈損傷による中等度血圧低下（血圧80 mmHg以下）を示す患者
- 重症骨盤外傷
- 活動性腹腔内出血

最初の群，すなわち腹部大動脈損傷により血圧80 mmHg以下となった患者には相対的適応がある．EDTを適応する際には，患者の年齢，既往症，生命徴候，受傷機転，それとともに救急室から手術室への距離，人員確保などについて考えなくてはならない．経験のある外科医がEDTを行うほうが良好な結果となりうるが，穿通性胸部外傷による瀕死の患者を目の前にし

たとき，救急医はEDTをためらうべきではない．

EDTは以下の状況では適応外である．
- 5分以上気管挿管なしで心肺蘇生を行われている場合
- 気管挿管の有無にかかわらず10分以上心肺蘇生がなされている場合
- 鈍的外傷で受傷現場から生命徴候がない，または救急室で無脈性電気活動を示す場合

診断の手助けとして心エコーの使用を検討すべきである．

7.2.4 結果

EDTの結果は，受傷機転や受傷した場所，バイタルサインや生命徴候の有無によりさまざまである．

救急室開胸は，単独穿通性心損傷後に生命徴候が存在する患者の約50%に効果があるといわれているが，生命徴候がない患者に対する効果はほぼない（2%以下）．心臓以外の穿通外傷において，EDTの効果は生命徴候のみをみとめる患者では8%，生命徴候がない患者は3%といわれているのに対して，生命徴候と検出可能なバイタルサインがある患者には25%といわれている．

来院時の臨床状態にかかわらず，鈍的外傷後にEDTを必要とした患者の生存率は1〜2%であった．治療戦略のアルゴリズムはこれらの所見により策定されており，EDTによる転帰は以下の4つの要因により推測されると報告されている．
- 現場での生命徴候の消失
- 救急室での生命徴候の消失
- EDT時の心活動の消失
- 大動脈遮断後の収縮期血圧70 mmHg以下

非常に重篤で心臓電気活動がない患者は，現場にて死亡確認する．電気活動がある患者は気管挿管およびCPRを行い，救急部門に搬送する．鈍的外傷の場合は，触知可能な電気活動があるときのみEDTを行う（穿通外傷においては，全例EDTを行う）．心囊に血液を認めず，心臓の拍動を認めない場合は，死亡宣告する．その他すべては，上記のように，外傷のタイプにより治療を行う．大動脈遮断で70 mmHg以上の血圧を示す腹部外傷患者やその他すべての生存患者は，定型的治療のため迅速に手術室に搬送する．

7.2.5 EDTを中止するタイミング

EDTはチームによる治療である．不当に長引かせるべきではなく，特定の終点をもつべきである．外傷が修復され患者が反応した場合，定型的修復または閉創のため手術室に移動すべきである．

以下を認めた場合にはEDTを終了すべきである．
- 修復不可能な心損傷を認めた場合
- 患者に重症頭部外傷があると認識された場合
- 無脈性電気活動が確認された場合
- 20分後も収縮期血圧が70 mmHg以下の場合
- 心停止が起こった場合

7.2.6 結語

手術が必要となる胸部外傷の治療の成功は，良好な視野で迅速に胸腔へ到達することに尽きる．つまり，良好な照明，適切な道具，機能的な吸引器具，そして，自制心があり積極的かつ冷静な外科医の判断により，合併症を伴わない満足な治療が可能となる．

7.3 胸部への外科的アプローチ

胸部外傷へのアプローチの選択は，以下の3

表 7-2 胸部における外科適応

急性適応	慢性期適応
・心タンポナーデ ・急性虚脱 ・胸郭出口血管外傷 ・胸壁欠損 ・内視鏡もしくは画像評価による明らかな気管，食道または大血管損傷 ・大量もしくは持続的血胸 ・心臓や肺動脈の銃弾による塞栓 ・貫通性縦隔損傷	・残存凝血胸 ・慢性外傷性横隔膜ヘルニア ・外傷性動静脈瘻 ・心中隔もしくは弁損傷 ・見逃し気管気管支損傷もしくは気管食道瘻 ・感染性肺内凝血塊

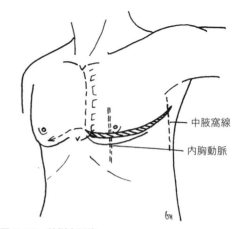

図 7-13 前側方開胸

つの要因により決定すべきである．
- 片側胸郭およびその状態
- 血行動態の安定性
- 手術適応が急性か慢性（非急性）か

適応は明確に区別される（**表 7-2**）．急性期適応とはすべての致死的状況に対してであり，一方，慢性もしくは非急性適応は基本的には病院までの搬入が遅れた場合に対してである．

現在使用されている外科的アプローチは以下である．
- 前側方開胸
- 胸骨正中切開
- 両側開胸（clamshell 切開）
- 後側方切開
- trapdoor 切開

血行動態の**不安定な**患者に対しては，想定される損傷により前側方開胸または胸骨正中切開でアプローチする．血行動態が安定した患者に対しては，適切な評価の後にアプローチを計画すべきで，検査をして損傷の状態を正確に評価したうえで行うべきである．

もし時間が許せば，片肺換気が可能なダブルルーメンの気管チューブによる挿管（または再挿管）は非常に有用であり，救命に寄与する．しかし同手技を行うには熟練した麻酔科医が必要である．

急性期には，他の3つのアプローチ（clamshell，後側方，trapdoor）が必要になることはほとんどない．両側胸骨横断開胸（clamshell）と trapdoor 切開は複雑でかつ侵襲的であり，開胸と閉胸に関して合併症を伴う．

7.3.1 前側方開胸

この手技は最も血行動態不安定な患者に選択されるアプローチで，EDT に使用される（**図 7-13**）．
- このアプローチは，損傷片側胸郭やその内部に最もすばやく到達できる．
- 特別な体位や道具を要することなく，仰臥位で行われる．
- 利点としては
  ・胸骨を越えて対側の胸腔に延長できる（clamshell 切開または両側開胸）
  ・下方に延長することにより胸腹部切開にすることができる

7.3.1.1 手技

可能であれば，砂嚢や他の物もしくは傾斜台により右に少し患者を傾ける．

切開は，肋間神経血管束損傷を避けるため，肋骨上縁に沿って第4もしくは第5肋間より，前方は肋骨軟骨接合部から後方は中腋窩線まで

行う.

筋群は下位肋骨の骨膜まで切開する．前鋸筋は後方に，肋間筋は正中前方に切開する．僧帽筋および大胸筋は避ける．創部前方縁は，内胸動脈が走行しており切断するかもしれないため，注意すべきである．

後の閉創のために約5 mmの折り返しを残して，骨膜を開ける．そして胸骨辺縁に隣接する内胸動脈を避けるように注意しながら，壁側胸膜を開く．必要であればこれらの血管を結紮する．

ハンドル部分を外側にして胸骨から離れた位置（すなわち外側方向）にしてFinochietto開胸器を置き，肋骨を広げて，吸引後に損傷部位の確認のため胸腔内の観察を行う．出血が持続している症例では，自己血回収装置の使用が望ましい．

心膜を切開しなければならないときに心膜を横切って走行している横隔神経を同定することは重要である．心膜切開は，神経損傷とその後の合併症を避けるため，神経幹の1 cm前面で行う．

7.3.1.2 閉創

処置終了後入念に止血を確認し，大量に洗浄を行った後に，1または2本の大口径の胸腔ドレーンを挿入し閉創する．
- 肋骨および肋間筋は合成吸収糸で縫合しなければならない．
- それぞれの筋層の閉鎖により，疼痛や長期障害が低減する．
- 皮膚は型どおり閉創する．

7.3.2 胸骨正中切開

この切開は，頸部基部（Zone I）の穿通性損傷，胸郭出口，そして心損傷自体の場合に使用するアプローチである．これにより心外膜，心臓，大動脈弓部，大血管起始部への到達が可能であり，頸部への延長（Henry切開）や腹部正

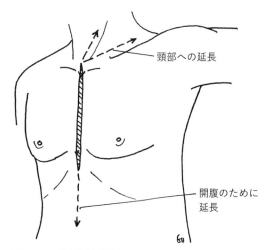

図7-14 胸骨正中切開

中切開または鎖骨上切開への延長が可能となる（図7-14）．相対的な欠点としては，胸骨切開用電動ノコギリまたはノミ（Lebsche type）が必要となることである．さらには，稀ではあるが非常に重大な合併症として，術後の胸骨感染があり，特に緊急時の場合に起こりうる．

7.3.2.1 手技

患者を完全に仰臥位にした状態で，胸骨上切痕から剣状軟骨下まで切開を行う．指による剝離により，胸骨背面の上下にスペースを作ることができる．剣状軟骨が大きく妨げになるならば，剣状軟骨の切除が必要となり，大きなはさみ（heavy scissor）で切離する．

胸骨分割（2分割）はノコギリ（振動式または組線のGigli線鋸）またはLebsche刀を用いて上から開始し，下へと移動して行う．重要なことは，縦隔内の血管を不用意に損傷しないことである．さらにBurnsの胸骨上窩の疎性結合組織内に存在する大横行交通静脈（large transverse communicating vein）が存在することがあるので注意する．

7.3.2.2 閉胸

- 心膜は通常開放したままにするかもしくは部

分的に閉鎖する．心膜を閉鎖する際には，癒着を避けるために吸収糸を用いるのがよい．
- 2本の縦隔ドレーンを心窩部から留置する．
- 胸骨の閉鎖は，水平に胸骨ワイヤーもしくは全周性包囲的に太い非吸収糸(非吸収糸の網糸)を用いて行う．
- 白線の閉鎖は非吸収糸で行うべきである．

7.3.3 Clamshell 切開

Clamshell は基本的には両側第4，5肋間の開胸であり，胸骨分割より両側をつなげ，大きく広く前方に胸を開けることができる．内胸動脈を結紮することと閉胸する前に止血を確認することに注意しなければならない．

この切開は，対側の胸腔に迅速に到達することが重要な局面，特に後述する状況下において効果的である．
- 縦隔横断外傷
- 肺損傷
- 大動脈コントロールが必要と思われる右側の損傷

すでに述べたように，この切開によりほとんどの胸腔組織に到達することができる．最近の死体を用いた研究により，clamshell 切開は多くの胸腔内臓器への到達が可能であるが，上縦隔の血管組織に関しては胸骨正中切開より劣ると報告されている．

7.3.4 後側方開胸

このアプローチは適切な体位が必要であり，肺や食道外科の定例手術に多く使用され，緊急時に使用されることはまずない．後側方胸郭の大きな筋肉群を切開し，肩甲骨の展開を行わなくてはならないため，到達と閉胸に非常に時間を要する．

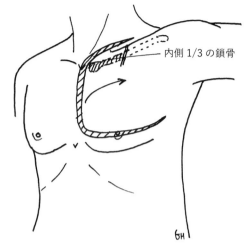

図 7-15 trapdoor 切開

7.3.5 Trapdoor 開胸

これは，前側方開胸，部分的な胸骨正中切開そして鎖骨下もしくは鎖骨上切開を合わせた切開で，鎖骨除去または脱臼を合わせて行うものある(**図 7-15**)．この切開は時代遅れの廃れた手技である．

骨で形成された trapdoor を開くことは非常に困難で時間を要し，側方もしくは後方の多発肋骨骨折を作る形にもなり，そして閉胸も困難であるなど利便性が少ない．頸部へ切開を延長した胸骨正中切開は，より迅速かつ効果的に同領域への外傷に到達することができる．

術後の合併症は非常に多い．

7.4 救急部開胸の手技

7.4.1 必要物品

EDT を行うために必要な道具の数と物品の種類は，手術室で行われる公式な開胸で使用する物品と異なり，以下のもののみである．
- 20番もしくは21番のメス
- 鑷子
- 胸部 Finochietto 開胸器または Balfour 開腹

器などの適切な開創器
- Lebscheナイフと木槌または胸骨用のGigli線鋸
- Satinsky血管鉗子（大と小）のような大きい血管鉗子
- Mayo剪刀
- Metzenbaum剪刀
- 長い持針器
- 除細動パドル
- 縫合糸，綿棒，テフロンプレジェット
- 皮膚滅菌準備，ドレープ
- 照明器具

7.4.2　到達法

　2つの基本的切開がEDTでは使用される．創部の入り口と出口から推測される損傷の軌道や，理学所見から最も推測される診断に基づき最適な切開を行い，必要に応じてさまざまな方向に切開を延長する．

　ATLSに従ったルーチンの迅速蘇生プロトコルが制定されており，いったんEDTの適応が満たされれば速やかにEDTを行わなくてはならない．

ピットフォール

- 条件を満たさないならば，無益な治療を行っていると認識すべきである．

　左前側方開胸は緊急時に行われる最も一般的な方法である．切開は，前は肋骨肋軟骨連結から側方は腋窩中線まで，肋骨上縁に沿って第5肋間で筋肉，骨膜，壁側胸膜まで行い，内胸動脈を損傷しないように注意する．この切開は胸骨の水平切断と両側内胸動脈結紮により両側開胸に延長することができる．これにより両側胸腔，心膜腔，そして必要であれば腹腔でさえも到達することができる．切開は，縦隔組織を巻き込んだ穿通性損傷においては正中で胸骨を頭側に分割することもできる．大量血胸または空気塞栓を疑うような穿通性右胸部外傷の低血圧患者に対して，同様な切開を右側に行うこともできる．もし心損傷が発見された場合，胸骨を横断して延長することもできる．

　胸骨正中切開は心大血管の存在する前縦隔中縦隔の術野展開に最も適している．両側乳頭間の上胸部の穿通性外傷に特に勧められる．これを鎖骨上に延長することにより鎖骨下動静脈腕頭動静脈を近位でコントロールできる．

7.4.3　緊急手技

7.4.3.1　心損傷および心タンポナーデ疑い

　開胸は側方開胸もしくは胸骨正中切開でなされ，前者は迅速に到達でき，後者は良好な術野を得ることができる．横隔神経を同定した後に少なくともその1cm前方で心膜を開放する．心膜切開はナイフやハサミの鋭い箇所を使用して行い，血液や血塊を取り出す．

　心室からの出血点はまずは指による圧迫でコントロールし，心房や大血管からの出血は血管クランプ鉗子によりコントロールする．心臓が拍動している場合は，初期の蘇生措置が完了するまで修復を待つべきである．もし心臓の拍動がないならば，蘇生の前に縫合を行う．

　救急室または手術室において，根治修復の前に一時的出血コントロールのためにFoleyカテーテルを使用する場合がある．その際は，バルーンの大きいFoleyカテーテルが好ましい．

バルーンを留置した場合，過剰な牽引により容易に裂け，孔を著しく大きくしてしまうことがあるため，カテーテルに過大な牽引をかけないように最大限注意を払うべきである．

　右室の縫合にはテフロンプレジェットが必要であり，左室においてテフロンプレジェットは

冠動脈の損傷や閉鎖を避けるために，冠動脈の下で水平マットレス縫合を行うときに選択的に使用する．低圧の静脈や心房損傷は単純連続縫合で修復する．後壁損傷は縫合の前に心臓を脱転する必要があるためより難度が高く，脱転によりさらに血行動態が不安定となる．心室の大きな損傷また到達困難な後壁損傷においては，根本修復のために一時的に指での流入路閉鎖が必要となりうる[18-20]．

初期蘇生に成功し手術を要する患者の大半は単純なオフポンプ法で対処できる．但し複雑な損傷では迅速な人工心肺や高度な技術的介入が必要となる．

初期の修復の後は，出血をさらに制限するために(低血圧蘇生の概念)，追加の出血を最小限に抑えながら重要な臓器灌流を目指して(すなわち血圧約 85 mmHg を維持)，輸液は必要最小限にする．患者は慎重に手術室に移送し，十分な資材を備えた管理された状況下で損傷部位の修復と閉創を行う．

7.4.3.2　肺出血

適切な側の前側方開胸が最も適したアプローチである．限局した出血源に対しては，損傷した分葉に血管鉗子を使用することによって出血をコントロールできる．損傷した分葉は，できれば手術室で，局所の連続縫合，部分切除や創路切開(tractotomy)を行う．

創路切開(tractotomy)は，損傷程度が広範で肺切除が不可能な複数の肺分葉を通過した弾道を制御する方法である．弾道に沿ってリニアステイプラを挿入して非解剖学的肺切開を行う．肺は分割されることにより底部の血管や気管支を修復することが可能となる．その後辺縁は縫合閉鎖する．

多発もしくは出血源が同定できない大量出血や，非生存組織を伴った肺実質の広範な挫滅を伴っている場合は，根本的修復が終了するまで，大きく柔らかい血管鉗子，大きな血管テープ，柔らかいカテーテルを肺門構造に通して，肺動静脈や主気管支を閉鎖するよう肺門遮断を行う．

空気塞栓は肺門構造物にクランプを置くことにより制御され，挙上した左室心尖部より針穿刺により空気を抜くことができる．

7.4.3.3　大動脈クランプを伴う開胸

この方法は，重要な近位臓器(脳や心臓)への酸素供給を最適化し，冠動脈灌流を最大化し，鈍的および穿通性損傷による横隔膜下の出血を軽減するために使用される．

胸部大動脈は左肺門部以下でクロスクランプし，この領域は左肺を前上方に挙上すると露出できる．縦隔胸膜は直視下で剥離し，大動脈は前方は食道，後方は椎前筋膜から鈍的に剥離して分離する．適切に露出したら，大血管鉗子を用いて大動脈を遮断する．重要なことは，大動脈クロスクランプの時間は極力最小にし(すなわち効果的な心機能や全身動脈圧にいったん到達したらクランプを解除する)，30 分を超えると指数関数的に代謝性障害が進行する．

7.4.3.4　両側経胸骨開胸(clamshell 開胸)

この手技は山型横切開または"bucket handle"上腹部切開と相当する胸部の切開であり，両側胸腔の広範な視野を得られる．開胸と閉創に関しては比較的時間がかかる．胸骨正中切開のほうがより容易に開胸と閉創ができ，同等の視野を得ることができるという議論もある．この切開を使用する必要がある場合は通常両側胸腔へ到達する必要性があるときのみである．

この切開は通常第 5 肋間の前側方開胸から胸骨を横断して延長する．胸骨は Gigli 線鋸，ノミまたは骨切断鉗子を用いて分割する．内胸動脈の結紮に注意を払う．

7.5 根本治療手技

7.5.1 心タンポナーデ

- 心嚢を頭尾側方向に，横隔神経の走行位置を確認しながらその前方で切開開放する．
- 出血源を検索する際，心臓全体を観察するように心がける．
- 発見した出血源への処置を行う．
- 検索，処置を行った後，心嚢切開の縫合閉鎖にはこだわらなくてよい．
- 心嚢を縫合閉鎖する際は，タンポナーデ再発防止のためにドレーンを挿入すべきである．

7.5.2 心筋裂傷

- 損傷部位を発見したら，可能な限り用指圧迫で止血を図りながら損傷の程度を評価する．
- Foley カテーテルを挿入し，バルーンを膨張させて牽引してもよい．

> **ピットフォール**
> - バルーンを牽引すると裂創をさらに拡大させうるため，バルーンが大きい（30 mL）製品を用い，過緊張を避けるように常に心がけるべきである．

- 3-0 あるいは 4-0 の非吸収糸（編み糸）を用い，心筋を緩徐に寄せて縫合閉鎖する．刺入部をプレジェットで補強してもよい．
- 冠動脈の近傍での縫合には特に注意が必要である．通常は垂直マットレス縫合が望ましいが，冠動脈の閉塞を防ぐためには水平マットレス縫合を行い，縫合糸を血管の下に通して血管の外側で結紮する工夫が時に必要となる．
- 縫合に自信がなければ，一時的手段として心臓を圧迫しながら皮膚縫合用のステイプルで閉鎖を試みる．

> **ピットフォール**
> - ステイプルはしばし脱落を伴うため，あくまでも一時的な修復と考えるべきである．

7.5.3 肺門部遮断

- 大きく前側方開胸を行い，視野を確保する．
- 肺門を一括してクランプし，肺動静脈および主気管支を閉鎖する．

7.5.4 肺葉切除・肺全摘

- 肺葉切除および肺全摘[21]を行うことは稀であり，通常は肺門部の大量出血に対応するためである．
- 肺の温存を常に念頭に置いて対応する．
- 可能な限りダブルルーメンの挿管チューブで気道を確保する．
- 肺切除に際しては，自動縫合器の使用が有用である．縫合線はかがり縫いしてもよい．

7.5.5 創路切開術（tractotomy）

- 穿通創を主とした区域間にまたがる肺損傷で，解剖学的な展開が容易でない場合に選択する．
- 自動縫合器を射入創と射出創から挿入し，肺実質を切離・開放することで，損傷部の観察・止血が可能となる．
- この手技は胸部におけるダメージコントロールとしても有用である．

7.5.6 大動脈損傷

- 症例の多くは来院前に死亡する．

- 対麻痺予防のため，体外循環の使用が望ましい．

7.5.7 食道損傷

- 外科的修復を要する．
- 粘膜と筋層を別個に縫合し，2層で閉鎖を図る．
- 可能であれば，大網などの自家組織で被覆する．
- 経鼻胃管を挿入して修復部位を通過させるよりは，胃瘻の造設が望ましい．いずれにしても胃内の減圧が必要である．
- 頸部食道瘻の造設を必要とすることもある．

7.5.8 気管気管支損傷

- 損傷の評価には軟性気管支鏡が非常に有用である．
- 全身状態の改善が得られた段階で，壊死組織の除去と修復を行う．

7.6 まとめ

胸部外傷の外科的処置を成功に導くには，適切な麻酔の導入と迅速な開胸による胸腔内の視野展開をはじめとした「チーム一丸の対応」が鍵となる．無影灯の向きを調整し，適切な器械出しを行い，術野を吸引して視野を展開すること，そして「統率のとれた，内に秘めたる積極性」を共有することによって，良好な合併症のない救命をもたらすであろう．

文献

引用文献

1. Baker CC, Oppenheimer L, Stephens B, et al. Epidemiology of trauma deaths. *Am J Surg*. 1980; 140: 144-150.
2. Mancini M, Smith LM, Nein A, Buechler KJ. Early evacuation of clotted blood and haemothorax using thoracoscopy: case reports. *J Trauma*. 1993; 34: 144-149.
3. Kwan RO, Miraflor E, Yeung L, Strumwasser A, Victorino G. Bedside thoracic ultrasonography of the fourth intercostal space reliably determines safe removal of tube thoracostomy after traumatic injury. *J Trauma Acute Care Surg*. 2012; 73: 1570-1575.
4. Van As AB, Manganyi R, Brooks A. Treatment of thoracic trauma in children: literature review, Red Cross War Memorial Children's Hospital data analysis, and guidelines for management. *Eur J Pediatr Surg*. 2013; 23(6): 434-443.
5. Kessel B, Dagan J, Swaid F, et al. Rib fractures: comparison of associated injuries between pediatric and adult population. *Am J Surg*. 2014; 208(5): 831-834.
6. Lustenberger T, Talving P, Lam L, et al. Penetrating cardiac trauma in adolescents: a rare injury with excessive mortality. *J Pediatr Surg*. 2013; 48(4): 745-796.
7. Lee LK, Rogers AJ, Ehrlich PF, et al. Occult pneumothoraces in children with blunt torso trauma. *Acad Emerg Med*. 2014; 21(4): 440-486.
8. Bouhemad B, Zhang M, Lu Q, Rouby JJ. Clinical review: bedside lung ultrasound in critical care practice. *Crit Care*. 2007; 11: 205. Review.
9. Luchette FA, Barie PS, Oswanski MF, et al. Practice management guidelines for prophylactic antibiotic use in tube thoracostomy for traumatic hemopneumothorax: EAST Practice Management Guidelines Work Group. *J Trauma*. 2000; 48(4): 753-757.
10. Morales CH, Mejía C, Roldan LA, Saldarriaga MF, Duque AF. Negative pleural suction in thoracic trauma patients: a randomized controlled trial. *J Trauma Acute Care Surg*. 2014; 77(2): 251-255.
11. Bansal V, Reid CM, Fortlage D, et al. Determining injuries from posterior and flank stab wounds using computed tomography tractography. *Am Surg*. 2014; 80(4): 403-407.
12. Goodman M, Lewis J, Guitron J, Reed M, Pritts T, Starnes S. Video-assisted thoracoscopic surgery for acute thoracic trauma. *J Emerg Trauma Shock*. 2013; 6(2): 106-109.
13. O'Connor JV, DuBose JJ, Scalea TM. Damage-control thoracic surgery: management and outcomes. *J Trauma Acute Care Surg*. 2014; 77: 660-665.
14. Welter S. Repair of tracheobronchial injuries. *Thorac Surg Clin*. 2014; 24(1): 41-50.
15. Simon B, Ebert J, Bokhari F, et al. Management of pulmonary contusion and flail chest: an Eastern Association for the Surgery of Trauma practice management guideline. *J Trauma Acute Care Surg*. 2012; 73: S351-S361.
16. Yee ES, Verrier ED, Thomas AN. Management of air embolism in blunt and penetrating thoracic trauma. *J Thorac Cardiovasc Surg*. 1983; 85: 661-667.

17. Mattox KL. Approaches to trauma involving the major vessels of the thorax. *Surg Clin North Am*. 1989; 69: 77-87.
18. Telich-Tarriba JE, Anaya-Ayala JE, Reardon MJ. Surgical repair of right atrial wall rupture after blunt chest trauma. *Tex Heart Inst J*. 2012; 39(4): 579-581.
19. Lee CN, Leng SA, Sorokin V. Simple and quick repair of cardiac rupture due to blunt chest trauma. *Asian Cardiovasc Thorac Ann*. 2012; 20(1): 64-65.
20. Nakajima H, Uwabe K, Asakura T, Yoshida Y, Iguchi A, Niinami H. Emergent surgical repair of left ventricular rupture after blunt chest trauma. *Ann Thorac Surg*. 2014; 98(2): e35-e36. doi: 0.1016j.athoracsur.2014.03.057.
21. Kamiyoshihara M, Igai H, Ibe T, et al. Pulmonary lobar root clamping and stapling technique: return of the "en masse lobectomy." *Gen Thorac Cardiovasc Surg*. 2013; 61(5): 280-291. doi: 10.1007/s11748-012-0159-3.

推奨文献

Mattox KL, Wall MJ, Tsai P. Trauma thoracotomy: principles and techniques. In: Mattox KL, Moore EE, Feliciano DV, eds. *Trauma*, 7th ed. New York, NY: McGraw-Hill; 2008: 461-467.

Wall MJ, Tsai P, Mattox KL. Heart and thoracic vascular injuries. In: Mattox KL, Moore EE, Feliciano DV, eds. *Trauma*, 7th ed. New York, NY: McGraw-Hill; 2008: 485-511.

8章 腹部

8.1 開腹術

8.1.1 総論

診断，治療の遅れは，鈍的・鋭的（穿通性）腹部外傷における防ぎえた死の主な要因である．腹部外傷ではおよそ20％が外科手術を要する．南アフリカや南米，米国の大都市における一般市民の外傷では，穿通性外傷が圧倒的に多いが，一方で軍隊に関連して英国，ヨーロッパ，オーストラリアでは腹部外傷は圧倒的に鈍的外傷が多い．

鈍的外傷の診断では，受傷のメカニズムを理解することがその助けになりうる．シートベルトそれ自体が，肝，十二指腸，膵損傷の原因になりうるし，肋骨骨折には肝あるいは脾損傷が合併する．特に血圧低下がある状況の中では，穿通性腹部外傷に対してはただちに対応しなければならない．

- 血液はすぐには腹膜刺激症状を起こさないので，腹腔内出血があるか，どのくらい出血しているかを評価するのはときに困難である．
- 腸管蠕動音は腹部外傷があっても数時間保たれる一方，些細な外傷でもすぐに消失する．そのため，この徴候はあまり当てにならない．

診断方法は外傷の病態による．
- 身体所見
- 迅速簡易超音波（FAST）
- CT（安定した患者に限定）
- 診断的腹腔洗浄
- 診断的腹腔鏡

蘇生の過程の一部として行う腹部手術と，腹部外傷に対する最終的な外科手術との違いを認識しておく必要がある．
- 外科的蘇生とは damage control resuscitation（DCR）と damage control surgery（DCS）の技術であり，止血と汚染拡大防止からなる救命のための処置を意味している．患者の生理学的破綻があるため，根本的手術より優先される．
- 外科的根本治療は，患者の生理学的な状態がそれに耐えうる状態になって行う．

蘇生の間は，標準的な ATLS ガイドラインに則る．すなわち以下である．
- 標準的な A-B-C-D の優先順位
- 経鼻または経口胃管
- 尿道カテーテル

8.1.1.1 難治性かつ複雑な腹部外傷

複雑な腹部外傷には少なくとも4つのパターンがある．
- **重症肝損傷**．活動的な出血のある肝損傷の治療はときに挑戦的で困難である．CTの発達によって成人の実質臓器損傷は非手術的に治

療されるようになった．不安定な重症肝損傷患者では，一般外科医の技術を要する緊急開腹手術が必要である．適切な授動とパッキングという原則は治療の大支柱であり，動脈塞栓術はその後に続くものである．相対的に安定している患者にCTで造影剤漏出が認められた場合は，もしただちに施行可能ならば，まず動脈塞栓術で対処したほうがよい．

- **膵十二指腸損傷**．どのくらい膵と胆管が損傷されているか，膵背面の血管損傷の可能性があるか，などがすぐには判断できないことが多いため，診断と対応がしばしば困難となる．損傷の見逃しは合併症率，死亡率の上昇につながる．
- **大動脈損傷・大静脈損傷**．巨大なあるいは拡大しつつある後腹膜血腫が存在する中で，近位および遠位の血管コントロールのため後腹膜の大血管に到達することは困難である．
- **開放性骨盤損傷を伴う複雑な骨盤骨折**．特に治療が困難で，さらに死亡率も高い．

これらの外傷に対するダメージコントロールアプローチは劇的に死亡率を改善する．

8.1.1.2 後腹膜

後腹膜の損傷は死亡率が高いが，過小評価され見逃されることが多い．大量出血を伴う血管損傷では迅速かつ効果的に損傷箇所に到達する技術が要求される．巨大後腹膜血腫は損傷の正確な位置や範囲をわかりにくくする．

すべての正中の後腹膜血腫，または拡大傾向の左右後腹膜血腫は開放するべきである．なぜなら，腹部の大血管，腎，尿管，腎動静脈，膵，十二指腸，結腸損傷の可能性があるからである．外傷患者の場合，腹腔内と後腹膜の損傷が高頻度に合併するため，後腹膜へのアプローチは腹腔を経由して行う．

後腹膜血腫の開放は，その部位と損傷のメカニズム，そして，血腫が拍動性か，急速に増大しているかという所見に基づいて決定する．

後腹膜は以下に分類される．
- Zone 1（後腹膜正中部）
- Zone 2（左右後腹膜部）
- Zone 3（骨盤内後腹膜部）

血腫が増大傾向にない場合は，ほかの腹腔内損傷が優先される．増大傾向のある血腫は必ず開放する．後腹膜血腫を開放する前に，血腫にいたる血管の近位と遠位を確保することが大切である．外科タオルで直接血管を圧迫することや用指的に圧排することは，血管確保を行う間の「時間稼ぎ」になる．

左右側方の後腹膜血腫は必ずしも開放する必要はないが，結腸穿孔や尿管損傷が考えられる場合には必要である．出血源はたいてい腎であるが，増大傾向のある血腫でなければ，ほとんど外科的処置を必要としない．

骨盤骨折にともなう増大傾向にない血腫は開放すべきでない．骨盤骨折からの持続する出血に対する最良の治療は，骨盤の外固定と血管造影塞栓術のコンビネーションである．内腸骨動静脈の結紮はトライしても通常うまくいかない．もし動脈塞栓術が行えない状況ならば，増大傾向にある骨盤内血腫に対してはパッキングを行う．「後腹膜パッキング」と表現することが多く，腹腔内からの骨盤パッキングより効果的であり，出血性ショックで手術が必要な血行動態不安定な骨盤骨折患者に対して推奨される．

上腹部正中の後腹膜血腫は，十二指腸損傷，膵損傷，大血管損傷を否定するために開放する．血腫を開放する前に，血腫の近位および遠位の大動脈，および遠位の下大静脈を確保しておくほうが賢明である．

8.1.1.3 穿通性腹部外傷に対する非手術療法

腹部への穿通性外傷患者で，汎発性腹膜刺激を認める場合や血行動態が不安定な場合は緊急

表 8.1-1　穿通性腹部外傷の管理のためのエビデンスに基づいたガイドライン

レベルⅠ	レベルⅠのエビデンスに基づいたガイドラインはない.
レベルⅡ	穿通性腹部外傷後に血行動態不安定な患者,またはびまん性の腹痛がある患者では緊急開腹術を行うべきである. 臨床所見が信頼できない患者(例,重症頭部外傷,脊髄損傷,重症中毒,鎮静または気管挿管を要する患者)では開腹するか,またはさらに精査して腹腔内損傷の有無を検索すべきである. 1. 初期評価の治療判断の手助けとしてtriple-contrast(経口的,経静脈的,経肛門的造影)腹部骨盤CTが強く考慮されるべきであり,開腹手術の必要性を正確に予測できる. 2. 穿通性腹部外傷後の重大な外傷を検索するために,正確な理学所見がとれる場合には,繰り返し診察を行うべきである. 3. 腹膜炎の所見が出現したら,開腹手術を行うべきである. 4. 説明のできない血圧低下やヘマトクリット値の低下を認めた場合には,さらに精査を行う.
レベルⅢ	非手術療法を選択した患者では,正確な腹部所見がとれる状況下で腹部の圧痛が軽度かまったくなければ,24時間観察したのちに退院してもよい. 右上腹部の穿通性腹部外傷で右肺,肝,右横隔膜損傷があっても,バイタルサインが安定し,信頼できる理学所見のもと腹部の圧痛が軽度かまったくなければ,安全に経過観察できる. 穿通性腹部外傷で初期に非手術療法を選択した場合でも血管造影や横隔膜損傷の治療に対する精査が,補完的に必要になることがある. 穿通性腎損傷に対して全例に開腹手術が必要となることはない.

開腹術が不可欠であることは議論の余地がない.穿通性腹部外傷が多い施設では,血行動態の安定した患者は非手術的に治療することもある〔実質臓器損傷の非手術療法については,肝に関しては **8.3**(p132),脾に関しては **8.4**(p146)参照〕.

しかしながら,非手術療法を行う患者に対しては,注意深く診察を繰り返すことが必要であり,何らかの懸念が生じた場合には開腹手術を実施する.

非手術療法を選択した患者で,確実な腹部所見がとれる状況下で,腹部の圧痛が軽度かまったくなければ,多くは24時間観察したのちに退院してもよい.さらに,横隔膜損傷と腹膜の貫通を評価するための開腹手術を回避する目的で,診断的腹腔鏡検査を考慮してもよい〔15章(p263)参照〕.腹腔鏡検査で所見が認められれば,通常の外傷に対する開腹手術へ移行し,他の損傷を検索するために腹腔内をくまなく検索する.

Eastern Association for the Surgery of Trauma(EAST)のPractice Management Guidelinesでは,穿通性腹部外傷に対するエビデンスに基づいたガイドラインを定めている(**表 8.1-1**)[1].

8.1.2　外傷に対する開腹手術

外傷に対する開腹術には以下の段階が必要である.

- 迅速に腹腔内に入ること
- 適切な(大きい)切開
- 以下の手段による大出血のコントロール
  ・すべての損傷を同定する
  ・パッキング
  ・直接のコントロール
  ・近位でのコントロール(例:出血源のコントロール)
- 損傷の同定
- 汚染のコントロール
- 再建(可能な場合)

8.1.2.1　術前処置

8.1.2.1.1　抗菌薬

術前には,ルーチンで単独1回量の予防的抗菌薬投与を経静脈的に行う[2,3].その後の抗菌薬投与は術中所見による(**表 8.1-2**).

通常推奨される抗菌薬に含まれるのは,第2

表 8.1-2　腹部の重篤な外傷における抗菌薬初回投与後の予防的投与と経験的治療

所見なし	抗菌薬追加投与なし
血液のみ	抗菌薬追加投与なし
小腸または胃の汚染	24 時間のみ継続 大量腹腔内洗浄
大腸，最小限の汚染	24 時間のみ継続
大腸，大量の汚染	大量腹腔内洗浄 24〜72 時間の抗菌薬継続

世代セフェム系にメトロニダゾールを加えるか，使用可能ならアモキシシリン／クラブラン酸である．いくつかのエビデンスでは，外傷の急性期にはアミノグリコシドは使用すべきでないとされているが，それは，最小発育阻止濃度（minimum inhibitory concentration：MIC）に到達するために高用量が必要であること，そして，アミノグリコシドが奏効するのはアルカリ性の環境であること（損傷された組織は酸性），などの理由がある．

投与される抗菌薬の量は，10 単位輸血が行われるたびに 2 倍から 3 倍に増量して，止血が得られるまで投与を繰り返す．腹腔内出血が大量である場合は，術前に投与された抗菌薬が希釈されているとして，術中の追加投与が必要になる．

8.1.2.1.2　体温管理

外傷患者において体温管理[4]を行うことは合併症を予防するための基本である．手術室の温度設定を通常のレベルより高くすること，温風ブランケットで患者を保温すること，保温した輸液および麻酔ガスを用いること，はいずれも患者の体温低下を最小限にするために重要である．

手術室の準備は，可能であれば，患者の入室より前に開始する．具体的には，手術室の温度を上げる，すべての輸液を加温する，麻酔ガスを加温する，Bair Hugger（3M Corporation, 米ミネソタ州セントポール）などの体外式保温器具を準備する．

8.1.2.1.3　血液回収と自己血輸血

適応があるならば，自己血輸血に備えて，生理食塩水またはヘパリンでプライミングされた血液回収システム，または cell saving device を準備しておく．

8.1.2.2　ドレーピング

外傷開腹術では，必要に応じて皮膚切開を延長する可能性がある．それゆえ，すべての患者で胸腔，腹腔，鼠径にアプローチできるようドレープをかけておく（図 8.1-1）．

8.1.2.3　皮膚切開

腹部外傷で開腹を行う場合には大きい腹部正中切開で開腹する．通常，この皮膚切開は，肝鎌状間膜を避けるために臍を通るか，あるいは臍の左側を通る．また，この皮膚切開は剣状突起から恥骨までとし，必要があれば，胸骨正中切開あるいは，右または左開胸へ延長して肝，横隔膜に到達する（図 8.1-1）．この切開は，最初に皮膚と皮下組織，白線までを切離する．腹膜はこれらすべての層の切開の後に最後に開放すべきである．その理由は 2 つある．まず第 1 に，閉鎖された腹腔はタンポナーデ効果を維持しており，切開を見やすくしている．第 2 に，大出血している状況では，切開を広げる時間を短縮できる．通常，器具を用いるのではなく（それらはときに危険である），2 本の指を用いれば容易に腹膜を開放できる．

大量出血で血行動態が不安定な患者や，以前に大きな正中切開で手術を受けたことのある患者の場合には，両側の前腋窩線から正中を臍の直上で横断する両側肋弓下切開（"Clamshell"あるいは"Chevron"）を行ってもよい．

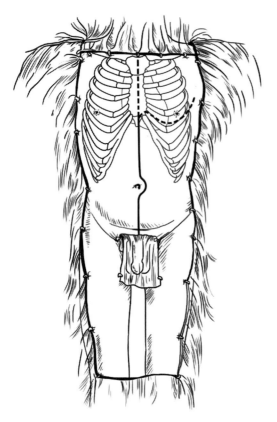

図8.1-1 開腹手術における，術前の皮膚消毒範囲およびドレーピングを示す．

8.1.2.4 手術手技

損傷部位を同定するため，すばやく「外傷開腹」を行う．

1. 開腹すると同時に腹腔内の血液を膿盆にすくい出す．吸引は時間がかかるのに加え，すぐに詰まってしまうため使用すべきでない．
2. 小腸を創外に出し，噴出している出血点をすばやく見つける．大動脈，下大静脈，腸間膜といった正中に近い臓器はパッキングが有効ではないため，これら正中に近い臓器から検索する．そして，必要であれば直接圧迫または中枢の大動脈に圧迫を加えて出血を制御する．他の操作に移る前に，活動性出血は必ず制御しなければならない．
3. 乾いた大ガーゼを用いて，以下の部位に蘇生的手技（パッキング止血）を行う．
   1) 左横隔膜下
   2) 左傍結腸溝
   3) 骨盤腔
   4) 右傍結腸溝
   5) 肝下面
   6) 肝右葉上および外側
   7) 他の出血部位に直接
   - 一貫して乾いた大ガーゼを使用する．乾いた大ガーゼはとても有効で患者の体温をそれ以上下げることもない．粗くざっくりと上記の腹腔内の区画にパッキングする．このような方法でパッキングをすれば，損傷していない部位に貯留している多くの出血を吸い取ることができるため，出血している臓器を見つけ出すことに集中できる．
   - パッキングでは動脈からの出血は制御できない．
4. 最も出血していないと思われる部位から1つずつパッキングを除去する．そして，活動性に出血している臓器や領域に対しての圧迫止血に専念する．
5. これらにより，麻酔科医が血圧を安定化させ，必要な輸液路を確保するための時間的猶予をえることができる．
6. 最終的なパッキングや出血の制御を実施する（詳細はそれぞれの臓器の章を参照）
   - 重ねてパッキングしやすいように，なるべく大ガーゼは折りたたんでおく．
   - 折りたたんだ大ガーゼは臓器に対して平らに置く．
   - パッキングは損傷臓器からの静脈性出血を圧迫するために必要な十分な圧力を効かせなければならないが，動脈血流は維持すべきである．
   1) 肝臓〔8.3（p132）参照〕
      右上腹部のパッキングを除去したら，肝臓の損傷を評価する．肝胃間膜を鈍

的・鋭的に切開しておくのがよく，これにより，血管テープ（Rumel tourniquet）や血管鉗子による肝門部血行遮断が可能となる．
  ・肝臓の授動は必要なときのみ行う．（必要なとき以外行わない）
  ① 肝臓からの出血があるときには，用手的圧迫が必要である．
  ② 用手的圧迫で出血が制御できるようであれば，おそらく静脈からの出血であるため，パッキングによる止血が期待できる．制御できない場合にはPringle法を行うべきである．
  ③ Pringle法で出血が制御できた場合，肝動脈か門脈の損傷を疑うべきである．そのような場合には出血制御のために肝縫合術（hepatorrhaphy）を行う．肝縫合術単独かパッキングとの併用でもよい．
  ④ Pringle法で出血が制御できなければ，出血源は肝静脈か肝後面下大静脈と思われる．その場合，肝臓を後腹膜や横隔膜に向けて圧迫するよう，パッキングを行うと有効である．
 2) 脾臓〔8.4（p146）参照〕
  左上腹部のパッキングを除去して，脾臓からの出血を認めたら，脾臓を温存すべきか摘出するか決断する．
  ① 脾門部の血行遮断をすれば一時的な出血制御が可能となる．
 3) 骨盤腔〔9章（p186）参照〕
  ① 腹腔内の出血が制御され，骨盤腔が主たる出血源であるなら，骨盤腔のパッキングを後腹膜パッキングに変更する．
7. 確実なパッキングのためには以下に注意する．
 1) 乾いた大ガーゼを使用する．
 2) ビニール製の物で覆ってはならない，ずれて固まってしまうからである．
 3) パッキング大ガーゼは臓器に対して平らに置く．
 4) パッキングは静脈性出血にのみ効果がある．（動脈性出血は直接的な止血手段が必要である）
 5) 損傷臓器からの出血を圧迫するために十分な圧力を効かせなければならない．
 6) パッキングの量はできるだけ少なくする．そうすれば望ましい結果につながる．
8. 致死性の高い順に対応する．
 1) 大血管損傷
 2) 腹部実質臓器からの大出血
 3) 腸間膜や管腔臓器からの出血
 4) 後腹膜血腫
 5) 腹腔内汚染
9. 手術を終える際には，丁寧に小腸を腹腔内に戻し，一時的閉腹法を用いる．
  ・適切なダメージコントロール戦略に移行する．

8.1.2.5 後腹膜腔

8.1.2.5.1 網嚢

胃を把持して尾側に引く．小彎および膵上縁が小網越しに視認できる．腹腔動脈と膵体部の損傷も評価できる．

8.1.2.5.2 大嚢

大網を把持して頭側に持ち上げる．大網に（胃結腸間膜経由で）孔を開けると胃背側の網嚢腔を評価できる．これで膵体部と膵尾部全体を十分に露出することができ，また，十二指腸第1部後壁や第2部内側壁も露出できる．膵臓の損傷はこの視野で容易に同定できる．膵頭部の損傷が疑われるときにはKocher授動術を行う．さらに広範囲の後腹膜を露出するには右側臓器の正中翻転術（right medial visceral rotation）

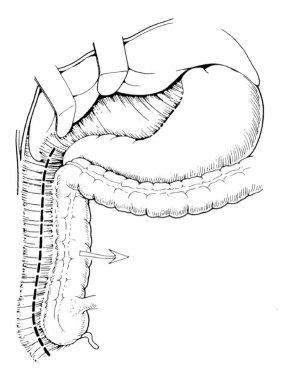

図 8.1-2　上行結腸の授動

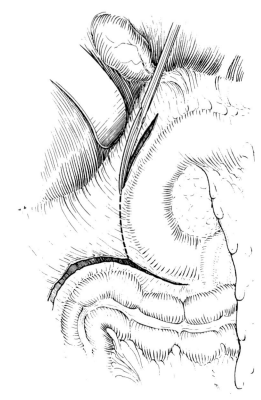

図 8.1-3　Kocher 授動術

を行う．

8.1.2.5.3　上行結腸の授動（右半結腸）

結腸肝彎曲を正中に牽引し，上行結腸外側縁の癒着を盲腸に向かって剥離する（図 8.1-2）．

8.1.2.5.4　Kocher 授動術

Kocher 授動術では，まず十二指腸外側の後腹膜との癒着を切開し，十二指腸を正中に翻転する（図 8.1-3）．

十二指腸周囲の粗な組織を鈍的に剥離，十二指腸第 2 部から第 3 部全体を確認し正中に向けて鈍的・鋭的に剥離する．下大静脈や腹部大動脈がみえるまで正中に向けて剥離をすすめる．

こうすると，十二指腸後壁とともに，右腎，肝門部，下大静脈の損傷を検索できる．十二指腸と膵頭部を正中に牽引すると膵頭部後壁が完全に露出される（図 8.1-4）．十二指腸第 3 部や第 4 部をさらに詳しく調べるには Treitz 靱帯を授動し，右側臓器の正中翻転術を行う．

8.1.2.5.5　右側臓器の正中翻転術

右側臓器の正中翻転術[5]は Cattel and Braasch 法として知られている（図 8.1-5）．

右半結腸を肝彎曲から盲腸にわたって授動し，Kocher 授動術を行ったのち，盲腸を徐々に持ち上げながら，右下腹部から Treitz 靱帯に至るまで，小腸間膜根を鋭的に切開して小腸間膜を授動する．そうすると上行結腸全体と盲腸は左上腹部の方向に十分に翻転できる．Kocher 授動術も同様に行うと，右側の後腹膜が露出する（図 8.1-4）．

切開をさらに延長すると膵下縁全体が確認でき，損傷を詳しく調べることができる．十二指腸周囲に著しい浮腫や気腫，胆汁の付着があり，他に説明できる損傷がなければ，十二指腸損傷を疑う．十二指腸全体を授動して十二指腸損傷の有無を確認しなければならない．

これらの手技を行うと，十二指腸の第 1 部，

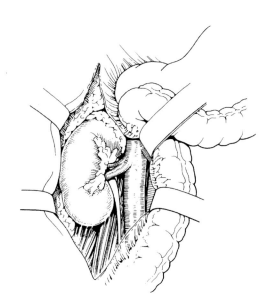

図8.1-4 十二指腸と右半結腸を翻転すると右腎と下大静脈が露出する

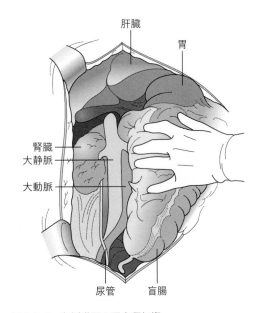

図8.1-5 右側臓器の正中翻転術

第2部，第3部，第4部に加えて，膵臓の頭部，頸部，近位体部まで完全に露出できる．大静脈や腎動静脈を観察するときにも役立つ（**図8.1-5**）．

大動脈や遠位膵体部，膵尾部の修復のためには，左側臓器の正中翻転術を行うとよい視野が得られる．

8.1.2.5.6　左側臓器の正中翻転術

脾臓と下行結腸を授動することによって，左側の腹腔内臓器が正中に翻転され，脾臓，下行結腸，S状結腸が右側に移動する（左側臓器の正中翻転術）[6]．この手技により左腎，左側後腹膜，膵尾部の損傷を詳しく調べることができる．

脾腎靭帯を授動し左傍結腸溝の腹膜翻転部をS状結腸まで切開する．左側臓器を鈍的に後腹膜腔から剝離し，右側に授動する．腎臓を覆うGerota筋膜を温存するように気をつける．この手技によって腹部大動脈の前面とその枝の起始部を露出できる．腹腔動脈，上腸間膜動脈起始部，腸骨動静脈，左腎動静脈が含まれる（**図8.1-6**）．線維性で密度の高い上腸間膜および腹

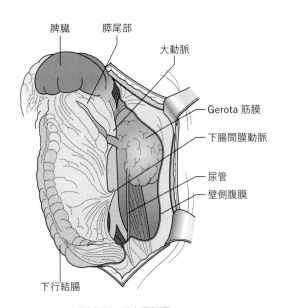

図8.1-6 左側臓器の正中翻転術

腔神経叢が大動脈近位を覆っているため，腎動脈や上腸間膜動脈を同定するためには鋭的な剝離が必要である．

腎動静脈に達するためには，腎外側でGerota筋膜を切開する．腎を正中に脱転すれば，大動脈および腎門部に到達し，必要があれば出血をコントロールすることができる．

骨盤腔内の血腫はルーチンに開放するべきではない．むしろ，骨盤の外固定術や後腹膜パッキング，そして血管造影による動脈塞栓術などを駆使したほうがよい．内腸骨動脈の結紮を試みても通常は良い結果を得られない．

8.1.3 閉腹

8.1.3.1 閉腹の原則

腹腔内の手術が完了次第，閉腹のための適切な準備をする．この準備には以下のものが含まれる．

- 止血およびパッキングの妥当性を慎重に評価
- 腹腔内と創部の大量洗浄と残渣除去
- 必要であれば，適切なドレーンの留置
- 手術器具およびガーゼカウントを行い，その数が合っていることの確認

手術完了時，十分な注意を払って小腸を元どおり腹腔内に戻す．

8.1.3.2 最適な閉腹法の選択

ThalとO'Keefe[7]らは，最適な閉腹法は以下の5つの主要な判断に基づいて選択するとしている．

- 患者の循環動態安定性（ひいては迅速さの必要性）
- 手術前と手術中の出血量
- 投与された輸液の量
- 腹腔内と創部の汚染の程度
- 患者の栄養状態と予想される合併症

これらの要因は，閉腹法の選択に影響する．再開腹計画とも関連する．他に考慮すべき要因としては，低体温，凝固障害，そしてアシドーシスがあり，それらはダメージコントロール戦略の適応となる．

一時的閉腹は，5章（p67）に記述されている．

8.1.3.3 一期的閉鎖

皮下組織と皮膚を閉鎖するほうが望ましいが，腹部の筋鞘の一期的閉鎖は上記の状態が最適である場合に行う．最適な状態とはすなわち，出血量および輸液量が少なく，汚染を認めないかごくわずかで，重大な合併症がない（循環動態の）安定した患者のことであり，そして次の手術予定がなく一連の手術（再建術も含め）が完了したと思われる場合である．手術終了時，これらの状態について少しでも疑いがある場合は，遅延閉鎖を考慮するほうが賢明である．

現在最も一般に用いられるのは，モノフィラメント糸での連続縫合（比較的速いため望ましい）か，もしくは結節縫合による，腹膜と筋鞘を一層で閉鎖する方法である．吸収糸（例えば，1ポリジオキサノン・ループ糸）か，または非吸収糸（例えば，ナイロン，ポリプロピレン）を用いる．クロム酸腸線（クロミックカットガット）は適していない．

どちらの方法を用いたとしても，技術的に最も重要な点は，閉鎖した組織の過度な緊張を避けることである．Leaperら[8]も述べているように，「1cm-1cm」ルール（いわゆるGuildford法，図8.1-7）を覚えておく．この方法では，1cm進むのに4cmの長さの糸を使用する．この間隔は，組織の緊張を最小限にするもので，それによりその領域の循環障害を最小限にするとともに，用いる縫合糸量も最小となる．0もしくは1ポリジオキサノン・ループ糸を用いた連続縫合が推奨される．

減張縫合は行ってはならない．必要と思われる創部では，一期的閉鎖はすべきではない．

そのような創部閉鎖は，腹部コンパートメント症候群の原因になるおそれがあるので，陰圧閉鎖療法で開放とする．

汚染を認めないかごくわずかであれば，モノ

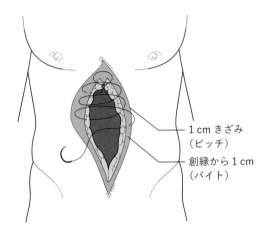

図 8.1-7 Guildford 法

フィラメント糸かステイプルを用いて，皮膚の一期的閉鎖を行うことができる．ステイプルは速さの利点があるが，止血効果は高くない．しかしながら，創縁からのドレナージをよくし，組織反応が少ないという利点がある．

8.1.4 外傷における止血補助剤

8.1.4.1 総論

止血補助剤は，外傷手術での外科的止血の後，創表面の止血を確実にするため用いる．組織接着剤は，単独もしくは他の止血補助剤と併用して用いる．

接着剤使用の主な適応は，以下である．
- 少量の滲出性出血を止血するため
- のちに出血が起こらないように創部の止血を確実にするため

さまざまな種類のフィブリン接着剤があり，とりわけ実質臓器損傷の治療に適している．異なった形態により，あるものは傷表面からの出血に適し，別のものは深部の裂傷に適している．ただちに利用できるものや利用できるまでに時間を要するものもある．止血補助剤が利用可能か，さらにどのように，どこに利用できるかを外科医は把握しておく．

現在入手できる接着剤のうち，フィブリン接着剤が実質臓器および後腹膜の損傷に最も適している．また，患者自身の血液から自己フィブリンを精製することも可能で(Vivostat system, Vivolution 社，デンマーク・ビアケレズ) [訳注：日本未承認]，そのフィブリンはスプレーの形で利用される．必要な血液量(125 mL)は救急外来で採取することもでき，その後30分以内に自己接着剤が使用可能となる．

フィブリン接着剤は，フィブリノゲンからフィブリンへの形質転換が元になっている．フィブリンは線維芽細胞との相互作用を通して，血栓形成，組織接着，そして創傷治療を促進する．この反応は，血栓形成の最終段階においても同様である．そんな異種フィブリンの1つが Tisseel/Tissucol(Baxter Hyland Immuno 社，オーストリア・ウイーン) [訳注：ティシール（日本販売中止），ボルヒール（日本販売中止），ベリプラスト P(CSL ベーリング)]である．異種フィブリンは，生物学的二液性接着剤で，高濃度のフィブリノゲンと第Ⅷ因子を含み，トロンビンとカルシウムと一緒になると，血栓を形成する．吸収時間と引き裂き抵抗は，接着剤の層の大きさと厚さおよび二液の量の比率に依存している．フィブリン接着剤は，Tissomat sprayer(Baxter Hyland Immuno 社) [訳注：日本未承認]ベリプラスト® P コンビセット組織接着用(CSL ベーリング)のような，スプレーもしくは充填済みシリンジ剤の形でよく用いられる．

TachoSil(Takeda Nycomed 社，ノルウェー・アスケル) [訳注：CSL ベーリング，日本]は，乾燥したヒト凝固因子のフィブリノゲンとトロンビンの層で被覆されたコラーゲンスポンジ状のすぐに使える配合剤で，使用しやすいように作られている．これは，実質臓器表面の傷からの滲出性出血や肺損傷からのエアリークに対して最適である．ヨーロッパとオーストラリアのほとんどの国で入手できる．

また，HemoPatch(Baxter Hyland Immuno社)［訳注：日本未承認］も最近利用できるようになった．HemoPatchは，滑らかで，薄く，柔らかいパッチで，血栓形成を促進するコラーゲン基質からなり，求電子的架橋結合によって(2分以内に)急速に接着させる蛋白結合層(ペンタエリトリトールポリエチレングリコール・テトラスクシンイミジルグルタル酸エーテル［NHS-PEG］)が片面に薄く被覆されている．このパッチは6～8週間で再吸収される．

しかし，外科的止血の後でもなお，深部実質損傷では吸収性素材によるタンポナーデが必要になることがあり，それにはコラーゲンフリース（例えば，TissoFleece, Baxter Hyland Immuno社)［訳注：日本未承認］が適している．コラーゲンフリースは，失活した結合組織から得られた異種コラーゲン原線維からなり，完全に再吸収される．コラーゲンフリースは，血液に触れると，血小板凝集を促進する．その血小板は凝固因子を変性，遊離させることで，止血を活性化させる．コラーゲンの海綿状構造は，血液凝固を安定かつ強化する．深部実質損傷に対するもう1つの製剤は，FloSeal(Baxter Hyland Immuno社，［訳注：バクスタージャパン，日本承認］)である．

フィブリン接着剤やコラーゲンフリースは，滲出性出血の止血に選択的に用いられる．これらを使用する前には，出血している創面を温めたパッド(厚みのあるガーゼ)で数分間圧迫する必要がある．パッドを取り除いたすぐ後に，まず空気のみを吹き付け，続いて一気にフィブリンを吹き付ける．こうすることで，フィブリン接着剤をスプレーする際に，創面に血液がなくほぼ乾燥している状態にできる．ほとんどのフィブリンスプレー製剤にとって，十分な止血を確保するために乾燥面が必要である．

もしコラーゲンフリースが利用できるのであれば，創面に押し当てられるフリースの面のほうに，フィブリンを薄くスプレーすることもできる．しばらく圧迫した後，そのフリースにフィブリン接着剤をスプレーする．フィブリン層の厚さは，創部の大きさと深さに依存する．

8.1.4.2 その他の止血補助剤

8.1.4.2.1 キトサン

キトサン(CELOX, Medi-trade社，クルー，英国)/HEMCON(HemConメディカルテクノロジー社，米オレゴン州ポートランド)［訳注：ヘムコン，ゼリア商事，日本］は，甲殻類のキチンから得られる天然多糖類で作られた粒状製品である．キトサンは，脱アセチル化させたキチンである．キトサンは，酸性塩の形で接着活性を呈する．キトサンは，赤血球と結合し，体液とともにゲル化することで，粘着性のある偽性血栓を生み出し，出血を止める．この反応は発熱反応ではないため体腔内に用いることができる．キトサンは，体内の酵素作用で分解され，グルコサミンとなる．この被覆材は，パッドもしくは包帯の形で販売されている．

8.1.4.2.2 鉱物ゼオライト

鉱物ゼオライト(QuikClot, Z-メディカル社，米コネチカット州ウォリンフォード)［訳注：日本未承認］は湿らされると，血管を密封させる発熱反応が起きることで止血が得られる．初期の製品は粒状で，さらに発熱温度が高いため組織に重大な傷害を生じた．現在の製品は袋状(｢紅茶パック」様)で，その形で創部に充填できるうえ，組織の傷害も生じにくい．

8.1.4.3 特殊利用

8.1.4.3.1 肝損傷

重症肝損傷では，虚血壊死した組織や損傷による壊死組織の切除が終了した後，損傷部位には温めた外科タオルを敷き詰め圧迫する．腹部の検索およびその他の損傷や出血源の治療を終

えた後，肝臓に詰めていた外科タオルは取り除くが，もしわずかでも肝表面から滲出性出血がある場合は，上記のとおりフィブリンおよびコラーゲンフリースで密封することで，止血することができる．しかしフィブリン接着剤は，不適当な外科処置を補うものではない．

8.1.4.3.2 脾損傷

循環動態の安定した患者では，損傷した脾臓を可能な限り温存するように脾臓の修復を試みるべきである．脾臓を温存するにあたり，その処置の選択は，臨床所見だけでなく，外科医自身の脾手術の経験度や，使用可能な機器に依存する．外傷患者では，脾臓を温存する際，脾摘出術と比べて著しく時間をかけてはならない．上記の外科処置のうち1つを行ったあと，切除断端やメッシュ被覆された脾臓の止血を確実にするために，決定的治療として接着剤を用いることができる．フィブリン接着剤をスプレーし，コラーゲンフリースを創面に数分間押し付ける．

圧迫していた外科タオルを取り除いたあと，再出血の防止を確実とするために，新たな層としてフィブリン接着剤を用いることができる．メッシュを用いる際は，まずコラーゲンフリースとフィブリン接着剤を脾臓の損傷面に直接当て，それからメッシュで被覆するようにする．その後さらにフィブリン接着剤を追加でスプレーしてもよい．

8.1.4.3.3 膵損傷

もし膵損傷が疑われる場合，膵臓全体の広範な診査が必須である．主膵管損傷のない実質裂傷では，膵組織が軟らかすぎたり，脆弱すぎたりしなければ，縫合閉鎖することができる．縫合閉鎖するか否かにかかわらず，適切なドレナージが必要であるものの，そのような裂傷の治療として，フィブリンによる密封やコラーゲンによるタンポナーデが有用だといわれている．

8.1.4.3.4 後腹膜血腫

後腹膜血管群の損傷は大小さまざまな血腫を生じるが，その大きさは損傷血管の内径やその重症度に依存する．後腹膜血腫は，損傷血管の外科的止血の後に，パッキングで止血することができるが，さらにカテーテル血管塞栓術を追加することもできる．

患者（の循環動態）が安定している場合，外科タオルによる圧迫は24～48時間後に取り除く．外科タオルによる圧迫を取り除いた後に再出血した場合，再パッキングを余儀なくされる．しかし，少量の出血では，接着剤をスプレーすることで効果的に止血できる．

8.1.5 手術室器械出し看護師へのブリーフィング

手術室器械出し看護師へのブリーフィングは，本書の付録E(p355)に別途記載されている．

8.1.6 まとめ

外傷時の開腹は，体系的に行う必要がある．損傷が見逃されやすいこと，そして見逃した場合の悲惨な結果を考慮すると，合併する損傷や開腹に至った経過を参考にしつつ，細心の注意を払って損傷がないことを確認する．各臓器を注意深く調べることが重要である．

外傷時の開腹はチーム医療であり，麻酔科医の参加が必ず求められ，また決定した方針についてもすべて報告されなければならない．

文献

引用文献

1. Como JJ, Bokhari F, Chiu WC, et al. Practice

management guidelines for selective nonoperative management of penetrating abdominal trauma. *J Trauma*. 2010; 68(3): 721-733. doi: 10.1097/TA.0b013e3181cf7d07.
2. Luchette FA, Borzotta AP, Croce MA, et al. Practice management guidelines for prophylactic antibiotics in penetrating abdominal trauma. Available from www.east.org (accessed December 2014).
3. Goldberg SR, Anand RJ, Como JJ, et al. Prophylactic antibiotic use in penetrating abdominal trauma: an Eastern Association for the Surgery of Trauma practice management guideline. *J Trauma Acute Care Surg*. 2012; Supplement 73(5): S321-S325. doi: 10.1097/TA.0b013e3182701902.
4. Hardcastle TC, Stander M, Kalafatis N, Hodgson E, Gopalan D. External patient temperature control in emergency centres, trauma centres, intensive care units and operating theatres: a multi-society literature review. *S Afr Med J*. 2013; 103: 609-611.
5. Cattell RB, Braasch RW. A technique for the exposure of the third and fourth parts of the duodenum. *Surg Gynaecol Obstet*. 1960; 111: 379-385.
6. Mattox KL, McCollum WB, Jordan GL Jr, et al. Management of upper abdominal vascular trauma. *Am J Surg*. 1974; 128: 823-828.
7. Thal ER, O'Keefe T. Operative exposure of abdominal injuries and closure of the abdomen. In: *ACS Surgery: Principles and Practice*. New York, NY: Web MD, 2007: Section 7, Chapter 9.
8. Leaper DJ, Pollock AV, Evans M. Abdominal wound closure: a trial of nylon, polyglycolic acid and steel sutures. *Br J Surg*. 1977; 64: 603-606.

推奨文献

Hirshberg A. In: Mattox KL, Moore EE, Feliciano DV, eds. *Trauma*, 7th ed. New York, NY: McGraw-Hill; 2013: 512-528.

Hoff WS, Holevar M, Nagy KK, et al. Practice management guidelines for the evaluation of blunt abdominal trauma. *J Trauma*. 2002; 53: 602-615. In: Eastern Association for the Surgery of Trauma, Trauma Practice Management Guidelines. Available from: www.east.org (accessed December 2014).

Ogura T1, Lefor AT, Nakano M, Izawa Y, Morita H. Nonoperative management of hemodynamically unstable abdominal trauma patients with angioembolization and resuscitative endovascular balloon occlusion of the aorta. *J Trauma Acute Care Surg*. 2015; 78(1): 132-135. doi: 10.1097/TA.0000000000000473.

8.2 小腸と横隔膜

8.2.1 総論

穿通性外傷において，常に外科医は損傷の三次元的軌跡を考慮しなければならない．腸管切離部が奇数箇所であれば，見逃している損傷の確認のためもう一度検索を行うべきである．

開腹したすべての外傷患者では，腸管のすべて，つまり食道胃接合部，胃，Treitz 靭帯から回盲弁までの小腸，回盲部から直腸までの大腸，すべての腸間膜を検索する．

8.2.1.1 2つの手と4つの観察の目

腹部で最も見逃される臓器損傷は，
- 横隔膜
- 食道胃接合部
- 胃の後壁と膵臓（特に小彎側；この損傷の見逃しで1902年 McKinley 大統領が死亡した[1]

［訳注：正しくは1901年．2発の銃弾を浴びた第25代米国大統領 William McKinley（1873～1901年）は胃，膵臓，腎臓を通り体内に残った2発目の銃弾の見落としが原因で，8日後に死亡した］）
- 小腸（小さな穿通性損傷は容易に見逃されやすい）
- 結腸と直腸の後腹膜面

ピットフォール

- 横隔膜を検索することを忘れないこと．（特に穿通性損傷において，とりわけ第5肋間以下の穿通性損傷において）
- 執刀医と助手は，同時に，同部位を，個々に観察すること．理想的にはいかなるときも1人の術者が腸管を操作すること．そうでないと相手が観察しているものだと各々が思い込んでしまう．

8.2.2 横隔膜

　横隔膜は体幹を胸部と腹部に分ける．特に穿通性外傷では，穿通が横隔膜を通る可能性があり，この場合，誤った判断を与えるかもしれない．例えば，血胸を伴った下部胸部刺創の場合，肝臓，脾臓または腎臓などの腹腔内臓器損傷からの出血が横隔膜を通って血胸となることがある．すべての横隔膜損傷は早期に診断して修復するのがよい．胸腔は腹腔に比べ陰圧であるため，欠損が存在すると，ゆっくりとであるが欠損孔は必ず大きくなり，遅発性に胸腔への腹腔臓器のヘルニアを形成する．

　小さい欠損は診断するのが非常に困難で胸部単純X線も有効ではない．鈍的外傷では，欠損孔が大きい場合には胸部単純X線撮影前に経鼻胃管を入れておくことで胸腔内に胃がヘルニア形成されていることが確認できることがある．同様にCTも有効ではなく，血行動態が安定した患者においてMRIもいくらか精度がよくなる程度である．

　血行動態が安定している患者では，腹腔鏡や胸腔鏡が有用である．胸腔鏡は胸部刺創で開腹手術の適応がない場合に有用である．横隔膜損傷の検索に必要な技術について十分な経験がない外科医に対して，腹腔鏡は確実な方法ではない．

　　横隔膜を貫通している場合は，ほとんどの場合，横隔膜下の臓器損傷を否定するために試験開腹術が必要となる．

　横隔膜の修復は比較的簡単である．横隔膜は骨格筋で，ほとんどの裂創はBabcockまたはAllis組織鉗子で，その頂点を把持することができる．裂創は3-0非吸収糸で連続縫合する．結節縫合や編み糸との大きな違いを示すエビデンスはない．

　　裂創が心嚢に近い場合は，特に心嚢を一緒に縫合しないように注意する．

　腹腔内汚染が高度な場合には，胸腔内を大量の生食で徹底的に洗浄しドレーンを留置する．さらなる汚染を回避するため腹腔内の洗浄よりも優先して横隔膜欠損を閉鎖する．

　横隔膜損傷は穿通外傷による体幹中部損傷の約6％に起こる．一般には右より左の横隔膜のほうがより損傷しやすい．正常では，呼気時に横隔膜は第5肋間まで上昇するので，体幹中部損傷の患者では横隔膜損傷のリスクがある．

　穿通性外傷における横隔膜損傷の診断は鈍的外傷ほど問題ではない．一般的には患者は，近接したところに創傷を有しており，外科医が決断すべきはどのように横隔膜に到達するかである．胸腔鏡は，上方から容易に横隔膜を観察することができるため，有効な方法である．しかし，胸腔鏡では腹腔内臓器を評価し修復することはできない．腹腔鏡は横隔膜損傷とともに腹腔内臓器の評価が可能になるという利点がある．ただし，腹腔鏡は横隔膜損傷に対して，十分な感度，特異度を示す優れた方法とは言えない〔14章(p236)参照〕．

　理想的には，明らかに重要ではない小さな穿通刺創であっても，すべての横隔膜損傷は修復しなければならない．修復されていない損傷は，たいていヘルニア囊に小腸や大腸や大網などが遅発性に嵌頓した複雑性外傷性横隔膜ヘルニアとなる．横隔膜の好ましい閉鎖法は非吸収糸での結節縫合である．高速弾丸や散弾などによる大きい欠損を閉鎖するときにのみ，稀に合成材料が使用される．

　横隔膜損傷の合併症には，主にヘルニア形成と嵌頓を伴った診断遅延がある．横隔神経麻痺は他の合併症であるが，穿通外傷では稀である．

　欠損が非常に大きく，患者の血行動態が安定しているときはポリ四フッ化エステル(PTFE)のパッチで閉じることができる．理想的には，

これは胸腔内アプローチで行う．

8.2.3 胃

胃は2個のBabcock鉗子を使用して，挙上し尾側に牽引し，前面を観察する．経鼻胃管を適切に留置し，チューブ近くに鉗子をかけ，胃をケン引すると有用である．大網より網嚢腔に入る．そして後面（膵体尾部同様）を観察するために胃を持ち上げる．

胃は血管が豊富で，すべての損傷の中でも致死的な出血を起こしうる．すべての孔は3-0ポリジオキサノン連続糸（例えばPDS，Johnson and Johnson，米ニュージャージー州ブルンズウィック）を用いて修復する．単純な胃損傷なら最小限の辺縁切除および閉鎖を行い（普通は2層），より複雑な胃損傷には非解剖学的切除を行い，再建は再手術（いわゆるセカンドルック）のときに行う．

8.2.3.1 ピットフォール

胃の前面に孔がある穿通損傷では胃の後壁に対応する孔を検索することが重要である．もし発見できない場合は，前壁の孔を広げて胃の内側より検索する．貫通孔は一般に対であり，1つは入口でもう1つは出口である．

8.2.4 十二指腸

十二指腸は幽門からTreitz靭帯まで注意深く視診する．もし十二指腸に血腫があれば，Kocher授動術を行い，十二指腸後壁を必ず視診する．

8.6（p162）参照．

8.2.5 小腸

すべての患者においてなされる基本的な治療決定は，

ダメージコントロールかもしくは定型的手技かである．

治療決定は，損傷形態，患者の生理学的状態および待機している他の患者の状態と数などの内容による．ダメージコントロールを患者に行うと決定した場合は，臓器損傷の治療は通常単純である．胃には止血縫合閉鎖が必要で，他の腸管は損傷腸管切除および盲端のままステプラーで切除した状態で対処する．根治的腸管手術は患者がよりよい生理学的状態になった再手術時に行う．

Treitz靭帯から始まり，小腸の各セグメントは対側も観察するためにひっくり返しながら視診する．腸間膜も同様に注意深く視診する．小腸を手から落とした場合には再度Treitz靭帯から始める．

8.2.5.1 血行動態安定患者

小腸損傷は，単純縫合または切除および必要に応じて一期的吻合で閉鎖する．いくつもの損傷が互いに近接して存在する場合は，まとめて一度に切除と吻合を行うことを考慮する．しかし腸管は可能な限り温存することを心にとどめる．

多発する小さな損傷が存在するときは（例えば散弾銃損傷後），それぞれの孔を安全に閉じるために，35Wのスキンステプラーを使用することも可能である．

8.2.5.2 血行動態不安定患者

第一優先は出血の制御である．もし患者の血

行動態が不安定であれば，ダメージコントロールを考慮する．腸管損傷はダメージコントロール手技を用いて処理する．第一優先は出血の制御であり，次に汚染の制御である．

小さな創は35Wサイズのスキンステイプラーまたは一塊閉鎖によりすばやく閉鎖する．ダメージコントロールが必要な広範損傷を伴う重症患者においては，単純に損傷腸管の近位および遠位をGIAステイプラーで閉鎖することが，進行する汚染を防ぐ最良の手段である．腸管は，後の修復のため切除および閉鎖する（切り取って落とす）．臍テープを使用することも可能である．

この段階では吻合も人工肛門造設も行ってはならない．これらの手技は時間がかかり，組織の生存性も不明であり，特に付随する汚染の存在下では縫合不全の率はかなり高い．非生存もしくは損傷領域は後に切除することが可能であり，回腸瘻または人工肛門の必要性の評価もできる．さらには，外傷または過度な輸液蘇生により腸管は浮腫状となっており，そのためステイプラーを用いた縫合は技術的に困難である．

散弾銃などによる小さな穿通創は，直径が2mm以下である場合が多く，容易に複数の孔を見逃す．このような場合は，腸管を水が入った容器に入れるのがよい．これにより腸管の空気漏れを気泡として確認できる．すべてのこのような損傷は36〜48時間で再度視診すべきであり，手順を繰り返す．

8.2.6 大腸

結腸損傷に対して修復や吻合を行ったことによる合併症により不良な転帰をきたすという，第2次世界大戦での経験は，戦後非戦時の通常診療においても結腸損傷に対しては強制的に人工肛門を造設するという方針として引き継がれた．1979年この原則に挑むべく268人の患者での無作為試験が行われ，一期的吻合は人工肛門造設よりも，合併症が少ないことが判明した．しかし，観察期間を通して，結腸損傷患者の約半数がランダム化から除外されていた．合併症リスクを上昇させると考えられる因子（ショック，広汎な便汚染，重篤な腸管損傷や多発する関連損傷）の存在により，半数の患者で強制的に人工肛門が造設されていたのである．サブ解析が行われ，死亡率を検討するメタ解析では人工肛門と一期的修復で有意差はみられなかった．しかし，合併症発症率に関しては一期的修復で有意に少なかった．初回手術において人工肛門造設が行われた際に考慮すべきより重要なことは，人工肛門閉鎖に伴う合併症である．結腸損傷後の人工肛門閉鎖に続発する合併症は半数にも上ると報告されている．

市中の主要な外傷センターにおいては，結腸損傷が重症なときでも一期的修復は安全であると思われる．しかし，多施設における重症結腸損傷での前方視的研究において，患者の状態が重篤である場合には（輸血が4単位以上必要な場合，腸管損傷に伴う高度な腹腔内便汚染がある場合），腹腔内合併症がより生じやすいことが確認された．重要な点は，結腸損傷に対する実際の外科的処置（人工肛門造設か一期的修復・吻合か）で違いは生じないという点である．

結腸損傷患者に対し実用的な提言が今世紀初めになされた．重篤な合併症を伴わず，組織欠損を伴わない患者には最低限のデブリドマンと一期的修復を，結腸損傷は重症であるが，他に生命に関わるような外傷や合併症がなく，大量の輸血が必要でない場合には切除・吻合を，生命に関わる損傷が併存し，重大な内科的疾患や6単位を超える輸血が必要な場合には人工肛門造設を行うべきであるとされた．このようなガイドラインに従うことにより，許容範囲内の合併症発症率を保ったまま，人工肛門造設率は全結腸損傷の10%未満にまで低下した．

表 8.2-1 結腸の穿通性損傷の管理におけるエビデンスに基づいた推奨

レベル I	腹膜炎がない状況で，重大でない(血管損傷を伴わない，腸管壁の 50％未満である)結腸損傷に対して一期的修復を標準とすることを支持する十分な Class I および II のデータが存在する．
レベル II	腹腔内に及ぶような重大な(腸管壁の 50％を超える，もしくは分節的に腸管の血流障害を伴う)結腸損傷では，以下の場合に腸管を切除し，一期的吻合を施行してもよい： ・ショックの徴候(収縮期血圧が 90 mmHg 未満で定義される術前・術中の低血圧が継続する)がなく，循環動態が安定している． ・重大な基礎疾患がない ・合併損傷が小さい(penetrating abdominal trauma index＜25，Injury severity score＜25，Flint grade＜Grade 2) ・腹膜炎がない ショックや基礎疾患，大きな合併損傷，腹膜炎を伴う患者では，重大な結腸損傷に対して切除と人工肛門造設を行う． 結腸・直腸外傷で造設された人工肛門は，消化管造影検査で肛門側結腸の治癒が確認できていれば 2 週間以内で閉鎖しうる．この推奨は，腸管が治癒していない，創部の感染が解決していない，不安定な患者では適応とならない． 大腸癌やポリープの可能性が高い徴候のない患者では，大腸癌やポリープを除外する目的でのバリウム注腸造影検査は，人工肛門閉鎖に先立って行うべきではない．

[訳注]
Flint Grade 1：1 か所の損傷．汚染が少ない．来院までの遅れなし
　　　Grade 2：貫通性穿孔．裂創．汚染中等度
　　　Grade 3：高度損傷で組織欠損を伴う．血流途絶．汚染高度

8.2.6.1 安定している患者

結腸損傷において，人工肛門造設の適応についてはいまだ議論がなされているところである．受傷からの経過時間，循環動態，併存疾患や汚染の程度がその決断に影響を与える．人工肛門は減り，より多くの一期的修復や一期的吻合がなされてきている．単純な結腸損傷は，単純小腸損傷と同様に，局所のデブリドマンと一期的修復で治療できる．多発する小腸や大腸の裂創がある場合には，予防的な小腸瘻造設が有用かもしれない．

8.2.6.2 不安定な患者

Damage control surgery(DCS)が行われるような不安定な患者では(表 8.2-1)，小さな損傷部は 3-0 polydioxanone[訳注：PDS®]で単純縫合する．縫合部は再手術で確認してもよい．

より大きな損傷部では，小腸と同様の修復法は考慮すべきでない．肉眼的に確認できる汚染は，(一時的な)閉鎖の前に大量の温生食で洗い流す．

組織欠損を伴う結腸損傷では，自動縫合器により腸管切除のみ行い，腸管は切断したままとする．吻合により腸管の連続性を修復するか，人工肛門を造設するかの判断は再開腹術の際に行う．最近の報告では，DCS を行った結腸損傷患者の 75％が，2 回目の開腹術の際に吻合をなされている．この際の合併症発症率は許容しうるものであった．DCS を受けた患者が最初の再手術を受ける際(通常は 48 時間)，循環作動薬をまだ必要とするような非常に状態が悪い場合や，外傷による侵襲が大きい場合，大量の輸血が必要な場合には，結腸の吻合や人工肛門造設は避けることが望ましい．患者にとって人工肛門造設が最も適切な治療であると考えられた場合，術者は早期の人工肛門閉鎖が安全に施行できることを知っておく．南アフリカで，外傷に対して人工肛門造設を行った 49 例の研究では，77％が在院中に早期人工肛門閉鎖の適応と考えられた．これらの患者は早期もしくは通常の人工肛門閉鎖にランダムに割り付けられたが，早期閉鎖に関連した合併症は認めなかった．

8.2.6.3 ピットフォール

手術時間を長引かせることや，また他の損傷が合併している場合には状況をより複雑にする可能性があるため，不安定な患者では人工肛門造設を行うべきでない．

8.2.7 直腸

外科医は直腸[3]を，まったく異なった部位ごとに捉える（上部1/3は腹腔内の臓器であり，下部2/3は腹腔外である）．直腸損傷の診断は難しい場合があり，特に下部直腸は当然のことながら腹腔内臓器ではないので容易に見逃しうる．下腹部，臀部，大腿部のあらゆる穿通性外傷では（例えば臀部の鋭的損傷など），直腸損傷の可能性を考えるべきである．

大きな骨盤骨折もまた肛門括約筋・肛門挙筋などの直腸を支持する筋構造の損傷原因となりうる．直腸損傷の疑いがある場合には，さらなる精査が必要になる（軟性鏡を用いた管腔内の評価は，偽陰性率が高い可能性がある硬性鏡よりも直腸の損傷を確認しやすい）．外科的な定説は，直腸損傷は以下のような積極的な外科的処置で治療すべきであるとする戦時下の経験に由来する．
- 排便経路変更（人工肛門造設）
- デブリドマン

直腸損傷において，一期的修復は，授動可能な腹腔内直腸および腹腔外直腸の際にのみ考慮する．口側での人工肛門造設（しばしば双孔式S状結腸人工肛門造設術）は，より広範囲の直腸損傷や修復が困難な場合に適応となる．

複雑な腹腔内臓器損傷を伴った患者では，腹腔内汚染よりも出血コントロールが優先される．いったん出血がコントロールされれば，深い損傷を伴う虚血組織は切除する．

Weinbergらにより直腸損傷の管理に関するプロトコルがつくられた．腹腔内直腸は結腸損傷と同じように，可能であれば一期的修復で治療するとされている．到達しやすい腹腔外領域を含む直腸の損傷では（授動の後で）直接修復し，選択的に人工肛門を造設する．到達しにくい腹腔外下部直腸の損傷では，人工肛門造設術と仙骨前面のドレナージを行う．このプロトコルに対する，観察非比較研究では，感染性合併症（創部感染，菌血症，腹腔内/後腹膜膿瘍）は過去対照群と比較して減少した．直腸の穿通性外傷に対する最適な治療についてはまだ満足のいく無作為化比較試験が行われておらず，従来どおり外傷手術においては，組織損傷の範囲や関連外傷，患者の生理学的状態が考慮される必要がある．現代でも戦時下では，直腸損傷の患者に対してはいまだ人工肛門造設が広く受け入れられている．

8.2.7.1 ピットフォール

ルーチンでの仙骨前面ドレーンや遠位直腸の洗浄の適応はない．

8.2.8 腸間膜

動脈性の出血は結紮する．腸間膜の損傷を拡大させてはならない．また，必要があれば出血部分は縫合する．

8.2.9 補足

8.2.9.1 抗菌薬

穿通性腹部外傷の予防的抗菌薬投与[4]に関するガイドラインを表8.2-2に示した．

表 8.2-2　穿通性腹部外傷における予防的抗菌薬投与の実臨床管理の指針

レベル I	穿通性の腹部外傷患者の標準的な管理として，予防的に広域スペクトラムの好気性菌と嫌気性菌をカバーする抗菌薬の術前単回投与を推奨するのに十分な Class I および II のデータが存在する．管腔臓器の損傷がないときはそれ以上の投与は必要ない．
レベル II	管腔臓器の損傷がある場合には，24時間に限り予防的抗菌薬を継続することを推奨する十分な Class I および II のデータが存在する．
レベル III	出血性ショックを伴う外傷患者で感染リスクを減少するようなガイドラインを作成するのに十分な臨床データが存在しない．血管収縮は正常な抗菌薬の分布を変化させ，組織への移行を低下させる．この問題を回避するために，投与量を2〜3倍に増量し，それ以上出血がなくなるまで10単位輸血するごとに投与を繰り返すこともある．ひとたび循環動態が安定したら，創部の汚染の程度に応じた期間，嫌気性菌に対して最も活性のある抗菌薬を投与すべきである．アミノグリコシド系抗菌薬は，おそらく薬物動態が変化しているであろう重症外傷患者において準最適な活性を示すことが明らかにされている．

文献

引用文献

1. Pappas TN, Swanson S. Anarchy and the surgical care of President William McKinley. *J Trauma Acute Care Surg*. 2012; 72(4): 1106-1113.
2. Cayten CG, Fabian TC, Garcia VF, Ivatury RR, Morris JA. Patient management guidelines for penetrating intraperitoneal colon injuries. An Eastern Association for the Surgery of Trauma practice management guideline. *J Trauma*. 1998; 44(6): 941-956.
3. Weinberg JA, Fabian TC, Magnotti LJ, et al. Penetrating rectal trauma: management by anatomic distinction improves outcome. *J Trauma*. 2006; Mar; 60(3): 508-513; discussion 513-514.
4. Goldberg SR, Anand RJ, Como JJ, et al. Prophylactic antibiotic use in penetrating abdominal trauma: an Eastern Association for the Surgery of Trauma practice management guideline. *J Trauma and Acute Care Surg*. 2012; 73(5 Suppl 4): S321-325 doi: 10.1097/TA.0b013e3182701902.

推奨文献

Emergency War Surgery. US Army Medical Department. 2014. http://www.cs.amedd.army.mil/borden/Portlet.aspx?ID=cb88853d-5b33-4b3f-968c-2cd95f7b7809.

Smith I, Beech Z, Lundy JB, Bowley DM. A prospective observation study of abdominal injury management in contemporary military operations: damage control laparotomy is associated with high survivability and low rates of faecal diversion. *Ann Surg*. 2015; 261(4): 765-73. doi: 10.1097/SLA.0000000000000657.

8.3　肝と胆道系

8.3.1　総論

　肝損傷の多くは外科的処置を要しない．しかし，重度の肝損傷の外科的処置は困難なことがある．重症肝損傷の治療は，100年以上前にパッキングが最初に報告されて以来，積極的な手術，技術的な改良，肝損傷の非手術療法の増加を通して発展してきた[1-6]．

　肝外傷の治療では，肝動脈，門脈，肝静脈を含む肝臓の解剖知識を踏まえた適切な手技が要求される．

　肝は Cantlie 線で二分される右葉と左葉から構成される．Cantlie 線は，胆嚢窩から下大静脈を結ぶラインである．また8つの Couinaud の区域に分けられる．区域 I の尾状葉，区域 II から IV で構成される左葉と区域 V から VIII で構成される右葉に分けられる（**図 8.3-1**）．

　肝門部には肝動脈，門脈，胆道（左右肝管）がある．肝三管は Glisson 鞘の延長に覆われており，損傷に比較的強い．肝三管は肝の区域内へ伸びている．主要肝静脈（右，左，中）は弁を有さず，Glisson 鞘で保護されずに区域の間を走行している．手術室において制御が困難で生命を脅かす出血は，一般に肝静脈もしくは肝後面下大静脈が関与している．肝は一般的に肝後面下大静脈の一部，もしくは円周状に覆っている．肝後面下大静脈露出時の肝の完全な脱転

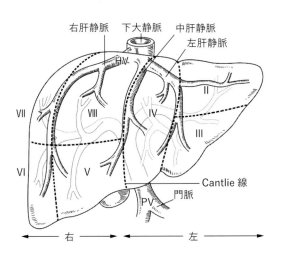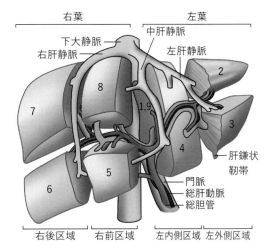

図 8.3-1　肝臓の解剖，Couinaud 区域を示す．図の転載は Peitzman A. B より許諾を得て転載．

は，この付着の切離を要する．主要肝静脈は 8〜12 cm の長さで，大部分が肝内に存在する（図 8.3-2）．主要肝静脈の損傷は通常肝内で生じ，圧迫や結紮術で制御される．肝外の主要肝静脈は長さ 2 cm 以内であり，損傷は稀である．肝外の主要肝静脈への損傷は，一般に活動性出血を生じて死亡率を上昇させる[2]．さらに，[3-11]短肝静脈は肝から下大静脈への直接枝であり出血源ともなりえ，肝切除を行う場合は同定と止血を要する．肝実質は肝動脈枝の結紮縫合術や塞栓術に耐えうるが，胆道は血液供給が肝動脈からであるため許容できない．

　この解剖学的知識は，鈍的肝損傷の特徴を理解するうえで重要である．さらに損傷程度に関連する組織強度が異なっている．区域切除はよく記載されているが，外傷においては一般的に行われない．

　鈍的外傷によるエネルギーは通常，直接圧縮力か剪断力による．動脈血管内の弾性組織は，肝内の他のどの組織よりも裂傷に影響を受けにくい．静脈と胆道系組織は，剪断力に対して中程度の抵抗がある．一方で肝実質は最も脆弱である．そのため，肝実質の裂け目は区域の境界に沿う（主要肝静脈の損傷しやすさ）か直接的に肝実質に起こりやすい．これにより肝静脈や門脈の枝の剪断が生じる．短肝静脈は，急激な減

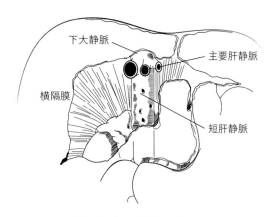

図 8.3-2　肝臓と静脈との関係

速や牽引による損傷で下大静脈からの引き抜き損傷を起こし，大量出血となる（血管の損傷径 1 cm ぐらいで）ことがある．同様に尾状葉から下大静脈へ直接流入する枝も，剪断力による下大静脈損傷の際に損傷する可能性が高い．直接圧縮力は通常，前後垂直方向で働き区域の境界に裂け目を生じる．肝実質の水平方向の裂創は，そのような肝損傷の特徴的な損傷パターンである．裂創が平行して存在する際は，熊の爪タイプと呼ばれ，おそらく，肝実質への肋骨による直接損傷が考えられる．腹腔内へ直接繋がる損傷がある場合には大量出血となり得る．

　術前の肝損傷の診断は困難なことがある（出血そのものが腹膜刺激を起こさない）．肝臓は

上腹部や胸部下部，特に右上腹部への鈍的外力や穿通外傷で損傷の危険がある．

適切な診療方針決定は転帰の改善に重要である．

- 手術が必要な重症肝外傷を伴っていなければ手術室にいてはならない．
- 重症肝損傷からの活動性出血の患者は，緊急で手術室へ移送し出血制御を行わなければならない．少しでも遅れると凝固障害や生命予後の悪化につながる．
- 手術では，出血制御のための最も簡便で，迅速な手技を選ぶべきである．
- 簡便な手技で出血制御ができない際は，肝縫合やデブリドマン切除への移行を迅速に決定しなければならない．

8.3.2 蘇生

腹膜炎の徴候がなく血行動態が**安定**している場合や他の手術適応の際は，一般的に非手術療法となる（＞80％の鈍的肝損傷）．

肝損傷を負った血行動態不安定の患者は，止血と他の出血源検索のための緊急開腹術が必要である．血行動態が**不安定**な患者あるいはそれが予想される患者で手術適応の場合は，以下の処置を行い可及的速やかに手術室へ移送する．

- 必要に応じ，緊急気道確保や換気補助を行う．
- 上肢より大口径の輸液路を確保し晶質液により蘇生輸液を開始する．重篤なショック状態の場合は，血液製剤を早期に優先的に開始する．肝損傷や下大静脈損傷からの出血をふやすため，横隔膜より尾側からの静脈路確保は避ける．
- 大量輸血プロトコル（massive transfusion protocol：MTP）を発動する．

早期からダメージコントロールを考慮し，凝固能障害の出現前にパッキングを行え！

ひとたび低体温と凝固能障害が出現し，不可逆的なショックに陥った場合には戦いは終了する．早期から上級外科医を呼ばなければならない．

8.3.3 診断

出血制御の遅れは死亡率上昇につながる．救急室での四肢のX線撮影や不必要な超音波検査，血管アクセス手技で外科的介入を遅延させてはならない．頭部CT撮影は血行動態の安定後に行う．出血の制御が（CTを含めて）他の診断より優先される．麻酔科医が手術室で蘇生を継続する．

鈍的外傷患者では，腹壁緊張や腹部膨隆，バイタルサイン不安定などの明確な臨床症状を欠くことがある．重大な腹腔内出血例の40％以上は明確な症状を呈さない．特に鈍的外傷の血行動態不安定例において，FASTは腹腔内液体貯留を同定し，手術室への緊急移送の根拠となり得る．血行動態安定患者では，CT撮影は有益な検査であって，塞栓術や手術の適応決定が可能となる．鈍的外傷例への診断的腹腔洗浄は有用である．特にCT撮影が利用できない際は有用となる．

安定している患者の診断的画像検査の目的は，安全に非手術療法（NOM）が実施可能な症例の判定とその実行，そして将来の経過観察画像との比較とするためである．良質な造影CT撮影は，肝損傷の診断能向上に寄与する．

血行動態不安定な肝臓への穿通性外傷は，開腹適応となるために，CTは必要ない．穿通性外傷における診断的腹腔洗浄は誤診を招く．穿通性肝損傷における造影CT撮影は，血行動態が安定し右上腹部の損傷からの肝単独損傷のような特定の患者では有益である．このような場合，刺創路や血管損傷が確認できるために，手術の要否，塞栓の必要性を決定する助けとなる．

表 8.3-1　肝損傷分類(付録 B 参照：外傷スコアとスコアリングシステム)

Grade	損傷形態	損傷の記述
I	血腫	被膜下，表面の 10％以下
	裂創	被膜裂創，実質の深さ 1 cm 以下
II	血腫	被膜下，表面の 10 ないし 50％以下(実質内血腫で直径 10 cm 以下)
	裂創	被膜裂創，深さ 1 ないし 3 cm 以下，10 cm 以下の長さ
III	血腫	被膜下，被膜下血腫が表面の 50％を超えるか実質内血腫(10 cm を超える実質内血腫)もしくは実質内の増大傾向のある 3 cm 以上の血腫
	裂創	葉の 25 ないし 75％までか Couinaud 1〜3 区域までの実質破裂
IV	裂創	葉の 75％を超えるか一葉内の Couinaud 3 区域を超える実質破裂
V	血管	傍肝静脈損傷(すなわち肝後面下大静脈，肝静脈基幹部)
VI	血管	肝断裂(肝血管系の完全分離)

多発外傷の際は，Grade IV まで Grade を 1 つ上げる．
(Moore EE, Cogbill TH, Jurkovich GJ, et al., *J Trauma*, 38, 323-324, 1995)

8.3.4　肝損傷重症度分類

　米国外科学会外傷委員会の臓器損傷スケールは，肝損傷の程度を段階的に分類している(**表 8.3-1**)．

　肝損傷の Grade は I〜VI に分類される．Grade I は，表在性の裂創と小さな被膜下血腫を表し，Grade VI は下大静脈からの肝の剝離を表している．広範でなく限局した損傷(Grade I〜III)は，通常非手術的療法が選択される．しかしながら広範な実質損傷や傍肝静脈系の損傷(Grade IV〜V)では，更なる処置を要することがある．肝の断裂(Grade VI)は一般的に致死的である．

　鈍的肝損傷の 80％が Grade I〜III である．鈍的肝損傷の 15〜20％を占める Grade IV，V は血行動態不安定で出血制御のための開腹を必要とする．一般に鈍的肝損傷の患者が CT 撮影を受容できるほど安定していれば非手術療法を選択できる．活動性出血がなく真に安定している場合は，一般的に肝損傷の Grade や腹腔内出血量にかかわらず非手術療法の適応となる．

8.3.5　治療

　伝統的に鈍的肝損傷と穿通性肝損傷は区別して議論されてきた．一般に鈍的肝損傷は穿通性肝損傷に比べ，実質損傷が大きいために高死亡率となる．多くの穿通性損傷は，肝静脈，下大静脈や門脈の損傷がなければ，比較的軽度の肝損傷となる．一方，銃創の場合，特に高速弾や散弾銃の場合は壊滅的となりうる．穿通性肝損傷の 25％が非手術的に治療されている．高度な肝実質損傷(Grade IV，V)と傍肝静脈損傷合併例は高死亡率であり，いまだに外科医は苦戦を強いられている．

　Richardson[1]と同僚らは，25 年間で約 1,200 例の鈍的肝損傷を治療した．そのうち非手術療法は 80％であった．肝損傷による死亡率は，8％から 2％へ低下した．彼らは，死亡率低下の理由として以下の 4 つの理由を示している．パッキングと再手術(ダメージコントロール)，血管造影と塞栓術，重症肝損傷に対する手術技術向上，肝静脈損傷例の開腹率低下(外科医が損傷を悪化させなかった)である．

8.3.5.1　非手術療法(NOM)

　鈍的肝損傷を負った大部分の小児と 50〜

表 8.3-2　肝損傷における非手術療法の Evidence-Based Guidelines[3]

エビデンスレベル	推奨
I	鈍的外傷による汎発性腹膜炎と血行動態不安定な患者は緊急開腹術の適応である．
II	1. 単独鈍的肝損傷で腹膜炎を伴わず血行動態の安定している患者は開腹適応でない． 2. 血行動態の安定している腹膜炎を伴わない腹部鈍的外傷の患者は，肝損傷の同定と損傷程度の評価のために造影 CT 撮影を行う． 3. 蘇生に対し一時的に反応する患者に対しては塞栓術を含めた血管造影検査が，手術に加えて第一選択の治療となる． 4. 肝損傷の重症度(CT グレードや腹腔内出血の量)や意識状態，55 歳以上，合併損傷は血行動態の安定している患者で非手術療法の禁忌とならない． 5. 血行動態が安定し，腹部造影 CT 撮影で造影剤の漏出像(contrast blush)をみとめたら動脈塞栓術を考慮する． 6. 肝損傷の非手術療法は，モニタリングや継続した臨床評価，緊急手術時の手術室利用が可能なときに適応となる．
III	1. 肝損傷後に，全身炎症反応の持続や腹痛の増強，黄疸，その他予期しない循環動態の悪化を認める場合には，CT 撮影による再評価を行う． 2. 非手術療法の結果として起こりうる合併症(胆汁漏，胆汁性仮性嚢胞，肝膿瘍，胆汁性腹水，胆汁血症)の処置として，ERCP や血管造影，腹腔鏡，経皮的ドレナージなどが必要となる． 3. 静脈血栓塞栓症の予防的薬剤投与は，安全な開始時期は不明であるが単独鈍的肝損傷例に非手術療法の不成功率を上昇させずに行える．
未解決の疑問	1. ヘモグロビンの測定頻度 2. 腹部検査の頻度 3. モニタリングの程度と期間 4. 経口摂取開始時期 5. 行動制限の期間と程度(入院時，退院後) 6. ICU と入院の適正期間 7. 肝損傷後の深部静脈血栓症予防に対する薬剤投与の開始時期

80％の成人は，開腹せずに治療可能である[1,3-6]（**表 8.3-2**）．肝損傷へのアプローチにおけるこの変化は，迅速な超音波検査，ヘリカル CT 撮影，画像診断下治療の増加によるものである．

非手術療法で最優先すべきことは，血行動態の安定である．安定を確認するために，CT 撮影とともに頻回にバイタルサインやヘマトクリット，乳酸値，Base deficit をモニタリングすることが必要である．続発性出血は 1〜4％に起こる．多くは受傷後 24 時間以内に進行性の低血圧となるが，時に数日後のこともある．

CT 撮影での造影剤漏出像は動脈性出血を意味する．このような症例は緊急で血管塞栓術を行わなければならない．さもなければ手術が必要となる．血管造影/塞栓術は，重症肝損傷に対するダメージコントロールの構成要素として術後に施行される場合もある．

ヘマトクリットが持続的に低下する患者では，赤血球製剤を輸血する．赤血球製剤を 2〜3 単位輸血後もヘマトクリットの低下が継続するなら，血管塞栓術もしくは開腹術を施行しなければならない．

8.3.5.2　外科的治療

外科的介入を要する多くの損傷は単純に処理される．腹腔内に貯留した血腫を排除し，腹腔内を洗浄する．胆汁漏の可能性を想定しドレナージを留置する場合がある．手術を必要とする肝損傷の 25％では，重大な肝からの出血に対して直接的な介入を要する[6-10]．肝損傷からの大部分の出血は静脈性であるために，直接圧迫や肝パッキングで制御可能である．フィブリン糊が有効な場合がある[9]．胆汁性腹膜炎を念頭に置き，胆汁漏の危険性のある場合は閉鎖吸引ドレーンの留置が必要である．

8.3.6 外科的アプローチ

重症肝損傷の手術中の活動性出血は，即座に心停止となるかもしれない．一時的に出血を制御することで，さらなる出血を起こさずに麻酔科に循環血漿量の補充の時間を与える．これが重要で，開腹直後に用手的圧迫によって行う．用手圧迫で正常解剖に戻し，それをパッキングで維持することが目標となる．肝損傷の右葉と左葉を圧迫し正常解剖に戻すと同時に，肝後面の潜在的静脈性出血に対するタンポナーデのために肝を背側へ圧迫する．

鈍的肝損傷，穿通性肝損傷では他臓器の出血を伴うことが多い．たとえ肝損傷の優先度が第一でなくとも，肝からの出血を一時的に制御することにより，不必要な出血を減らしたうえで他臓器の修復を可能にする．

- 肝周囲パッキング
- Pringle 手技
- 肝タニケット法や肝クランプ法の適用
- 電気凝固，アルゴンビーム凝固
- 止血剤と糊
- 肝縫合
- 肝縫合と非解剖学的切除（切除デブリドマン）

8.3.6.1 切開

- 仰臥位の体位とする．
- 加温装置を上半身と下肢周囲に設置する．
- 開胸も可能となるように顎から大腿中央までを術野とできるようにドレーピングする．
- 術野拡大の際に必要な胸骨切開や開胸セットを準備する．
- 剣状突起から恥骨上までの正中切開が最低限必要である．危機的状態の場合，直接心臓マッサージと下大静脈コントロールができるよう腹部正中切開に最初から胸骨切開を加えるとよい．横隔膜上の心嚢内での下大静脈コントロールは，損傷部位に隣接した腹腔内でのコントロールより簡単である．しかし，これは他の体腔を開けることになり，必要となることはあまり多くない．
- Omnitract や Bookwalter type の開創器は術野展開に非常に有用である．Rochard 開創器はより単純で，不安定な症例に対して迅速に利用できる．

8.3.6.2 最初の行動

開腹したら，まずは腹腔内血液の排除と出血制御である．肝からの出血を認めればまずパッキングを行い，他部位からの出血を除外するために迅速に腹腔内を検索する．自己血輸血も考慮する．麻酔科が循環血漿量・止血凝固能を回復させ，他部位の損傷部位の確認が済めば，肝損傷へアプローチできる．

肝損傷に対峙する際は必要最小限にとどめよ．肝からの出血が止まったら，多くの場合，それ以上の止血は必要なく，出血していない部分をそれ以上検索すべきでない．さらなる手術を実施する場合，肝の適切な露出と授動が必要である．大部分の損傷では，修復やパッキングのために，損傷した葉を定型的に授動することはない．

「完璧が最良でない」
出血のない肝臓をさらに探査すべきでない．
出血継続する重症肝損傷救命のために早期に上級医を呼び出せ．

8.3.6.3 一時的出血制御手技

- 肝周囲パッキング
- 創路バルーンタンポナーデ法
- Pringle 手技
- 切路術と直接縫合結紮止血術
- メッシュ包埋術
- 肝動脈結紮術

- 肝血管全血管遮断法
- 肝後面下大静脈出血への対処
- Moore-Pilcher バルーン
- 静脈-静脈バイパス(稀)

8.3.6.3.1 肝周囲パッキング術

　パッキングの考え方は変化しつつあり，各構造物の解剖学的位置関係を回復させる目的と，圧迫の手段として用いられる．肝損傷のパッキングにおいて，損傷自体の中へ押し込む操作は損傷を広げ，出血を助長するためやってはならない．大網とともに破裂部へパックしてはならない．解剖学的整復が基本である．

　肝パッキングは根治的治療にもなり得る．特に両葉に連続する損傷の際や，凝固障害，低体温が出現した時の時間浪費の回避のため，あるいは輸血不足の場合である．肝パッキングは，より高度な専門的技術が施行できないときの選択手段である．パッキングが成功すれば出血が制御され，それ以上の処置は必要ないかもしれない．この判断は，大量輸血が行われる前の手術早期になされるべきである．もし簡便な処置で出血の制御ができない際は，さらに複雑な手術が必要となる．加えて，外科的な専門的技術と迅速性が早期出血制御の鍵である．外傷症例の死亡率が，輸血10単位で25%，20単位で50%となることを忘れてはならない．出血制御の目標として，輸血10単位前が理想的であり，多くても20単位までに終了することが望まれる．

　　重症肝損傷の診療において，この輸血量と止血の目安が外科医の時間軸の指標となる．

　まず乾いた腹部用の大きなガーゼを用いて，外側，下面，正面と肝周囲にパッキングする．適切なパッキングで肝の静脈性出血の大部分が制御可能である．
- 直接用手圧迫で肝損傷を解剖学的位置に整復する．
- 最初に充填するパックは，損傷組織を安定化させるよう損傷部を覆う．
- 追加パックが必要な際は，肝と横隔膜の間，後面，外側，肝と前胸壁の間に充填する．
- 肝のドームと横隔膜との間への多数のパックは，横隔膜を挙上させるだけで有益でない．
- 肝門部外側から肝下面へのパックが，右葉へ影響する．
- さらに右葉腹側表面と肋骨下縁との間で，肝を背側方向へパックする．静脈還流減少となる下大静脈への過度の圧迫は避けなければならない．

　必要なら，出血制御のために肝靱帯切離による授動を行う．広範な損傷からの出血制御に複数のパックを用いることがあるが止血のためのパックは最小限にすべきである(図 8.3-3)．

8.3.6.3.2 最終パッキング術

　左葉では，開腹管理において腹壁と胸壁からの適度な圧迫が困難なためにパッキング効果が得られない．幸いにも左葉からの出血は，左三角間膜，冠状間膜を切離し両手の圧迫で制御できる．必要であれば区域Ⅱ，Ⅲは短時間で切除可能である．

　成功の要点は，以下である．
- 乾いたガーゼを用いる．湿らしたガーゼは吸収を妨げ，低体温を助長する．
- 容易に重ねられ，均一な圧力を提供するために折りたたんだガーゼを用いる．
- 鋼線入り放射線非透過性ガーゼを使用する．
- ガーゼを低摩擦フィルムで覆わない．パック位置がずれやすくなる．
- 初回パッキングでも出血が持続する際は，パッキングをやり直すか，他の止血処置や塞栓術を考慮する．

　パッキング中は必要に応じ，複数の静脈路確保と厳密なモニタリングを行う．低体温に注意し，加温，保温に努める．血行動態安定化の後

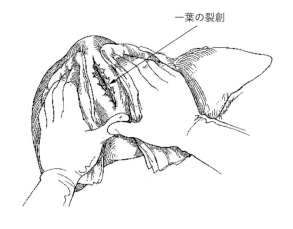

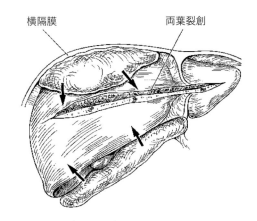

図 8.3-3　肝パッキング

にパックを除去し，肝損傷をすばやく評価する．出血制御が最優先で，その次に消化管内容による汚染の制御である．止血していれば，それ以上の処置は不要である．

出血が疑わしいときは徹底したパッキングを含めたダメージコントロールの適応である．

- ダメージコントロールと同時に血管造影と塞栓術を念頭に置く．
- パッキングはできるだけ 24～72 時間以内に除去する．早すぎる除去は再出血の危険がある．72 時間以上のパックの残留は肝周囲感染の危険を増す．
- パックの除去は，あらたな出血を回避するよう慎重に行う．
- 出血がなければパックを除去し，閉鎖吸引ドレーンを留置する．

- 壊死組織は切除する．

　肝損傷へのパッキングにおいて 2 つの合併症に注意する．第一は過度なパッキングが下大静脈を圧迫し静脈還流が減少することによる右心系の充満低下である．循環血漿量低下となっている症例では，この心拍出量低下に耐えかねる．第二は右横隔膜を胸腔へ押しやり，運動制限を招き，気道内圧上昇や換気量低下につながることである．

　圧迫とパッキングで出血制御ができないときは，損傷血管への直接的な到達と縫合・結紮止血を要する．出血部位の確認と到達のためには，ときに損傷の展開を強いられる．この直接到達の間にも，助手による直接圧迫で一時的な出血制御を行う．肝門部遮断（Pringle 手技）も有効な補助手段となる．他に肝区域や葉への流入血管の遮断（全肝損傷の 1％以下），ウシ由来のコラーゲン製材，フィブリン糊やゼルフォーム，タコシールなどの止血製剤やアルゴンレーザーやハーモニックスカルペルなどの止血装置を利用する．

8.3.6.3.3　Pringle 手技

　Pringle 手技は一時的出血制御のパッキングの補助手段としてしばしば用いられる．肝出血で生命危機の場合は用手的に肝門部を圧迫する．Winslow 孔からの肝門部遮断は Pringle 手技として知られる．Pringle を行った後にパッキングを施行する．指で肝門部脈管近くの小網へ孔を開け，Winslow 孔を通して術者の左手側より静脈用血管鉗子をかける．この手技の利点は肝十二指腸間膜内の構造物を損傷せずに，確実に遮断できることである．最大 1 時間は遮断可能であるとされるが実際は血行動態の安定している状態でのことである．低血圧の患者での間欠的遮断は，連続的な遮断よりも虚血を低減する．10 分間遮断し 5 分間再灌流を行う．遮断鉗子は，Rumel ターニケットが使用できるならすぐに入れ替える．

Pringle手技は，治療と診断の両方を担う．Pringle手技で肝臓からの出血が止まれば，出血源は肝動脈か門脈からであり，これらの出血部位は直接縫合により制御する．肝門部遮断を施行しても出血が持続すれば，一般的に出血源は肝静脈や肝後面下大静脈，もしくは稀な肝門外からの肝動脈の流入である．

8.3.6.3.4　肝ターニケット法

肝左葉からの出血の際は，肝を授動し両葉間の解剖学的境界付近でペンローズドレーンを巻きつける．出血が止まるまでペンローズを引っ張り，張力の維持を継続するためにペンローズを把持鉗子でクランプする．残念ながら，ずり落ちたり損傷部へ置かれた際に損傷部が裂けたりするために本法の使用は困難なことが多い．肝遮断器もあるが，肝臓の多彩な大きさや形状のために使いづらい．左葉外側区域からの出血は自動縫合器を用いて速やかに切除する．

8.3.6.3.5　肝深部出血へのアクセス

時として深部からの出血への到達目的で損傷部を広げることが必要となる．肝臓深部へ進めば，血管は大きく（太く）なることを忘れてはならない．

8.3.6.3.6　指破砕法

実質深部損傷血管への到達のための方法として，正常肝組織へ指破砕法（finger fracture）が必要となることがある．肝被膜は電気メスかメスで切離し，正常な実質組織は親指と人差指で愛護的に擦り出し，残った脈管組織を結紮もしくはクリッピングする．過度な圧挫など粗雑な手技は，血管を損傷して出血を招くので注意する．

8.3.6.3.7　自動縫合器

自動縫合器は肝実質の切除／切離に対し迅速に使用できる．血管用の圧挫自動縫合器が最良である．リガシュア（Johnson & Johnson, 米ニュージャージー州ブルンズウィック）などが使用される．

他の肝臓手術と同様，正常で損傷のない血管や胆管を傷つけないことが大切で，肝の解剖の熟知が重要である．

肝切除の際にCantlie線をまたぐな．

8.3.6.3.8　創路バルーンタンポナーデ法

創路バルーンタンポナーデ法[11]は刺創や銃創の創路の止血に有効である．創路からの出血に対し，創路の中へバルーンを入れ止血する．バルーンはPenroseやコンドーム，NGチューブで作製できる．食道静脈瘤破裂の止血に使うSengstaken-Blakemoreチューブが理想的である．

8.3.6.3.9　肝縫合術

ごく表層からの止血のための縫合はルーティンに勧められないが，他の方法で止血できない時は使われる．しかし，損傷によって被膜が剥がれているときの被膜縫合は効果がない．

通常大長径鈍針の0または2-0号吸収糸を用いる．長径鈍針はGlisson鞘を傷つけない縫合の助けとなる．深部からの出血に対して，この縫合が救命に繋がる可能性がある反面，出血や感染，胆汁性仮性囊胞の原因ともなり得る．浅い裂創に対して単純連続縫合が用いる．深い裂創では，創縁に平行に水平マットレス縫合を行う．強く締め付けすぎることで血流を途絶させ組織壊死をまねかないよう注意する．

多くの静脈性出血は，肝実質内での縫合で対処できる．肝切離と肝縫合の追加として，損傷部の大きな裂け目への大網充塡と支持縫合が用いられる．大網使用の合理性は，血流を有する組織で死腔を満たしマクロファージを供給することである．さらに大網は肝縫合の際にGlisson鞘を断裂させないよう補強する役目を有する．

8.3.6.3.10 メッシュ包埋術 (mesh wrap)

パッキングが完遂できない際に，肝を授動した後にPGAメッシュのような小さな多孔性のメッシュで損傷部を包埋する方法がある．メッシュが損傷した葉部をしっかりと包埋するように連続縫合や自動縫合器を用いる．肝損傷へのタンポナーデ効果でメッシュの下で出血が凝固される．肝授動後のメッシュ脱落予防として肝鎌状間膜への縫着が安全である．

8.3.6.3.11 肝切除術

待機的手術における解剖学的肝切除の成績は良好である[12]．しかし，外傷時は患者の状態や周辺環境が十分でなく，死亡率は50％を超える．解剖学的葉切除は以下の患者が適応である．
- 用手的圧迫止血可能な左葉外側区域の広範な損傷．
- 初回パッキングで出血制御し壊死組織を有する例に対する待機的手術．
- ほぼ離断している肝臓．
- パック除去時の虚血肝．

8.3.6.3.12 肝シャント術

心房大静脈シャントは，肝後面下大静脈損傷に対する血管の孤立化を目的に考案された．このシャントを通じて横隔膜下から右房への静脈血流が維持される．シャントは右心耳から，もしくは大腿静脈から導入する．

この方法での死亡率は依然高く，もはや一般に使われない．

8.3.6.3.13 肝孤立化法 (Hepatic Isolation 法)

肝血管孤立化は，Pringle 手技，横隔膜下大動脈遮断，腎上部での下大静脈遮断，肝の頭側での下大静脈遮断で達成される．本手技は複雑であって，熟練者による施行が望ましい．計画された待機的手術での成績は良いが外傷の場合は厳しい結果である．孤立化の制限時間は約30分である．

8.3.6.3.14 止血薬

フィブリン糊〔8.1.4.3 (p124) 参照〕は表在，深部ともに使用される最も効果的な局所止血薬である．銃創や刺創の創路からの出血に対して，創の追加延長や新たな出血を避けるために創路に注入する．表層に使用してもよい．フィブリン糊と呼ばれる組織接着剤は，ヒトフィブリノゲン濃縮液（クリオプレシピテート）とウシ血漿由来トロンビンとカルシウム溶解液を混和して作製される．肝切除は常に解剖学的切除である必要はない．切除時にはドレーン留置が必須である．切離面への有茎大網被覆は有効な追加手技である．

8.3.6.4 肝授動

一般的に，そして多くの肝損傷で肝授動は必要とされない．損傷は完全な授動を行わなくても処理できる．ただし，特に肝の上面や後面の損傷では授動が必要となる．

自己保持型（万能）開創器（Omnitract, Bookwalter, Rochard［訳注：日本ではオクトプス，ケントなど］）が肋骨弓を頭側へ挙上して左右へ開大させ，視野の確保に役立つ．胸郭を腹側に挙上すると良好な視野をえることができる．肝右葉への到達の際は，右肋骨弓と後面の間膜が妨げとなる．万能開創器が即座に使用できないなら，大きな開創鉤で挙上する．右三角間膜と冠状間膜は剪刀や電気メスで切離する．そのときに肝実質や横隔膜へ切り込まないように注意する．通常直視下で行うが，患者が大柄な場合は左側から盲目的に行う．前面の冠状間膜は右肝静脈の損傷に注意して切離する．後面の冠状間膜は右副腎（後腹膜直下に位置し脆弱な組織）や肝後面下大静脈に注意して切離する．間膜切離後に術野の正中へ右葉を脱転する．右葉授動中

の突然の出血や出血量の増加は，肝静脈か肝後面下大静脈からの出血であり，ただちに授動を中止しダメージコントロールとしてパッキングを行う．

　左葉は直視下で左三角間膜を切離すれば容易に授動可能であるが，左横隔膜下静脈と左肝静脈を損傷しないよう注意する．

　肝後面の血腫が明らかな場合，確実な適応と十分な技量がない限り右葉の脱転は避けるべきである．パッキングを行いより高次の外傷センターへ移送することが安全な選択である．

　肝静脈や肝後面下大静脈の接合部の露出が必要なときは，胸骨正中切開や右肋骨弓下切開の追加で術野拡大が可能となる．心膜と横隔膜の切離で下大静脈が確保できる．状態の悪い患者において，肝上部下大静脈へのより早い到達法は，腹腔からの横隔膜腱中心もしくは心嚢からの到達である（図 8.3-4）．

8.3.6.5　肝周囲ドレナージ

　いくつかの前向き，後ろ向き研究によると，Penrose ドレーンやサンプドレーンの使用は閉鎖吸引式ドレーンの使用やドレーンなしに比較して，腹腔内感染の危険が増すと報告されている．ドレーン留置の際は閉鎖吸引式がよい．最初に肝周囲パッキングを行った場合にも，ドレーン留置が必要なことがあるが，初回 damage control surgery では通常必要なく，36〜48 時間後に再び手術室へ戻る際にドレーンを留置する．その第一の目的は胆汁の排出であり，血液の排出ではない．

　術後胆汁漏の最良の治療は予防である．重症肝損傷の根治手術（通常ダメージコントロール後の再手術）のルーチンワークとして胆道造影が行われる．胆道造影により手術室の中で解剖学的位置が明確となり，胆道損傷が同定できる．胆摘後の胆嚢管からカテーテルを挿入し生理食塩水を間欠的に注入して損傷部を同定し，縫合する．

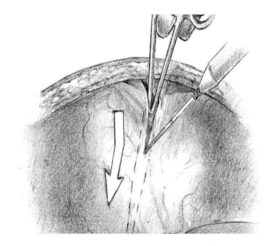

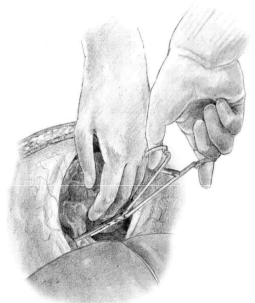

図 8.3-4　横隔膜の腱中心経由による肝上部下大静脈への到達法

8.3.6.6　被膜下血腫

　被膜下血腫は稀であるがやっかいな損傷である．鈍的外傷の際，肝実質の損傷に肝被膜の損傷を伴わないときに起こる．被膜下血腫の損傷程度は肝表面の小さな水疱程度のものから，大量出血を伴う中心性破裂の形態をとるものまであり，手術中や CT 撮影時に確認される．診断法にかかわらず診療方針決定は時に困難である．Grade Ⅰ か Ⅱ の被膜下血腫（拡張性がなく，

被膜損傷のない肝表面50％以下）が術中に発見された場合は何もしない．血腫を開放した場合は，損傷血管の止血のために肝切離と選択的縫合術が強いられるかもしれない．肝切離と縫合がうまく行えても，肝被膜剥離による肝表面からのびまん性出血の対応のためにパッキングを要する．術中に認める増大傾向の血腫（GradeⅢ）は検索のため展開すべきことがある．そのような損傷は，しばしば動脈性の出血であり，パッキング単独では出血制御が困難である．静脈性出血をコントロールするための次の戦略は，パッキング後の肝動脈塞栓術である．損傷GradeⅢ，Ⅳに伴う血腫はパッキングの有無にかかわらず損傷部を展開し選択的に縫合止血する．

8.3.7 合併症

肝損傷を負った症例の全死亡率は約10％である．最も多い死因は失血であり，次いで多臓器障害と頭蓋内損傷である．
- 損傷Gradeと修復の複雑さによって，合併症と死亡率が増加する．
- 鈍的肝損傷は穿通性肝損傷より死亡率が高い．
- 感染の合併症は穿通性外傷で多い．

肝損傷の術後出血は稀に発生する．凝固障害や血管損傷の見逃し（動脈が多い）が原因となる．術後出血の持続例の多くは手術室へ戻ることが最良である．血管造影による塞栓術は症例を選別し考慮する．術後出血の原因が検査データによって凝固障害と疑われるのであれば，凝固能の補正が重要である．

重症肝損傷の5％以下に肝周囲感染症が併発する．おそらく腸管損傷の頻度が高いために，肝周囲感染症は鈍的肝損傷に比べ穿通性肝損傷に多く合併する．体温上昇と白血球数増加を認めれば，腹腔内感染の検査を急ぐ．肺炎や感染したライン，尿路感染がない場合は，経静脈的造影剤や消化管造影剤を使用した腹部CT撮影を行う．

多くの肝周囲感染（肝壊死ではない）は，CTもしくは超音波ガイド下穿刺ドレナージで治療できる．特に肝後面周囲の感染で，治療抵抗性の場合は，右第12肋骨切除は優れたドレナージの際の到達法となる．

胆汁性仮性囊胞は感染を起こしうる被包化された胆汁貯留である．透視下の経皮的ドレナージが施行可能である．胆汁性仮性囊胞が感染したら，膿瘍として対応する．無菌なら最終的に再吸収されるだろう．

大きな胆道系の損傷は胆汁性腹水を生じ，再手術やドレナージが必要となる．胆汁漏出部位が確認できても，損傷胆道の一期的修復が困難なことがある．適切なドレナージによりしっかりとした瘻孔ができるまで待つのが得策である．ERCPによるカテーテル留置や乳頭切開，ステント留置も症例によって有効である．

重症肝損傷の15％に胆汁瘻が発生する．通常大きな問題とならず，特別な治療をせずに治癒するが，ごく稀に横隔膜損傷合併例において，胸腔組織へ瘻孔を形成し気管支胆汁瘻や胸膜胆汁瘻を形成する．胆道と胸腔の圧較差のために，多くが手術加療を必要とする．

肝損傷は個々の損傷血管を同定せずに止血治療が行われるため，結果として仮性動脈瘤を形成することがある．仮性動脈瘤が拡大し肝実質内で破裂すれば，胆管や門脈へ瘻孔を形成する．胆管へ瘻形成すれば血性胆汁となり，間欠的な右上腹部痛，上部消化管出血，黄疸が特徴的所見となる．門脈への瘻形成は，静脈瘤出血を伴うような門脈圧亢進を起こす．これらの合併症は稀であるが，最良の治療は肝動脈塞栓術である．

8.3.8 肝後面下大静脈損傷

全肝損傷のおよそ2％が複雑型損傷や大きな肝静脈，肝三管系，肝後面下大静脈への損傷である．損傷は両葉に及んだり，低体温や凝固障害のために出血制御が困難であったりする．肝静脈や肝後面下大静脈損傷では以下のごとくアプローチする．
- 直接圧迫と縫合止血
- 下大静脈シャント
- 肝門部，腎上部下大静脈，肝上部下大静脈遮断，横隔膜下下大静脈遮断（全血管遮断）
- V-V バイパス
- パッキング

肝静脈損傷への直接圧迫と縫合止血は，一部の症例では可能である．重症肝損傷では用手的圧迫と同時に正中方向への脱転を要するが，困難な手技である．熟練した2人の外科医による手術が理想である．上級医が直接圧迫し助手（前立ち）が肝静脈や下大静脈の縫合止血を行う．

適切な露出，熟練した外科医，良い麻酔科医，十分な輸血が救命の鍵となる．

特に鈍的外傷では多くの場合，下大静脈損傷に対する肝パッキングはダメージコントロールの一環として止血を確実にし，根本治療を後で行うことができる．

肝門部，腎上部下大静脈，肝上部下大静脈の血管遮断による肝全血管遮断は一時的手段として行う．この手技は迅速な問題対処ができる麻酔科医と外科医の相当な熟練を要する．

V-V バイパスは肝臓の移植時に使われており，新しいヘパリン不要のポンプやチューブは，今後外傷患者に利用されるかもしれない．

損傷が両葉におよび大量出血を伴う一部の患者や，大量輸血や低体温から凝固障害を続発した患者は，ダメージコントロールを選択し，生理学的安定が得られた後に計画的再手術を行うことが賢明だろう．パッキングはしばしば根本治療としても施行される．バイクリルメッシュや有茎大網包埋術も，広範な裂創の止血に推奨される．

肝門部の損傷も大量の出血を起こすことがある．左右の肝動脈の損傷は総肝動脈と同様に結紮で処理できる．肝動脈の結紮や塞栓は，門脈血流があるため肝実質は耐えられるが，肝動脈血流に依存する胆管は結紮には耐えられないことは留意すべきである．

左あるいは右の門脈の結紮は可能である．門脈本幹に対する結紮の成功の報告例はあるが，可能であれば，ダメージコントロールとして門脈シャントを設け，後で修復することが推奨される．肝後面の静脈や下大静脈の損傷に対する他の方法は，上記に記した直接圧迫と創開大による縫合止血，心房下大静脈シャント，非シャント孤立化（Heaney technique）やV-Vバイパスである．肝パッキング自体が根本治療ともなりえる．これは特に両葉の損傷の際，凝固障害や低体温に陥りつつある患者での時間節約，あるいは輸血不足のときである．肝パッキングは，複雑な技術が利用できない場合の出血制御としての選択肢である．

パッキングは標準的なダメージコントロール治療の一連の流れの中で除去される（復温が完了し適切な輸血がなされ呼吸と循環が安定した時）．胆汁漏は比較的多く，パッキング除去後にドレーンを外側と正中へ留置することが勧められる．

8.3.9 肝門部損傷

もし肝門部に血腫が存在すれば[13]，肝三管系の血管損傷の可能性が高く，総胆管の損傷を合併することがある．

出血源のコントロールが鍵である．

- 血腫へ入りこむ前に Pringle 法を行う．可能であれば Rumel ターニケットが好ましい．
- 門脈の出血制御は，最初に手指圧迫で行い，次いで血管鉗子を用いる．**盲目的に鉗子を使用するな．**
- 総胆管を同定するまで縫合，結紮はするな．
- 疑わしい場合は，門脈シャントを留置する．
- 必要なら肝動脈は結紮可能である．

8.3.10 胆管・胆嚢損傷

肝外胆管の損傷は稀であるが，穿通性でも鈍的外傷でも起こりうる[14,15]．他臓器損傷のための開腹時に，上腹部の胆汁の貯留から診断される．

総胆管損傷は，胆嚢管流入部位の上下で分けられる．総胆管は細く薄い壁のために損傷部の処置は困難である．

低位損傷（胆嚢管より尾側）で，組織欠損が僅かな場合は T チューブ（総胆管結石の手術と同様に）を留置する．十二指腸損傷がない場合は，総胆管十二指腸吻合も可能である．十二指腸の損傷や組織欠損のある場合は，Carrel パッチ変法が利用できる．鈍的外傷によって総胆管は膵上縁で断裂を起こすことがある．これは Roux-en-Y 胆管空腸吻合の良い適応となる．

胆嚢管流入部より頭側の総胆管損傷や肝実質損傷では胆管空腸ステントを留置した肝空腸吻合がよい適応である．付加処置として，後の吻合部狭窄発生の事後対応のために Roux-en-Y の盲管を皮下に置いておく．経皮的に Roux-en-Y の盲管より吻合部狭窄の拡大が可能である．

左もしくは右肝管の損傷は治療がさらに困難となる．片方だけの肝管損傷であれば，修復を試みるよりも結紮し後に起こりうる感染や萎縮に対処するほうがよい．両肝管の損傷の場合は，それぞれにカテーテルを挿入し腹壁外へ誘導しドレナージする．全身状態の回復した後に，待機的に Roux-en-Y 肝空腸吻合を行う．

文献

引用文献

1. Richardson JD, Franklin GA, Lukan JK, et al. Evolution in the management of hepatic trauma: a 25-year perspective. *Ann Surg*. 2000; 232: 324-330.
2. Buckman RF Jr, Miraliakbari R, Badellino MM. Juxtahepatic venous injuries: a critical review of reported management strategies. J Trauma. 2000; 48: 978-984.
3. Stassen NA, Bhullar I, Cheng JD, et al. A non-operative management of blunt hepatic injury: an Eastern Association for the Surgery of Trauma practice management guideline. *J Trauma Acute Care Surg*. 2012; 73: 5 Supplement 4: S289-300. Also available at http://www.east.org. doi: 10.1097/TA.0b013e318270160d. Accessed January 2015.
4. Croce MA, Fabian TC, Menke PG, et al. Non-operative management of blunt hepatic trauma is the treatment of choice for haemodynamically stable patients. *Ann Surg*. 1995; 221(6): 744-753.
5. Pachter HL. Prometheus bound: evolution in the management of hepatic trauma — from myth to reality. *J Trauma*. 2012; 72: 321-329.
6. Badger SA, Barclay R, Campbell P, et al. Management of liver trauma. *W J Surg*. 2009; 33: 2522-2537.
7. Moore EE, Cogbill TH, Jurkovich GJ, et al. Organ injury scaling: spleen and liver (1994 revision). *J Trauma*. 1995; 38: 323-324.
8. Peitzman AB, Marsh JW. Advanced operative techniques in the management of complex liver injury. *J Trauma Acute Care Surg*. 2012; 73: 765-770.
9. Ochsner MG, Maniscalco-Theberge ME, Champion HR. Fibrin glue as a haemostatic agent in hepatic and splenic trauma. *J Trauma*. 1990; 30: 884-887.
10. Kozar RA, Feliciano DV, Moore EE, et al. Western Trauma Association/critical decision in trauma: operative management of blunt hepatic injury. *J Trauma*. 2011; 71: 1-5.
11. Poggetti RS, Moore EE, Moore FA, et al. Balloon tamponade for bilobar transfixing hepatic gunshot wounds. *J Trauma*. 1992; 33: 694-697.
12. Polanco P, Leon S, Pineda J, et al. Hepatic resection in the management of complex injury to the liver. *J Trauma*. 2008; 651264-1270.
13. Sheldon GF, Lim RC, Yee ES, et al. Management of injuries to the porta hepatis. *Ann Surg*. 1985; 202(5): 539-545.
14. Bade PG, Thomson SR, Hirshberg A, et al. Surgical options in traumatic injury to the extrahepatic biliary tract. *Br J Surg*. 1989; 76(3): 256-258.
15. Feliciano DV, Bitondo CG, Burch JM, et al. Management of traumatic injuries to the extrahepatic biliary ducts. *Am J Surg*. 1985; 150(6): 705-709.

推奨文献

Ivatury RR, ed. *Operative Techniques for Severe Liver Injury*. New York, NY: Springer; 2015.

Moore EE. Critical decisions in the management of hepatic trauma. *Am J Surg*. 1984; 148(6): 712-716.

Piper GL, Peitzman AB. Current management of hepatic trauma. *Surg Clin North* Am. 2010; 90: 775-785.

Posner MC, Moore EE. Extrahepatic biliary tract injury: operative management plan. *J Trauma*. 1985; 25: 833-837.

8.4 脾臓

8.4.1 総論

　脾損傷に対し従来脾摘術が行われてきたが，小児脾損傷における非手術療法の成功と脾機能の重要性の認識により，近年その治療戦略が変化している．脾損傷の管理は患者年齢，脾の損傷形態，合併損傷，施設の特性を考慮すべきであるが，患者の血行動態に最も依存する．

8.4.2 解剖

　脾動脈は腹腔動脈の分枝であり，脾臓に主要な血流を供給する動脈である．脾動脈より生じる上極動脈からは短胃動脈が分枝する．脾動脈はさらに上下最終枝を生じ，これらは脾門に流入する．脾動静脈は膵上縁背側に陥入している．

　3つの無血管性脾靭帯は脾と横隔膜（脾横隔間膜），左腎（脾腎間膜），大腸脾結腸曲（脾結腸間膜）の結合を支持している．胃脾間膜は内部に短胃動脈を内包する．

　これら脾の支持帯が減速メカニズムによる脾の剝裂損傷を引き起こすリスクをもたらす．脾臓はまた比較的繊細な臓器で，左下位肋骨の衝撃により損傷する．

8.4.3 診断

8.4.3.1 臨床的

　患者は左肩〜左上腹部痛を訴えることが多く，しばしば圧痛を伴う．循環血液量減少徴候（頻脈や低血圧）が出現しうる．

8.4.3.2 CT

　血行動態の安定した鈍的腹部外傷患者では，脾損傷の同定と損傷形態分類のためにCT撮影は推奨される診断法である．CT画像は脾実質病変や腹腔内液体貯留を同定しうる．CT画像における"Contrast blush"は活動性出血を示唆するものであり，確認できた際は可能であればIVRを考慮する．

8.4.3.3 超音波

　超音波診断は救急室で蘇生と並行して実施可能であり，非常に有効である．FAST（focused abdominal sonography for trauma）は脾損傷を示唆する，脾周囲や傍結腸窩の液体貯留を検出可能であるが，活動性動脈出血は検出できない．

8.4.4 脾損傷重症度分類

　AAST（American Association for the Surgery of Trauma）のOrgan Injury Scale[1]は画

表 8.4-1 脾損傷重症度分類

Grade	損傷形態	損傷内容
I	血腫	皮膜下　表面積 10% 以下
	裂傷	実質の深さ 1 cm 以下の単純な裂傷
II	血腫	皮膜下　表面積の 50% 以下　直径 5 cm 以下の血腫
	裂傷	実質の深さ 3 cm 以下の裂傷で主要血管（脾柱）の損傷を伴わない
III	血腫	皮膜下　表面積の 50% を超える　直径 5 cm を超える血腫
	裂傷	実質の深さ 3 cm を超える裂傷もしくは主要血管（脾柱）の損傷を伴う
IV	裂傷	25% を超える血行遮断を伴う実質損傷または脾門部血管損傷
V	裂傷	脾全体の血行遮断を伴う裂傷
	血管損傷	脾全体の血行遮断を伴う脾門部血管損傷

像診断所見・術中所見・剖検所見による損傷の正確な評価に基づき，脾損傷を分類している（**表 8.4-1**）．

8.4.5 治療

8.4.5.1 非手術療法

　小児での鈍的脾損傷は非手術療法（NOM）が積極的に試みられ[2]，脾温存率は 90% 以上となっている．このように小児での NOM の成功を通じて，血行動態の安定した成人脾損傷においても同じような戦略がとられるようになった．NOM は試験開腹に関連する医療費や合併症をともに回避させ，腹部合併症や輸血リスクを減少させる利点がある．NOM 後の遅発性脾臓再出血のリスクは許容可能な低さであり，1〜8% と報告されている．再出血は非手術療法を選択された Grade の高い（Grade IV 以上）脾損傷で多い．

　蘇生と適切な評価ののちに，循環動態の安定した患者は CT が施行される．Grade I，II および III の脾損傷は他に外科的介入の必要な腹腔内合併損傷がなく，注意深い経過観察を要する合併症がなければ，NOM の良い対象である[3-5]．Grade IV 以上の脾損傷であっても，血行動態が安定していればプロトコルの一部としての IVR を施行したうえで NOM での治療が可能である．しかし，成人脾損傷の NOM 後の開腹率は損傷 Grade とともに増加する．非手術療法を選択された高 Grade の脾損傷は注意深い経過観察を要し，関連損傷は入院時に除外されていなければならない[3]．しかし，臨床的に適応のない経過観察目的のための継続的な CT の撮影を支持するエビデンスはほとんどない[4]．

　塞栓術を伴う血管造影が実施可能である場合，NOM の有効な補助手段となる[5-6]．その適応は活動性出血の根拠（ヘモグロビン低下や頻脈）または CT での造影剤血管外漏出の確認・仮性動脈瘤形成である．

　非手術療法を選択された高 Grade の脾損傷は治療介入の必要性が生じていないか厳密なモニタリング下での管理が必要である．

　NOM の利点は試験開腹とそれに伴うコストと合併症を回避でき，腹腔内合併症や輸血リスクを減らせることである．NOM 後の遅発性脾臓出血は許容可能なほど低く，1〜8% と報告されている．再出血は非手術療法を選択された高 Grade 損傷（Grade IV 以上）に多いが，成人における高 Grade 脾損傷に対する予防的脾動脈塞栓術は NOM の成功率を 96% まで高めることが報告されている[3]．

表 8.4-2　脾損傷の Non-operative Management に関する科学的根拠に基づくガイドライン

エビデンスレベル	推奨
I	鈍的腹部外傷後の汎発性腹膜炎または循環動態不安定な患者に対して緊急開腹手術を実施する
II	1. 腹膜炎のない循環動態の安定した脾単独損傷に対する試験開腹は絶対適応ではない 2. 脾損傷の Grade・意識レベル・55 歳以上・合併損傷は NOM の禁忌ではない 3. 循環動態の安定した鈍的腹部外傷患者は脾損傷の評価のために造影 CT を撮影する 4. 脾損傷 AAST Grade III 以上・contrast blush・腹腔内出血・脾活動性出血では IVR を考慮すべきである 5. NOM は厳重な経過観察といつでも緊急開腹術の実施できる施設でのみ選択肢となる
III	1. 鈍的腹部外傷後は臨床所見（SIRS の遷延・腹痛の持続・説明不能な貧血進行）を元に画像検査の必要性と検査頻度を判断する 2. Contrast Blush（CT 所見）は手術や IVR の絶対適応ではなく，その他損傷形態や年齢・低血圧などの情報を考慮すべきである 3. IVR は遅発性出血リスクの高い患者に対する NOM の補助手段もしくは仮性動脈瘤の診断のどちらかで実施されるべきである 4. 鈍的脾単独損傷患者に対する薬物による静脈血栓予防は NOM の成功率に影響しないが，最適な開始基準はない
未解決	1. ヘモグロビンの測定頻度 2. 腹部の診察頻度 3. モニタリングレベルとその期間 4. 手術や IVR を考慮すべき輸血トリガーの存在の有無 5. 食事摂取再開の時期 6. 入院中退院後含む ADL 制限の程度と期間 7. ICU 入室および入院の最適な期間 8. 画像診断を繰り返す必要性 9. 脾損傷後の薬物による深部静脈血栓予防の開始時期 10. 重篤な脾損傷・脾梗塞後の肺炎球菌予防ワクチンの必要性 11. 脾梗塞後の免疫不全の存在

8.4.5.2　外科的治療

もし脾損傷の患者の血行動態が不安定である場合，手術が必要である．脾臓温存手術が望ましいが，脾臓からの出血コントロールのために開腹となる患者のほとんどは脾摘術が施行される．

緊急開腹術が適応かつ NOM が禁忌となるのは以下のときである[7]．

- 循環動態が不安定
- 手術を要する他の腹部臓器の合併損傷の可能性がある
- 脾臓からの持続性出血
- 患者の血液の 50% 以上の喪失
- 55 歳以上

8.4.6　外科的アプローチ

外傷における脾へのアプローチは腹部正中切開が多用される．正中切開が適応されれば，脾臓は直視下に授動できる．小児においても腹腔内臓器全体へのアプローチのしやすさから，肋弓下切開より正中切開が用いられる．

外科医は患者の右側に立つほうが脾臓へアプローチしやすく，直視下に授動できる．注意深い愛護的操作で脾臓の過度な牽引は避け，被膜を損傷しないようにし，軽度な損傷をさらに悪化させたり脾下極の被膜損傷を避ける．

術者の左手（利き腕と反対の手）による牽引により脾横隔膜・脾腎・脾結腸間膜へのアクセスが可能になる．

- 脾を上方正中方向に牽引すると脾腎・脾結腸

間膜が切離できる．
- 脾を下方に牽引すると脾横隔間膜を（脾と横隔膜の間の脾臓寄りで）切離できる．
- 胃大彎と脾臓の間にある短胃動脈は必ず結紮切離する．この血管は胃の虚血壊死を防ぐために必ず胃大彎から離して切離する．
- 脾を前方に牽引し脾床に数枚ガーゼをパッキングすると脾は術野前方に固定され，十分な観察が可能となる．

　他部位の大きな損傷がある場合，循環動態が不安定な場合，もしくは脾門部の甚大な損傷の場合は脾摘術を選択する．循環動態が安定しかつその他に生命を脅かす損傷のない患者では脾温存術を考慮してもよい．

8.4.6.1　活動性出血のない脾臓

　活動性出血のない場合，脾臓は温存することができる．

8.4.6.2　脾臓の表面出血のみ

　脾表面からの出血は通常，用手圧迫，パッキング，ジアテルミー熱凝固装置・アルゴンビーム，フィブリン糊の組み合わせで止血する．

8.4.6.3　軽度な裂傷

　軽度な裂傷の場合は吸収糸で縫合し，しばしばテフロンプレジェットが併用される．縫合は時間を消費し，時に外傷患者にとって有益でない．表面の裂傷に対してはフィブリン糊とコラーゲン製剤によるタンポナーデが最も効果的である．これらの方法は手術開始時に実施しパッキングしておくのが最良であり，手技終了時にはパックを除去できる．

8.4.6.4　脾裂傷

　もし裂傷が深く脾の凹面と凸面双方に及ぶ場合，効果的かつ最良の方法はメッシュ縫合術による温存である．もし裂傷が一曲のみもしくは深さ1/2程度の場合は責任血管を結紮し脾部分切除を行う．

8.4.6.5　メッシュによる包埋術（mesh wrap）

　脾臓に機能温存が望める場合，出血のタンポナーデ止血目的に吸収性メッシュでラッピングすることができる．

　メッシュ縫合術の前提条件は脾の完全な授動と脱転である．バイクリルなど吸収性メッシュを使用する．脾臓のサイズに応じて2-3の巾着縫合をあらかじめ置いたメッシュもある．もし術者が術者固有の巾着メッシュを作りたいのであれば，吸収糸を用いて脾臓の像をイメージして円形にトリミングし，縫い込むことが重要である．巾着メッシュは脾臓よりわずかに小さいことが極めて重要であり，それにより縫合が鈍角に密着する．メッシュは（頭部を包むスカーフのように）脾臓を包むように側方に牽引し，脾門部を圧迫しないように脾門部で結紮固定する．メッシュ孔からの中等度の出血はコラーゲンタンポンとフィブリン糊の併用で止血できる．

8.4.6.6　脾部分切除術

　脾部分切除が外傷患者に実施されることは稀である．損傷が1つの脾極に限局しているときに部分切除が施行できる．切除に先立ち，脾臓は授動しておく．自動縫合器による切除は多くのケースで臓器温存を可能にし，脾部分切除や脾縫合術に代わりうる価値ある新しい手段である．その最大の利点は操作の単純さ，道具としての実用性，手術時間と輸血の節約にある．

8.4.6.7 脾摘術

他臓器にも重度の損傷があり，循環動態が不安定な患者あるいは重度の脾門部損傷が認められる場合には，迷うことなく脾摘出術を選択する．注意深い脾臓の授動に続いて，遅発性の動静脈瘻防止のために脾臓の動静脈を別々に露出・結紮する．

脾門部血管へのアクセスは前方・後方から可能である．前方アプローチの場合，短胃動脈を（胃大彎の虚血予防のために）胃から離して結紮する必要がある．後方アプローチはより実践的で，腹膜を側方から脾臓凸面方向へ展開したあとに，用手的に脾臓を正中寄りへ授動・脱転する．脾門部に近接する膵尾部の損傷に注意する．

8.4.6.8 ドレナージ

脾摘後の脾床へのドレーン留置は必ずしも必要ない．膵尾部の損傷があれば閉鎖吸引式ドレーンを留置する．

8.4.7 合併症

- 遅発性脾破裂（これは遅発性ではなく受傷時からの併存症かもしれない）
- 左上腹部血腫
- 膵炎
- 胸水
- 無気肺
- 仮性脾動脈瘤
- 脾動静脈瘻
- 横隔膜下膿瘍
- 脾摘後敗血症
- 膵損傷 / 瘻孔 / 腹水

8.4.8 予後

多くの論文で循環動態の安定した患者に対するNOMが支持されている．

- NOMは循環動態の安定した患者では高い成功率とともにより一般的となってきている．
- 脾損傷のNOM後遅発性再出血のリスクは許容しうる低さであり，1〜8%と報告されている．
- 胸水，無気肺，肺炎はNOM後，手術後ともに稀な合併症ではない．
- 仮性動脈瘤は塞栓により安全に治療可能である．
- 手術を受けた患者では横隔膜下膿瘍を合併することがあるが，経皮的ドレナージで対応することができる．
- 脾摘後は，可能性は低いが長期にわたる脾摘後敗血症のリスクがある．患者は自身の免疫システムの欠損を知らされるべきであり，肺炎球菌，インフルエンザ菌の予防接種を推奨する．脾摘後の患者はマラリアにも感染しやすい．

文献

引用文献

1. Moore EE, Cogbill TH, Jurkovich GJ, Shackford SR, Malangoni MA, Champion HR. Organ injury scaling: spleen and liver (1994 Revision). *J Trauma*. 1995; 38: 323-324.
2. Stassen NA, Bhullar I, Cheng JD, et al. Practice Management Guidelines for the selective nonoperative management of blunt splenic injury. *J Trauma*. 2012; 73(5): S294-S300. http://www.east.org. Accessed January 2015.
3. Skattum J, Naess PA, Eken T, Gaarder C. Refining the role of splenic angiographic embolization in high-grade splenic injuries. *J Trauma Acute Care Surg*. 2013; 74(1): 100-103; discussion 103-104.
4. Haan JM, Biffl W, Knudson MM, et al. Splenic embolization revisited: a multicenter review. *J Trauma*. 2004; 56: 542-547.
5. Raikhlin A, Baerlocher MO, Asch O, Myers A. Imaging and transcatheter arterial embolization for traumatic splenic injuries: review of the literature. *Can*

6. Haan JM. Follow-up abdominal CT is not necessary in low-grade splenic injury. *Am Surg*. 2007; 73: 13-18.
7. Peizman AB, Harbrecht BG, Rivera L, Heil B. Failure of observation of blunt splenic injury in adults: variability in practice and adverse consequences. *J Am Coll Surg*. 2005; 201: 179-187.
8. Gamblin TC, Wall CE, Royer GM, Dalton ML, Asley DW. Delayed splenic rupture: case report and review of the literature. *J Trauma*. 2005; 59: 1231-1234.

推奨文献

Peizman AB, Heil B, Rivera L, et al. Blunt splenic injury in adults: multi-institutional study of the Eastern Association for the Surgery of Trauma. *J Trauma*. 2000; 49: 177-187.
Savage SA, Zarzaur BL, Magnotti LJ, et al. The evolution of blunt splenic injury: resolution and progression. *J Trauma*. 2008; 64: 1085-1092.
Smith J, Armen S, Cook CH, Martin LC. Blunt splenic injuries: have we watched long enough? *J Trauma*. 2008; 64: 656-665.

8.5 膵臓

8.5.1 総論

　膵損傷と膵十二指腸合併損傷は多くの外科医にとって難題であり，手術デバイスの発達をもってしても今なお高い合併症率と死亡率を有する．特に刺創と銃創において膵損傷の頻度が上がる．たとえ初期に徴候がない場合でも，膵損傷はすべての腹部外傷患者で疑うべきである．膵臓は後腹膜臓器であるため，腹膜炎症状を起こさない．診断には受傷早期からの積極的な画像診断とともに，注意深く疑う目と高い臨床的洞察力が必要である．

　膵臓と十二指腸は外科的剖出の困難な領域であり，これらの臓器損傷が明らかとなった場合，外科医の前に大きな壁として立ちはだかる．膵の後腹膜での位置は容易に損傷を受けることを意味するが，その位置は後腹膜に隠れているがゆえに診断を困難なものにし，結果として診断の遅れや合併症の増加につながる．

　単純なドレナージから高度な挑戦的手技に至る治療は，膵の受傷程度，受傷部位，主膵管損傷の有無で決まる．術中の正確な主膵管損傷判断は困難である．これらに加えて，膵損傷は高い死亡率と合併症率に直結する隣接臓器損傷（十二指腸，腎臓，肝臓と大きな血管）を高頻度に合併する[1]．1970～2006年に発表された膵損傷に関する英語総説は，膵頭部に限局した損傷は主膵管損傷が疑われても単純ドレナージが最良の手段だと記述している[2]．

　外科医は常に変化する患者の生理学的状態を理解し，ダメージコントロールを図るために根治的手技を捨てる準備をしなければならない．

8.5.2 解剖

　膵臓は幽門の高さに位置し，第1第2腰椎と交叉する．十二指腸から脾門部に至り長さは約15cm，幅3cm，厚さ1.5cmである．頭部は十二指腸が作る陥凹に位置し，膵十二指腸動脈のアーケードから血流を受ける．

　膵は上腹部の血管と解剖学的に密接な関係を持っている．膵臓は下大静脈と右腎動静脈・左腎静脈前面に位置する．鉤状突起は上腸間膜動静脈を取り囲み，膵体部は腎上部の大動脈と左腎動静脈を覆う．膵尾部は脾門部と左腎に近接し，脾動静脈の前面に位置する．脾動脈は膵上縁で複雑な交通を形成している．

　膵頭部，膵体部，膵尾部は多数の動脈の分枝を受ける．これまでの研究では脾動脈からは7～10本，脾静脈からは13～22本の分枝が膵に流入する．

8.5.3 受傷機転

8.5.3.1 鈍的外傷

比較的守られた場所にある膵が損傷するためには強いエネルギーを必要とする．多くの鈍的膵損傷は交通事故により，衝突のエネルギー（多くは自動車のハンドルを通じて）が上腹部や季肋部に直接加わることにより発生する．この力は結果的に後腹膜臓器を椎体との間で圧迫し，膵の挫傷から完全離断に至るまでの膵損傷を生じさせる．

8.5.3.2 穿通性損傷

穿通性外傷はより多くの膵損傷を発生させる．刺創はナイフの侵入経路の組織にのみダメージを与えるが，銃創は銃弾とその圧波がより広範囲に損傷を発生させる．そのような理由から，穿通性損傷においてその到達範囲にある際には，膵と主膵管は完全な損傷評価をしなければならない．主膵管損傷は膵損傷の15%に生じ，多くの場合穿通性損傷である[3]．

8.5.4 診断

膵臓の位置する後腹膜の中央部という場所は，膵損傷の診断を困難にする．診断はしばしば予想外であり，合併損傷による開腹手術の所見で初めて診断がつくこともある．近年においても，正確な主膵管評価の必要性については議論がある．Bradleyら[4]は主膵管損傷の見落としや発見の遅れは合併症率・死亡率を上げると総評している．主膵管損傷の見落としが晩期合併症を増やすという過去の研究成果をまとめたこの結果[5]が示されたとき，主膵管評価の重要性が明らかとなった．

8.5.4.1 臨床評価

膵単独損傷の患者において，たとえ主膵管離断が無症状もしくは軽微な所見であっても，その可能性は常に念頭に置かなければならない．臨床所見は信頼度が極めて低い．

8.5.4.2 血清アミラーゼ/リパーゼ値

血清アミラーゼ/リパーゼ値は鈍的外傷あるいは穿通性外傷いずれにおいても膵損傷と無関係である．Biffl[6]は血清アミラーゼ値に関する最近の研究で，受傷3時間以降の測定でその精度は高くなるものの，鈍的腹部外傷における膵損傷診断は陽性的中率10%，陰性的中率95%であることを示した[7]．膵損傷の初期評価における血清アミラーゼ値には現在，価値はほぼない．外傷におけるリパーゼ値に関して注目が高まっているが，支持する根拠はまだない．

8.5.4.3 超音波

膵の後方は超音波がほとんど届かない．その位置に加えて，小腸ガスを蓄えた外傷後イレウスは膵を描出しにくくし，肥満の強い患者ではさらに難しい．

8.5.4.4 診断的腹腔洗浄法

診断的腹腔洗浄法（DPL）は広く利用され，頻回に施行されている．膵臓が後腹膜臓器であるためDPLの膵損傷診断精度は不正確であるが，膵損傷に伴い生じうる合併損傷の多くは，洗浄液中のアミラーゼ測定により洗浄液の診断的価値を高める．

8.5.4.5 CT

CTは後腹膜の評価のための最も有効な検査手段として推奨されてきた．血行動態の安定し

た患者において，造影 CT は感度・特異度とも 80％ に達する[8]．しかし，特に受傷早期は，CT は膵損傷を捉えられないか損傷程度を過小評価する[9]．そのため，初期評価で後腹膜の所見が正常であっても膵損傷を除外することなく，継続的な身体評価を踏まえて繰り返し CT 撮影を行うことが，診断精度を高める．

8.5.4.6　ERCP

膵損傷における ERCP には受傷段階により 2 つの役割がある[10]．

8.5.4.6.1　急性期

膵単独損傷の患者は時に初期段階において無症状であるが，このような患者が少数であることを強調しておく．受傷早期の膵損傷患者の多くは ERCP 時に必要な体位をとるには十分状態が安定していないために，主膵管損傷検索において ERCP が果たす役割はほとんどない．主膵管へのカニュレーションだけでも膵炎を引き起こしうるが，保存的治療で改善しない患者や主膵管損傷が疑われる患者では，ERCP は主膵管に関する詳細な情報を提供しうる．

8.5.4.6.2　慢性期

少数の患者は受傷から数か月～数年後に後腹膜液体貯留や膵液瘻による症状を訴える．MRCP が初回検査として適切であるが，ERCP も主膵管の評価に使用可能であり，損傷があれば主膵管ステント留置を考慮する．

8.5.4.7　MRCP

非急性期において，MRCP は膵胆管系評価の主力である．外傷初期において MRCP は力を発揮できないが，仮性嚢胞や膵液瘻を合併した患者の主膵管評価に適している[11]．膵損傷疑いの患者にとって正常膵管もしくは軽微な損傷の患者は保存的治療が可能であるため，その評価のための検査として MRCP は ERCP よりもよりよい情報を与える．ERCP の価値のなさそうな患者（膵管損傷がないか軽微であったり，主膵管の高度狭窄や閉塞がある患者）の同定に MRCP は有益であるとする外科医もいる．しかし，急性期の膵損傷に対する MRCP の研究はまだほとんどない．

8.5.4.8　術中膵管造影

特に術前に膵管の評価ができないとき，術中膵管造影は膵管評価において推奨されている．しかし，Subramanian らは主膵管損傷を含めた膵液瘻はルーペを用いた数分間の術中の膵損傷部観察で診断可能であるとしている[12]．主膵管損傷の正確な評価は合併症率を低下させ，それにより適切な治療が選択可能となるが[13]，損傷がないことが確認できた際にはより低侵襲な手技を選べるようになる．しかし，特に正常膵患者の主膵管は極めて細く，目視できないことも多い．

それゆえ，経十二指腸膵管カニュレーション，膵尾部での遠位膵管カニュレーション，あるいは穿刺胆管造影といった術中の侵襲的な評価は，価値がなく，選択されることは稀である．

術中超音波は膵実質損傷や裂傷の補助的診断に利用しうる[14]．

8.5.4.9　術中評価

膵の術中評価のためには膵実質の完全な露出が必要である．後腹膜正中の血腫は入念に検索しなければならず，腹腔内胆汁汚染がある場合も膵十二指腸の詳細な評価が不可欠である．このようなケースでは除外されるまで主膵管損傷があるものとして扱わなければならない．

もし Oddi 括約筋と胆道系に損傷を認めない場合，膵頭部温存を図るのがよい．膵の 10％ を温存すれば，糖尿病を含む膵機能不全を回避

することができる．膵体部の大きな損傷は，通常，脾合併膵体尾部切除となる．主膵管やOddi括約筋損傷を伴う膵頭部損傷がある場合，膵頭十二指腸切除（Whipple procedure）を考慮する．ただし，重症外傷患者に対する膵頭十二指腸切除は依然高い死亡率であるため，この手術はますます避けられる方向に変化してきている．外傷外科医にとって膵頭部外傷は大きな困難であり続けている．完全な損傷評価を行うために膵と十二指腸をコントロールするのに必要な手技を理解する必要がある．

8.5.5 膵損傷重症度分類

AAST（American Association for the Surgery of Trauma）[5]のOrgan Injury Scaleは膵損傷を扱う多くの施設で利用される（表8.5-1）．

8.5.6 治療

8.5.6.1 非手術療法（NOM）

膵単独損傷において，NOMに続くERCPによる膵管損傷の除外は評価が高まってきている．鈍的外傷において受傷早期にERCPで膵管損傷を確認し，必要あれば経乳頭的膵管ステント留置を行うことの有効性が報告され[16,17]，ERCPはNOMの成功率を上げ，膵関連合併症を減らす可能性が示されている．膵管ステントは近位膵液瘻に有効と思われるが，長期的には合併症をきたすことがある．急性期の膵管ステントは必要な開腹手術と根治的な膵損傷修復の判断を遅らせるため，リスクが高い可能性がある[18]．遠位から膨大部にかけて膵管は細いため，この部位に対して膵管ステントが使用されることは通常ない[19]．近年，これらの膵管ステントは膵管狭窄よりも膵液瘻や膵仮性嚢胞に対してより有効であることがわかってきている[12,19]．

低グレードの鈍的膵損傷に対するNOMは失敗例も散見されるが安全である．膵損傷の見落としはCTの発達にもかかわらず発生し続けているが，予後に影響を与えるまでには至っていないようである[20]．

8.5.6.2 外科的治療

多くの膵損傷はフォローアップCTや手術所見で確定診断される．外科的アプローチは腹膜炎などの症状からなされ，術中所見で膵損傷が確定される．多くの場合十二指腸や腸間膜の合併損傷が存在する．

表8.5-1 膵損傷重症度分類

Grade	損傷形態	損傷内容
I	血腫	膵管損傷を伴わない小さな挫傷
	裂傷	膵管損傷を伴わない表面の裂傷
II	血腫	膵管損傷や組織欠損を伴わない大きな挫傷
	裂傷	膵管損傷や組織欠損を伴わない大きな裂傷
III	裂傷	膵管損傷を伴う遠位の離断もしくは実質損傷
IV	裂傷	膨大部を含む近位の離断もしくは実質損傷
V	裂傷	膵頭部の高度の損傷甚大な分断

8.5.7 外科的アプローチ

8.5.7.1 皮膚切開と損傷検索

　外傷において膵へのアクセスは長い正中切開により得られる.

　穿通性外傷では,明らかな創があって開腹するため,膵の穿通性損傷は見落されにくい.後腹膜まで創が達していれば,後腹膜の正中部分をくわしく検索する必要がある.

　鈍的膵損傷の診断ははるかに難しい.膵臓は後腹膜臓器であるため,腹膜刺激症状が出現しないこともある.救急隊からの情報が自動車のハンドル変形を示唆したり,患者が上腹部外傷の病歴を訴えてくれればヒントになる.診察所見は上述したとおりあてにならないが,腹部の青白い皮膚所見は臨床的に膵損傷を疑う根拠になる.血算やアミラーゼ値は非特異的である.DPLやFASTは役に立たない.ガストログラフィン®による消化管造影はそれなりの感度であり,またCTは少なくとも精度85％で鈍的膵損傷に対する非侵襲的診断方法の1つである.ERCPは患者を選んで施行すれば診断に役立つ.

　完全な評価のためには,膵臓を前面後面両方から観察することが不可欠である.前面から観察するためには,胃結腸間膜を切開して小網腔を開く.Kocher授動を広く行うことにより十二指腸が授動され,膵頭部,膵鉤部とその後面の良好な視野が得られる.膵尾部の観察には脾臓および左結腸の授動を要し,これにより膵臓の翻転と脾動静脈へのアクセスが可能になる.Treitz靭帯の離断と十二指腸上行脚・十二指腸空腸曲の翻転により膵下面へのアクセスが可能になる.膵管損傷の評価のために,膵実質の血腫は洗浄除去して詳細な検索をすべきである.

8.5.7.1.1 小網経由のアクセス

　胃を把持して尾側に牽引することにより,小網を通じて小彎側と膵臓を同定できる.このアプローチにより腹腔動脈と膵体部が確認できる.さらに大網を把持して頭側に牽引する.大網を切離することにより,術者は胃の後方へ手を入れることができる.この方法により膵体尾部の良好な術野を得ることができ,膵の損傷が同定可能になる.

8.5.7.1.2 十二指腸脱転（Kocher授動）

　膵頭部への損傷が疑われる場合,Kocher授動を行う.十二指腸周囲のゆるい疎性結合組織を鈍的に剝離し,十二指腸下行脚と水平脚全体を同定して中央へ授動する.この剝離は下大静脈と大動脈が露出するところまで行う.十二指腸と膵臓を前方正中に翻転することにより,膵頭部後面の観察が可能になる.

8.5.7.1.3 右側臓器の正中翻転術

　膵近位下縁は右側臓器の正中翻転により同定可能である.上行結腸を遊離し,盲腸と回腸末端,腸間膜を中央へ授動する.上行結腸全体と盲腸を頭側へ左上腹部に向かって翻転する.この方法で下大静脈全体,大動脈,十二指腸水平脚上行脚が露出する.

8.5.7.1.4 左側臓器の正中翻転術

　下行結腸を脾臓,膵尾部とともに授動する.これらを中央へ翻転すると,膵尾部,膵の後面下縁の観察が可能になる.

　これらの手技により十二指腸球部〜上行脚,膵頭体尾部が完全に露出できる.

　膵損傷が疑われるとき,膵臓全体の徹底的な検索は欠かすことができない.膵組織が脆弱でなければ,膵管損傷のない膵裂傷は縫合することができる.縫合をしてもしなくても,このような裂傷にはフィブリン糊やコラーゲンによる圧迫は有効なオプションであり,適切なドレ

ナージも必須である.

8.5.7.2 膵損傷：外科的判断

膵体尾部の主膵管損傷が疑われるとき，最も有効かつ安全な対処は切除である．重症例において，治療選択はドレナージのみから膵頭十二指腸切除まで幅広い．但し後者は高い死亡率と合併症率を有するため施行されることは稀である．効果的かつ安全なオプションは損傷部位のドレナージを含めた幽門空置術である．

主膵管を巻き込まない膵体尾部損傷はドレナージで対処可能である．状態の安定しない外傷患者において明らかな膵管の離断を認めた場合，脾合併膵体尾部切除とともに主膵管を結紮するべきである．フィブリン糊やコラーゲン製剤を併用すると，合併症が減少する．

外科医を最も悩ませるのは膵頭部への損傷，とりわけ十二指腸損傷を伴う場合である．膵頭部の切除は最後の手段であり，膵頭部の壊滅的損傷もしくは膵頭十二指腸の血流が障害された症例にのみ施行す．それ以外の膵頭部外傷には，適切なドレナージと幽門空置術で対応することが多い．これには受傷部位周囲の広範な閉鎖式ドレナージ留置を含まれる．（分流を目的とした）総胆管ドレナージは適応とはならない．

8.5.7.2.1 ダメージコントロール

重症膵損傷もしくは膵十二指腸損傷（AAST GradeⅣ以上）は状態が不安定なため，初回手術の際に複雑な消化管再建を行うことはできない．迅速な止血と細菌汚染処置，ドレナージとパッキングを伴うダメージコントロールが望ましい．一時的膵管チューブドレナージは膵液ドレナージと次回手術時の膵管同定の観点から有益である可能性がある．生理学的異常を回復する蘇生とICU管理へつなげるダメージコントロールは，根治的手術に必要な予備力を回復させる．

8.5.7.2.2 挫傷と実質損傷

比較的小さな裂傷と挫傷（AAST GradeⅡ以下）は膵損傷の大部分を占める．Nowakら[21]はこれらの損傷は単純なドレナージのみと止血の立て直しが必要であるとし，現在はそれが標準手技である．しかし，それゆえに理想的なドレナージは閉鎖式か開放式かという論点が生まれている．腹腔内膿瘍の発生頻度を下げ，皮膚トラブルを減らす目的では，陰圧閉鎖式ドレーンを使用すべきである[22].

止血を目的としたAAST GradeⅠもしくはⅡに対する膵実質の縫合は膵壊死に至る可能性がある．出血血管は個々に結紮すべきであり，欠損組織への大網パッチも止血目的に利用する．フィブリン製剤も有効である．

8.5.7.2.3 主膵管損傷：膵体尾部

上腸間膜動脈の左側の大きな膵実質損傷（AAST GradeⅡまたはⅢ）の症例では，主膵管損傷の程度にかかわらず膵体尾部切除が唯一の選択肢である．主膵管損傷が心配であれば，術中膵管造影を実施してもよい．膵の授動と血管結紮後，断端部は膵管と膵断端を別々に結紮縫合するか，自動縫合装置を用いて閉鎖してもよい[23].術後膵液瘻の頻度が14%あるため[24],ドレーンを膵断端に留置する．吸引式が望ましい．

80%以上の膵切除は成人発症糖尿病に関連する．多くの研究者は上腸間膜血管の左側での膵切除であれば，糖尿病発症は許容しうるほど低いとしている．

8.5.7.2.4 遠位膵の膵管ドレナージ

膵空腸吻合を置いた遠位膵のドレナージは，近位膵の内外分泌機能が不十分な症例に用いられる．但しこの手術は高い死亡率と合併症率のため激減している[25].

8.5.7.2.5 膵尾部切除における脾温存

予定手術における膵体尾部切除では，可能であれば脾を温存することが推奨されており，それは時に膵外傷においてもあてはまる．しかし，この手技は患者の循環が安定し体温も正常で損傷が膵に限局した，比較的稀な患者に適応すべきである．脾動静脈を温存して膵を切除する技術的問題（多数の分枝血管の結紮）のため，多数の合併損傷を有する不安定な患者への適応は禁忌である[26]．もしこの術式が候補になるならば，外科医は術式導入による手術時間の延長と脾摘後劇症型感染症（OPSI）のリスクを天秤にかけなければならない．

8.5.7.2.6 単純ドレナージ

多くの外傷施設において，主膵管損傷を伴わない軽微な膵損傷に対し単純ドレナージが施行されている[22]．

8.5.7.2.7 主膵管損傷：膵頭十二指腸合併損傷

重篤な膵頭十二指腸合併損傷は膵損傷の10％以下であり，腹部他臓器損傷として特に下大静脈損傷をしばしば合併する[27]．多くは穿通性外傷である．胆管造影における総胆管と膨大部の状態と十二指腸損傷の程度が術式の規定因子である．総胆管と膨大部が健常であれば，単純修復とドレナージもしくは修復と幽門空置術で十分である．

8.5.7.2.8 十二指腸流路変更（duodenal diversion）

8.6.6（p164）参照．

8.5.7.2.9 幽門空置術

幽門空置術（図8.5-1）は十二指腸乳頭や総胆管のドレナージをすることなく重症膵十二指腸合併損傷を管理する方法として多数報告されている[28,29]．この方法は幽門閉鎖により一時的に

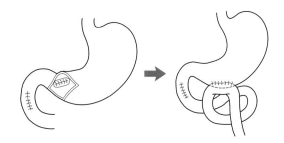

図 8.5-1 幽門空置術と胃バイパス

消化管の流路を変更し，損傷腸管（十二指腸）への腸液通過を止める．幽門空置術の多くは胃切開により幽門にアクセスし，吸収糸を使用して縫合する．別の手段としてTA縫合器で幽門を閉鎖する方法がある（GIAは切断機能が付いているため使用できない）．対照研究の結果では幽門の再開通が90〜95％の患者で2〜3週間以内に認めた．胃は胃空腸吻合により減圧する．

胃空腸吻合については近年も議論があり[30]，胃管留置のみでも十分機能する．ひとたび幽門が開通すると，胃空腸吻合はおそらく自然閉鎖する．幽門空置はGrade IIIとIVの膵十二指腸合併損傷の治療に多くの施設で施行されている．

8.5.7.2.10 T-チューブドレナージ

十二指腸下行脚の合併損傷がある場合，Tチューブを挿入したうえで創閉鎖を行うことを支持する外科医もいる．この方法は適度なドレナージと（肉芽が成熟すれば）計画的瘻孔形成が確実にできる．しかしこの損傷に対する推奨は一期的閉鎖，幽門空置術と胃腸管吻合である．さらなる議論が必要である．

8.5.7.2.11 内外ドレナージ

膵十二指腸合併損傷における損傷部周囲の外ドレナージにはほどんと異論はないが，経鼻胃管やイレウス管・十二指腸瘻を用いた内減圧には議論がある．十二指腸修復の遅れは多くの場合十二指腸瘻になるため，適切なドレナージにより計画的瘻孔形成とすることが重要である．

しかしながら膵十二指腸合併損傷の望ましい管理は，一期的閉鎖および幽門空置と胃腸吻合である．

8.5.7.2.12 膵頭十二指腸切除（Whipple 法）

他の代替え手段が利用できない場合は，膵頭十二指腸切除が主な手段となる[31]．膵十二指腸損傷のわずか 10％に膵頭十二指腸切除（Whipple 法）が必要とされる．出血と膵液汚染のコントロールを伴うダメージコントロール，胆管と膵管の結紮が標準手法である[32]．膵頭十二指腸切除の適応候補は，膵頭十二指腸の高度離断，十二指腸壊死，十二指腸下行脚の広範な損傷（乳頭や総胆管を含む）のみである．

十二指腸乳頭がんの治療で最初に報告された Whipple 法は[33]，膵頭十二指腸合併損傷で，状態の安定した稀なケースで適応となる．この損傷の性質と重篤さ，並存する血管損傷により，患者の多くは血行動態が不安定となるため，初期のダメージコントロールは必須であり，患者の状態が安定するまで根本的修復は延期しなければならない．本術式の予後はさまざまで，患者が後腹膜血管損傷を合併している場合の死亡率は 50％に達する．最近の研究によると，鈍的膵頭十二指腸損傷に対する damage control surgery もしくは段階的膵頭十二指腸切除術の院内死亡率は 13％である[34]．

外傷における膵頭十二指腸切除の役割について Walt が次のようにうまくまとめている[35]．

最終的に Whipple 手術をするのかしないのか，それが問題である．膵・十二指腸・総胆管を含む高度損傷において，膵頭十二指腸切除を行うという決断は避けられない．そして実際に多くの手術がこの外傷になされてきた．必要に迫られた少数の患者においては，患者のバイタルサインとダメージの範囲が判断基準となる．数は多くないが，多くの患者は結果的に，絶望的な膵頭十二指腸切除よりもドレナージと経腸栄養，注意深いトータルケアで救命されてきている．

8.5.8 補助手段

8.5.8.1 ソマトスタチンアナログ

ソマトスタチンとそのアナログオクトレオチドは急性膵炎の際に膵外分泌抑制のために使用される．メタ解析によってもその効果は明らかにはなっていない．Buchler ら[36]は中等～重症膵炎においてソマトスタチンは合併症率をわずかに低下させるが有意ではないと報告し，グラスゴーの Imrie ら[37]の研究グループはソマトスタチンの効果はないことを示した．

膵臓手術後において，ソマトスタチンは膵液瘻の分泌を抑制させうる[38]．しかし膵外傷におけるオクトレオチドの作用に関する後方視的研究では異なる結果となっている．近年の科学的根拠では膵外傷においてソマトスタチンは推奨されず，さらなるエビデンスレベルの高い研究が必要である．

8.5.8.2 栄養

栄養補助の必要性は根治的手術時に判断しなければならない．大きな膵損傷では幽門閉鎖が行われるうえ，合併症を伴うと胃管栄養が不可能になる．栄養空腸瘻は理想的である．時に経鼻空腸カテーテルが Treitz 靱帯を越えて留置される．これは腹壁に造設される空腸瘻の非侵襲的代替え手段であり，Treitz 靱帯の先 15～30 cm まで挿入することで，早期経腸栄養が可能となる．成分栄養は完全静脈栄養に比し膵外分泌を刺激せず，瘻孔排液量も増加しないため理想的である[39]．Treitz 靱帯から先への経腸栄養が不可能な時，完全静脈栄養が施行されるが，非常に高価である．

8.5.9 小児膵外傷

小児鈍的腹部外傷の約10%に膵損傷を認め，多くはハンドル外傷による．このような小児患者を手術すべきか保存的に治療(小児実質臓器損傷の最近の潮流)すべきかは依然議論がある．Shilyanskyら[40]は小児膵外傷に対するNOMは挫傷であっても離断であっても安全であると報告し，非手術療法を受けた31例の小児膵外傷症例の最近の後方視的レビューでは[41]，手術が必要になったのはわずか10%であったと報告している．

8.5.10 合併症

膵損傷関連死亡率は19%である．早期死亡は腹腔内血管もしくは他臓器の合併損傷によるものであり，晩期死亡は敗血症とSIRSによる．膵損傷の術後合併症発生率は42%にも上り，外傷の重症度や合併損傷があるほど高くなり，62%にも達する[42,43]．

ほとんどの合併症は対処可能もしくは自然治癒するが，これらは主膵管損傷に関する正確な評価があれば，避けることが可能である．術後の膵臓の合併症は術後早期合併症と術後晩期合併症に分類される．

8.5.10.1 早期合併症

8.5.10.1.1 膵炎

術後膵炎は約7%の頻度で発生する．膵炎は微細なアミラーゼ漏出から壊死性出血性膵炎までさまざまである．幸運なことに，ほとんどのケースで良好な経過をたどり，絶食と栄養サポートで治療可能である．

8.5.10.1.2 瘻孔

術後膵液瘻は最も多い合併症である．主膵管損傷を伴う場合に多く，発生頻度は37%にも達する[43]．多くの膵液瘻は軽症(1日排液200 mL以下)であり，適切なドレナージにより自然治癒する．しかし，1日排液量7,000 mLを超える瘻孔では外科的閉鎖もしくは長期にわたるドレナージと栄養管理を必要とする．瘻孔管理は局所の適切なドレナージ，オクトレオチドを用いた膵外分泌抑制であり，最近は膵管損傷確定時に経乳頭のステント留置も行われる[44]．全身治療には潜在する原因(敗血症など)に対する治療，早期からの空腸瘻による十分な栄養管理が含まれる．瘻孔が閉鎖しない場合はその原因をERCP，CT，手術などで必要に応じて検索する．

8.5.10.1.3 膿瘍形成

多くの膿瘍は膵周囲に発生し，他臓器損傷(特に肝臓と小腸)が関与している．純粋な膵膿瘍は稀であり，通常は壊死組織の不適切なデブリドマンにより生じる．このため，単純な経皮的ドレナージは無効であることが多く，追加の外科的なデブリドマンが必要になる．

8.5.10.2 晩期合併症

8.5.10.2.1 膵仮性嚢胞

膵損傷の正確な診断と外科的治療後の膵仮性嚢胞発生率は2~3%と報告されている[45]．Kudskら[46]は膵外傷後の仮性嚢胞の半数はNOMで治療された鈍的膵外傷患者であると報告している．嚢胞の検索には膵管系の画像診断(ERCPもしくはMRCP)を必要とする．膵管の正確な評価がその後の治療指針を明確にする．もし膵管に異常がなければ経皮ドレナージが有効である．しかし膵管損傷を伴う膵仮性嚢胞は経皮ドレナージでは治癒せず，慢性膵液瘻

表 8.5-2　膵損傷の科学的根拠に基づくガイドライン（EAST まとめ）

エビデンスレベル	推奨
I	推奨できる十分なデータなし
II	推奨できる十分なデータなし
III	主膵管損傷の見落としは合併症発生率を増加させる
	膵損傷に対する CT 撮影は診断に有益だが確定的ではない
	アミラーゼ／リパーゼ値は診断に有益だが確定的ではない
	Grade I, II の膵損傷は単純ドレナージで治療可能である
	Grade III の膵損傷は切除とドレナージを行う
	膵断端の吸引には閉鎖式陰圧ドレーンが望ましい

(Bokhari F, Phelan H, Holevar M, et al., Eastern Association for the Surgery of Trauma Guidelines for the Diagnosis and Management of Pancreatic Trauma, http://www.east.org, accessed December 2014)

となり，その治療オプションとして胃嚢胞開窓術（開腹もしくは内視鏡），内視鏡的ステント留置，内視鏡的切除がある．

8.5.10.2.2　内外分泌機能不全

　膵切除後の膵機能維持には残存膵が 10〜20％あれば十分であるとの研究結果が示すとおり，上腸間膜動静脈から左側の膵切除であれば通常内分泌機能・外分泌機能に十分な組織量が残る．これ以上の切除を受けた患者はホルモンと酵素の補充療法を要する可能性がある．

文献

引用文献

1. Sims EH, Mandal AK, Schlater T, Fleming AW, Lou MA. Factors affecting outcome in pancreatic trauma. *J Trauma*. 1984; 24: 125-128.
2. Degiannis E, Glapa M, Loukogeorgakis SP, Smith MD. Management of pancreatic trauma. *Injury*. 2008; 39: 21-29.
3. Graham JM, Mattox K, Jordan G. Traumatic injuries of the pancreas. *Am J Surg*. 1978; 136: 744-748.
4. Bradley EL III, Young PR Jr, Chang MC, et al. Diagnosis and initial management of blunt pancreatic trauma: guidelines from a multi-institutional review. *Ann Surg*. 1998; 227: 861-869.
5. Leppaniemi A, Haapiainen R, Kiviluoto T, Lempinen M. Pancreatic trauma: acute and late manifestations. *Br J Surg*. 1988; 75: 165-167.
6. Biffl W. Injury to the duodenum and pancreas. In: Mattox KL, Moore EE, Feliciano DV, eds. *Trauma*, 7th ed. New York, NY: McGraw-Hill; 2013: 603-619.
7. Takishima T, Sugimoto K, Hirata M, Asari Y, Ohwada T, Katika A. Serum amylase level on admission in the diagnosis of blunt injury to the pancreas: its significance and limitations. *Ann Surg*. 1997; 226: 70-76.
8. Peitzman AB, Makaraoun MS, Slasky BS, Ritter P. Prospective study of computed tomography in initial management of blunt abdominal trauma. *J Trauma*. 1986; 26: 585-592.
9. Ahkrass R, Kim K, Brandt C. Computed tomography: an unreliable indicator of pancreatic trauma. *Am Surg*. 1996; 62: 647-651.
10. Thomson DA, Krige JEJ, Thomson SR, Bornman PC. The role of endoscopic retrograde pancreatography in pancreatic trauma: a critical appraisal of 48 patients treated at a tertiary institution. *J Trauma Acute Care Surg*. 2014; 76: 1362-1366.
11. Bret PM, Reinhold C. Magnetic resonance cholangiopancreatography. *Endoscopy*. 1997; 29: 472-486.
12. Subramanian A, Dente CJ, Feliciano DV. The management of pancreatic trauma in the modern era. *Surg Clin N Am*. 2007; 87: 1515-1532.
13. Berni GA, Bandyk DF, Oreskovich MR, Carrico CJ. Role of intraoperative pancreatography in patients with injury to the pancreas. *Am J Surg*. 1982; 143: 602-605.
14. Hikida S, Sakamoto T, Higaki K, et al. Intra-operative ultrasonography is useful for diagnosing pancreatic duct injury and adjacent tissue damage in a patient with penetrating pancreas trauma. *J Hepatobiliary Pancreat Surg*. 2004; 11: 272-275.
15. Moore EE, Cogbill TH, Malangoni MA, et al. Organ injury scaling. II: pancreas, duodenum, small bowel, colon, and rectum. *J Trauma*. 1990; 30: 1427-1429.
16. Kong Y, Zhang H, He X, et al. Endoscopic management for pancreatic injuries due to blunt abdominal trauma decreases failure of nonoperative management and incidence of pancreatic-related complications. *Injury*. 2014; 45: 134-140.

［訳注：原書どおり．以下番号が 1 つずつ繰り下がると思われる］

16. Kim HS, Lee DK, Kim IW, et al. The role of endoscopic retrograde pancreatography in the treatment of traumatic pancreatic duct injury. *Gastrointest Endosc*. 2001; 54: 49-55.
17. Wolf A, Bernhardt J, Patrzyk M, Heidecke C-D. The

value of endoscopic diagnosis and the treatment of pancreas injuries following blunt abdominal trauma. *Surg Endosc.* 2005; 19: 665-669.
18. Lin BC, Chen RJ, Fang JF, Hsu YP, Kao YC, Kao JL. Management of blunt major pancreatic injury. *J Trauma.* 2004; 56: 774-778.
19. Lin BC, Fang JF, Wong YC, et al. Blunt pancreatic trauma and pseudocyst: management of major pancreatic duct injury. *Injury.* 2007; 38: 588-593.
20. Velmahos GC, Tabbara M, Gross R, et al. Blunt pancreatoduodenal injury: a multicenter study of the Research Consortium of New England Centers for Trauma (ReCONECT). *Arch Surg.* 2009; 144: 413-419.
21. Nowak M, Baringer D, Ponsky J. Pancreatic injuries: effectiveness of debridement and drainage for non-transecting injuries. *Am Surg.* 1986; 52: 599-602.
22. Fabian TC, Kudsk KA, Croce MA, et al. Superiority of closed suction drainage for pancreatic trauma. A randomized prospective study. *Ann Surg.* 1990; 211: 724-728.
23. Andersen DK, Bolman RM, Moylan JA. Management of penetrating pancreatic injuries: subtotal pancreatectomy using the Auto-Suture stapler. *J Trauma.* 1980; 20: 347-349.
24. Cogbill T, Moore EE, Morris MD Jr, et al. Distal pancreatectomy for trauma: a multicentre experience. *J Trauma.* 1991; 31: 1600-1606.
25. Stone HH, Fabian TC, Satiani B, Turkleson ML. Experiences in the management of pancreatic trauma. *J Trauma.* 1981; 21: 257-262.
26. Pachter HL, Hofstetter SR, Liang HG, Hoballah J. Traumatic injuries to the pancreas: the role of distal pancreatectomy with splenic preservation. *J Trauma.* 1989; 29: 1352-1355.
27. Feliciano DV, Martin TD, Cruse PA, et al. Management of combined pancreatoduodenal injuries. *Ann Surg.* 1987; 205: 673-680.
28. Degiannis E, Krawczykowski D, Velmahos GC, et al. Pyloric exclusion in severe penetrating injuries of the duodenum. *World J Surg.* 1993; 17: 751-754.
29. DuBose JJ, Inaba K, Teixeira PG, et al. Pyloric exclusion in the treatment of severe duodenal injuries: results from the National Trauma Data Bank. *Am Surg.* 2008; 74: 925-929.
30. Ginzburg E, Carillo EH, Sosa JL, et al. Pyloric exclusion in the management of duodenal trauma: is concomitant gastrojejunostomy necessary? *Am Surg.* 1997; 63: 964-966.
31. Asensio JA, Petrone, Roldan G, Kuncir E, Demetriades D. Pancreaticoduodenectomy: a rare procedure for the management of complex pancreaticoduodenal injuries. *J Am Coll Surg.* 2003; 197: 937-942.
32. Kauder DR, Schwab SW, Rotondo MF. Damage control. In: Ivatury RR, Cayten CG, eds. *The Textbook of Penetrating Trauma.* Baltimore, MD: Williams & Wilkins; 1996: 717-725.
33. Whipple A. Observations on radical surgery for lesions of the pancreas. *Surg Gynecol Obstet.* 1946; 82: 623.
34. Thompson CM, Shalhub SH, DeBoard ZM, Maier RV. Revisiting the pancreaticoduodenectomy for trauma: a single institution's experience. *J Trauma Acute Care Surg.* 2013; 75: 225-228.
35. Walt AJ. Pancreatic trauma. In: Ivatury RR, Gayten CG, eds. *The Textbook of Penetrating Trauma.* Baltimore, MD: Williams & Wilkins; 1996: 641-652.
36. Büchler M, Friess H, Klempa I, et al. Role of octreotide in the prevention of postoperative complications following pancreatic resection. *Am J Surg.* 1992; 163: 125-130.
37. McKay C, Baxter J, Imrie C. A randomized, controlled trial of octreotide in the management of patients with acute pancreatitis. *Int J Pancreatol.* 1997; 21: 13-19.
38. Barnes SM, Kontny BG, Prinz RA. Somatostatin analogue treatment of pancreatic fistulas. *Int J Pancreatol.* 1993; 14: 181-188.
39. Kellum JM, Holland GF, McNeill P. Traumatic pancreatic cutaneous fistula: comparison of enteral and parenteral feeding. *J Trauma.* 1988; 28: 700-704.
40. Shilyansky J, Sena LM, Kreller M, et al. Non-operative management of pancreatic injuries in children. *J Pediatr.* 1998; 33: 343-349.
41. De Blaauw I, Rieu PN, van der Staak FH, et al. Pancreatic injury in children: good outcome of nonoperative treatment. *J Pediatr Surg.* 2008; 43: 1640-1643.
42. Skandalakis JE, Gray SW, Skandalakis LJ. Anatomical complications of pancreatic surgery. *Contemp Surg.* 1979; 15: 17-50.
43. Graham JM, Mattox KL, Vaughan GD III, Jordan GL. Combined pancreatoduodenal injuries. *J Trauma.* 1979; 19: 340-346.
44. Kozarek RA, Traverso LW. Pancreatic fistulas: etiology, consequences, and treatment. *Gastroenterologist.* 1996; 4: 238-244.
45. Wilson R, Moorehead R. Current management of trauma to the pancreas. *Br J Surg.* 1991; 78: 1196-1202.
46. Kudsk K, Temizer D, Ellison EC, Cloutier CT, Buckley DC, Carey LC. Post-traumatic pancreatic sequestrum: recognition and treatment. *J Trauma.* 1986; 26: 320-324.
47. Bokhari F, Phelan H, Holevar M, et al. Eastern Association for the Surgery of Trauma Guidelines for the Diagnosis and Management of Pancreatic Trauma. http://www.east.org. Accessed December 2014.
48. Biffl WL, Moore EE, Croce M, et al. Western Trauma Association critical decisions in trauma: management of pancreatic injuries. *J Trauma Acute Care Surg.* 2013; 75: 941-946.

8.6 十二指腸

8.6.1 総論

十二指腸損傷は外科医にとって恐るべき挑戦を突きつけられることになり得る損傷であり，適切な治療に失敗すれば破滅的な結果となる．十二指腸を通過する消化液は1日に6Lを超え，この領域の瘻孔は体液や電解質不均衡の重大な原因となる．腹腔内や後腹膜胸腔へと漏れ出る大量の消化酵素は致命的である．

膵臓と十二指腸は腹腔の奥で後腹膜により保護されている．後腹膜による保護のため，これらの損傷は腹膜炎を呈さずに，遅れて顕在化することがある．膵臓や十二指腸へ損傷が及んでいる場合には，必ずその他の関連した損傷があるはずである．もしそれが前方からの穿通性外傷であれば，胃・小腸・横行結腸・肝臓・脾臓・腎臓などの損傷を合併することが多い．鈍的外傷であれば，下部胸郭や上部椎体の骨折を伴うことが多い．来院後早期に膵臓や十二指腸の損傷を同定するためには，積極的に放射線画像を検索するとともに臨床的な鋭い洞察力が必要とされる．

十二指腸単独損傷を術前に診断するのは非常に難しく，また縫合不全の可能性を完全になくすような単独の修復法も存在しない．結果として外科医はいくつかの術前検索や多くの手術手技の中でジレンマに直面することが多い．利用可能な術式の選択と，それをいつ，どのように適用するべきかの詳細な知識が患者の利益にとって重要である[1]．

8.6.2 受傷機転

8.6.2.1 穿通性外傷

市中における暴力が頻発する国においては十二指腸損傷の主要な原因は穿通性外傷である．十二指腸は後腹膜に位置し，周囲には多数の臓器や大血管が近接しているため，単独の穿通性十二指腸損傷は稀である．通常は，合併臓器損傷のために開腹術が決定され，また十二指腸損傷の診断が術中になされることもしばしばである．

8.6.2.2 鈍的外傷

鈍的十二指腸損傷は穿通性より頻度が少なく，診断は，より困難である．単独でも起こり得るが，膵損傷との合併もあり得る．通常はハンドルやステアリングバーと椎体との間に挟まれて生じるか，他の外力が十二指腸に及んで生じる．時にL1-L2のChance骨折を合併することがあり，上-中腹部の打撲や踏みつけなどで生じることが多い．さらに頻度の低いものとしては，減速外力によって第3から第4部が引き裂かれるメカニズムがある（第1，第2部の損傷はさらに稀である）．これらの損傷は腹腔内の遊離している部分と後腹膜に固定されている部分のつなぎ目で生じることが多い．受傷機転や身体所見に基づいて疑うことが診断のための検査へとつながる．

8.6.2.3 小児での検討

近年の多施設調査では2歳未満の十二指腸損傷の原因として小児虐待が関連しているとされる．また，5歳未満での十二指腸損傷の原因と

して最も頻度の高いのは虐待である．

8.6.3 診断

8.6.3.1 臨床像

十二指腸単独損傷では，腹膜炎を発症するなど重症化するまでは，その臨床所見は不明瞭である．大多数の後腹膜穿通例の所見は，当初は軽度の上腹部痛のみであり，その後進行性の発熱，頻脈，嘔吐を認める．数時間後，十二指腸内容が腹腔内に漏出すると，腹膜炎を発症する．十二指腸内容が網嚢に流入すれば通常限局化するが，Winslow孔から腹腔へと漏れ出し，結果的に腹膜炎となる場合も存在する[2]．腹腔内穿孔症例での診断は難渋しない．

8.6.3.2 血清アミラーゼ値

理論的には十二指腸の穿孔はアミラーゼや他の消化酵素の漏出を伴うため，血清アミラーゼ値は鈍的十二指腸損傷の診断に役立つことが示唆される[3,4]．しかしその感度は十分でない[5,6]．十二指腸は後腹膜にあり，漏出する消化液中のアミラーゼ濃度はさまざまであり，血清アミラーゼ値はしばしば受傷から数時間して上昇する．経時的な血清アミラーゼ値の測定は来院時のワンポイントでの測定よりもさらに有用ではあるものの，感度は低く，経時的な測定という面からその判断は必然的に遅れたものとなる．来院時の血清アミラーゼ値が上昇していれば，十二指腸損傷の入念な検索が必要とされる．しかし血清アミラーゼ値が正常であるからといって十二指腸損傷を否定できるものではない[7]．

8.6.3.3 診断的腹腔洗浄／超音波検査

十二指腸は膵臓と同様に後腹膜臓器であるため，超音波検査や診断的腹腔洗浄（diagnostic peritoneal lavage：DPL）はともに信頼できない．実際は鈍的十二指腸損傷のすべての患者は最終的にDPL液中の白血球やアミラーゼ値が上昇するのであろうが，DPLの十二指腸損傷に対する感度は低い[8]．もしDPLを行うのであれば，DPL液中のアミラーゼ濃度は測定すべきである．

8.6.3.4 放射線検査

8.6.3.4.1 放射線検査

放射線検査は診断に有用である．腹部単純X線では，右腸腰筋に接した後腹膜や右腎周囲，上部椎体の前面にガス像が出現する．腹腔内 free air の描出や，稀ではあるが胆道ガスの描出も報告されている[9]．右腸腰筋陰影の消失や椎体骨の横突起骨折は後腹膜損傷の指標であり，十二指腸損傷の予測に役立つ．

8.6.3.4.2 造影検査

水溶性造影剤を用いた上部消化管造影検査は十二指腸損傷患者の50％で陽性の結果が得られる．メグルミン（ガストログラフィン®）を飲用または経鼻胃管から投与し，透視台の上で患者を右側臥位とする．もし漏れがなければそのまま仰臥位，左側臥位として検査を続ける．ガストログラフィン®による検査が陰性であれば，微細な穿孔をより同定しやすくするために引き続きバリウムの投与を行う．上部消化管造影検査は十二指腸壁内血腫を疑う患者にも行うべきである．血腫による完全閉塞では古典的な"coiled-spring"像を呈することがある[10]．

8.6.3.4.3 CT

CT検査は微細な十二指腸損傷を診断するための選択肢である．特に小児において，少量の後腹膜の air や血液，十二指腸からの造影剤漏出像に対する感度は高い[11,12]．成人における

CTの信頼性については依然多くの議論がある．ガストログラフイン®を用いた上部消化管造影を用いて造影剤の漏出を伴わない十二指腸壁の肥厚や血腫を検索すべきである．その結果が正常で，患者の状態が許すのであればバリウムによる検査も続いて行う．

8.6.3.5　診断的腹腔鏡検査

残念なことに，診断的腹腔鏡検査は十二指腸損傷に対して従来の検査以上の貢献をしない．その解剖学的位置から，診断的腹腔鏡検査はこのような症例における臓器損傷の診断には不向きなモダリティーである[13]．

8.6.3.6　試験開腹

試験開腹は，十二指腸損傷が強く疑われる症例でかつ放射線検査にてその徴候がないか判断できない場合の最終手段である[14]．

8.6.4　十二指腸損傷分類

十二指腸損傷を分類するGrading systemは以下のとおりである（表8.6-1）．

8.6.5　治療

上部消化管造影やCT検査によって鈍的十二指腸損傷の診断が可能となった一方，強く疑われる症例においてこれらの手段が陰性であったり判断がつかない場合には試験開腹術が究極的な診断手段である．

多くの十二指腸損傷は単純修復で対応可能である．しかしさらに複雑な損傷ではより洗練された技術を要する．「ハイリスクな」十二指腸損傷は高率に縫合不全を併発し，そのような場合は十二指腸流路変更（duodenal diversion）も選

表8.6-1　十二指腸損傷分類
（付録B：外傷スコアとスコアリングシステムの項も参照）

Grade	Injury Type	損傷内容
I	血腫 裂傷	（D1〜D4のうち）1つの部位に限局 非全層性で穿孔を伴わない
II	血腫 裂傷	複数部位にわたる血腫 周径の50％未満の断裂
III	裂傷	D2領域の周径の50〜75％の断裂 D1，D3，D4領域の周径の50〜100％の断裂
IV	裂傷	D2領域の周径の75％を超える断裂 Vater乳頭や下部総胆管を巻き込む損傷
V	裂傷 血管	膵十二指腸を巻き込んだ重篤な断裂 血行遮断

多発外傷の場合，Grade IIIまでは1つgrade upする．
D1：球部，D2：下行脚，D3：水平脚，D4：上行脚

択に入れるべきである．すべての全層性の十二指腸裂傷に対しては適切な体外ドレナージも行うべきである．膵頭十二指腸切除術は代替手段がないときにのみ施行される．根治的な再建よりもダメージコントロールを優先すべきである．

8.6.6　外科的アプローチ

重症度のgradingは研究目的としては有用であるものの，gradingすることより十二指腸の各々の損傷所見がより重要である．
- Vater乳頭との解剖学的位置関係
- 損傷の性状（単純裂創 vs 十二指腸壁の破壊）
- 壁の損傷の長さ（円周）
- 胆管や膵，大血管などの合併損傷

受傷から24時間以上が経過すると致死率は11から40％へと上昇するため，手術のタイミングもまた非常に重要である[13]〔8.5.7（p155）参照〕．水平脚を露出するためのKocher授動術に加えて，水平脚を完全に露出するための臓器

正中翻転術(Cattel-Braasch manoeuvre)を用いてもよい．上行脚の授動はTreitz靱帯を切離し，十二指腸水平脚背側の無血管層を右手の人さし指で愛護的に剝離することによって行う．これをKocher授動術に加えることで両側から人さし指を挿入することが可能となり，水平脚の後面の穿孔を確認することができる．

　実践的な観点からみれば，十二指腸は球部と下行脚を含んだ「上部」と，水平脚と上行脚を含んだ「下部」に分けることができる．「上部」は複雑な解剖学的構造（総胆管と括約筋）と幽門を有する．損傷診断のためには胆管造影や直視下による診断といった異なる手技が要求され，その修復にも複雑な手技が必要となる．球部と下行脚は膵頭部と強固に癒着し，そこからの血流を受ける．したがってその診断と治療は複雑であり，膵頭部とCループ全体を一塊としなければ切除は困難である．「下部」は十二指腸の水平脚と上行脚を含むが，一般的には小腸と同様の治療が可能であり，損傷診断およびデブリドマン・閉鎖・切除・吻合などの治療は比較的単純に行える．

8.6.6.1　壁内血腫

　十二指腸損傷において壁内血腫は鈍的損傷に特異的かつ稀な損傷である．一般に小児が上腹部に外力を受けた際に生じ，おそらく比較的柔らかくてしなやかな小児の腹壁がその理由であり，半数は小児虐待による．

　血腫は十二指腸の粘膜下層または漿膜下層に生じ，穿孔は伴わない．時に血腫による閉塞をきたしうる．受傷後48時間ほどで胃流出路障害の症状を呈すが，これはヘモグロビンの破壊によって組織が高浸透圧となり，結果的に水分移動が起こることで血腫のサイズが徐々に増大することによる．診断は二重造影CTもしくは上部消化管造影検査でなされ，"coiled spring sign"や"stacked coin sign"を認める[10]．

　損傷の管理は，他の合併損傷が除外されれば通常保存的加療で行われる[15]．胃残量は徐々に減少し，最終的に通常の食事摂取が可能となる．改善がない場合，その他の十二指腸閉塞の原因となり得る十二指腸損傷や膵頭部損傷を除外するための開腹手術が必要となることがある．

　早期開腹時に発見された十二指腸壁内血腫の治療法には議論がある．1つの意見として漿膜を開放し，粘膜を損傷しないように血腫を除去したうえで注意深く壁を修復するという方法がある．懸念されるべきは，この方法によって部分的裂創が全層性の裂創となってしまうことである．その他の選択肢として，注意深く十二指腸を検索して穿孔を除外し，血腫には手をつけずに術後経鼻胃管による減圧を行うという意見も存在する．

8.6.6.2　十二指腸裂傷

　大多数の十二指腸の穿孔や裂傷は単純な手術手技で対応可能である．これは特に受傷から手術までの時間が短い穿通性損傷において理に適っている．一方で，ごく少数の損傷が，「ハイリスク」である．例えば修復部の縫合不全の危険性が高いものがそれにあたり，重症度や致死率が上昇する．これらのハイリスク損傷とは，膵損傷の合併，鈍的もしくは銃創，壁の3/4周以上の損傷，受傷から手術まで24時間以上経過したもの，総胆管損傷の合併などが挙げられる．これらの高リスク損傷では修復部の縫合不全発生を減らすためにいくつかの補助的な手術手技が報告されている．十二指腸損傷における修復方法と，縫合不全に対する補助的な手技について述べる．

　近年のさらなるエビデンスは，複雑な手技に比べてよりシンプルな手術アプローチを支持している．

8.6.6.3 穿孔部の閉鎖

十二指腸損傷のほとんどは1層もしくは2層の一期的縫合で修復可能である．閉鎖は可能であれば，内腔の狭窄を避けるべく短軸方向に行い，過剰な内反は避ける．

損傷部の長さが半周未満であれば，長軸方向の十二指腸開口部は通常短軸方向に修復可能である．初回の修復が内腔狭窄をきたす場合，いくつかの代替案も推奨されている．大きな十二指腸欠損部を閉鎖する方法として，空腸もしくは胃体部から作成する島状flapを用いた，「有茎粘膜移植」が提案されている．他に空腸漿膜パッチを用いる方法もある[16]．空腸ループの漿膜を十二指腸欠損部の辺縁に縫着するのである．これらの方法の実践は少なく，縫合不全の報告も存在する[17]．十二指腸修復部に空腸漿膜を重ねて補強する方法もまた提案されているが[18]，この方法による有益な結果は報告されていない[19]．

8.6.6.4 十二指腸の完全断裂

好ましい修復法は，適切なデブリドマンと授動を行ったのちに断端同士を一期的に吻合することである．これは技術的に授動が容易である球部・水平脚・上行脚の損傷でよく用いられる．しかしながら，広い範囲の組織が欠損していた場合，縫合部位に過度の緊張をかけることなく組織を寄せるのは不可能である．このようなケースや球部での完全断裂の症例では十二指腸断端を閉鎖して胃前庭部の切除を行い，Billroth Ⅱ法による再建を行うことが賢明である．そのような損傷がVater乳頭より末梢で起こった場合，十二指腸遠位断端の閉鎖とRoux-en-Y空腸バイパスが適切である[20]．

十二指腸下行脚の授動は膵頭部からの血流の存在によって制限される．欠損部にRoux-en-Yループを端側吻合するのも方法の1つである．この方法は十二指腸の他の部分に一期的吻合がためらわれるような巨大な欠損が生じた場合にも適用可能である．

十二指腸瘻の早期認識とコントロールのため，体外ドレナージはすべての十二指腸損傷に対して行う．ドレーンは単純なソフトシリコンラバーの閉鎖式で，修復部の近傍に留置することが好ましい．

8.6.6.5 十二指腸流路変更（duodenal diversion）

ハイリスクな十二指腸損傷では，修復後に高率に縫合不全をきたす．流路変更（diversion）によって消化酵素を含んだ消化液を分離することができ，修復部の保護が可能となる．また潜在的な十二指腸瘻をより容易に管理することが可能となる．

8.6.6.6 十二指腸憩室化

本法は幽門側胃切除Billroth Ⅱ法再建，十二指腸創の閉鎖，十二指腸減圧チューブの留置と修復部の十分な体外ドレナージを含む[21]．迷走神経幹の切離と胆道ドレナージを加えてもよい．十二指腸憩室化の欠点としては，循環動態の不安定な患者や多発外傷患者に対して過大侵襲となりえることである．正常な胃の幽門側切除は患者にとって有益とはなり得ず，広範な組織損傷や欠損で他に可能な対処法がない場合以外は考慮すべきではなく，推奨されない．

8.6.6.7 トリプルチューブ減圧

チューブによる減圧は十二指腸や流路変更の内容物を減圧するための第一の手段であり，十二指腸修復部の十分な保護のために行う．本法は1954年に初めて報告され，当初は胃切術後の不安定な十二指腸断端の管理のために使用された[22]．十二指腸の修復部分の保護のため，損傷部とは別に十二指腸側壁に作成した刺入部

から(チューブ抜去の際の瘻孔シーリング目的に)Witzel法でチューブを挿入する．外傷ではこの手法はStoneとGaroniによって"triple ostomy"として報告された[23]．これは胃を減圧するためのチューブ，十二指腸減圧のための逆行性十二指腸チューブ，および栄養目的の順行性十二指腸チューブを組み合わせたものである．

当初の，十二指腸修復術の縫合不全の発生を減少させるとするよい報告は，近年の報告では支持されなくなっている[24]．本法の欠点は新たな瘻孔が消化管に形成されること，十二指腸減圧チューブが十分に働かないこと，またよくある状況としてドレーンが体内に迷入したり患者によって自己抜去されることも挙げられる．ダメージコントロールの最終段階としてこれ以上の腹腔内手術を要さない段階で，経腸栄養を確立することが推奨される(なるべくなら吻合部を通り越すように術中操作で経鼻十二指腸チューブ，または可能であれば栄養のための空腸瘻が望ましい)．

8.6.6.8 幽門空置術

幽門空置術についての更なる情報については 8.5.7 (p155)を参照．

8.6.6.9 膵頭十二指腸切除 (Whipple法)

本法は他に代替手段がない場合にのみ行われる，外傷で行われる最も大きな手技である．出血と汚染のコントロールを伴うダメージコントロールが基本であり，総胆管と膵管の結紮を行う[25]．再建は48時間以内または患者が安定化したときに行う〔膵損傷への外科的アプローチに関するさらなる情報は 8.5.7 (p155)参照〕．

8.6.6.10 追記

膵臓および十二指腸の単純な合併損傷につい ては各々別個に対応すべきである．さらに重度な損傷は複雑な手技を要求する．Felicianoらはこれまでで最大数の重症な膵十二指腸損傷合併例の経験を報告し，以下の点を示唆している[26]．

- 膵管損傷を伴わない単純な十二指腸損傷(Grade IまたはII程度)は，一期的修復とドレナージとするべきである．
- Grade IIIの十二指腸損傷と膵損傷では，適応があれば両臓器の修復または切除，幽門空置と胃空腸瘻の作成と閉鎖が最もよい治療である．
- Grade IVもしくはVの十二指腸と膵損傷では膵頭十二指腸切除術が最もよい治療である．

十二指腸内もしくは膵内の総胆管の広範な局所損傷は，しばしば待機的な膵頭十二指腸切除術が必要となる．より規模の小さな局所損傷ではステント挿入や，Vater乳頭の括約筋形成術，再移植でマネジメント可能である[27,28]．

文献

引用文献

1. Boone DC, Peitzman AB. Abdominal injury — duodenum and pancreas. In: Peitzman AB, Rhodes M, Schwab SW, Wealy DM, eds. *The Trauma Manual*. Philadelphia, PA: Lippincott-Raven; 1998: 242-247.
2. Carrillo EH, Richardson JD, Miller FB. Evolution in the management of duodenal injuries. *J Trauma*. 1996; 40: 1037-1046.
3. Levinson MA, Peterson SR, Sheldon GF, et al. Duodenal trauma: experience of a trauma centre. *J Trauma*. 1982; 24: 475-480.
4. Snyder WH III, Weigelt JA, Watkins WL, et al. The surgical management of duodenal trauma. *Arch Surg*. 1980; 115: 422-429.
5. Olsen WR. The serum amylase in blunt abdominal trauma. *J Trauma*. 1973; 13: 201-204.
6. Flint LM Jr, McCoy M, Richardson JD, et al. Duodenal injury: analysis of common misconceptions in diagnosis and treatment. *Ann Surg*. 1979; 191: 697-771.
7. Jurkovich GJ Jr. Injury to the pancreas and duodenum. In: Feliciano DV, Moore EE, Mattox KL, eds. *Trauma*, 3rd ed. Norwalk, CT: Appleton Lange; 1996: 573-

594.

8. Wilson RF. Injuries to the pancreas and duodenum. In: Wilson RF, ed. *Handbook of Trauma: Pitfalls and Pearls*. Philadelphia, PA: Lippincott Williams & Wilkins; 1999: 381-394.
9. Ivatury RR, Nassoura ZE, Simon RJ, et al. Complex duodenal injuries. *Surg Clin North Am*. 1996; 76: 797-812.
10. Kadell BM, Zimmerman PT, Lu DSK. Radiology of the abdomen. In: Zimmer MJ, Schwartz SI, Ellis H, eds. *Maingot's Abdominal Operations*. Stanford, CT: Appleton & Lange; 1997: 3-116.
11. Kunin JR, Korobkin M, Ellis JH, et al. Duodenal injuries caused by blunt abdominal trauma: value of CT in differentiating perforation from haematoma. *Am J Roentgenol*. 1993; 163: 833-838.
12. Shilyansky J, Pearl RH, Kreller M, et al. Diagnosis and management of duodenal injuries. *J Paed Surg*. 1997; 32: 229-232.
13. Brooks AJ, Boffard KD. Current technology: laparoscopic surgery in trauma. *Trauma*. 1999; 1: 53-60.
14. Degiannis E, Boffard K. Duodenal injuries. *Br J Surg*. 2000; 87: 1473-1479.
15. Toulakian RJ. Protocol for the nonoperative treatment of obstructing intramural duodenal haematoma during childhood. *Am J Surg*. 1983; 145: 330-334.
16. Jones SA, Gazzaniga AB, Keller TB. Serosal patch: a surgical parachute. *Am J Surg*. 1973; 126: 186-196.
17. Ordoñez C, García A, Parra MW, et al. Complex penetrating duodenal injuries: Less is better. *J Trauma Acute Care Surg*. 2014; 76: 1177-1183. doi: 10.1097/TA.0000000000000214.
18. McInnis WD, Aust JB, Cruz AB, et al. Traumatic injuries of the duodenum: a comparison of 1° closure and the jejunal patch. *J Trauma*. 1975; 15: 847-853.
19. Ivatury RR, Gaudino J, Ascer E, et al. Treatment of penetrating duodenal injuries. *J Trauma*. 1985; 25: 337-341.
20. Purtill M-A, Stabile BE. Duodenal and pancreatic trauma. In: Naude GP, Bongard FS, Demetriades D, eds. *Trauma Secrets*. Philadelphia, PA: Hanley & Belfus; 1999: 123-130.
21. Berne CJ, Donovan AJ, White EJ, et al. Duodenal 'diverticulation' for duodenal and pancreatic injury. *Am J Surg*. 1974; 127: 503-507.
22. Welch CE, Rodkey CV. Methods of management of the duodenal stump after gastrectomy. *Surg Gynecol Obstet*. 1954; 98: 376-380.
23. Stone HH, Garoni WJ. Experiences in the management of duodenal wounds. *South Med J*. 1966; 59: 864-868.
24. Cogbill TH, Moore EE, Feliciano DV, et al. Conservative management of duodenal trauma: a multicentre perspective. *J Trauma*. 1990; 30: 1469-1475.
25. Kauder DR, Schwab SW, Rotondo MF. Damage control. In: Ivantury RR, Cayten CG, eds. *The Textbook of Penetrating Trauma*. Baltimore, MD: Williams & Wilkins; 1996: 717-725.
26. Feliciano DV, Martin TD, Cruse PA, et al. Management of combined pancreatoduodenal injuries. *Ann Surg*. 1987; 205: 673-680.
27. Jurkovich GJ, Hoyt DB, Moore FA, et al. Portal triad injuries. *J Trauma*. 1995; 39: 426-434.
28. Obeid FN, Kralovich KA, Gaspatti MG, et al. Sphincteroplasty as an adjunct in penetrating duodenal trauma. *J Trauma*. 1999; 47: 22-24.

推奨文献

Asensio JA, Demetriades D, Berne JD. A unified approach to surgical exposure of pancreatic and duodenal injuries. *Am J Surg*. 1997; 174: 54-60.

Asensio JA, Feliciano DV, Britt LD, et al. Management of duodenal injuries. *Curr Probl Surg*. 1993; 30: 1023-1092.

Seamon MJ, Pieri PG, Fisher CA, et al. A ten-year retrospective review: does pyloric exclusion improve clinical outcome after penetrating duodenal and combined pancreaticoduodenal injuries? *J Trauma*. 2007; 62: 829-833.

Velmahos GC, Constantinou C, Kasotakis G. Safety of repair for severe duodenal injuries. *World J Surg*. 2008; 32: 7-12.

8.7 腹部血管損傷

8.7.1 総論

　腹部血管損傷は生命を脅かす損傷であり，救命のためには準備と予測が極めて重要である．可能性のある損傷血管の想定，それに対する外科的アプローチの両方の熟考が極めて重要である．十分な準備が不可欠であり，適切な切開法が必要である．

　投与輸液を加温するとともに大量輸血を行う機器を揃えておく．自己血輸血はすべての症例で考慮されるべきである．

　腹腔内の主要血管損傷では，初期蘇生に反応しない出血性ショックとなる．したがって緊急

手術が蘇生の一部となる．穿通性損傷において，救急室開胸や下行大動脈遮断が必要となる可能性がある．また，救急室開胸より侵襲の少ない方法で，腹腔内出血や骨盤出血をコントロールする役割をもつ大動脈血管内バルーンオクルージョン法（REBOA）も考慮すべきである[1]．

しかし，救急室開胸術は鈍的腹部外傷による重篤なショック患者では生存率はゼロに近いため支持されない．

直接もしくは近位側での血管のコントロールは止血成功のために必須である．損傷部位が骨盤縁（分界線）より上，腎動脈より下と考えられる場合には右側からアプローチする．腎動脈と大動脈裂孔の間であれば，左側からアプローチする．鈍的外傷に伴う骨盤の血管損傷では血管造影が最もよく施行される．これにより直接の外科的アプローチかIVRのどちらが適切であるかを決定できる．

8.7.2 大動脈と大静脈の損傷

大動脈と大静脈の損傷は，第一に出血点への迅速なアクセスとコントロールの問題がある．開腹して後腹膜正中の広範な出血を認めたら，2つの選択肢がある．

出血が主として静脈性であれば，右側結腸を正中に向かって十二指腸と膵頭部をともに授動する．これにより腎静脈下下大静脈と腎動脈下大動脈の露出が可能になる．また門脈へのアクセスも容易になる．

出血が主として動脈性であれば，左側から損傷にアプローチするのが最適である．これは左側結腸を外し正中に向かって膵臓脾臓を授動することで可能となる．また左腎臓を授動することで大動脈の後方へのアプローチも可能になる．左側から大動脈へアプローチすることで，網嚢からアプローチするより迅速にLericheの層を同定できる．問題は腹腔動脈や上腸間膜動脈起始部の周りを極めて密に走行している腹腔神経節と上腸間膜神経節である．横隔膜の左脚を分けることにより容易に大動脈のさらなる露出が可能になる．これにより内臓血管の完全な露出ができるまで，腹部大動脈の近位血流をコントロールできる．腹腔動脈神経節領域の重度損傷による大動脈損傷の可能性がある場合は例外であり，部分的な大動脈グラフト置換が必要かもしれない．

大動脈もしくは大静脈損傷の治療は，通常は単純である．広範な裂傷では生存することは困難なため，大動脈を修復するためにグラフト置換が必要となることは稀である．腎静脈より下での大静脈損傷は，単独縫合が好ましいが，広範なら結紮してもよい．大静脈の腎静脈より上での損傷は，可能なら修復すべきであり，自家組織によるパッチグラフトも考慮する．

8.7.3 後腹膜血腫

8.7.3.1 中心性血腫

後腹膜の上中央領域で動脈性出血の可能性のある場所を露出するための内側への臓器授動は，左側結腸だけでなく脾臓，膵臓，胃も授動することで施行できる．脾腎間膜や脾横隔間膜を切離し，左傍結腸溝の下に切開を置き，腹部の中央に向かって後腹膜から臓器を授動するための鈍的剥離を行う．左側から右側への腹腔臓器の広範な授動は，正中に向かって脾臓，結腸，膵尾部，胃底部を翻転することである．これにより大動脈，腹腔動脈，上腸間膜動脈，脾動静脈，左腎動静脈へのアクセスを可能にする．大動脈の後壁まで到達するためには，腎茎部で腎を内側へ翻転させなければならないが，腎臓のさらなる損傷を引き起こさないように，十分な注意を払いながら授動しなければなら

8.7.3.2 外側血腫

　血腫が膨張したり拍動性でないなら，通常その損傷は腎臓由来であるので，鈍的外傷の場合はそのままにしておくのがよい．腎損傷は選択的塞栓術の使用を含めて非手術的に管理することが一般的である．しかしながら，穿通性損傷の場合，尿管のような隣接した構造物への損傷の危険があるため，たとえ膨張性でなくても外側血腫を探索することがより安全である．外科医はまた，左右の傍結腸溝で結腸の後壁部分の穿孔がないということを確認しなければならない．

8.7.3.3 骨盤内血腫

　患者のバイタルが安定していれば，緊急の状態下の造影CT検査を行う．活動性の動脈性出血を示唆する血管の「ブラッシュ」を伴った大きな骨盤内血腫が明らかになる場合がある．この場合には，ただちに塞栓術へ移行するのが適切であろう．

　この場合の外科的手術は危険を伴っている．そのような血腫に対する出血源の探索は最後の手段とする．可能ならどんな場合でも，患者のバイタルが十分に安定しているなら，動脈性出血の血管造影や塞栓術を，手術を開始する前に施行する．しかしながらこの領域での急速に膨張するもしくは拍動性の血腫であれば，外科的に探索する必要がある．

　第一に重要なことは，骨盤内の容量を減らすためのバインダーを応用することである．緊急の状況下での創外固定器やC-クランプを用いた骨盤の安定化は考慮されるが，これで十分な後方固定ができるわけではなく，また次に行われる塞栓術のための血管透視検査の妨げになる可能性がある．血管造影を施行するのにバイタルが不安定であれば，骨盤のパッキングを伴うdamage control surgery（DCS）で最初に出血のコントロールを行う．出血部位の動脈の血流をコントロールするために，実際の損傷部位に注意を向ける前に，後腹膜を大動脈の遠位もしくは腸骨動静脈を越えて切開する．ただし，血腫が急速に膨張したり拍動性でなければ，骨盤静脈損傷が原因の可能性が最もあるため骨盤内血腫は触らずそのままにしておく．これらの静脈は脆弱であり修復を試みることは許されない．

　このタイプの出血をコントロールするための最も効率的なダメージコントロール手技として腹膜外骨盤パッキングがよいとする最近の文献がある[2]．パッキング以上に出血源の追加探索をせず，塞栓術のために手術室から血管造影室へ患者を直接移送すべきである．

8.7.4 外科的アプローチ

8.7.4.1 切開

　患者は「胸骨切痕から膝まで」手術への準備がなされなければならない．出血点の近位と遠位のコントロールが重要であり，胸部大動脈へのアクセスができる左側方開胸，心嚢内下大静脈でのコントロールのための胸骨正中切開や腸骨動静脈をコントロールできる鼠径部切開へ拡大する必要性を含めて患者の準備を考える．

8.7.4.2 大動脈

　大動脈のコントロールは損傷部位によっていくつかの異なるレベルで成し遂げることができる．腹腔動脈より上のレベルの大動脈は，肝胃間膜を切開し，より上方に肝左葉，より下方に胃を牽引することにより露出できる．その後小網内に穴を開け，横隔膜脚の上に覆っている腹

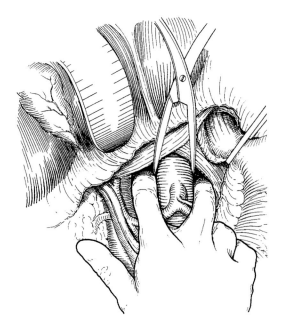

図 8.7-1 横隔膜脚レベルでの大動脈遮断によるコントロール

膜を分ける．脚の筋線維は鋭的もしくは鈍的に切離することによって分けられる．よい助手と牽引が必要である．大動脈の左側にある食道を同定するために事前に胃管チューブを留置しておくとよい．このポイントで大動脈のクランプや圧迫を行うことができる（図 8.7-1）．

腎動脈上のレベルの大動脈の露出は，この前方からのアプローチはあまり理想的ではない．よりよい露出は左側臓器の正中翻転術を施行することで得られる．これは脾腎間膜の授動や左傍結腸溝からの腹膜反転の切開をS状結腸レベルに至るまで必要とする．その後，左側内臓は鈍的に後腹膜から遊離して剝離され右への授動が可能となる．Gerota筋膜より手前に1層残るように注意を払う．腹部大動脈全体とその枝の起始部がこの手技で露出される．これには腹腔動脈や上腸間膜動脈の起始部，腸骨動静脈や左側腎門部血管が含まれる．しかしながら密な線維性の上腸間膜神経叢や腹腔神経叢が近位大動脈の上を覆っており，腎動脈や上腸間膜動脈を同定するためにはそれらを鋭的に切離する必要がある．

遠位大動脈は，小腸を右側に，横行結腸をより頭側に，また下行結腸を左側に牽引して経腹膜的にアプローチする．左腎静脈より下の大動脈は，その上の腹膜を切開し，より上方に十二指腸の第3部（水平脚），第4部（上行部）を授動することによってアクセスできる．両側の腸骨動静脈は剝離の遠位への延長により露出できる．特に腸骨動静脈の分岐部分の剝離では，尿管を同定し，損傷しないよう注意する．

8.7.4.3　腹腔動脈起始部

大動脈とその枝を露出するために，左側結腸は脾臓と膵尾部と一緒に右方へ翻転させる．腹腔動脈幹が食道胃接合部の背側下方に位置する．この領域の損傷は，特に刺創の患者で見逃されやすい．後腹膜中央の血腫を認めれば，特に大血管損傷の可能性がある．この際，血腫に入る以前に，腹部で局所的に，もしくは左側方開胸によって近位の血管をコントロールする用意をしておく．左三角間膜を切離して肝左葉外側区域の授動が助けになる．

腹腔動脈を修復するのは困難である．結紮部位が主要分枝の近位であっても，上腸間膜動脈が問題なければ腹腔動脈は結紮できる．

左胃動脈，脾動脈は結紮できる．総肝動脈は損傷部位が胃十二指腸動脈より近位であれば，安全に結紮できる．

8.7.4.4　上腸間膜動脈

上腸間膜動脈は，小腸の生存（バイアビリティ）にとって極めて重要な動脈であり，常に修復を要する．近位では，その動脈は腎動脈レベルの大動脈からアクセス可能であり，左側内臓の正中翻転が最も良いアプローチ方法である（図 8.7-2）．より遠位では，上腸間膜動脈は小腸腸間膜の根部でアクセスできる．

虚血の時間がかなり経過している，もしくはその手術がダメージコントロールの一部である

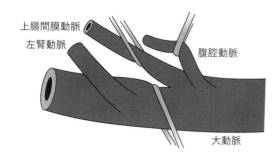

図 8.7-2　上腸間膜動脈の解剖

なら，修復できるまでプラスチック血管シャント（例えば Javid shunt, Bard Inc., 米アリゾナ州テンピ）を用いてシャントすべきである[3]．

上腸間膜動脈の修復が不可能でグラフトを用いた大動脈の置換が必要なら，膵臓や膵液が漏れ，危険にさらされる可能性のある領域から離れた腎動脈下大動脈でのグラフト置換を行うのが最良である[4]．グラフトの近位端の配置が高すぎる場合は，腸を腹腔内へ戻すときにグラフトが捻れることでグラフト閉塞を引き起こす可能性がある．グラフトは緊張がないように吻合し，大動脈の縫合線は，大動脈腸管瘻を予防するために表面を覆っておく．

上腸間膜動脈の穿通性損傷の生存率は約58％であり，複雑な修復が必要な場合なら22％にまで低下する[4],[5]．

上腸間膜静脈の損傷はシャントもしくは単純結紮のどちらかをする必要がある[6]．

8.7.4.5　下腸間膜動脈

下腸間膜動脈の損傷は稀であり，その動脈は一般に結紮することができる．結腸の生存能は，評価するための計画的再手術を予定したうえで，閉腹する前に確認する．

8.7.4.6　腎動脈

腎動脈へのアプローチは，標準の腎動脈下大動脈アプローチと同様にアクセスすることで最も良い術野を確保できる．これは内側へ腹腔内臓器を授動することで得られる．

修復は標準的な血管手技を用いてなされる．しかしながら，腎臓の常温での虚血への耐性は不十分であり，45分後の生存能は疑問である．それゆえに動脈の完全な離断があり腎臓の生存能が疑わしいなら，温存は患者の最善の利益にならないかもしれない．

8.7.4.7　腸骨動静脈

近位と遠位のコントロールが必要であり，別の鼠径部切開による遠位のコントロールを考慮すべきである．

腸骨動静脈は小腸を骨盤外，上方へ持ち上げることによって露出できる．左側では，S状結腸とその腸間膜の授動で，右側では，盲腸の腹膜付着部の切離と正中への授動が動静脈の露出の助けになる．

尿管は腸骨動静脈の分岐部を横切るので定型的に同定できる．

総腸骨静脈は総腸骨動脈の後壁に癒着しており，コントロールのための静脈の過度な授動はより重大な出血をもたらす．血管遮断を，内腸骨静脈と外腸骨静脈の近位に置くことが，出血部位の直接コントロールよりむしろ望ましい．

8.7.4.8　下大静脈

8.7.4.8.1　肝上下大静脈

肝上下大静脈へのアクセスは横隔膜の腱中心を切開，もしくは胸骨を正中切開し心膜を開けることで得られる．

8.7.4.8.2　肝下下大静脈

肝下下大静脈は右側臓器の正中翻転手技を用いて露出できる（図 8.7-3）〔8.1.2.5（p119）も参照〕．

右側結腸は，肝弯曲部を下ろし，右傍結腸溝

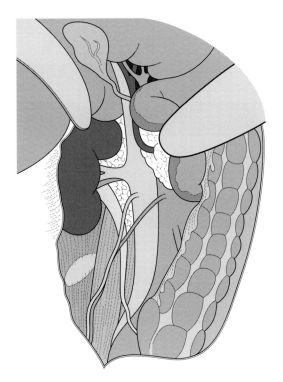

図 8.7-3 下大静脈を露出するための右側臓器正中翻転手技

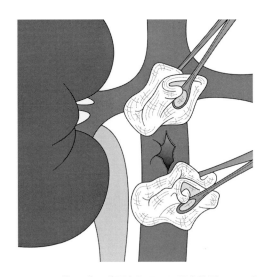

図 8.7-4 鉗子ガーゼ圧迫を用いた下大静脈のコントロール

の範囲で腹膜反転部の下に切開することによって授動できる．その後に結腸は Gerota 筋膜より前の層で内側に授動する．もしさらに露出が求められるなら，腸間膜の根部は下腸間膜静脈を切離することによって授動できる．Kocher 授動術と十二指腸，膵頭部の内側への授動により，肝臓の下方の大静脈がすみやかに確認でき，また腎門部血管を良好に露出できる．

鉗子ガーゼを利用して損傷の上下の IVC を直接圧迫することで血流コントロールが最もよく達成できる[7]（図 8.7-4）．

より根本的なコントロールが求められるなら，腎動脈の血管クランプと腎静脈上（腎上）IVC[7]，もしくは損傷部位の上下に，Rumel 駆血帯を使用する[8]（図 8.7-5）．

IVC の後壁部分の損傷は，IVC の前壁部分への穿通性損傷では常に予期すべきである．すべての出血性の後壁創が，修復する必要があるわけではない．

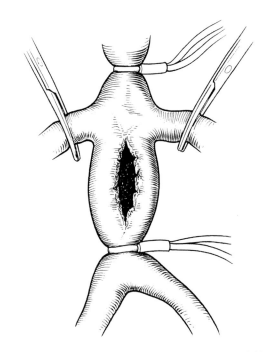

図 8.7-5 鉗子と 2 つの Rumel 駆血帯を用いた下大静脈のコントロール

後側にアプローチするために IVC を「ひっくり返す」ことは多数の腰静脈のために非常に難しい．そのため，すべての損傷は大静脈経由でアプローチすべきである．非出血性の後壁創であれば，すべてが修復を必要とするわけではない．

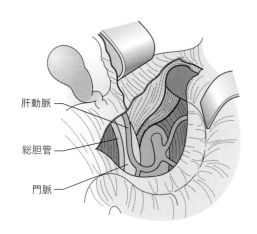

図 8.7-6　門脈へのアクセス

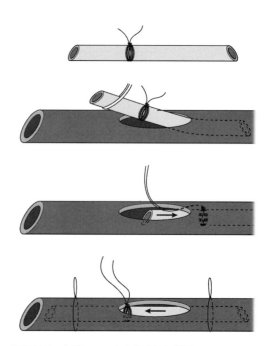

図 8.7-7　血管シャントの「作製」と留置

損傷が腎静脈下なら IVC の結紮は許容される．

8.7.4.9　門脈

門脈は，総胆管と肝動脈とともに小網の自由縁に位置している[9]（図 8.7-6）．

門脈は一般的に Pringle 手技でコントロールされる．その損傷がより近位であるなら，十二指腸の内側への翻転や膵臓切離が必要となることがある．

門脈へのアクセスをより困難にする腸の静脈圧亢進を避けるために，早期に門脈をシャントすべきである．ダメージコントロール手技の一部としてステントを正しい場所に置くか，損傷自体を修復する．門脈大静脈シャントは可能な選択肢である．結紮は最後の手段であり，高い死亡率を伴う．

8.7.5　シャント手術

修復が不可能もしくは省略されるなら，非侵襲的かつ迅速に施行できる血管シャント手術が循環を回復させる．

Javid もしくは他の入手可能なシャントが用いられる．しかしながら，それらがないなら，シャントはプラスチックチューブの適合するサイズ，例えば経鼻胃管や気管内チューブや胸腔チューブなどから創り出すことができる．

- 必要な長さは欠損の長さの 3 倍である．
- 直径はシャントの必要な血管の直径の 2/3 とする．シャントは次のようにつくる（図 8.7-7）．
- 適切な直径のプラスチックチューブを選択する．
- 血管内を通すことができるようにチューブの端の面取りをして上述のような長さで切る．
- 1：2 の割合で分割した部位でチューブを絹糸で結ぶ．
- 鉗子か Rumel 駆血帯のどちらかを用いていったん血管がコントロールできれば，
  - 漏れを防ぐためにシャントの一方の端をクランプする．
  - シャントを通すために駆血帯を解除し，血管腔内にもしくは近位に留置するまでシャントの「長いほう」（2/3）の端を通す．
- 「ハンドル」として絹糸を用いて血管のもう一方の端の中にシャントを遠位に引く．

- シャントを結紮でしっかり固定する.

患者はしばしば凝固障害であるので抗凝固療法は必要がなく，流速自身で血栓形成を防止できる．シャントは48〜72時間その場所に置くことができる．

文献

引用文献

1. Brenner ML, Moore LJ, DuBose JJ, et al. A clinical series of resuscitative endovascular balloon occlusion of the aorta for hemorrhage control and resuscitation. *J Trauma Acute Care Surg*. 2013; 75: 506-511.
2. Smith WR, Moore EE, Osborn P, et al. Retroperitoneal packing as a resuscitation technique for haemodynamically unstable patients with pelvic fractures: report of two representative cases and a description of technique. *J Trauma*. 2005; 59: 1510-1514.
3. Reilly PM, Rotondo MF, Carpenter JP, Sherr SA, Schwab CW. Temporary vascular continuity during damage control: intraluminal shunting for proximal superior mesenteric artery injury. *J Trauma*. 1995; 39: 757-760.
4. Accola KD, Feliciano DV, Mattox KL, Burch JM, Beall AC Jr, Jordan GL Jr. Management of injuries to the superior mesenteric artery. *J Trauma*. 1986; 26: 313-319.
5. Asensio JA, Britt LD, Borzotta A, et al. Multi-institutional experience with the management of superior mesenteric artery injuries. *J Am Coll Surg*. 2001; 193: 354-365; discussion 365-366.
6. Donahue TK, Strauch GO. Ligation as definitive management of injury to the superior mesenteric vein. *J Trauma*. 1988; 28: 541-543.
7. Feliciano DV, Burch JM, Mattox K, Edelman M. Injuries of the inferior vena cava. *Am J Surg*. 1988; 156: 548-552.
8. Welling DR, Rich NM, Burris DG, Boffard KD, Devries WC. Who was William Ray Rumel? *World J Surg*. 2008; 32: 2122-2157.
9. Stone HH, Fabian TC, Turkleson ML. Wounds of the portal venous system. *World J Surg*. 1982; 6: 335-341.

8.8 泌尿生殖器

8.8.1 総論

泌尿生殖器外傷では，腎臓，尿管，膀胱，尿道，妊娠/非妊娠時の女性生殖器官，陰茎，陰嚢，精巣について述べる．

穿通性膀胱損傷による死亡はHippocratesやGalenのみならずHomerの『イリアス』にも記載があり，EvansとFowlerは1905年に開腹膀胱修復術を行うことで穿通性腹腔内膀胱損傷の死亡率が100%から28%に低下できたことを示した．Ambroise Paréは血尿と敗血症を伴う腎の銃創後の死亡について述べたが，腎摘術が腎損傷の治療として推奨されたのは1884年になってからであった．

血尿は泌尿器系損傷に特徴的であるが重症例であっても観察されないことがあり，受傷機転や腹部骨盤損傷の存在から損傷を強く疑うことが必要となる．

8.8.2 腎損傷

腎損傷は腹部の穿通性/鈍的外傷において10%に認められるが，多くは穿通性でなく鈍的外傷である．重症腎損傷は他臓器の損傷を合併することが多く，穿通性腎損傷の80%と鈍的腎損傷の75%に複数の臓器損傷を伴う．

血尿は 5 red blood cells/HPF で定義されるが，腎損傷の95%以上で観察される．しかし血尿がないからといって重大な腎損傷を除外することはできない．

8.8.2.1 診断

第一の検査は明らかな血尿があるかをみることであり，その後に尿検査で顕微鏡的血尿を判断する．

30%の重大な腎損傷患者はまったく血尿を

呈さない．しかし重大な腹部外傷患者の大多数は明らかな腎損傷を伴わなくても顕微鏡的血尿を呈する．

損傷が鈍的でも穿通性でも患者の循環動態が次のステップを決定する．

8.8.2.1.1 循環動態が不安定な患者

循環動態が不安定な患者において選択すべき検査法は緊急手術である．

8.8.2.1.2 循環動態が安定している患者

腎損傷を疑う患者の第一選択となるモダリティは排泄性尿路造影からCTへと変化した．2重-3重造影による多相性の撮影が選択されるが，腎損傷のGrade評価を誤ることがある．しかし最も一般的には腎損傷のGradingはCTによって可能であり，この情報に基づいて非血管性 Grade Ⅳ 損傷や鈍的腎動脈血栓も含めて非手術療法が決定される．

血腫の大きさは腎損傷の重症度に相関することが示されており，その関係は古い機器しか使用できない施設での損傷程度の評価に役立つ．

造影エコーもまた活動性の腎内出血の描出が可能である．

さらに，2重ドップラー超音波検査も動静脈瘻や活動性腎内の描出が可能である．

8.8.2.1.3 穿通性外傷

個々の外傷センターで行われている穿通性体幹部外傷の評価法を用いるべきであるが，腎の視覚化法として排泄性尿路造影/断層写真，それに続いて疑わしければ血管造影検査または腹部の多相性造影CT検査などが確立された検査法である．

8.8.2.1.4 鈍的外傷

上記に述べた検査は小児では尿検査の結果にかかわらず行う．また成人で明らかな血尿を呈するか収縮期血圧が 90 mmHg 未満の場合にも

表 8.8-1　腎損傷分類
（付録B：外傷スコアとスコアリングシステムの項も参照）

Grade	損傷形態	損傷内容
Ⅰ	挫傷	顕微鏡的，もしくは肉眼的血尿，泌尿器学的検査所見正常
	血腫	被膜下，限局性で，実質の裂傷は伴わない．
Ⅱ	血腫	腎周囲に限局する
	裂傷	深さ1cm未満の腎皮質の裂傷．溢尿なし．
Ⅲ	裂傷	深さ1cmを超える腎皮質の裂傷．腎盂腎杯の破裂や溢尿はなし．
Ⅳ	裂傷	腎皮質を貫通し，髄質や腎盂腎杯に達する裂傷
	血管	腎動静脈の血管損傷で出血を伴う．
Ⅴ	裂傷	完全に離断した腎臓
	血管	腎門部の断裂

行う．

8.8.2.2 腎損傷分類

表 8.8-1 に腎損傷分類の概要を示す．

8.8.2.3 治療

8.8.2.3.1 不安定な患者

開腹すれば腎臓がショックの原因か否かは明らかとなる．腎臓の部位に大きな後腹膜血腫を認めるはずである．選択肢として，最初は腎には手を付けず，両側腎の機能評価のために手術台の上でワンショット静脈性腎盂造影検査(intravenous pyelogram：IVP)を行うか，ダメージコントロールの状況であれば腎を露出して周囲を速やかにパッキングするかである．

CT 撮影が不可能なほど不安定な患者ではワンショット静脈性尿路造影を初療室で行うこともできる．腹部単純 X 線撮像後，2 mL/kg の造影剤を投与した10分後に腹部単純 X 線を撮

影する.

8.8.2.3.2 循環動態が安定している患者

8.8.2.3.2.1 非手術療法

近年多くの腎損傷が手術なしに管理できることが認識されてきており，技術があれば動脈塞栓術も有用なオプションである．

腎損傷患者 97 人（うち 72 人が鈍的，25 人が穿通性）を検討した最近のレビューによると 72 人の鈍的腎損傷のうち 5 人（7%）に緊急腎摘術が施行され，3 人（4%）に腎修復/ステント留置術が行われた．残る 89% については，腹腔内合併損傷のために開腹術が行われた 29% を除いて保存的加療が選択された．25 人の穿通性腎損傷では 8 人（31%）に緊急腎摘術が施行され，1 人は腎部分切除，2 人は腎修復術が施行された．腎摘術は穿通性損傷で行われることが多く，特に重度の損傷で活動性出血を伴う際には適応となることが多い．．

手術台での IVP は巨大な血腫が存在しなくても腎動脈血栓を除外するために行うべきであり，循環動態が持続的に不安定な患者では引き続き腎を露出し，修復あるいは摘出を行う．

損傷程度を十分に診断できる限り，刺創の半数および銃創の 1/3 の患者は非手術療法が可能である．

原則的には管理法は重症度分類に基づいて決めることができ，多くの患者は非手術療法が可能である[1,2]．

8.8.2.3.2.1.1 Grade 1, Grade 2

これらは腎損傷のほとんどを占め，通常手術なしに管理可能である．

8.8.2.3.2.1.2 Grade 3

大きな裂傷が皮質から髄質または collecting system にかけて広がり，尿の漏出を伴うことがある．ドレナージが必要となるかもしれない．

8.8.2.3.2.1.3 Grade 4

「致命的な」損傷である．多発腎裂傷と腎茎部血管損傷を含む．この損傷はしばしば手術を必要とし，腎摘出が必要かもしれない．鈍的損傷後の最も重要な血管損傷の 1 つとして腎動脈本幹の血栓があり，内膜の亀裂に起因する血栓が形成される．

合併損傷があったり循環動態が不安定もしくは不安定になり得る患者では，部分切除術は検討すべきではない．

8.8.2.3.2.1.4 Grade 5

腎盂尿管移行部は鈍的外傷において稀に損傷され，突然の減速によって腎茎部に外力が加わることで生じる．1/3 の患者で血尿を認めないため，診断が遅れる．腎盂尿管移行部損傷は 2 つのグループに分類される．断裂（完全離断）と裂傷（部分離断）である．通常腎摘出が必要となる．

8.8.2.4 外科的アプローチ

その他の合併臓器損傷の可能性は常に存在するため，単独腎損傷と思われてもアクセスは腹部正中切開とする．

腎臓は通常腹腔内の緊急処置ののちに露出される．Gerota 筋膜を開放する前に腎茎部を確保しておく．

穿通性損傷が疑われる部位に対しての直接アプローチはより迅速で安全であると一般には考えられている．もし必要であれば Gerota 筋膜を切開して左腎を含む左側臓器の正中翻転術，もしくは右側からの拡大 Kocher 授動術によって，大動脈，下大静脈，腎血管のコントロールが容易になる．

右腎動脈は大動脈と下大静脈の間を後方に剥離すれば同定できる（**図 8.8-1**）．下大静脈の傍は不用意に剥離せず右腎動脈への枝に注意する．脈管テープをかけておくことで Gerota 筋

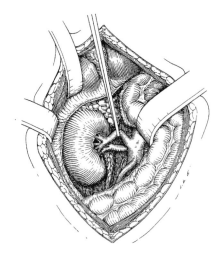

図 8.8-1 右腎臓へのアクセス

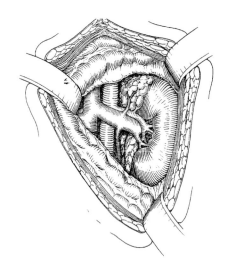

図 8.8-2 左腎臓へのアクセス

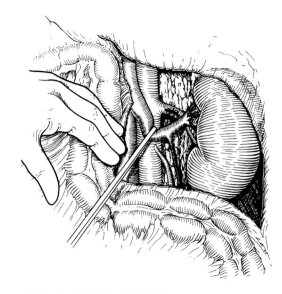

図 8.8-3 左腎血管へのアクセス

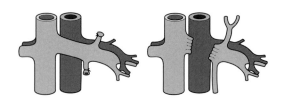

図 8.8-4 左静脈の離断

膜開放時の出血に対処可能となる．右腎静脈は上行結腸と十二指腸を授動することで容易にコントロールでき，腎動脈が露出するまで授動しておくべきである．他に静脈還流の側副路が存在しないため，可能であれば常に修復を考慮すべきである．

　大動脈前面の腹膜を切開すると，大動脈の前面と続いて左腎静脈が露出される．右もしくは左側から後腹膜を露出したのち，大動脈の傍を頭側に剥離を進めると下腸間膜静脈の上に左腎動脈が露出される．左腎静脈は腎動脈分岐部の直下のレベルで大動脈を横切る（図8.8-2，図8.8-3）．

　左腎動脈へのアクセスはいくつかの手技によりさらに改善する．

- 副腎静脈・性腺静脈・腰静脈の枝を結紮することで腎静脈の可動性を改善し，腎動脈を露出できる．
- 下大静脈レベルで左腎静脈を結紮することで腎動脈の根部の露出は改善される．副腎静脈・性腺静脈・腰静脈などの側副血行により，静脈還流は十分である（図8.8-4）．

　腎茎部血管のコントロールが得られたのち，Gerota筋膜を切開，もしくは必要があればデブリドマンする．大出血する可能性があるため，renal capsuleをその下の組織から剥離しないよう注意する．これにより授動された腎臓

は損傷確認，デブリドマン，トリミング，縫合とドレナージが可能である（**図 8.8-5**）．

腎臓は，単回の虚血性イベントには（繰り返される虚血よりは）比較的耐えうる．しかし平温で腎臓が耐えうる虚血時間は 1 時間以内である．冷却するとこの時間は延長する．

30 分までの腎血流遮断の間に Gerota 筋膜を開放し，損傷腎を鋭的にデブリドマンし，縫合もしくは部分切除を行う．腎盂腎杯の損傷は吸収糸で漏れのないように連続縫合する．腎摘出は循環動態が安定した患者の 10% 未満にしか必要としない．

Renal capsule や大網，メッシュなどを用いた被覆は有用であり，Gerota 筋膜内に腎臓を戻し，同スペースにドレーンを留置して排液がわずかになり，尿の貯留が除外されるまで陰圧管理を行う．

溢尿を伴う重大な腎損傷の場合は，ただちにもしくは待機的に腎瘻チューブや尿管ステントを用いることもできる．

8.8.2.5 補助治療

- プレジェット：腎臓は縫合にあまり耐えられない．縫合がタイトになりすぎて組織が切れないように十分注意する．プレジェットの使用は必須ではないが，時に役立つ．
- シール材：尿の漏出はよく起こる．縫合ラインに組織被覆材を用いることは良い方法かもしれない．
- ドレーン：腎摘出や腎部分切除術が行われた場合，尿や血液といった液体貯留がよく起こるため，吸引ドレーンを用いる．

8.8.2.6 術後管理

尿瘤，感染尿瘤，腎周囲膿瘍，遅発性出血などが保存的加療の最も一般的な合併症である．これらは画像で確認でき，経皮的・経尿道的または血管内治療により対処可能である．腎が粉

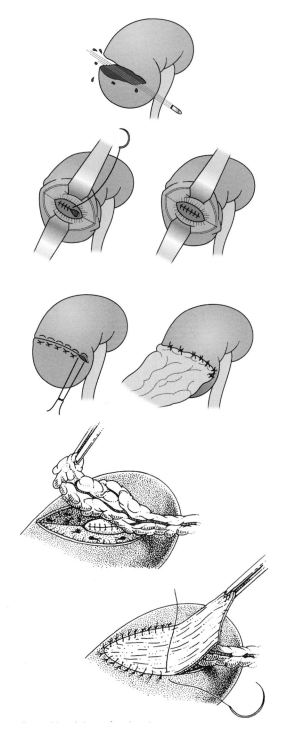

図 8.8-5 腎臓修復のテクニック

砕されている場合でも，周囲の尿瘤のドレナージが治癒と敗血症予防として推奨される．

腎性高血圧は稀な遅発性合併症である[3]．

8.8.3 尿管損傷

重大な尿管損傷がしばしば見逃され，合併症の出現や腎機能の悪化の後に発見されることがある．

8.8.3.1 診断

尿管損傷の患者の半数は顕微鏡的血尿すら呈さない．尿管の断裂や破裂は鈍的外傷でも（特に小児では）生じるが，通常穿通性外傷と関連している．尿管損傷は high dose IVP でも見逃すことがあり，十分に疑いをもつことが重要である．経静脈的および経尿管的にインジゴカルミンまたはメチレンブルーを投与することで術中の確認が容易となる．

8.8.3.2 外科的アプローチ

後腹膜の大血管に対するアクセスで述べた手技によって両尿管は完全に露出される．尿管損傷は稀であり，通常，穿通性外傷によって生じる．したがって受傷箇所に沿って局所を検索するとともに，上行／下行結腸の授動で十分確認可能である．微細な血流供給を保つために，損傷レベル以外の尿管周囲組織の剥離は最小限にとどめる．腎に近接する尿管損傷へは，前述した右もしくは左側臓器の正中翻転術で到達できる．膀胱付近の尿管損傷は腹膜の層を開放して膀胱を授動することで到達できる．

8.8.3.2.1 循環動態が不安定な患者

循環動態が不安定な患者はただちに緊急手術を行い，生命を脅かす損傷を処理したのちに尿管を検索する．この際理想的には手術台でワンショット IVP を行っておく．

初回手術を短時間で終える必要があれば，尿管損傷は放置可能である．次回根治的手術のために手術室に戻るまでは，ステント挿入もしく

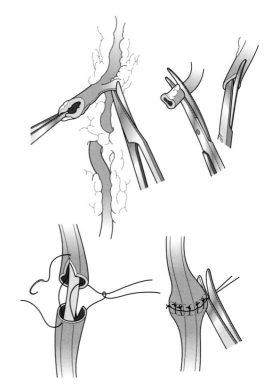

図 8.8-6 尿管修復のテクニック

は結紮でよい．実際，治療が遅れたり，もしくは損傷が見逃された症例においてもかなりの確率で十分に修復できる．経皮的腎瘻造設は尿管結紮術後の補助療法として用いられる．

結腸の損傷を合併した循環動態が不安定な患者，特に結腸切除を必要とする患者では腎摘出術を行ってもよい．

8.8.3.2.2 循環動態が安定している患者

受傷後間もなく，腎盂尿管移行部から骨盤上口までの間の尿管損傷の場合は，尿管断端を切開して広げダブル J ステントを挿入したうえで結節縫合を行う（**図 8.8-6**）．

ステントは 4〜6 週間で安全に抜去できる．尿瘻を有意に減少させるという結果が示されている銃創は別として，ごくわずかなデブリドマンで済むような穿通性損傷ではステントを省略することも提案されている．

腎盂尿管移行部やその近傍への損傷は同様に

治療できるが，腎瘻造設も加えるべきである．

骨盤上口付近での損傷については逆流防止再移植を伴う尿管膀胱吻合術が最もよい治療である．

さらに発展させた修復法として結腸後の尿管尿管吻合とBoari flapの作成を伴う尿管膀胱吻合がある．

広い範囲にわたって尿管が欠損している場合，対側尿管との吻合は困難であり，urostomy造設，もしくは重大な合併損傷がある場合には腎摘術とする．

術後，膀胱は経尿道的もしくは理想的には恥骨上でドレナージされ，後腹膜の尿管修復部近傍には陰圧閉鎖式ドレーンを留置する．ドレーンは数日留置することが望ましい．

8.8.3.3　合併症

合併症としては水腎症を伴う狭窄，吻合部からの尿漏，そして感染性尿瘤などがあるが，特に遅発性に診断される例では経皮的なマネジメントが可能である．

8.8.4　膀胱損傷

膀胱損傷は主に鈍的外傷によって生じ，骨盤骨折の約8％にみられる．穿通性外傷は銃創，刺創，杙創，または主に整形外科的な骨盤固定に関連した医原性による．

8.8.4.1　診断

症状や徴候は，排尿困難から明らかな血尿，少数例では漠然とした腹部もしくは恥骨上の痛みまで多岐にわたる．

腹腔内での損傷は血清クレアチニン値や尿素値の上昇，ナトリウム値の低下などと関連する可能性があるが，このような生化学的異常は発現までやや時間を要する．血清クレアチニン値の上昇は尿の腹膜を介した吸収によるものである．

超音波検査やCTは，腹水や膀胱内血腫，膀胱の充満や形状の変化（エコープローベによる圧迫による）の検出に役立つ．CT膀胱造影は腹部CT検査の一環として施行でき，腹腔内／腹膜外の膀胱損傷の鑑別が可能である．

逆行性膀胱造影は十分な量の造影剤（7 mL/kg）が入る限り初療室における選択肢の1つである．少なくとも2方向（前後，側面）とし，排尿後の撮影も必要である．最低でも350 mLの希釈した造影剤を注入する．

腹腔内膀胱損傷では造影剤の漏出が小腸のループや腹膜の輪郭を描出し，腹膜外膀胱損傷では骨盤，陰嚢，閉鎖腔などに沿った流れが描出される．

8.8.4.2　治療

腹腔内損傷の全例と一部の後腹膜損傷では緊急手術が必要となる．その他の場合では非手術療法が失敗すれば待機的手術を行う．穿通性損傷はそのほとんどで緊急手術を必要とする．

8.8.4.2.1　非手術療法

大径カテーテルを用いた経尿道的または恥骨上カテーテルドレナージを2週間行うことでほとんどの鈍的外傷による腹膜外損傷は治癒する．手術が必要となるのは2週間後の膀胱造影検査でも持続する漏出を認める場合である．膀胱頸部損傷，骨片が膀胱壁を貫通している症例，膿尿，女性生殖器損傷の合併症例は非手術療法の適応とならない．

他臓器の外傷に対する開腹手術の中で腹膜外膀胱損傷の修復も容易に行うことができるが，タンポナーデされた骨盤内血腫を開放することは適切ではない．またdamage control surgery（DCS）で行うことも適切ではない．

8.8.4.3　外科的アプローチ

膀胱の修復は容易であり，吸収糸を用いれば合併症はほとんど生じない．

修復は腹膜外損傷に対しても開腹アプローチとすべきである．側方の骨盤血腫にはいることを避けるために膀胱前面に適度な長軸方向切開を加えた後に，膀胱の内腔から行う．

尿管口の存在とその開存を全例で確認する．尿管口付近の縫合を行ったのであれば 5 Fr feeding tube または尿管カテーテルを用いたカニュレーションを行う．

銃創の場合，2つの創を同定すべく検索する．時に必要であれば膀胱を広く開放し，内側から修復を行う．

腹膜外損傷では単層の閉鎖縫合を行うが，腹腔内損傷は 2 層で閉鎖する．

大径の経尿道または恥骨上カテーテル，もしくはその両方を用いるが，後者については腹膜外経路で膀胱に挿入し，Retzius 腔にドレーンを留置する．ほとんどのケースで術後 10 日から 2 週間で膀胱造影を行い，恥骨上カテーテルを抜去できる．

8.8.5　尿道損傷

尿道損傷は泌尿生殖器損傷の中でも失禁，長期にわたるインポテンス，狭窄など最も悲惨な結果となりうる．

8.8.5.1　診断

受傷機転，骨盤骨折，外尿道口の血液から尿道損傷の可能性を疑う．鈍的外傷では主に後部尿道に生じる．

尿道カテーテル挿入の前に直腸診は必須であり，前立腺の高位浮動は尿道断裂を示唆する．女性の尿道損傷は幸いにも非常に稀である．

尿道損傷を疑えば，2つの異なったアプローチが実践される

- 患者を斜位とし，尿道舟状窩に小径 Foley カテーテルを留置して逆行性尿道造影を行う．
- 望ましくは，緊急手技としては何も行わないことである．特に骨盤血腫がある際は合併損傷を引き起こすために重要なことである．恥骨上カテーテルを留置することが望ましい（恥骨上カテーテル挿入に先立ち，膀胱を触知できるまで膨満させておく必要がある）．患者が落ち着いた後に膀胱造影と，必要であれば膀胱鏡検査を行う．

8.8.5.2　治療

8.8.5.2.1　恥骨上膀胱瘻

緊急治療の中心となるのは尿ドレナージのための恥骨上膀胱カテーテルの留置である．開腹術中であっても並行して行える手技であり，また経皮的にも可能である．開腹法としては下腹部に正中切開を置き，骨盤内血腫を避けるために経腹腔アプローチで膀胱に到達する．尿道以外の理由で開腹術中に恥骨上膀胱カテーテル留置を留置する際も原則は同様である．

経皮的留置は専用に設計されたトロッカーカテーテルキットを用いる．

膀胱が触診もしくは超音波で同定可能なまでに緊満している必要がある．膀胱内に尿がなく患者が尿を産生できないときは，小さな静脈内留置針を超音波ガイドで Seldinger 法を用いて膀胱内に挿入する．そして経皮的挿入法が可能になるまで生理食塩水を注入する．

8.8.5.3　尿道破裂

尿道損傷は骨盤骨折，特に偏位を伴う前方成分の骨折に伴って生じることがほとんどである．外尿道口の出血や肉眼的血尿，前立腺の偏位は尿道断裂のサインではあるが，これがないからといって除外することはできない．

男性の尿道は2つの部分に大別される.
- **後部尿道**は前立腺部尿道と膜様部尿道で構成され，前立腺尖部から会陰膜までにあたる.

  膜様部尿道は骨盤骨折で損傷を受けやすい．その理由は，恥骨前立腺靭帯が前立腺の腺尖と骨盤骨を固定しており，骨盤骨折の際に剪断力が尿道にはたらくためである.
- **前部尿道**は会陰膜から末梢を指す．直接的な外力や墜落-開脚外傷のような会陰に沿った鈍的外力に弱い.

通常の尿道損傷への治療は恥骨上カテーテルを用いた尿路変更と，再建のための専門施設への紹介である．受傷後1週間以内に経尿道的アプローチと経皮的経膀胱的アプローチを組み合わせた内視鏡的治療を推奨する専門家もいる.

前部尿道外傷は遅発性に尿道狭窄症状によって発見されることがある.

8.8.5.3.1 尿道修復

以下の状況では緊急手術が必要である.
- 穿通性後部尿道損傷の全症例と前部尿道損傷のほとんどの症例
- 直腸損傷と膀胱頸部損傷を伴う後部尿道損傷症例
- 損傷された尿道断端が広く開いている症例
- 陰茎折症を呈している症例

前部尿道損傷では適切な距離まで寄せて端々吻合を行うことが推奨されるが，膜様部尿道の損傷では再建に加え，Foleyカテーテルによるステントを3～4週間留置するのがよい．これは究極的な方法としては下腹部正中切開を置いてFoleyカテーテル留置を上下から行うことで可能となるが，軟性膀胱鏡や触診を用いてもよい.

恥骨上カテーテルのみで管理した患者では根治的な尿道修復術は受傷から約3か月後に行うべきである.

急性期の再建は待機的修復よりもおそらくよい結果を及ぼすが，巨大な血腫が存在する場合は受傷後8～10日で行うdelayed primary repairが推奨される.

8.8.6 陰嚢損傷

8.8.6.1 診断

精巣の鈍的外傷の評価は陰嚢の超音波検査が望ましく，これによって捻転・破裂・血腫の鑑別が可能である.

8.8.6.2 治療

陰嚢への血流は豊富であり，穿通性損傷は通常デブリドマンと縫合で治療可能である.

精巣の鞘膜が破裂していた場合，精巣への生体反応を最小限とするために押し出された曲精細管をトリミングして被膜を可及的速やかに閉鎖する.

陰嚢の皮膚欠損と精巣の露出は熱傷後やその他の外傷でよく報告されるが，これはしばしば大腿近位の皮膚にパウチを作成し，その後にこれを寄せることで精巣への影響を少なくできる.

8.8.7 婦人科系臓器損傷と性的暴行

婦人科系臓器損傷の根拠としては視診や子宮鏡を用いた内診が必要であり，尿道や直腸肛門の合併損傷を除外すべきである．性的暴行が疑われたり申告があった場合は公認の性的暴行の証拠収集キットを用い，詳細なカルテ記載を行う．患者にはカウンセリングを受けさせなければならず，またその場で可能であればすべての検査についてのインフォームドコンセントを得

なければならない．

被害患者の報告漏れを最小限にするため，診療した医師はすべての性的虐待症例を報告しなければならない．

8.8.7.1 治療

外性器や腟の裂傷は局所麻酔もしくは全身麻酔下に縫合できる．腫脹を最小限とするため，腟内のパッキングは24時間以内に除去する．

骨盤内臓器は開腹手術での縫合，子宮摘出，卵巣摘出で対応する．子宮出血を最小限とするためオキシトシンが用いられる．汚染を避けるため人工肛門を造設する．

性的暴行の精神的影響に対するさらなる支持療法を受けられるように整える．

受傷後3時間以内であれば抗レトロウイルス治療はさらに効果的であり，性感染症や妊娠の予防法を標準プロトコルに則って伝える．HIV，B型肝炎，血算，肝腎機能を含んだ来院時のベースラインとしての血液検査が必要であり，薬物加療やHIV statusをフォローアップする環境を整えなければならない．

8.8.8 妊娠子宮の損傷

ATLSの推奨に沿った積極的な母体および胎児の蘇生を行う．手術が必要な場合は常に正中切開を行う．しかし単純な子宮内胎児死亡については待機的な誘発分娩が最もよい．

文献

引用文献

1. Armenakas NA. Duckett CP, McAninch JW. Indications for nonoperative management of renal stab wounds. *J Urol*. 1999; 16: 768-771.
2. Velmahos GC, Demetriades D, Cornwell EE 3rd, et al. Selective management of renal gunshot wounds. *Br J Surg*. 1998; 85: 1121-1124.
3. Montgomery RC, Richardson JD, Harty JI. Posttraumatic renovascular hypertension after occult renal injury. *J Trauma*. 1998; 45: 106-110.

推奨文献

Morey AF, Brandes S, Dugi III DD, et al. Urotrauma: AUA Guideline. Linthicum, MD: American Urological Association Education and Research Inc; 2014.

Santucci RA, Bartley JM. Urologic trauma guidelines: A 21st century update. *Nat Rev Urol*. 2010; 7: 510-519.

Santucci RA, Wessels H, Bartsch G, et al. Evaluation and management of renal injuries: consensus statement of the Renal Trauma Subcommittee. *Br J Urol Int*. 2004; 93: 937-954.

腎損傷

Coburn M. Genitourinary trauma. In: Mattox KL, Moore EE, Feliciano DV, eds. *Trauma*, 7th ed. New York, NY: McGraw-Hill; 2013: 669-708.

El Khader K, Bouchot O, Mhidia A, Guille F, Lobel B, Buzelin JM. Injuries of the renal pedicle: is renal revascularization justified? *Prog Urol*. 1998; 8: 995-1000.

Gonzales RP, Falimirski M, Holevar MR, Evankovich C. Surgical management of renal trauma: is vascular control necessary? *J Trauma*. 1999; 47: 1039-1044.

Hammer CC, Santucci RA. Effect of an institutional policy of non-operative treatment of grades I-IV renal injuries. *J Urol*. 2003 May: 169(5): 1751-1753.

Meng MV, Brandes SB, McAnich JW. Renal trauma: indications and techniques for surgical exploration. *World J Urol*. 1999; 17: 71-77.

Velmahos GC, Constantinou C, Tilou A, et al. Abdominal computed tomographic scan for patients with gunshot wounds to the abdomen selected for non-operative management. *J Trauma*. 2005 Nov; 59(5): 1156-1160; discussion 1160-1161.

Velmahos GC, Degiannis E. The management of urinary tract injuries after gunshot wounds of the anterior and posterior abdomen. *Injury*. 1997; 28: 535-538.

尿路損傷

Armenakas NA. Current methods of diagnosis and management of ureteral injuries. *World J Urol*. 1999; 17: 78-83.

Velmahos GC, Degiannis E, Wells M, Souter I. Penetrating ureteral injuries: the impact of associated injuries on management. *Am Surg*. 1996; 62: 461-468.

膀胱

Haas CA, Brown SL, Spirnak JP. Limitations of routine spiral computerized tomography in the evaluation of bladder trauma. *J Urol*. 1999; 162: 50-52.

Volpe MA, Pachter EM, Scalea TM, Macchia RJ, Mydlo JH. Is there a difference in outcome when treating traumatic intraperitoneal bladder rupture with or without a suprapubic tube? *J Urol*. 1999; 161: 1103-1105.

陰嚢

Chang AJ, Brandes SB. Advances in diagnosis and management of genital injuries. *Urol Clin North Am*. 2013; 40: 427.

Cline KJ, Mata JA, Venable DD, Eastham JA. Penetrating trauma to the male external genitalia. *J Trauma*. 1998; 44: 492-494.

Munter DW, Faleski EJ. Blunt scrotal trauma: emergency department evaluation and management. *Am J Emerg Med*. 1989; 7: 227-234.

9章 骨盤

9.1 はじめに

　骨折した骨盤は外科的な問題であり，骨盤骨折患者の65％が合併損傷を有し，出血と骨盤内組織感染のため死亡率も高い．どちらも多臓器不全になりうる．

　重症骨盤骨折の死亡率は出血コントロールのよりよい手段の登場により劇的に低下したが，治療に難渋する症例も依然存在し，近年になっても40％を超える死亡率が報告されている．さらに骨盤出血は隠れた出血源として，見逃されたり，重症と認識されにくいことが，過去の研究（防ぎえる死亡の可能性に関する）で示されている．骨盤輪を破壊するためには強い外力が必要であり，合併損傷や骨盤外出血はしばしば認められる．循環動態の不安定な骨盤骨折患者の90％に合併損傷を認め，50％に骨盤外出血，30％に腹腔内出血のリスクがある．

　これらの患者を救うために，3つの疑問に取り組む必要がある．
- 患者は大量出血のハイリスクか？
- 出血源は何か？
- 出血をどのように止めるか？

　すべての出血源を同定し止血する必要がある．その判断は患者の状態，受傷機転，信頼できる情報と外科医の経験など個々の基準でなされる．出血源としての骨盤外傷の検索はATLSのprimary surveyにおける必須手順である．不安定型骨盤骨折の固定と外固定デバイスによる骨盤の圧迫は緊急室で実施すべき救命のための手技である．重症骨盤骨折への対応は組織された医療チーム（外傷治療に長けた外科医とIVR医，整形外科医を含む）を必要とする．もし十分な整形外科的経験がない場合，患者の状態が許す限り早期に外傷施設へ転院させることを考慮する．

9.2 解剖

　骨盤損傷の病態を理解するうえで，骨盤解剖の理解は鍵となる．
- 骨盤の入口部は円形で，非常に強い構造をしている．しかし，強い力が加わると，通常1か所以上が損傷する．したがって，骨盤輪の前方あるいは後方のみの骨折は稀で，損傷の対側も評価する．
- 骨盤輪を破壊する力は周囲の臓器系も損傷する．
- 骨盤は豊富な側副血行があり，その多くは仙骨を横断し回腸の後方にある．海綿骨である骨盤もまた極めて血液供給が豊富である．骨盤からの出血の多くは静脈損傷と骨折した部位から生じる．しかし，重症骨盤外傷により血行動態が不安定な患者では，動脈性に出血している頻度が高い（50～80％）．
- 剖検では，骨盤腹膜は3,000 mL以上の血腫によってタンポナーデ効果があることが示されている．しかし，重症の骨盤骨折では，後腹膜のコンパートメントが破綻しており，骨

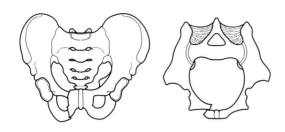

図 9-1　Tile 分類：type A 骨折

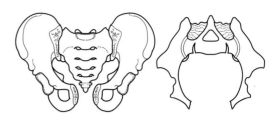

図 9-2　Tile 分類：type B 骨折

による壁も安定していないため，血腫は縦隔に向かって上昇する（煙突効果），もしくは骨盤底が破綻していれば大腿内側に向かって下降する．

- 腸骨血管や坐骨神経根，腰仙部の神経，そして尿管は仙腸関節と交叉しており，仙腸関節の骨折は深刻な出血と，時として，腸骨動脈の閉塞や腸骨神経の麻痺を引き起こす．幸い尿管の損傷は稀である．
- 骨盤内臓器は骨盤内筋膜により骨性骨盤に下垂されている．
- 骨盤は，下肢に体重を荷重させるうえで重要な構造物である関節窩を有する．不適切な治療は身体障害につながる．

9.3　分類

骨盤骨折にはさまざまな分類があるが，すべて骨折の安定性の程度に基づいており，また出血のリスクとも相関性を示している．しかしながら，どのような骨折形態であっても出血を除外することはできない．骨盤輪骨折は，Tile 分類による重症度に基づいて 3 つの型に分類される[1,2]．

9.3.1　Type A

Type A は，直達外力によって最も起こりやすい腸骨翼や恥骨枝の単独骨折などである（図 9-1）．これらは保存的治療が可能な安定型骨折である．

9.3.2　Type B

Type B の骨折は，以下に細分化される（図 9-2）．

- **Type B1**：頻度は少ないが側方圧迫型の損傷であり，大部分は恥骨弓の骨折と仙骨の後方成分の混合性骨折であり，骨盤輪が安定した骨折となる．膀胱穿孔は前方骨折によって起こり，骨盤隔膜の軟部組織の重度な破壊のために循環血液減少性ショックになりうる：このような場合，低位尿生殖路や直腸への臓器損傷も認める．
- **Type B2**：最も多い骨折の型であり，"open book" 骨折としてよく知られている．仙腸関節前方および後方の靭帯を含む後方成分の破壊を伴う前方成分の破壊（恥骨結合の解離と上下恥骨枝の骨折もしくはそのどちらか一方）のために水平方向（回旋方向）の不安定性がある．その結果，開大した骨盤腔へ出血をもたらす．回旋による低位尿生殖路，直腸，腟の損傷と重度の軟部組織の損傷が多い．内部もしくは外部からの安定化が必要となる．

9.3.3　Type C

前方，後方成分の骨折と破壊（完全な仙腸関節の離開や変位した垂直方向の仙骨骨折）また

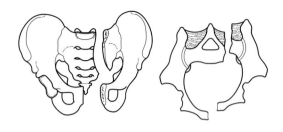

図 9-3　Tile 分類：type C 骨折

はどちらかによって完全な水平方向と垂直方向の不安定性が生じる（図9-3）．高所からの墜落や自動車事故でのダッシュボード衝突による前後方向の剪断力はこの骨折型をもたらす．Type C 骨折は，高エネルギーの結果であり，大量出血と骨盤内の損傷（膀胱，尿管，直腸，腟，坐骨や大腿神経，腸骨静脈や動脈）を合併しやすい．

Type B と Type C 骨盤損傷の両方において，腹腔内損傷（腸穿孔や腸間膜裂傷）や横隔膜裂傷のリスクは高い．

9.4　臨床検査と診断

骨盤骨折は ATLS ガイドラインに従えば簡単に識別されうる（すなわち，あらゆる鈍的外傷における歩行困難な患者に対する仙腸関節から恥骨結合までの骨盤上口の臨床的触診や定型的な胸部，骨盤 X 線撮影である）．X 線検査ができない場合は，身体診察として仙腸関節から恥骨結合までの骨盤辺の愛護的な双手診を施行する．触診上の異常やじくじくした腫脹は骨盤損傷の徴候である．これらの徴候がない場合，双手で愛護的に側方と前後方向の圧迫を加える（広げる方向でなく）．不安定性を感知した場合，生命を脅かすような出血や，適切な処置を要する不安定骨盤骨折があることを疑う．臨床的に不安定性がなくても不安定な骨盤骨折を除外はできない．病院到着時，循環動態不安定性を呈するのは不安定性骨盤輪骨折患者の 1/3 である．これらの患者において FAST は，腹腔内出血を確実に除外できないため，信頼がおけないかもしれない．不安定な骨盤骨折を確認すれば，すみやかに骨盤シーツラッピングによる外部からの圧迫を行う．

皮膚の視診により，鼠径部や会陰部，仙骨部の裂傷が見つけられる．これらは，大きな変形に伴う開放性骨盤骨折を示唆する．会陰損傷や血尿を認める場合には，生理学的徴候が許すなら，下から上に向かって尿道の放射線的評価を追加する（逆行性尿道造影に続いて膀胱造影，CT 膀胱造影，必要に応じて排泄性尿道造影）．尿道口の視診により，尿道破裂を示唆する血液の付着を見出せる．愛護的に Foley カテーテルを挿入すれば，部分的な尿道損傷を完全な断裂にしてしまうことはないとされている．きれいな尿の排出が確認できず，簡単にカテーテルを通過させることができないのであれば，尿道の画像検査が必要となる．尿道での血液付着や前立腺の高位変位は注意すべき所見で，最も熟練した手技を有する者により慎重にカテーテルを挿入すべきである．簡単にカテーテルを通すことができないなら，尿道損傷の疑いを明確にするために膀胱尿道造影が必要である．もし抵抗があれば，恥骨上カテーテルを挿入する．

肛門の視診により，括約筋構造の裂傷が明らかになるかもしれない．入念な直腸指診により，直腸裂傷を示唆する直腸内の出血や，直腸壁の不連続性が明確になる．男性の場合では前立腺が触知される．前立腺高位浮動は完全な尿道の引き抜き損傷を示唆する．会陰領域，括約筋構造や大腿，坐骨神経の神経学的診察を行う．

CT スキャンは循環動態の安定した患者で選択される診断的モダリティであり，CT 血管造影は特に助けになる．

9.5 蘇生

骨盤骨折を有する患者の蘇生は通常と変わらない．骨盤の損傷は循環を脅かし，治療によりこの脅威をコントロールしなければいけない．

治療は循環動態に基づいて行う．患者の循環動態は，通常，安定（蘇生により維持された状態），不安定のいずれかである．骨盤からの出血は持続する可能性が高いため，緊急で出血を制御する必要がある．また，出血は急速のため，止血処置はただちに行わなければならない．治療の手順は，骨盤の固定と放射線学的止血に頼ることが多く，単独あるいは組み合わせて行われる．他のオプション（ダメージコントロール）は出血により不安定な患者と血管造影が利用できないときに行われる．

治療のオプションは，個々の外傷システムで利用できる資源にもよる．放射線学的止血は30分以内に行うべきだが，すべての外傷システムで保証されているわけではない．

骨盤からの出血は通常，外傷性の凝固障害と関連するため，早期に血液や凝固因子を投与する必要がある．さらなる希釈性の凝固障害を防ぐために血液や血液製剤を用いた蘇生を行う．

9.5.1 循環動態が正常の患者

骨盤の不安定性と機能障害を制限するために，外固定または内固定を必要とする単独骨盤損傷がある．治療にはあまり緊急性がない．単独損傷では迅速に手術されるか，受傷から1週間程度遅らせて行われる．

9.5.2 循環動態が安定している患者

初期輸液に反応する患者では骨盤輪の外固定が必要である．外固定の方法には主に3通りある．

- 病院の引抜きシーツやSAM Sling®，もしくはT-POD（traumatic pelvic orthotic device）により外固定を施行する．これらのデバイスは救急室で，あるいはいくつかの外傷システムでは病院前の環境でも利用可能である．大転子の高さで圧迫を集中させることが重要である．
- シーツやT-PODなどの外固定デバイスは使用しやすいが，創外固定やC-クランプよりも骨盤の安定性は弱い．さらに腹部や大腿部の血管へのアクセスが限られてしまう．ICUでもこれらのデバイスは看護の妨げとなる．したがって，外科医は手術室でシーツやT-PODを，例えば創外固定に置換することを考慮するべきである．
- 創外固定は腸骨稜の上か，腸骨の寛骨臼上部に装着する．後者は技術的に難しいが，骨盤輪の安定性に対しては非常に有効である．腸骨稜への創外固定は仙骨の骨折部をますますずらしてしまうかもしれない．したがって，寛骨臼上部への創外固定を優先すべきである．
- 骨盤のC-クランプは仙腸関節のレベル付近に装着することで，最も効果的に骨盤を圧迫することができる．腸骨の背面が骨折している場合は装着が困難であり利用できない．C-クランプを使用する前には，骨盤のX線検査が必要となる．

手術室で創外固定を装着しても出血が持続するなら，以下に述べるようなIVRや骨盤のパッキングが必要になるであろう．

9.5.3 循環動態が不安定な患者

重大な骨盤骨折があると，どんなに輸液や輸血を行っても反応しない古典的なnon-responderとなりえる．出血量を考慮すると，これらの患者には緊急での出血の制御が必要になる．また出血は急速に起こるため，出血の制御には迅速に実行可能な手段が必要となる．大転子部の高

さで骨盤の結束帯を装着したり，シーツラッピングを行うことで，創外固定やC-クランプを使用するよりも出血の制御にかかる時間を短くできる．Type Cの骨折では，骨盤を圧迫する前に頭側に偏位した側の足を持続的に牽引して縦方向のずれを減らす必要がある．

　創外固定か腹膜外骨盤パッキングあるいは放射線学的血管塞栓術のうち，施行可能なものが出血制御に対する次の選択肢となる．血管塞栓術は他の出血源が除外され，また外科的介入が必要なければ適応となる．通常，主な骨折部位と反対側の大腿動脈へのアクセスが必要である．創外固定は血管造影の妨げになりうるが，血管造影室でこれを外すことは不可能である．これらを考慮すると，腹膜外骨盤パッキングは，独立して施行できるため，選択肢としてとりわけ妥当である．原則的には，出血制御のためのこれらの手段は，互いに競合するわけではなく，むしろ相補的である．

　腎動脈下行大動脈の ballon occlusion 法は臨床研究で施行されてきたが，現時点ではまだ有望ではない．

9.5.4　開腹術

　患者が出血している，あるいは他の損傷に対する手術を必要としている，または血管造影が遅れたり利用できないときは，腹腔内出血の治療や除外目的に開腹術を施行することが推奨される．主な出血源が骨盤なら，なるべく**最初に**（開腹する前に）腹膜外骨盤パッキングを考慮する．骨盤のパッキングは固定された骨盤腔内では最も効果的である．骨盤の出血が持続するなら，出血している主な血管を直接縫合したり結紮する必要がある．

　出血している患者では，大動脈のクランプにより動脈性の出血を制御することができる．しかし85%の出血は静脈性であり，一般的にパッキングで制御可能である．循環が不安定な患者では，damage control surgery（DCS）を考慮する．他の腹腔内出血を除外しなければならない．しかしながら，最初に確認することは，患者の生理学的異常が補正されているかである．

- 理想的には局所陰圧（サンドイッチ）療法を用いた一時的閉腹が望ましい．
- DCSの後も持続する骨盤内出血を塞栓するために，血管造影を施行すべきである．腹膜外骨盤パッキングを考慮すべきである．

　血行動態の安定している患者で出血が持続しているのであれば，骨盤内を探索して主な出血源となっている血管を縫合・結紮し，解剖学的な構造物（膀胱，直腸）の可能なところを修復し，必要に応じて膀胱瘻や人工肛門の造設と直腸の洗浄を行う．この段階で必要かつ可能であれば，骨盤輪の内固定に着手する．

　第一に出血を制御した後，一般的なDCSの原則では，患者を生理学的に安定させ，（36〜48時間後に）根本治療のため手術室に戻す．根治的な手術と創部の管理と計画には多数の専門分野が関わることになる．パッキングは長期になれば骨盤からのsepsisを引き起こすため，取り除かなければならない．根治的な骨盤の内固定は早期に行うことが理想的だが，確実に生理学的な安定が得られてからのタイミングとなる．

　骨盤損傷に対する規則的な治療手順は死亡率を改善させることが示されており，すべての病院において整備すべきである．

　骨盤の開放骨折に対しては平均15単位の輸血が必要とされる．希釈性の凝固障害を避けるために，massive transfusion protocol が設定されなければならない．容量補正は出血性ショックに対する止血治療の代替にすぎない．thromboelastography はこれから起こり得る凝固障害をモニターし補正するのに非常に有益である．

9.6 骨盤パッキング

　骨盤骨折に伴う出血の85%は静脈出血であり，骨盤周辺にある多数の静脈叢に由来する．この出血は通常塞栓術では制御できない．しかし，骨盤輪が安定している状態で，骨盤パッキングを適切に行えれば静脈性出血と動脈性出血をともに制御できる．

　腹膜外パッキングは1985年にPohlemanによって初めて報告され[2]，その手技についてさらに詳細に2001年にErtel[3]と2005年にSmith[4]によって報告された．もともとの手技はより積極的なものであったが，現在の手技は骨盤の縁にある外腸骨静脈の直下または内側にとどめる．

　現行のEASTガイドラインで骨盤出血に対する治療選択肢として血管塞栓術が必要とされている状態で[6]，欧州のガイドラインは骨盤パッキングを第1選択として推奨している（低いエビデンスレベルの推奨度であるが）[5]．この議論に対する比較研究はエビデンス蓄積には貢献しないだろう．このため各外傷診療施設の必要資材の準備が，この状況に直面する外科医の決定に影響を与える．

　出血源が不確かであるか，またはFASTや診断的腹腔洗浄（DPL）で陽性であった場合，試験開腹を行い腹腔内出血への対処または除外を行うことが賢明である．巨大または拡大し続ける骨盤血腫の存在を認めれば，腹膜外骨盤パッキングを行わなければならない．正中から腹膜縁をつかみながら，腹膜前のスペースに入ることで実施する．

　その他腹腔内の出血源が除外された場合，腹膜外骨盤パッキングは，開腹せずに下腹部正中の恥骨上切開で行うことができる．

9.6.1　腹膜外パッキング手技

- 患者は仰臥位とし，必要があればパックに対して強固な面を確保するため，両側の単一寛骨臼上ピンによる前方創外固定やC-クランプを追加する．
- 5 cmの恥骨上正中切開を置き，筋膜前方から腹直筋までを露出する．
- 筋膜は（恥骨）結合を直接触知可能なところまで切開する．（腹膜前面まで到達する．）筋膜は正中で切開するが，膀胱を損傷しないよう気をつける．最初に主要な出血側（ほとんどの場合，仙腸関節破綻側）から開始し，（恥骨）結合から側方へ骨盤縁をたどり，後方は仙腸関節まで（最初に触知する骨不連続部位まで）たどる．
- 骨盤まで鈍的にスペースを開放している間は，この部位の血管や神経損傷を避けるため，膀胱と直腸はスペース作成側とは反対側に寄せておく．
- このスペースを仙骨先端後方遠位から頭側前方へと，血管大ガーゼやタオルでパッキングしていく．
- 同様の処置を対側にも繰り返す．
- 骨盤パッキングの有効性は動脈性出血にも示されている．これはパッキングの適切な圧迫力が必要とされる．正常骨盤構造を持つ骨折していない骨盤部位において，それぞれの側で3枚の大きなタオルで調整することができる．重症骨盤骨折では，効果的なパッキングのためより多くのタオルを必要とする（10枚以上使用することもある）．パッキングガーゼの必要枚数は利用可能なスペースと適切な圧迫力の加わり方で決定される．
- 陰圧閉鎖を含めた標準的なDCS手技を用いて閉創する．

　腹腔内と同様に，パックは24〜48時間以内に除去すべきである．

9.7 合併損傷

　合併する損傷は，患者の循環動態が安定して

初めて治療を開始する．ダメージコントロール手技が唯一利用できるオプションである．

9.7.1 頭部外傷

最も多い合併損傷である．蘇生治療中は，"C"は"D"よりも優先順位が高いことを肝に銘じる必要がある．CTスキャンと脳神経外科的な治療は循環動態が安定してから行う．循環動態の安定はDCSの後に初めて得られるものである．

9.7.2 腹腔内損傷

これらはしばしば骨盤部の痛みによりマスクされる．後腹膜の血腫は腹膜腔内に穿破し，FASTや診断的腹腔洗浄（diagnostic peritoneal lavage：DPL）が偽陽性となるかもしれない．骨盤骨折がある場合，血行動態が安定した患者においてはCTスキャンが診断の手段となる．血行動態が不安定な患者では，診断的超音波検査が望ましい．DPLを行うのであれば，前方の腹壁に回ってきた腹膜外血腫の混入を避けるために，入口部は臍よりも頭側で行う．合併する腹腔内損傷を考慮し，開腹術の閾値は低くしておく．

9.7.3 膀胱損傷

膀胱損傷は骨盤骨折に最も多く合併する損傷である〔8.8.4 (p181)も参照〕．腹膜外と腹腔内の膀胱損傷を区別することが重要である．腹腔内の膀胱損傷は一期的な外科的修復が必要だが，腹膜外の膀胱損傷は恥骨上のカテーテルだけで，保存的に対処することができる．

9.7.4 尿道損傷

尿道損傷は保存的加療を行う〔8.8.5 (p182)も参照〕．安定した患者において膀胱会陰部の牽引縫合による一期的な修復が専門科の手により迅速に行われれば，機能障害は最小限に抑えられる．大多数の患者では，恥骨上の膀胱瘻（なるべく超音波ガイド下で行う）と待機的な尿道の修復が必要になる．

9.7.5 直腸肛門損傷

直腸と肛門の損傷は，括約筋と直腸肛門粘膜の損傷程度によって処置が変わる．表面上の浅い損傷はデブリドマンとドレッシングのみにより解決する．深い損傷では，人工肛門造設とドレナージが必要となる（神経叢を破壊してしまうため，仙骨前面のドレナージは不要である）．順行性の直腸洗浄の効果については，便を骨盤内に洗い出してしまうことで感染のリスクがあることから，議論の余地がある．安定した患者で愛護的に肛門を拡張させ広口径のチューブで機械的に直腸を注意深く洗浄し，適切にデブリドマンを行うことが一般的である．括約筋の修復は専門家に委ねるが，繰り返しデブリドマンを行い，早期に粘膜上皮に置換していくことが感染や瘢痕化を少なくする．

9.8 複雑（開放）骨盤損傷

開放骨折を伴う骨盤複雑骨折は，すべての損傷のなかで治療が困難なものの1つである．この損傷は相当量の出血をきたし，のちに重症骨盤敗血症と遠隔臓器も含めた多臓器不全を合併することがある．

9.8.1 診断

循環動態が安定している複雑骨盤骨折症例に対しては，骨盤単純X線や三次元CTおよび造影CT検査を迅速に行う．

9.8.2 手術

すべての骨盤開放(複雑)骨折症例は必要な検査が行われたら,可能な限りすぐ手術室に搬送する.骨盤骨折による出血は,開放創のパッキングで一時的に止血が達成されたら,骨盤血管造影検査を行うか(症例の 15% が必要となる),または迅速に骨盤前方成分に対する創外固定を行った後,後方成分安定化についても同様に固定が必要かを決定する.これらの決定は患者の全身状態,損傷形態,複合損傷に対応する外科医の経験に基づいて個々に行われる.

損傷部位によっては,受傷後の創部汚染を避けるため人工肛門造設が必要となる.一般的にすべての損傷が会陰部や肛門周囲にある場合は双孔式人工肛門造設を行うべきである.しかし,ダメージコントロールの状況下では,第1に汚染を制御しなければならず(必要であれば一時的な閉鎖のみ),人工肛門造設は患者の全身状態が正常に回復するまで延期すべきである.

すべての腟損傷は全身麻酔下で検索する.腟裂傷の処置法は次のようなものがある.

- 高位では修復と閉鎖を行う.
- 低位ではパッキングを行う.

9.9 まとめ

要約すると,循環動態の正常な患者では,受傷後数時間以内に不安定骨折の固定とそれに続く合併損傷の治療に向かうことが可能である.

- 患者の循環動態が安定した場合のみ,合併損傷は対処されうる.
- ダメージコントロールのみが唯一施行可能な選択肢のことがある.
- 骨盤輪の外固定はすべての治療の基本である.
- 凝固障害の補正と血液成分の回復が第2段階であり,後腹膜の血餅の安定化が必要条件である.
- さらなる出血のコントロールが必要なら,血管塞栓術もしくは腹膜外パッキングのどちらかで達成しうる.
- 血管塞栓術は動脈性の出血のみ扱えるが,パッキングは静脈性と動脈性出血の両方をコントロールする.
- 多くの合併損傷は,患者の循環動態が安定した後に管理されうる.
- 腹膜外パッキングは,可能であれば開腹するより先に施行すべきである.

文献

引用文献

1. Tile M. Acute pelvic fractures: causation and classification. *J Am Acad Orthop Surg*. 1996; 4: 143-151.
2. Pohleman T, Gänsslen A, Bosch U, Tscherne H. The technique of packing for control of haemorrhage in complex pelvic fractures. *Tech Orthop*. 1995; 9: 267-270.
3. Ertel W, Keel M, Eid K, Platz A, Trentz O. Control of severe haemorrhage using C-clamp and pelvic packing in multiply injured patients with pelvic ring disruption. *J Orthop Trauma*. 2001; 15: 468-474.
4. Smith WR, Moore EE, Osborn P, et al. Retroperitoneal packing as a resuscitation technique for haemodynamically unstable patients with pelvic fractures: report of two representative cases and a description of technique. *J Trauma*. 2005; 59: 1510-1514.
5. Cullinane DC, Schiller HJ, Zielinski MD et al. Eastern Association for the Surgery of Trauma Practice management guidelines for haemorrhage in pelvic fracture - update and systematic review. *J Trauma*. 2011; 71(6): 1850-68.
6. Cullinane DC, Schiller HJ, Zielinski MD, et al. Eastern Association for the Surgery of Trauma Practice Management Guidelines for hemorrhage in pelvic fracture—update and systematic review. *J Trauma*. 2011; 71(6): 1850-1868.

推奨文献

Brohi K, Management of exsanguinating pelvis injuries. An algorithm for the management of exsanguinating pelvic trauma. London, UK; May 20, 2008. http://www.trauma.org/index.php/main/article/668/.

Fry RD. Anorectal trauma and foreign bodies. *Surg Clin North Am*. 1994; 74: 1491-1506.

Velmahos GC. The pelvis. In: Mattox KL Moore EE, Feliciano DV, eds. *Trauma*, 7th ed. New York, NY: McGraw-Hill; 2004: 655-668.

10章 四肢外傷

10.1 総論

　四肢外傷は鈍的外傷の85％に合併し，激しい外見とは異なり，生命や四肢の危機的状況となることは稀である．しかし，時として四肢外傷が重大な問題となることがある．

　骨折は単独または多発外傷の一部として起こる．銃創や爆発物による戦闘での著しい外出血は出血性ショックの原因となる．c-A-B-Cの概念では，病院前の状況下で軍用のターニケット（combat applied tourniquet：CAT）を使用する循環管理（"c"）が気道確保に優先する．

　多発骨折，特に大腿骨骨折は大量出血の原因となりうる．出血がないようにみえたとしても，血管損傷を伴うような多発長管骨骨折に関しては持続して出血していることを肝に銘じておかなければならない．直接止血を行うことが不可能な場合，適切にターニケットを使用することで，生命を脅かす外傷がある患者の状態を安定させるための時間稼ぎができる．

10.2 重症四肢外傷の治療

　Primary surveyと蘇生が最優先される．

10.2.1 救命手段

- 持続する外出血をより早期に発見し止血（弾性包帯，ターニケット）
- 四肢以外の出血部位の除外または検索

10.2.2 四肢温存方法

- 迅速な四肢損傷の評価と末梢循環の確保
- 整形外科医，形成外科医の早期介入
- 血流障害の改善
- 開放創を無菌の被覆材で覆い，破傷風トキソイドと予防的抗菌薬投与
- 壊死組織のデブリドマン
- 骨折固定
- 創閉鎖とリハビリテーションの開始

　　骨折は破損した骨が存在する軟部組織損傷である．（作者不詳）

　骨折はそれに伴う軟部組織損傷と分けて考えられないことを銘記すべきであり，骨折は骨を含めた軟部組織損傷の延長である．そしてその治療はかわらない．

　この20年で個々の外傷に対する知見が増え，診断技術や手術方法（四肢の血行再建，複雑骨折に対しての固定法，軟部組織の再建などの手術），薬剤やリハビリテーションなどすべての進歩は四肢温存できる機会を増やすことに貢献している．しかし，四肢温存が成功したようにみえても，症例によっては死亡率の上昇や予後の悪化，27～70％で四肢切断が必要となり，好ましくない結果に陥ることがある．このような場合は，早期または初期のうちに四肢切除を行ったほうが有益かもしれない．特に高齢者，

糖尿病や四肢の虚血疾患の既往，喫煙者などの著しく予後が悪い傷病者に関しては治療方針を同様に考慮したほうがよい．

骨折や周囲軟部組織の高度な損傷を合併した症例の治療は難しく，それゆえに多職種の協力が必要となり，整形外科，血管外科，形成外科，またリハビリテーション科が力を集結し治療にあたる必要がある．不適切な方針決定は，結果として合併症を増加させ，治療期間が延長し患者にとって好ましくない結果となる．四肢切断か温存手術かの選択はしばしば困難を極め，上級医と見解の共有が必要である．四肢温存のために長時間かけ何度も手術を行うよりも，早期に切断を行ったほうがリハビリテーションの期間や費用が軽減されることもある．また，遷延する疼痛による衰弱，血色が悪く役には立たない温存された四肢が時として問題となる．すべての機能や患者の満足度により，四肢温存が成功したかどうかが決まる．

10.3 四肢血管損傷の治療

四肢の穿通性外傷の25〜35％に血管損傷が認められる．最近ではドップラーを用いた二重走査は有用なスクリーニング手段として用いられている．軽度な内膜損傷や末梢動脈損傷を除いては，四肢の血管損傷は修復すべきである．

軍事衝突であっても，一般社会の外傷センターであっても，穿通性外傷後の四肢の動脈損傷は頻繁に認められる．ほとんどの末梢動脈損傷は大腿または膝窩動脈に起こる．末梢動脈の触知不良や左右の色調の相違，または蒼白といった徴候は血流障害を示唆する．それらはドップラーエコーやパルスオキシメーターの低信号により確認することができる．しかし，急性期の循環血流量減少性ショック（収縮期血圧60 mmHg未満）において，末梢の血管損傷を評価することは困難なことが多い．そのため，primary surveyや蘇生処置の後に再度評価する必要がある．さらに血管損傷を疑う徴候として，血腫の拡大や拍動，仮性動脈瘤，動静脈瘻における持続性雑音，四肢の拡張，原因不明の虚血や機能不全なども確認できる．血管損傷が存在しても身体所見として現れないことも多いため，より精密な検査が必要となる．

末梢血管損傷のほとんどの原因は穿通性外傷で，軽度な穿刺創から銃弾などによる重度な損傷までさまざまである．末梢動脈が触知できるからといって，血管損傷は否定できず，約10％の血管損傷は身体所見として現れないといわれている．穿通性外傷には診断のためのカテーテル挿入やモニタリングのための動脈穿刺による医原性の損傷も含まれる．穿刺針やカテーテルによる動脈硬化によるプラークや内膜の剥離によって内腔狭窄，または血栓形成することにより四肢虚血の原因となる．

よって，受傷機転や損傷部位の付近を走査する血管の存在などから血管損傷を積極的に疑うことが鍵となる．

近年，血管をドップラーで走査検索することが，血管造影の適応を決定する補助として有用とされている．しかし，陽性所見は積極的に疑う根拠となりえるが，陰性だからといって血管損傷を否定する根拠とはならない．ドップラースキャンによる陽性所見，または足関節上腕血圧比（ankle-brachial index：ABI）<0.9の場合は血管造影を行う指標となり，手術となる可能性が高い．

血管損傷の可能性がある場合，確定診断の方法としては血管造影がゴールドスタンダードとなっている．しかし，血管造影は緊急開腹または開胸が必要な循環動態が不安定な患者に対して行うべきではなく，蘇生や救命処置が必要な死が迫っているような場合には後回しにするべきである．

もし，血管損傷を疑うなら，血管造影を行うべきである．

鈍的外傷も末梢血管損傷の原因となることがあり，なかでも剪断力がかかるような損傷が原因としては最も多い．挫傷や挫滅は動脈の貫壁性または部分的な断裂を引き起こし，内膜と壁内に血腫を形成する．膝関節の後方脱臼のような鈍的外傷は，主要血管を完全断裂する場合がある．また，鈍的外傷では血管周囲に巨大な血腫を形成されることで，間接的に血管閉塞をもたらすことがある．このような血腫は動脈の血流を阻害するような攣縮や変形を引き起こし，コンパートメント症候群の原因となることもある．

原則として，血管修復を行う前に骨折や脱臼の整復固定を行うほうが賢明とされている．しかし，この原則は虚血の徴候が認められる際には当てはまらない．以下に示すプロトコルが有用である．

- 虚血の初期評価
- 血管の検索
- 必要または疑わしい症例では筋膜切開
- 静脈または動脈の一時的なステント挿入
- 骨折に対して一時的な固定
- 血管損傷に対しての根治修復術

四肢におけるダメージコントロールは腹部と同様に行うべきである．壊死する可能性があるのであれば閉創すべきではない．

血管損傷を認めたら外科的には，修復，置換（グラフトによる），結紮（そしてバイパス），ステントまたはシャント形成の5つの選択肢がある．

内腔シャントは点滴用チューブ，経鼻胃管，胆管Tチューブ，胸腔ドレーンなど，シャントするべき血管のサイズにより選択する．頸部の手術で日常的に使用されるような既製のシャントが商品化されており，外傷治療の際に使用されるシャントチューブも作られている．シャントは損傷した血管の近位と遠位に挿入し，外側から縛って固定される．ヘパリン投与の必要はなく，四肢への血流を維持している間に他のダメージコントロールができる利点がある．動脈と静脈の双方に損傷がある時にはそれぞれにシャントすべきである．不可能であれば静脈は結紮する．シャントは約24時間またはそれ以上留置しても安全であるが，これに関しての対照試験は行われていない．

外傷によってはその合併症に特定の血管損傷が疑われることがある．その例として大腿骨顆上骨折や膝関節の後方脱臼などがある．明らかに脈が触知できるからといって動脈損傷を否定する根拠とはならず，ドップラーを用いた血圧測定で比較して健常側と10％以上の差異が認められれば血管造影を施行すべきである．これは難しい手技ではなく，その手法はどこにでも記載してある．脈が触知できない時は，外傷部位がわかっていれば診断的切開，わからなければ血管造影をただちに行う．

特に損傷血管に対するグラフト置換などの血管修復は，慣れた医師により行うべきであり，軟部組織の状態が保たれていることに疑う余地がない（減張切開後など）場合に限るべきである．血管の結紮は大量出血患者に対する最終手段として選択してもよいかもしれないが，四肢の温存はほとんど期待できない．後遺症として跛行が出現し，治療が必要になるかもしれない．ダメージコントロールが必要な状況や外傷の手術においては，非解剖学と異なる経路のバイパス術は施行すべきではない．外傷性大動脈損傷に対するステント内挿術のような特定の領域に対する血管内ステントは急激に施行されるようになってきたが，熟練した専門医による手技であるため，常に行えるとは限らない．

EAST(The Eastern Association for the Surgery of Trauma)から2002年に四肢外傷に対しての診断と治療のガイドラインが初めて出版された．初版から下肢の穿通性動脈損傷に対しての管理方法は進歩しており，現在のガイドラインを**表10-1**[1]に掲載する．

表10-1 下肢動脈損傷治療(EASTガイドライン)

エビデンスレベル	推奨
I	1. CT血管造影(Computed tomographic angiography：CTA)は穿通性下肢血管損傷の初期評価で画像診断が必要な際には有用である.
II	1. 動脈損傷が積極的に疑われる徴候(脈拍触知不可, 拍動性出血, 持続性雑音の聴取, Thrillの触知, 血腫増大)のある傷病者には外科的な検索を行う. この場合, 骨折や散弾銃に関連した損傷でなければ血管造影の必要性はない. 四肢温存のためには最低でも6時間以内には動脈損傷を伴った四肢への血流を再灌流する必要がある. 2. 身体的異常所見を伴った傷病者(動脈損傷の徴候は認められない)で/またはABI＜0.9の場合には血管損傷を除外するためさらに検査を必要とする. 3. 身体所見に異常なく, ABI＞0.9の場合は帰宅させてよい. (その他に入院が必要な損傷がない場合)
III	1. 下肢の穿通性外傷による出血の場合は用手圧迫では不十分なことが多く, ターニケットによる一時的な止血は修復術が行われるまでには有用かもしれない. 2. 一時的内シャントは血管損傷を伴った骨折(Gustilo分類IIIC骨折)固定を行う際に動脈血流を確保するのに有用である. 3. 傷病者の身体所見または状況が根治術を妨げているようなときにダメージコントロールとして四肢への血流確保において一時的内シャントは利用される. 4. 鼠径部以下の外傷に対して血管内治療を毎回行うことを支持するデータはない. 5. 脛骨血管の深枝への血管内塞栓は推奨されるが, コイルやn-butyl-2-cyanoacrylate glue (NBCA)を率先して使用することの有益性を示したデータはない. 6. 非侵襲的な二重走査超音波装置によるドップラーをモニタリングし動脈損傷を診断または除外することは定義されていない. 血管損傷やその周辺の損傷を伴った際の傷病者の徴候を調べたものは存在する. 7. 無症候性の非閉塞性動脈損傷に関しては保存的治療が支持される. 8. 無症候性の保存的に観ることができる非閉塞性動脈損傷の修復術は死亡率を上昇させることはない. 9. 単純な動脈修復術はグラフト置換術より成績がよい. もし, 完全な修復が求められるようであれば, 静脈グラフトが最もよい選択となる. しかし, Polytetrafluoroethylene(PTFE)もグラフトとして推奨される. 10. PTFEは汚染創に対しても使用される. 軟部組織を積極的に被覆するよう努める必要がある. 11. 末梢循環が確認できないようなら, 脛骨血管を検索する. 12. 下肢の遷延する虚血, 関連した損傷があった場合はより早期の4区画の筋膜切開を行うべきである. 行わないにしてもコンパートメント内圧をモニタリングする必要がある. 13. 近接する血管造影は散弾銃による損傷に対してのみ有用である. 14. 詳細な血管造影を行うのは動脈修復を行った後に施行するべきである.

〔Fox N, Rajani RR, Bokhari F, et al., *J Trauma Acute Care Surg.*, Supplement 4, 73(5), 315-320, 2012より許諾を得て転載〕

10.3.1 薬剤性血管傷害

　薬剤性血管傷害の頻度は医原性損傷や不法薬物の動脈注入の続発症として増加傾向にある. これらは血管収縮や血管壁傷害の原因となり, 激烈な痛みや末梢の虚血を伴う.

　薬剤性血管傷害に対しては末梢の血栓症を予防するためにヘパリン10,000単位を動脈内または経静脈的に投与する. レセルピン(0.5 mg)投与も推奨されてきたが, それは血管内皮から放出されるカテコラミンを抑制する効果を狙ったもので経験則に基づいている. その他の血管拡張薬や抗凝固薬が試されてきたが, その結果は一定していない. 比較的信頼性の高い薬剤の組み合わせとしてリンゲル液500 mLにヘパリン5,000単位を混注し, パパベリン塩酸塩80 mgを動脈攣縮予防のために追加する. これを動脈内であれば20～30 mLを30分ごとに, または経静脈的に投与するのであれば1時間にヘパリン1,000単位が投与されるように投与する.

10.4　クラッシュ症候群

　チェーンソーや鉈のような鋭利な道具による

四肢切断以外，損傷した四肢はクラッシュ症候群を生じる可能性がある．そのため，コンパートメント症候群やミオグロビン尿の出現を観察する必要がある．

10.5 開放骨折の治療

敗血症が開放骨折の治癒過程において常に脅威となりうる．感染する危険因子としては以下のような要因が挙げられる．
- 重症度（特に軟部組織損傷）
- 汚染の状況
- 外科的処置の遅延（6時間以上）
- 予防的抗菌薬の不適正使用
- 不適切な創洗浄
- 骨の被覆欠如
- 不適切な創閉鎖（汚染し，挫滅した創部の一期的な閉鎖を含む）

10.5.1 重症度（Gustilo分類）

表10-2に開放骨折における重症度のGustilo分類[2]を列挙した．

10.5.2 敗血症と抗菌薬

前述したように敗血症は開放骨折の治癒過程における脅威であり，主な危険因子としては重症度，外科的処置の遅れ，予防的抗菌薬の不適正使用，不適切な創閉鎖が含まれる．早期の予防的抗菌薬の使用が大切であるが，それは適切な創傷処置に付随して行うものと認識しておくべきである．

第一次世界大戦において，Thomasスプリントの導入と外科的な創部処置の必要性の認識が広がったことにより大腿骨の開放骨折の死亡率を80％から16％に減少させることに成功した[3]．スペイン内乱でTruettaらは開放骨折に対して積極的に創部を切開しデブリドマンを行

表10-2 Gustilo分類

Grade	記述
I	軟部組織損傷程度が低く1cm以内の開放創，かつ汚染がないもの．骨折は軽度粉砕程度にとどまる．髄内釘を使用して骨接合の平均期間は21～28週である．
II	中等度の軟部組織損傷を伴い，1cm以上の開放創を伴うもの．開放創はある程度の汚染を伴う．骨折は粉砕骨折を伴う．髄内釘を使用して，骨接合の平均期間は26～28週である．
III	以下の骨折は必然的にGrade IIIに分類される． ・骨折部の逸脱 ・骨幹骨折部の欠如 ・血管修復を必要とする血管損傷を伴った骨折 ・土壌での損傷または高度な創部汚染を伴ったもの ・高度の銃創 ・高速走行中の車の衝突が原因となった骨折
IIIA	汚染を伴う挫滅創で10cm以上のもの．骨折部を軟部組織で被覆することは可能．創部の感染率は約4％である．髄内釘を使用して骨接合までの平均期間は30～35週である．
IIIB	骨膜剥離，骨の露出，高度な汚染を伴う挫滅創で10cm以上のもの．骨折部を十分な軟部組織で覆うことができず，局所的または遊離した皮弁を必要とする．創部の感染率は約52％である．髄内釘を使用して骨接合までの平均期間は30～35週である．
IIIC	四肢温存のためには修復を必要とするような主血管の損傷を伴う骨折．軟部組織損傷は必ずしも伴わない．創部感染率は約42％である．Mangled Extremity Severity Scoreによる分類が可能．場合によっては膝下での切断も必要となる．

(Gustilo RB, Mendoza RM, Williams DN, J Trauma, 24, 742-746, 1984より許諾を得て転載)

うこと，骨折を整復してギプスで固定し創部を開放しておくことにより，1,069例の開放骨折症例の敗血症による死亡率が0.6％であったことを報告している[4]．

遊離皮弁を含めた欠損部に対する再建手術などの二次的な軟部組織の治療は1週間以内に完結できればよい結果をもたらす．

EASTの近年のガイドラインでは，Gustilo分類のGrade I とIIにおいては抗菌薬投与を創部閉鎖後の24時間で中止することを推奨している．Grade IIIにおいては受傷後72時間の抗菌薬投与を推奨しており，創閉鎖後は24時間で中止としている[5,6]．Grade I とIIに対しては黄色ブドウ球菌に対して感受性のある抗菌薬が推奨される．しかし，Grade IIIに対してはグラム陰性桿菌を包括する広域抗菌薬が推奨される．

10.5.3 静脈血栓症

重症四肢外傷の治療においては深部静脈血栓症予防が必須である．理想的には機械的，薬剤による双方の予防を行う[7]．

10.5.4 多発外傷における骨折固定のタイミング

多くの比較研究で四肢単独外傷，多発外傷の双方において早期（48時間以内）に根治的骨折固定を行ったほうが，外傷後の呼吸器合併症を軽減できることが示されている．また，早期の固定は死亡率，人工呼吸器を必要とする期間，血栓症のリスク，医療費を軽減するといわれている．しかし，頭部外傷を合併した骨折への早期固定は，その予後に対しての影響は示されていない．多発外傷における早期骨折固定の利点は検証中である．

整形外科的なダメージコントロールとして早期の創外固定による整復固定は，いくつかのリスクを軽減すると言われている[8,9]．damage control surgery（DCS）は急性期に一時的な固定として行われ，後に根治的固定が行われる．以下に危険性のある合併症を提示する．

10.5.4.1 呼吸不全

整形外科的損傷にはしばしば呼吸不全を合併する[10]．四肢外傷は頭部，胸部などを含めた多発外傷の一部として生じる．低酸素血症，血圧低下，そして組織損傷は一次損傷として患者の炎症を惹起する．骨折に対しての外科的治療は二次的損傷を生じる．外傷後の脂肪塞栓症は呼吸器合併症と関連しており，整形外科的損傷で特に髄内釘挿入後に起こることがある．

それにもかかわらず，多くの比較研究において，早期に固定し48時間以内に根治的手術を行うことにより，四肢単独外傷，多発外傷における外傷後の呼吸器合併症の危険性を軽減することができるとされている．また，早期の固定により死亡率，人工呼吸器が必要な期間，血栓症の発生，医療費を軽減できることが示されている．

たとえ循環動態が安定していても，重症胸部外傷を伴った患者では，創外固定によるダメージコントロールを考慮すべきである．

10.5.4.2 頭蓋内損傷

循環動態が不安定で下肢の長管骨骨折を伴った患者の約5％に頭蓋内圧亢進，またはその他の問題が生じうる．このような症例に対しても一時的な骨折固定は有益である．いくつかの研究は，頭部外傷を伴った患者に対する早期の髄内釘による内固定は有害であるとしているが，中等症または重症頭部外傷を伴った患者に対して長管骨骨折の一時的な固定が予後を改善または悪化させることを示したエビデンスはない[11]．しかし，時間のかかる処置は避けるべきで，より早期にICUへ搬入できるような四肢外傷に対する段階的な手段を考慮すべきである．

10.6 広範囲の四肢外傷：生命対四肢

特定の骨折があることは，体に多大な外力が働いたことを示すため，治療にあたる外科医は合併損傷の検索を早急に行わなければならな

い．挫滅創のような顕著な軟部組織損傷，血管や神経損傷を伴った損傷，または骨欠損などは生命または四肢への危機的状況をもたらす可能性があり，この項ではそこに焦点を置く．

これらの損傷に対する治療に関しては飛躍的な進歩を遂げ，四肢切断の割合も減少している．にもかかわらず，高エネルギー外傷による循環不全，開放粉砕骨折，軟部組織欠損により「ずたずたの"mangled"四肢」[訳注：軟部組織，神経，血管，骨の4つの組織のうち3つが損傷された重症四肢外傷]となっている患者が少ないながら依然として存在する．このような損傷は，健康であった生産年齢の患者に機能的，精神的な障害をもたらす．

主な四肢外傷とその合併症を分類する方法は多々存在しており，この章の最後でそのスコアリングの方法を示す．

骨折を伴った重症四肢外傷を温存することは極めて挑戦的である[12]．外傷チームにより四肢温存ができたとしても，筋損傷や神経損傷，骨欠損，そして慢性的な感染のため機能的には不満が残る結果となる可能性がある．四肢温存をやみくもに行うことにより医療資源を消費し，死亡率や入院費が増加する．

下肢損傷の重症度をスコアリング[13]する方法は多々あり，外傷外科医にとって四肢温存か切断かを判断する手助けとなる．Mangled Extremity Severity Score(MESS)[14]は下肢の不可逆的な損傷の指標となる．しかし，近年の前向き研究では方針決定を行う際にスコアリングに頼りすぎることに注意を促している．

10.6.1 スコアリング方法

10.6.1.1 Mangled Extremity Syndrome Index

Gregoryら[14]は重症外傷17症例（うち12例は下肢損傷）を振り返り，Mangled Extremity Syndrome Indexを提言した（**表10-3**）．損傷を皮膚，神経，血管，骨損傷により分類している．血流再灌流までの遅延，虚血，患者の年齢，既往，患者がショック状態であったかにより重症度を定量化している．

10.6.1.2 Predictive Salvage Index System

Howeら[15]は21症例の血管損傷を伴った骨盤または下肢損傷の患者を振り返り，動脈損傷の部位，骨折・筋損傷の程度，受傷から手術までの時間による予後指標を提案した（**表10-4**）．合併損傷やショックなどの要因は四肢切断の予後因子には関連しないと考えられた．全体の43%の患者が四肢切断となり，膝窩動脈より遠位での損傷はその割合が高率で80%となっている．

後述するMESSは，骨・軟部組織損傷，虚血時間[訳注：時間の要素は含まない]，ショック，年齢により定量化されているが，このジレンマを解決する手段として考案されている．

10.6.1.3 Mangled Extremity Severe Score

Johansenら[11]は骨・軟部組織損傷，四肢の虚血時間[訳注：時間ではなく程度]，ショック，年齢から定量化するMESS（**表10-5**）が，どの患者が四肢切断を必要とするのかという問題を解決する手段だと記載している．MESSにおいて7点以上ならば，四肢切断となる可能性が高い．

10.6.1.4 NISSSA Scoring System

McNamaraら[16]とその他はMESSを用いて，重症脛骨損傷の24症例を検証した．MESSの欠点への対応として，軟部組織損傷と骨損傷を除外し，神経損傷を含めた．その結果としてNISSSA(nerve injury, ischaemia, soft tissue injury/contamination, skeletal injury, shock/blood pressure, age)スコアリング法（**表10-6**）を提案し，これは感度・特異度ともにMESSよ

表 10-3　Mangled Extremity Syndrome Index

指標	スコア
Injury Severity Score（ISS）	
＜25	1
25〜50	2
＞50	3
損傷形態	
切断	1
挫滅／熱傷	2
剝離／デグロービング	3
神経損傷	
挫傷	1
横断	2
引き抜き	3
血管損傷	
静脈横断	1
動脈横断	2
動脈塞栓	3
動脈引き抜き損傷	4
骨折	
単純	1
部分（2か所以上）	2
部分粉砕	3
6 cm 以上の骨欠損	4
関節部	5
関節部で 6 cm 以上の骨欠損	6
手術までの遅延	1 ポイント／6 hours
年齢（歳）	
＜40	0
40〜50	1
50〜60	2
＞60	3
既往あり	1
ショック	2

注：スコア＜20　機能的な四肢温存が望まれる，スコア＞20　四肢温存は不可
(Gregory RT, Gould RJ, Peclet M, et al., *J Trauma*, 25, 1147-1150, 1985 より許諾を得て作成)

表 10-4　Predicted Salvage Index System

指標	スコア
動脈の損傷部位	
膝窩上	1
膝窩	2
膝窩下	3
骨折の程度	
軽度	1
中等度	2
高度	3
筋損傷の程度	
軽度	1
中等度	2
高度	3
受傷から手術までの時間	
＜6 時間	0
6〜12 時間	2
＞12 時間	4

注：スコア＜7　四肢温存，スコア＞8　四肢切断
(Howe HR Jr, Poole GV Jr, Hansen KJ, et al., *Am Surg*., 53, 205-228, 1987 より許諾を得て作成)

りも優れている．

　これらのスコアリング法は，外科医が循環動態が不安定な多発外傷の患者を蘇生している場合という限定がある．それゆえ，これらはすべての四肢外傷にあてはまるものではない．また，再現性，予後評価，治療方針決定において

もの足りないとの指摘がある．これらが因子となって，四肢損傷を温存することに焦点が置かれ，生命危機や四肢の壊滅的な損傷の状況下においても不適切な四肢温存を選択したり，温存の可能性がありながら切断されたりする．これらのスコアリング法は限界があるといわれてはいるが，救命のための四肢切断か四肢温存かの決定に難渋する場合には客観的な指標となり得る．しかし，得られた推奨は，利用できる医療機器や専門性という点からも，判断されなければならない．

　結論として，四肢切断するにしても四肢温存のために何度も手術を繰り返すにしても決断することは容易ではない．四肢温存のために時間を無駄に費やすことは避けるべきであり，特に明らかに感覚がなく機能的な予後が期待できないような患者に関しては切断を考慮するべきである．スコアリング法は治療方針決定のガイドとしてのみに利用するべきである．合併する外傷の各指標（受傷から外科的処置までの時間の

表 10-5 Mangled Extremity Severity Score

因子	スコア
骨/軟部組織損傷	
低エネルギー(刺創,骨折,銃創)	1
中エネルギー(開放または多発骨折)	2
高エネルギー(散弾銃,軍用兵器)	3
超高エネルギー(上記に汚染を伴う)	4
四肢虚血	
脈拍触知減弱または欠如(灌流は正常)	1*
脈拍触知不可,毛細血管再灌流なし	2*
冷感,麻痺,感覚障害	3*
ショック	
収縮期血圧>90 mmHg	1
収縮期血圧<90 mmHg(一過性)	2
収縮期血圧<90 mmHg(継続)	3
年齢(歳)	
<30	0
30〜50	1
>50	2

*虚血が6時間以上継続した場合は2倍
注:スコア>7 四肢切断の可能性が高い
(Johansen K, Daines M, Howey T, Helfet D, Hansen ST Jr., *J Trauma*, 30, 568-572, 1990 より許諾を得て作成)

表 10-6 NISSSA Scoring System

因子	スコア
神経損傷	
感覚障害なし	0
背側の鈍麻	1
足底の部分的鈍麻	2
足底全面	3
虚血	
なし	0*
軽度	1*
中等度	2*
高度	3*
軟部組織損傷/汚染	
低度	0
中等度	1
高度	2
重症	3
骨折	
低エネルギー	0
中エネルギー	1
高エネルギー	2
超高エネルギー	3
ショック/血圧	
正常値	0
一過性低血圧	1
継続する低血圧	2
年齢(歳)	
<30	0
30〜50	1
>50	2

*虚血が6時間を超える場合はスコアを2倍
注:スコア>11 四肢切断となる可能性が高い.
(McNamara MG, Heckman JD, Corley FG, *J Orthop Trauma*, 8, 81-87, 1994 より許諾を得て作成)

遷延と温阻血や,重症多発臓器損傷の傷病者の生命危機を除いて)は予後指標としては証明不足である.可能性のある合併症を十分把握しておくことが,四肢温存か切断かの判断を後押しするだろう.

10.7 コンパートメント症候群

コンパートメント症候群[17,18]は血管損傷を合併していなくても四肢損傷後に起こりうる.閉鎖された筋膜内圧の上昇が筋肉への血液循環を阻害する.早期の診断と介入がその発症を予防するのに重要である.

コンパートメント症候群は,血管損傷の合併にかかわらず四肢外傷や虚血に伴って頻繁に認められる.再灌流が主たる成因となっている.古典的な臨床所見は血管修復を行う以前には認めないこともある.コンパートメント症候群と診断したら,早期に減張切開を行う.これは上肢[19]においても下肢[20]においても同様である.

10.7.1 コンパートメント内圧の測定方法

コンパートメント内圧測定[21]は診断に不安がある際には非常に重要となる.例えば,集中治

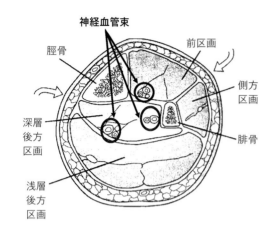

図 10-1 筋内区画（コンパートメント）

療中の患者のように鎮静下で人工呼吸器管理を行っており，意識がない患者で身体所見が取れないような場合には特に有用となる．末梢動脈が触知されドップラーにて血流が確認できたとしてもコンパートメント症候群を否定することはできない．測定する際には両下肢の同部位（脛骨粗面の2cm下方外側の前脛骨筋）を比較する．

10.7.2 手技

筋膜切開はかなり広範囲[22]に行い，下肢の4か所のコンパートメントを開放することが重要である（**図 10-1**）．以下，具体的な方法を解説する．

- 内側切開
  - 内側切開は脛骨粗面より2cm内側下方からはじめ，下肢全長にわたって，脛骨の後方境界線より2〜3cm背側で，内果より2cm上方まで切開を入れる．この際の注意点は大伏在静脈を温存する点である．
- 外側切開（**図 10-2**）
  - 外側切開は腓骨上の前外側，腓骨頭の2〜3cm下方から切開をはじめ，総腓骨神経を損傷しないように外果の2cm上方まで切開を入れる．
  - 皮膚を牽引する．

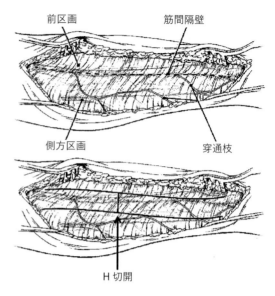

図 10-2 側方減張切開による 'H' 切開法

- 中隔をまたぐように横切開を入れる．
- 彎曲した鋏で中隔の両側を切開する．

10.8 減張切開

2種類の方法を記述した．
- 2方向に皮膚切開を入れ，4区画の筋膜切開を入れる．
- 腓骨切除

皮膚切開は筋膜がしっかりと露出するよう広く置く必要がある．筋膜切開は全長に渡って置く必要があり，これは直視下でのみ可能となる．損傷した四肢の静脈還流の主流を担っている大伏在静脈の損傷には細心の注意を払う．外側では総腓骨神経を温存する必要がある．

外傷においては皮下の筋膜切開はありえない．

10.8.1 4区画の筋膜切開

4区画の筋膜切開[22]は，2つの長い皮膚切開

で行う．
1. 前外側切開は腓骨前方2cmに長切開を置く．前・外側区画の筋膜がそれぞれ切開される．
2. 後内側切開は脛骨内側境界の2cm後方に長切開を置く．皮下組織は鈍的に剥離して，浅後区画・深後区画をそれぞれ開放する．

筋膜切開は明らかな動脈損傷がある際，または筋区画内圧の上昇が疑われる際には，動脈を露出して検索する前に行われるべきである．

コンパートメントの有無にかかわらず，疑われる際には筋膜切開を行う必要がある．

10.8.2 腓骨切除

腓骨切除は難易度の高い手技で，大量出血となる可能性があり，腓骨動脈に損傷を与える可能性がある．

外傷治療の場面では実施するべきではない．

10.9 四肢損傷の合併症

表10-7に骨折による合併症の概要を列挙した．

53症例の重症下肢損傷において，Bondurantらは早期または晩期四肢切断の比較を行い死亡率と医療費を後ろ向きに振り返った[23]．晩期に四肢切断が行われた患者の入院期間は長く（53.4対22.3日），手術を多く繰り返され（6.9対1.6回），医療費はより高い（53,462対28,964ドル）結果となった．そのうち6症例は，損傷下肢が原因の敗血症で死亡し，早期に四肢切断が行われた群では敗血症に至った症例や死亡した症例はなかった．Georgiadis[24]は，四肢温

表10-7 骨折に伴う合併症

皮膚，軟部組織	皮膚または軟部組織欠損，創部壊死，被覆欠損
骨，骨折部	筋肉壊死／神経損傷を伴うコンパートメント症候群 　急性または慢性深部感染 骨欠損，接合遅延，接合不全／アライメントのずれ 金属不具合による骨折固定の問題 再骨折
神経	直接または虚血による損傷 反射性交感神経性ジストロフィー
血管	動脈閉塞，静脈不全 深部静脈血栓症，コンパートメント症候群
関節	関節面骨折 拘縮，続発性関節炎
二次性	聴覚毒性，腎毒性，抗生物質による筋壊死 二次性感染拡大，敗血症，多臓器不全
心理社会的	抑うつ，尊厳喪失 経済的困窮，問題のある雇用形態 夫婦間の問題
機能的	慢性疼痛 筋力や持久力による障害，活動低下 職場復帰ができない，レクリエーション活動への参加ができない
容姿	瘢痕，巨大な皮弁

存した患者を平均3年間追跡して，早期に膝下で切断を行った群よりも合併症，手術回数が多く，入院期間が長期であったと報告した．回復の遅延や有益な仕事への意欲低下も注目するべきだろう．初回の入院費は早期に四肢切断を行ったほうが安い．

より早期に四肢切断を決定することは非常に困難である．初療における検査では，最終的な軟部組織損傷の程度を正しく予測することは不可能であり，（多くの患者はショックであるため）末梢循環の評価も困難で，（頭部外傷や虚血，軟部組織損傷の結果）神経学的な所見はかなりの頻度であてにならない．四肢温存の際にはATLSのプロトコルを考慮に入れる必要があり，常に四肢よりも救命を第一に考え，それにより全身の合併症や損傷の見逃しを最小限にする．より早期の決断を導く試みとして，結果的に四肢切断が必要となるような損傷を予測するためのスコアリングを使用した客観的な指標

が考案されている[25]．

10.10 まとめ

多発外傷において，より早期に長管骨骨折の根治的固定を行うことは有益である．最近のガイドラインでは，頭部または胸部外傷が優先される患者に対して，骨折固定は，患者の状態によってタイミングを判断するべきと提言している．整形外科的なダメージコントロールは，四肢温存にこそあるといわれている[26]．

文献

引用文献

1. Fox N, Rajani RR, Bokhari F, et al. Evaluation and management of penetrating lower extremity arterial trauma: An Eastern Association for the Surgery of Trauma practice management guideline. *J Trauma Acute Care Surg*. 2012; Supplement 4, 73(5): 315-320.
2. Gustilo RB, Mendoza RM, Williams DN. Problems in the management of type III (severe) open fractures: a new classification of type III open fractures. *J Trauma*. 1984; 24: 742-746.
3. Gustilo RB, Anderson JT. Prevention of infection in the treatment of one thousand and twenty-five open fractures of long bones: retrospective and prospective analyses. *J Bone Joint Surg*. 1976; 58A: 453-458.
4. Truetta J. War surgery of extremities: treatment of war wounds and fractures. *Br Med J*. 1942; 1: 616.
5. Luchette FA, Bone LB, Born CT, et al. Practice management guidelines for prophylactic antibiotic use in open fractures. In: *Eastern Association for the Surgery of Trauma. Practice Management Guidelines*. http://www.east.org. Accessed December 2014.
6. Hoff WS, Bonadies JA, Cachecho R, Dorlac WC. EAST Practice Management Guidelines Work Group: update to Practice Management Guidelines for prophylactic antibiotic use in open fractures. In: *Eastern Association for the Surgery of Trauma. Practice Management Guidelines*. http://www.east.org. Accessed December 2014.
7. Rogers FB, Cipolle MD, Velmahos G, Rozycki G. Practice management guidelines for the management of venous thromboembolism (VTE) in trauma patients. *J Trauma*. 2002; 53: 142-164.
8. Scalea TM, Boswell SA, Scott JD, Mitchell KA, Kramer ME, Pollak AN. External fixation as a bridge to intramedullary nailing for patients with multiple injuries and with femur fractures: damage control orthopedics. *J Trauma*. 2000; 48: 613-621.
9. Dunham CM, Bosse MJ, Clancy TV, et al. The EAST Practice Management Guidelines Work Group. Practice management guidelines for the optimal timing of long-bone fracture stabilization in polytrauma patients: the EAST Practice Management Guidelines Work Group. *J Trauma*. 2001; 50: 958-967.
10. Robinson CM. Current concepts of respiratory insufficiency syndromes after fracture. *J Bone Joint Surg*. 2001; 83B: 781-791.
11. Scalea TM, Scott JD, Brumback RJ, et al. Early fracture fixation may be 'just fine' after head injury: no difference in central nervous system outcomes. *J Trauma*. 1999; 46: 839-846.
12. Johansen K, Daines M, Howey T, Helfet D, Hansen ST Jr. Objective criteria accurately predict amputation following lower extremity trauma. *J Trauma*. 1990; 30: 568-572.
13. Bosse MJ, MacKenzie EJ, Kellam JF, et al. A prospective evaluation of the clinical utility of the lower-extremity injury-severity scores. *J Bone Joint Surg*. 2001; 83A: 3-14.
14. Gregory RT, Gould RJ, Peclet M, et al. The Mangled Extremity Syndrome (MES): a severity grading system for multisystem injuries of the extremities. *J Trauma*. 1985; 25: 1147-1150.
15. Howe HR Jr, Poole GV Jr, Hansen KJ, et al. Salvage of lower extremities following combined orthopedic and vascular trauma: a predictive salvage index. *Am Surg*. 1987; 53: 205-228.
16. McNamara MG, Heckman JD, Corley FG. Severe open fractures of the lower extremity: a retrospective evaluation of the Mangled Extremity Severity Score (MESS). *J Orthop Trauma*. 1994; 8: 81-87.
17. Perron AD, Brady WJ, Keats TE. Orthopedic pitfalls in the ED: acute compartment syndrome. *Am J Emerg Med*. 2001; 19: 413-416.
18. Tiwari A, Haq AI, Myint F, Hamilton G. Acute compartment syndromes. *Br J Surg*. 2002; 89: 397-412.
19. Morin RJ, Swan KG, Tan V. Acute forearm compartment syndrome secondary to local arterial injury after penetrating trauma. *J Trauma*. 2009; 66: 989.
20. Frink M, Hildebrand F, Krettek C, et al. Compartment syndrome of the lower leg and foot. *Clin Orthop Relat Res*. 2010; 468: 940.
21. Hammerberg EM, Whitesides TE Jr, Seiler JG 3rd. The reliability of measurement of tissue pressure in compartment syndrome. *J Orthop Trauma*. 2012; 26: 24.
22. Mubarak SJ, Owen CA. Double incision fasciotomy of the leg for decompression in compartment syndromes. *J Trauma*. 1977; 59A: 184-187.
23. Bondurant FJ, Cotler HB, Buckle R, Miller-Crotchett P, Browner BD. The medical and economic impact of

severely injured lower extremities. *J Trauma*. 1988; 28: 1270-1273.
24. Georgiadis GM, Behrens FF, Joyce MJ, Earle AS, Simmons AL. Open tibial fractures with severe soft-tissue loss. Limb salvage compared with below-the-knee amputation. *J Bone Joint Surg Am*. 1993 Oct; 75(10): 1431-1441.
25. Scalea TM, DuBose J, Moore EE, et al. Western Trauma Association critical decisions in trauma: management of the mangled extremity. *J Trauma Acute Care Surg*. 2012; 72: 86.
26. Possley DR, Burns TG, Stinner DJ, et al. Temporary external fixation is safe in a combat environment. *J Trauma*. 2010; 69 Suppl 1: S135.

推奨文献

Harris AM, Althausen PL, Kellam J, et al. Complications following limb-threatening lower extremity trauma. *J Orthop Trauma*. 2009; 23: 1.

Helgeson MD, Potter BK, Burns TG, et al. Risk factors for and results of late or delayed amputation following combat-related extremity injuries. *Orthopedics*. 2010; 33(9): 669-76. doi: 10.3928/01477447-20100722-02.

11章 頭部外傷

11.1 はじめに

　外傷性脳損傷（traumatic brain injury：TBI）は，世界的に特に若い世代の人々の死亡や恒久的機能障害の主な原因となっている．米国単独では2010年に，TBIは5万人以上の死亡原因となった．さらに，入院加療を要した28万人以上，および救急外来を訪れた220万人以上がTBIと診断された[1]．TBIを合併した外傷患者は，TBIのない外傷患者と比較して，平均入院日数や医療コストが増加し，恒久的機能障害の割合が上昇した．

　TBIの極端に高い死亡率と著しい恒久的機能障害の原因として，受傷時の侵襲と，それに加わる組織低酸素と循環血液量減少による二次性の神経組織損傷が重要である．低血圧と低酸素はあらゆる重症外傷で生じる．TBIに合併した外傷による出血の蘇生は容易ではない．その主な目的の1つは，酸素組織灌流量の最適化である．適切に頸椎固定した状態での早期の気道確保，十分な換気と酸素化，循環血液量減少の改善は脳をさらなる損傷から保護する重要な処置である．CTによる迅速な画像診断は外科医の治療決定を即座に促す重要な情報を提供する．

11.2 受傷機転と分類

　TBIは重症度，損傷タイプ，受傷機転から分類される．分類により，外傷外科医は重症度を判断し，早期に頭蓋内損傷の存在を疑い，タイムリーに適切な診断と治療を開始することができる．

　重症度は臨床的に，患者の神経学的状態を異なるパラメータの合計で表したGlasgow Coma Scale（GCS）で評価される（付録Bを参照）．GCSは単純な数値ではなく，3つの構成要素はそれぞれ独立し，実質的な臨床的数値である．さらなる臨床徴候や症状，例えば局所神経症状や異常な対光反射，瞳孔不同，てんかん発作はTBIの重症度分類に関与する．

- **軽症TBI**：短時間（数秒か数分）の意識消失，1時間以内の外傷性健忘，正常な脳画像所見，GCSスコアが13〜15点．
- **中等度TBI**：24時間以内の意識消失，1〜24時間の外傷性健忘，異常な脳画像所見，GCSスコアが9〜12点．
- **重症TBI**：24時間以上の意識消失，あるいは昏睡，24時間以上の外傷性健忘，異常な脳画像所見，GCSスコアが3〜8点．

　脳損傷のタイプは確認された外傷性脳病変によって特徴づけられる．

- **局所性脳損傷**：頭蓋骨と直下の脳組織に直接作用する衝突力は，挫傷，脳裂傷，硬膜外血腫，硬膜下血腫，くも膜下出血，脳内出血といった多様な病変を引き起こす．迅速な脳画像撮影は，臨床転帰に影響する早期診断と迅速な治療介入を促進する．しかしながら，TBI患者の多くは，外科的治療を要する病

変を有しない[2].
- **びまん性脳損傷**：突然の頭部の動き，通常は自動車事故でしばしばみられる急な減速運動はびまん性軸索損傷や重症脳浮腫を引き起こす．極端な状況下では，軸索の最大弾力性の限界を超え，二次変性を伴う軸索損傷を引き起こす．この臨床病理学的な症候は脳白質への広範な損傷やさまざまな神経学的欠損を引き起こす[3].

TBI の重症度とタイプは受傷機転，および脳実質に加わる力と直接関係している．
- **鈍的頭部外傷**：頭部外傷の 75％以上を占め，主に自動車事故と転落によって生じる．開放性頭蓋骨骨折がない限り，鈍的頭部外傷は非開放性外傷と考えられ二次性脳損傷のリスクが高い．外傷後に重症な恒久的機能障害をおこすのは主に鈍的頭部外傷患者であり，外傷外科医にとって主な診断ターゲットである．鈍的頭部外傷では頭蓋骨骨折がしばしば認められる．頭蓋骨骨折は相当な力が発生して生じるため，過小評価してはならない．頭蓋 X 線で単純性線状頭蓋骨骨折が確認された場合は，頭蓋内出血の可能性が 400 倍増加する．開放性頭蓋陥没骨折は全例，特に骨折部位の硬膜が損傷している場合，外科的処置をすべきである．
- **穿通性頭部外傷**：穿通性脳損傷患者は血腫または弾道による著明な mass effect がある場合，緊急開頭手術を必要とする．しかしながら，骨片や弾片の摘出は，正常脳組織に損傷を加えてまで行うべきでない．蘇生後 GCS スコア 5 点以下の患者，あるいは GCS スコア 8 点以下で CT 所見で両側脳損傷を認める患者は特に予後不良で，保存的治療も検討する．

11.3 測定可能な脳機能の生理学的指標

11.3.1 平均動脈圧

平均動脈圧（mean arterial pressure：MAP）は 1 心臓サイクルの間の平均的動脈圧と定義され，外傷患者における血行力学的状態の信頼できる指標である．数学的に以下の計算式で説明される．

$$\frac{SAP + 2DAP}{3}$$

SAP：収縮期圧，DAP：拡張期圧

11.3.2 頭蓋内圧（ICP）

頭蓋内圧（intracranial pressure：ICP）は頭蓋骨より内側の脳にかかる圧で，脳脊髄液量と脳静脈還流の変動により調整される．正常 ICP は 7〜15 mmHg である．ICP 20 mmHg 以上で脳浮腫や大血腫が原因となっていれば，脳圧を降下させるために外科的治療を要する．

11.3.3 脳灌流圧（CPP）

脳灌流圧（cerebral perfusion pressure：CPP）は脳に血流を送るための圧勾配である．以下の計算式で算出される．
脳灌流圧 ＝ 平均動脈圧 － 頭蓋内圧
正常 CPP は成人では 70〜90 mmHg である．

11.3.4 脳血流量

脳血流量は脳に常時供給される血液量である．正常値はおよそ 750 mL/分で，成人の心拍出量の 15％にあたる．脳代謝需要，血圧，二酸化炭素分圧，および酸素分圧によって厳密に自己調整され，重症外傷患者では有意な変化を示す．

11.4 TBIの病態生理学

脳損傷の初期段階は，直接的な組織損傷，および脳灌流量と代謝の調節障害，この2つの主要な要素で特徴づけられる．この虚血様パターンは，嫌気性解糖，膜透過性亢進とその後の浮腫により乳酸の蓄積をもたらす．細胞レベルでは，細胞および脈管構造の膜分解から起こるフリーラジカルと脂肪酸の増加とともに，神経伝達物質の過剰放出が生じる．これらイベントはプログラムされた細胞死（アポトーシス）へと導く．

11.5 TBIの初期治療

衝撃の際に生じる神経学的損傷は一部だけで，ほとんどの障害は二次性脳損傷により引き起こされる．したがって，時間経過が重要なのは明らかで，TBIの全患者に対して迅速で詳細なアプローチが必須である．ATLS治療指針に従った診療（GCSや瞳孔所見）を行い，おおまかな神経診察で神経学的状態に関する基本的情報を得ることができる．TBI患者管理の基本となる2つの支柱は以下である．

- 収縮期血圧を90 mmHg以上に保つ（レベルⅡ推奨）
- 酸素分圧を60 mmHg以上（8.8 kPa以上）に保つ（レベルⅢ推奨）[4)].

これら目標は重要で，多発外傷で循環動態が不安定な患者では特に大きな難題になり得る．ICP上昇を伴う単独TBIでは，脳浮腫や血腫による低灌流に対し，脳血管自己調節能により収縮期血圧を上昇させることで代償する．これは，外傷患者において高血圧を認める，数少ない状況の1つである．この"Cushing"効果は，収縮期血圧が，高血圧性TBIの自己調節能と出血による血圧低下に影響されるため，出血患者には当てはまらない．そのような場合，脳灌流に寄与し，かつ出血部位に血栓形成を促すために，収縮期血圧を90 mmHgまで回復させることがすすめられる．

そのほかに，高血圧（平均血圧＞110 mmHg），貧血（ヘモグロビン＜100 g/L），低ナトリウム血症（＜142 mmol/L），高血糖（＞10 mmol/L），低血糖（＜4.6 mmol/L），発熱（＞36.5℃）は一次性脳損傷を複雑にし，積極的に補正しなければならない全身性脳障害である．

11.6 脳灌流閾値

主な目的は適切なCPP管理により，脳組織への酸素供給を確保することである．虚血に対して致命的なCPP閾値は50〜60 mmHgで，CPP値50 mmHg以下は避けるべきである（レベルⅡ）[4)].

適切なCPP（＞70 mmHg）を維持するために，血圧は高めに，脳圧は低めに維持する．

高浸透圧性代用血漿を用いた積極的な血圧維持は，急性呼吸促迫症候群（ARDS）や脳浮腫のリスクを高めるため控えるべきである（レベルⅡ）[4)]．近代戦争では，TBIを合併した低血圧患者は，搬送中に3%高張性生理食塩水250 mLを20分以内に点滴静注されていた．この方法は，最小限の点滴静注で血管内スペースへの一時的な体液シフトと血圧上昇を可能とし，厳しい状況の中で実践された．

11.7 頭蓋内圧閾値とモニタリングの適応

TBI患者における正確で効率的なCPP管理は，ICPと血圧測定でのみ行うことができる．ICPは以下の場合ではモニタリングすべきである．

- GCS スコア 8 点以下で，異常 CT 所見（血腫，挫傷，腫脹あるいはヘルニア）を有する救命可能な重症頭部外傷患者（レベルⅢ）[4]．
- 正常頭部 CT 所見と少なくとも以下の 2 つを満たす重症頭部患者．
    - 40 歳以上
    - 片側，あるいは両側運動麻痺あり
    - 収縮期血圧 90 mmHg 未満

ICP 20 mmHg 以上で治療を開始しなければならない．

多くの異なる損傷タイプ（異なる管理を要する）により ICP が上昇する場合，頻回に CT スキャンを行うことが重要である．

11.7.1　ICP 管理—Dos and Don'ts

- **過換気**は高い ICP を下げるための一時的な手段として用いられる（レベルⅢ）[4]．低炭酸ガス血症（$PaCO_2$：<32〜35 mmHg/>4 kPa）は脳血管収縮を起こし，頭蓋内にフリースペースを作り，その結果，ICP は下がる．しかしながら，過度の過換気は，過剰な脳血管収縮により脳低灌流に陥る．脳血流量が極端に減少することがある受傷後 24 時間は，プロトコルの過剰利用は避け，$PaCO_2$ が 25 mmHg 以下（3 kPa 以下）になるような過換気は行わない（レベルⅡ）[4]．そのような症例では，より侵襲的な治療が求められる．過換気を行う場合は，酸素運搬能をモニターするために頸静脈球酸素飽和度（SjO_2>50%）の測定がすすめられる．

    予防的過換気はすすめられない（レベルⅡ）[4]．

- **マニトールと高張食塩液**の静脈投与は ICP を下げるための選択肢である．1 g/kg マニトールを 15 分かけて初回投与し（レベルⅡ）[4]，等間隔で繰り返し投与する（例：25 g マニトールを 6 時間ごと投与）．マニトールと等モル量の高張食塩液は施設のプロトコルに従って使用する．ICP 測定前の経験に基づくマニトールの使用は，テント切痕ヘルニアの徴候や頭蓋外の原因（薬物乱用や循環血液量減少）に起因しない神経所見の増悪を伴った患者で必要とされる（レベルⅢ）[4]．マニトールは ICP 改善を目的とした薬剤であるが，循環血液量減少と低血圧の高リスクとなり得る．

    ICP 上昇の根拠なく，マニトールを予防的に使用することはすすめられない．

- **高用量バルビツレート**は，最大限の標準治療を行ってもコントロール不良な ICP の管理にすすめられる（レベルⅢ）[4]．バルビツレート療法を実施するには循環動態が安定していなければならない．プロポフォールは ICP コントロールに用いることができるが，高用量では恒久的機能障害が生じる（レベルⅢ）[4]．
- 転帰の改善や ICP 降下目的の**ステロイド**の使用はすすめられない．中等症〜重症 TBI 患者では，高用量メチルプレドニゾロンは死亡率増加に関連し，使用禁忌である（レベルⅠ）[4]．

11.7.2　ICP モニタリング装置と適用

- **脳室内カテーテル**：最も正確で，費用効率が高く，信頼性が高い ICP モニタリング法である．頭蓋を穿頭し，カテーテルを側脳室内に留置する[5]．脳脊髄液をドレナージし，ICP を下げる補助療法としても用いられる．ICP が高い場合，カテーテル留置は難しくなる．
- **脳実質内カテーテル**：脳実質 ICP モニターは，モニタリング中はキャリブレーションできない．マイクロストレイン測定法圧トランスデューサーを用いた ICP モニターは，ゼロ点がごくわずかに変動する．測定変動はモ

ニタリング時間に影響されない.
- くも膜下，硬膜下，硬膜外カテーテル：これらの，より低侵襲な方法は，正確性と脳脊髄液のドレナージ能力に欠ける.

11.7.3 治療閾値

11.7.3.1 ICP 閾値
- ICP 20 mmHg 以上で治療を開始する（レベルⅡ）.
- 治療の必要性を確認するため，ICP 値と頭部 CT 所見を併用する（レベルⅢ）.

11.7.3.2 脳灌流圧閾値
- 積極的に輸液と昇圧薬で CPP を 70 mmHg 以上に維持する方法は ARDS のリスクとなるため避ける（レベルⅡ）.
- CPP 50 mmHg 未満は避ける（レベルⅢ）.
- CPP 値は 50～70 mmHg を目標とする．自己調節能が正常な患者はより高い CPP 値を許容する（レベルⅢ）.
- 血流量や酸素化，代謝を含む補助的な脳のパラメータは ICP 管理をしやすくする.

11.7.3.3 脳酸素モニタリングと閾値
- 頸静脈酸素飽和度，または脳組織酸素モニタリングは脳酸素化能を測定する.
- 頸静脈酸素飽和度 50% 未満，あるいは脳組織酸素分圧 15 mmHg 未満が治療閾値である.

11.8 画像

- 頭蓋 X 線撮影は CT スキャンが利用できない，あるいは穿通性外傷に限定される.
- CT スキャンは TBI 検索の選択肢である．中等症～重症な TBI 患者は全例で頭部 CT スキャンを行う．神経学的増悪，健忘，あるいは局所神経学的所見は追加判断基準である．ニューオリンズ基準[6]は，軽症頭部外傷に対する CT スキャンの適応を提唱している．受傷後 GCS 15 点で神経学的異常のない患者では，頭痛，嘔吐，60 歳以上，薬物中毒，アルコール中毒，短期健忘，痙攣のうち 1 つでも当てはまれば CT スキャンを行う.
- 穿通性 TBI 患者は，画像検索なしに手術を行うべきではない.
- 迅速な頭部以外の手術を必要としている循環不安定な患者では，潜在的 TBI の検索が遅れる.

11.9 手術適応

TBI 後の神経学的所見は最も正確で信頼できる指標である．頻回な再評価を要する急速な神経所見の増悪，瞳孔不同の出現，不全片麻痺，および手術を要するような頭蓋内病変は外科的治療の絶対的適応である.

神経学的に悪化している患者に頭部 CT を撮影できない場合，最も近い脳神経外科施設への搬送が長時間かかり許容できない場合，突如悪化する可能性のある大きな病変は，緊急外科的処置の選択肢が加わる.

11.9.1 穿頭術と緊急開頭術

瞳孔散大固定を伴う頭蓋内血腫の急速な拡大は致命的である．迅速に脳圧迫を取り除くことが重要である．脳神経外科医以外の専門医が対応でき，進行性脳損傷を回避することができる外科的治療がある.

11.9.1.1 緊急穿頭術

穿頭術の明確な適応は以下のとおりである[7]．GCS スコア 8 点以下で正中偏位と瞳孔不同の原因となる硬膜外血腫を伴う．頭部 CT を撮影していない場合で，触知できる頭蓋骨骨

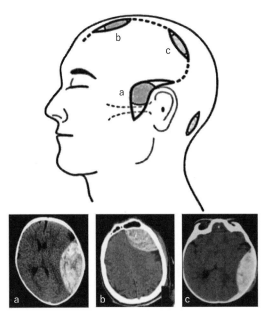

図 11-1
標準的な穿頭部位と除圧される硬膜外血腫の部位．(a) 側頭部 (zygoma 上)，(b) 前頭部 (冠状縫合より約 10 cm 頭側の眼球中央線上)，(c) 頭頂部 (頭頂結節上)．
(Wilson MH, Wise D, Davies G, et al., *Scand J Trauma Resusc Emerg Med*., 2, 20-24, 2012 より許諾を得て転載)

折，両側瞳孔散大固定，および神経学的悪化など，臨床的に TBI を強く疑う場合は例外的に画像なしに緊急穿頭術を行う．さもなければ，画像所見なし，あるいは GCS スコア 8 点以上での開頭術は禁忌である．血腫部位に関連した穿頭箇所を図 11-1 に示す．基本的な穿頭術の手技は以下のとおりである．

- 血腫のある側と位置を正確に確認する．
- 約 5 cm 剃毛する．
- 骨に垂直に当てるように皮膚を 3 cm 切開する．
- 骨膜をメス／スワブで剥がし，開創器を挿入する．
- 頭蓋に垂直に穿頭を開始し，同時に生理食塩水で洗い流す．
- 組織の抵抗が変わるのを感じるまで，あるいはドリル (電動あるいはストップ機能のない手動ドリル) がストップするまで中断しない (図 11-2)．
- 鉤で骨片を取り除く．硬膜外血腫であれば，血腫が出てくる．硬膜下血腫であれば，鋭利なメスで硬膜を切開する．
- 出血がない場合，**患者転送を遅らせることなく血腫の位置を再確認する**．
- 新鮮血が損傷部位からじわじわと出続ける場合，タンポナーデは試さない．

緊急開頭術のコンセプトは，脳神経外科専門施設への搬送の時間をかせぐために，脳圧軽減を図ることである．手術適応と手技の遵守は選択された患者に良好な転帰をもたらすことができる．

11.9.1.2 緊急開頭術

緊急開頭術はより複雑な手技で，専門ではない外科医が行う場合，生存率が改善することは証明されていない．穿頭術を行うだけで十分で

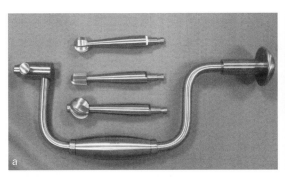
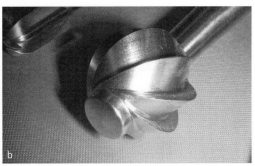

図 11-2
(a) 手動穿頭ドリル一式．(b) 先端には不慮の脳損傷を防止するためのストッパー措置が施されている．

ある.

　従来の知識によると，すべての開放性陥没骨折は外科的に治療し，閉鎖性陥没骨折は，骨片が周囲の頭蓋骨平面に比して頭蓋骨の厚さと同等かそれ以上深く下方に位置している時は，骨折直下の脳皮質への圧迫を軽減するために整復すべきである.

　損傷があれば，骨折下の硬膜は常に修復する.

11.10　その他の治療

11.10.1　感染予防

- 軍人および一般市民のスポーツやレクリエーション外傷を含む穿通性頭蓋損傷，あるいはすべての穿通性TBIに対して，広域抗菌薬による予防がすすめられる(セファロスポリン，アモキシシリン／クラブラン酸)[8].
- 肺炎発生率を低下させるために挿管に対する予防的抗菌薬は投与すべきである(レベルⅡ)[4].
- ICP測定カテーテル留置に対する，感染を減らす目的の予防的抗菌薬投与はすすめられない(レベルⅢ)[4].

11.10.2　てんかん予防

　TBI受傷後早期のてんかん活動は，代謝需要増加やICP上昇，過剰な神経伝達物質放出の結果，二次性損傷を引き起こす.

- TBI後にてんかん発作が生じた患者は抗けいれん薬の適応である.治療計画は，受傷後7日以内の早期てんかんの発生を減少させ，6か月～1年間は継続する.しかしながら，そのようなてんかん発作は転帰不良とは関連しない.
- 多くの脳神経外科医は顕著な頭部外傷患者全員に対して，受傷後少なくとも数日間，予防的抗けいれん薬を投与する.しかしながら，これら薬の正確な投与期間や効果については不明である.
- Schierhout(*Cochrane Database*)[9]のレビューでは，予防的抗てんかん薬は早期てんかんの減少に効果的であるが，晩期てんかんの発生を抑えたり，死亡や神経学的障害に効果的である根拠はないと結論づけている.
- 晩期てんかんの予防を目的とするフェニトイン，またはバルプロ酸塩の投与はすすめられない(レベルⅡ)[4].

11.10.3　栄養

　受傷後7日までに必要カロリーを投与する(レベルⅡ).

11.10.4　深部静脈血栓症予防

- 患者が歩行可能になるまでの間，段階的または空気圧迫ストッキングがすすめられる.
- 低分子量ヘパリンを機械的予防と併用して使用すべきである.しかし，頭蓋内再出血のリスク増加に注意する(レベルⅢ).

11.10.5　ステロイド

　転帰改善やICP降下を目的としたステロイドの使用はすすめられない.中等症～重症TBI患者に対する高用量メチルプレドニゾロンは死亡率増加に関連し，使用禁忌である(レベルⅠ).

11.11　小児で考慮すべき点

　小児TBI患者に対する診療アプローチは成人と同様である.収縮期血圧を90 mmHg以上に保つことが重要である.ドレナージできない占拠病変の増大や急速に進行する脳浮腫では，

より厳重なモニタリングを要する．

11.12 コツとピットフォール

- 常にATLSの指針に従う（A-B-Cをクリアしたあとに D に進む）．
- アルコールや薬物中毒が意識レベルの増悪の原因とは考えない．
- TBIを有意に認める場合，頸椎保護を忘れない．
- 頭部挫創からの大出血を制御する．
- TBI患者は厳重に管理し，神経学的所見の臨床的増悪を早期に見つける．
- GCSスコアは1つの指標だけを単独で使用しない．GCSスコアは，それぞれが独立した有意性をもつ3つの異なる指標から算出される．
- TBIと全身出血性外傷の合併例では低血圧を適切に是正する．
- ICP上昇はさまざまな頭蓋内損傷により生じる．保存的に頭蓋内圧亢進を管理する際は，原因の同定とその病態管理から注意をそらしてはならない．これはCT画像によってのみ可能である．
- 頭蓋内の出血は，出血死にはならない（頭蓋内血液量はたった400 mL），しかし，ICPは上昇し，脳幹ヘルニアは循環呼吸中枢を障害し心肺停止の原因となる．
- 患者のさらなる悪化を回避するため，脳神経外科医が緊急に対処できない場合には，厳密かつ絶対的適応下では緊急開頭術を行う．

11.13 まとめ

TBIは，外傷における死亡や恒久的機能障害の主な原因である．TBIの初期治療は，正常循環血液量の維持と適切な組織酸素化を主体とした二次性脳損傷の予防に焦点に置く．診療に従事している救急医にとって，主な目的は患者のために時間をかせぐことで，TBIの根治治療を行うことではない．

文献

引用文献

1. Centers for Disease Control and Prevention. Get the facts about TBI. http://www.cdc.gov/traumaticbraininjury/get_the_facts.html. Accessed January 2015.
2. Namjoshi DR, Good C, Cheng WH, et al. Towards clinical management of traumatic brain injury: a review of models and mechanisms from a biomechanical perspective. *Dis Model Mech*. 2013 Nov; 6(6): 1325-1338.
3. Andriessen TM, Jacobs B, Vos PE. Clinical characteristics and pathophysiological mechanisms of focal and diffuse traumatic brain injury. *J Cell Mol Med*. 2010; 14(10): 2381-2392.
4. Brain Trauma Foundation. *Guidelines for the Management of Severe Traumatic Brain Injury*, 3rd ed. http://www.tbiguidelines.org. Accessed January 2015.
5. Vender J, Waller J, Dhandapani K, et al. An evaluation and comparison of intraventricular, intraparenchymal and fluidcoupled techniques for intracranial pressure monitoring in patients with severe traumatic brain injury. *J Clin Monit Comput*. 2011; 25(4): 231-236.
6. Bouida W, Marghli S, Souissi S, et al. Prediction value of the Canadian CT head rule and the New Orleans criteria for positive head CT scan and acute neurosurgical procedures in minor head trauma: a multicenter external validation study. *Ann Emerg Med*. 2013; 61(5): 521-527.
7. Wilson MH, Wise D, Davies G, et al. Emergency burr holes: "How to do it." *Scand J Trauma Resusc Emerg Med*. 2012; 2: 20-24.
8. Bayston R, De Louvois J, Brown EM, et al. Use of antibiotics in penetrating craniocerebral injuries. *Lancet*. 2000; 355: 1813-1817.
9. Schierhout G, Roberts I. Anti-epileptic drugs for preventing seizures following acute traumatic brain injury. *Cochrane Database Syst Rev*. 2001; (4): CD000173.

推奨文献

Brain Trauma Foundation Guidelines. www.tbiguidelines.org.

Joseph B, Friese RS, Sadoun M, et al. The BIG (brain injury guidelines) project: defining the management of traumatic brain injury by acute care surgeons. *J Trauma Acute Care Surg*. 2014; 76(4): 965-969.

Maas AI, Dearden M, Teasdale GM, et al. EBIC-guidelines for management of severe head injury in adults. European Brain Injury Consortium. *Acta Neurochir (Wien)*. 1997; 139(4): 286-294.

12章 熱傷

12.1 総論

　世界的にみても，熱傷は公衆衛生上の深刻な問題である．世界的規模のデータは不明であるが，火災のためだけでも毎年30万人以上が，また熱湯，電撃傷，あるいは他の機序の熱傷により，さらに多くが死亡している．火災に関連した死亡はそれのみで小児および5～29歳の若年者の死亡の15の主要な原因に入っている．火災に関連した致死的な熱傷の95％以上が低・中所得国で発生している．東南アジアだけで世界の火災関連死の総数の半分を占めており，この地域の女性は，火災による死亡率が世界で最も高い．さまざまな年齢層の中で，5歳未満の小児と70歳以上の高齢者は，火災による死亡率が最も高い．亡くなる人たちと同様に，何百万人もが生涯にわたって障害や醜い外見を残し，しばしば汚名と拒絶を受けつつ生きる結果となっている．

　熱傷に起因する苦しみは悲惨であるが，熱傷は予防することができる．高所得国は，熱傷被害者のケアに実績のある予防戦略と改善の組み合わせを通じて，熱傷に関連する死亡および障害の発生率を低下させる点でかなり進歩している．予防とケアにおけるこれらの進歩は，低・中所得国には十分に適用されていない[1]．

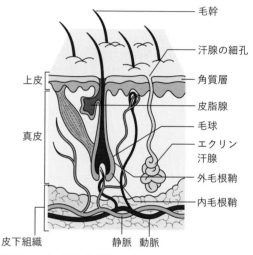

図12-1 皮膚の層と構造

12.2 解剖

　単純な紅斑（日焼け）を除いて，他のすべての熱傷は，重症度の差はあれど開放創を有する．劇的な比喩をするなら，熱傷は露出した腸管がはみ出しているのに似ている．熱傷の場合には，大なり小なり真皮が開放された状態となっており，その結果，対流と伝導による熱の損失とともに，体から大量の液体成分が喪失し，細菌バリアの喪失により感染症のための経路が開いた状態となる（**図12-1**）．

　生理学的には，創傷治癒のためのエネルギー需要の劇的増加とともに，主にアルブミンと電解質の有意な喪失と血液濃縮が起こる．

　熱傷は，以下の3つの領域に分かれている

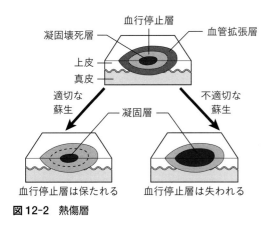

図 12-2 熱傷層

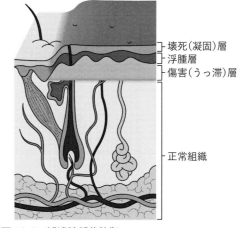

図 12-3 浅達性部分熱傷

(図 12-2).
- 凝固壊死層
- 血行停止層
- 血管拡張層

不適切な蘇生や熱傷を冷却する氷や氷水の不適切な使用は，凝固壊死層を拡大し，血行停止層の血管を収縮して熱傷を深くする可能性がある．

12.3 熱傷深度

熱傷は，歴史的に1度，2度および3度熱傷に分けられているが，「2度熱傷」(浅達性および深達性)と「全層」のほうがより意味をなすのでここで使用する．

熱傷深度が定まらないグループの問題もある．

12.3.1 表在熱傷(紅斑)

「日焼け」は，痛みを伴い乾燥しているが，水疱はなく，7日以内に自然消退する．デブリドマンを必要とせず，全体の体表面積(TBSA)のパーセント計算にカウントされない．単に経口の鎮痛薬や抗炎症薬のみが必要である．

12.3.2 浅達性部分熱傷

表皮全体から基底層に達するが，真皮の1/3を超えない．迅速な再上皮化が1～2週間で起こる．そのため，残りの表皮細胞の数が多く血液供給が良好なので，熱傷の痂皮(図 12-3)の下の傷害部位あるいは血流停止部位は非常に小さい．

浅達性部分(superficial partial thickness：SPT)熱傷は，湿っておりしばしば水疱を伴い，猛烈に痛く赤または白く(有色人種含む)圧すると色が消退するが，一般的に通常10～14日以内に，分層植皮術(split-skin grafting：SSG)なしで治癒する．毛は，引っ張られても付着したままである．皮膚の弾性は保たれる．これらの熱傷は，多くの場合，熱湯や蒸気によって引き起こされる．瘢痕を残さない．

12.3.3 深達性部分熱傷

表皮の破壊は，基底膜に加えて，真皮の中央2/3まで及ぶ．残っている表皮細胞は少なく，血液供給も少ないために再上皮化ははるかに(2～4週間)遅い．コラーゲン沈着が生じる，特に創傷の切除と植皮術が3週間以内に行われない場合は発生しやすい．創の深さは，変化す

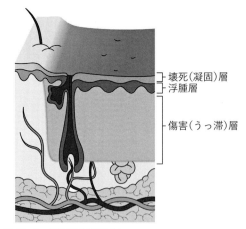

図12-4 深達性部分熱傷

るリスクがある．残りの表皮細胞に対しての少ない血流とより大きな最初の損傷のためSPTよりも血行停止層ははるかに大きい(図12-4)．

深達性(deep partial thickness：DPT)熱傷は多くの場合湿潤と乾燥が入り混じっている．乾燥しているほど深い．感覚はさまざまだが，それほど痛覚がなくとも，触覚は保たれている．皮膚の質感はより厚く，よりゴム状である．赤い斑は圧迫しても白くならず，毛細管うっ血により「固定された皮膚染色」を呈する．毛は引っ張られると容易に抜ける．切除しない場合は，これらの熱傷の治癒は悪く4～6週間かかる．表皮の脆弱性および瘢痕を含んだ真皮の剛性のため，DPTの再上皮化の機能は貧弱である．

12.3.4 「深度が定まらない」部分熱傷

深度が定まらない熱傷は通常，SPTとDPTが混じっており，両方の臨床的特徴を示す．受傷歴はどちらが主か決めるのに役立つし，診療の意思決定を可能にする．

12.3.5 全層熱傷

全層熱傷では再生するための真皮および表皮細胞はわずかで，表皮全体と真皮の少なくとも2/3が障害されている．自然治癒は非常に遅く，4週間以上かかる．痂皮を除去するのに外科的デブリドマンが必要となる．植皮が行われない場合，瘢痕は非常に重度で，感染の危険性が高い．しばしば炎症が誘発される(これにより全層熱傷への変換が起こる)．

全層熱傷は，厚く，乾燥し，無感覚でなめし革様で，通常は黒または黄色である．表面の血管にはしばしば血栓がみられる．毛は焼き払われている．全層熱傷の全周性熱傷では焼痂切開と筋膜切開が適用される．そのままにした場合，これらの熱傷は，縮まって感染およびひどい瘢痕を生じる．早期の切除と植皮を必要とする．多くの電撃傷が全層熱傷で，火炎や化学熱傷と同様である．

12.4 熱傷面積

体表面積に対する，全層熱傷とSPT，DPTのみが熱傷面積(TBSA)を計算するために含まれる．紅斑，単なる日焼けは無視される．

熱傷診療に関わるすべての施設が明確に確立されたプロトコルを持っている必要があり，これは伝統的に，TBSAを示す人体図による蘇生チャートの使用を含む(伝統的には成人では「9の法則」，小児ではLund and Browderの法則を含む)(図12-5)．患者の手のひらは，指を含め，約1％TBSAを表し，斑状の熱傷を計算するときに便利である．

TBSAの計算は，治療の開始時点にすぎないことを強調しなければならない．その後の管理は，計算された数値ではなく，患者の治療への反応によって決定される．

12.5 治療

12.5.1 安全な検索

ABCDEs：すべての外傷と同じように，これ

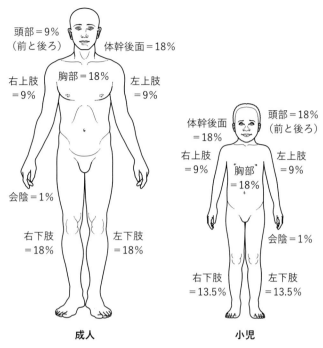

図12-5 体表面積からの熱傷面積の計算

は気道，呼吸，循環等の通常のATLSプロトコル，ABCDEsに従う．

それに加えて，救助者のリスクなしに熱傷の原因を患者から取り除くことを含む．電気のスイッチはオフに，化学物質や燃料こぼれは遠ざけて，救助者が傷病者に近づけるようにしなければならない．燃えた衣服は除去し，腐食性の物質はできるだけ洗い落とし，現場ではできるだけ時間を費やさないようにすべきである．

熱傷患者はまた外傷患者でもあり，熱傷に加えてほかに大きな損傷がある可能性を忘れてはならない．

12.5.2 応急処置

すること：冷たい流水で熱傷を冷却する．水道が使用できない場合は，バケツとポットを使う．少なくとも20〜30分間，受傷から2時間まで続ける．これにより熱傷の深さが軽減する．

してはいけないこと：氷や氷水は熱傷を深くする．バター，卵，油，歯磨き粉やその他のキッチンや浴室で使用するものは使用しない．患者を冷やしてはいけない．燃えた衣類を除去すると，患者は風雨にさらされ急速に低体温に陥る．

大原則は，熱傷創は冷却するけれども患者は暖めるということである．

どのような熱傷でも炎症と，関連した腫脹および毛細血管漏出を生じる．TBSAが広いほど，炎症反応は大きくなるため，25％TBSAより広い熱傷では熱傷の種類によらず全身性炎症反応症候群(SIRS)を生じる．これは避けられないことであるので，予測しておくべきである．

12.5.3 救急室

12.5.3.1 気道

熱傷の状況を迅速に評価することにより吸入損傷の可能性を診療チームに知らせることができる．閉鎖空間での，多くの可燃性物質や長時間の救出時間を伴う火災（小屋の火災など）は明らかに重大なリスクがある．腐食性の物質の吸引は激しい化学性肺炎を生じ，および沸騰した湯からの蒸気の吸入はかなりの気道損傷を引き起こす可能性がある．気道損傷の明らかな徴候（喘鳴，鼻孔または口または喀痰中のすす，顔の毛の焦げ）が存在する場合には，60％リザーバーマスクでの酸素投与のみならず，腫脹による上気道閉塞が生じる前に気管挿管すべきである．

気道が腫脹して変形した患者に遅れて挿管するより，早期に挿管して安定したら抜管するほうが簡単である．

12.5.3.2 鎮痛

2度熱傷は激しい疼痛を伴うので，これに対して経静脈的な鎮痛薬の繰り返し投与を必要とする．鎮痛は，小児であろうと成人であろうと，意思疎通ができなくても常に行う必要がある．しかしながら，熱傷が深いほど，生き残る神経終末は少数となり，全層熱傷では無感覚である．それにもかかわらず，広範囲熱傷での感情的なトラウマは，鎮痛薬による心を落ち着かせる効果を必要とする．患者に早期に十分に鎮痛剤を投与することにより，患者やその場の医療スタッフのストレスを軽減する．これは気道管理に次ぐ優先度とすべきである．

静脈路確保が行われ，同時に，全血球数，電解質，アミラーゼ，血液型，スクリーニング，グルコース検査のための血液サンプルが採取されるべきである．50％以上の熱傷患者では消費性凝固障害が発生し得る．したがって，トロンボエラストグラムを実施したり，実施できない場合には，従来の凝固スクリーニング（PT-INR，APTT，血小板など）が実施されるべきである．

可能であればCOヘモグロビンを含めた動脈血液ガス分析を実施し，肺シャントの程度を算出することができるように，吸入酸素（FIO_2）を記載しておけば，その後の呼吸管理の助けになる．

12.5.3.3 熱傷の初期管理

緊急時における熱傷創の被覆には大きなポリエチレンラップが向いており，無菌で工業的な量が提供されている．ポリエチレンラップは，露出した神経終末を覆うことにより痛みを軽減し，熱傷の適切な検査を可能にしつつも体液の喪失を軽減する．（基礎となる銀クリームの追加の有無にかかわらず）ガーゼやクレープ様の包帯による古くからのミイラ様に包帯で覆う習慣は，有益ではなく，患者にとって苦痛で厄介で，時間がかかり，看護スタッフのために非効率的であり，臨床医にも妨げとなる．

12.5.3.4 蘇生輸液

15％を超えるすべての熱傷は，広範囲熱傷とする．これらのすべては，経静脈輸液，尿量をモニタリングするために尿道カテーテル，早期の栄養のための経鼻胃管と，少なくともハイケア看護が必要になる．小範囲の熱傷は積極的な経口補水により治療することができるが，特に乳幼児には慎重を期して行われるべきで，いくつかの施設では12歳未満の熱傷患者では10％TBSA以上の熱傷であればルーチンに経静脈輸液を行っている．

すべての輸液公式は蘇生のガイドラインに過ぎない．蘇生の妥当性は，Parklandの必要輸液量の公式のような輸液公式に従う必要量に盲目的に従うのではなく，尿量に基づいて行わなければならない．体液喪失は熱傷受傷時から始まるので，輸液量は病院到着時からでなく，**熱**

傷時から計算する．Parkland の式は伝統的に，最初の 24 時間に要する輸液を計算するために使用されてきた．

$$TBSA\% \times 4\,mL \times 体重(kg) = 最初の 24 時間に必要な輸液量(mL)$$
（もし BSA＞50％なら 3 mL/kg を使用）

最初の 8 時間に全必要量の半分を投与し，残りの半分を次の 16 時間に投与するとされている．これは，乳酸リンゲルとして投与される．次の 24 時間にコロイド溶液に変更することは毛細血管からの漏出を低減するという限られたエビデンスがある．尿量は，成人では毎時 0.5〜1 mL/kg，幼児や小児では毎時 1〜2 mL/kg で維持されるべきである．輸液が過剰となると毛細血管漏出は増大し，"fluid creep" を生み出しサードスペースへの体液シフトとして浮腫を増加させる．このように SIRS と急性呼吸促迫症候群（ARDS，［訳注：原文 adult］）の可能性を増加させる[1]．例外は，電撃傷の場合のようにミオグロビン尿症がある場合で，成人で毎時 1 mL/kg 以上の尿量を要する．

熱傷早期は受傷後 72 時間は無菌状態であるので，抗菌薬の適用はない．

12.5.3.5 合併損傷

熱傷にばかり注目し，合併損傷を見逃しやすい．慎重に病歴を聴取することにより熱傷の種類や深さだけでなく，合併損傷の可能性を疑う手がかりが得られる．

住宅火災のように家具と閉鎖空間に閉じ込められた傷病者は，他の多くの有毒ガスからの毒性物吸入の可能性とともに，吸入損傷や一酸化炭素中毒の可能性がある．患者の意識が悪く救助者によって搬出されなければならなかった場合では，患者自身によって逃げることができた場合よりも，熱や炎への曝露が長く，全層熱傷の可能性がはるかに大きい．患者は，炎から逃れるために燃える建物からジャンプしなければならなかったならば，骨折や，肝臓や脾臓などの軟部組織損傷を合併している可能性がある．

患者は搬入時低血圧であれば，ショックの他のすべての原因が除外されるまでは，熱傷ショックの徴候とするのは誤りである．通常，最初の 24 時間後までは熱傷ショックには陥らない．いったん鎮痛が十分に静脈路（皮膚の熱傷部位を使う必要があるかもしれない）から行われ，酸素を投与され，熱傷創が被覆された後には完全な検査が不可欠である．

患者の検査中に見つけられた他の外傷は臨床的な必要に応じて対処されなければならない．出血を伴う損傷は優先順位が高く，ダメージコントロールを含む蘇生の通常の原則が適用される．ほとんどの整形外科的損傷は，熱傷ショック期が終わってからの根本治療として待てるだろう．しかしながら，患者が早期に接線切除と植皮術を必要とする場合は，患者の生理機能が損なわれない限り，同時に整形外科が立ち会い治療することは適切である．これは通常最初の 48 時間以内であろう．

臨床医は，特に熱傷の性質や分布が，親または介護者による情報と一致していない小児には，意図的な虐待の可能性に注意を払う必要がある．熱傷のパターンと許容できないほど遅れた受診は，意図的に，「罰した」熱傷へのさらなる手がかりとなるかもしれない．疑いがある場合，可能であれば写真と，細心の注意を払って文書にしておくことが重要である．虐待の他の徴候を探し，必要なら社会サービスに連絡をとる．

12.5.3.6 焼痂切開術と筋膜切開

どんな外傷蘇生でも，目的は，組織が生きていくためのニーズに対して不十分な組織低酸素症として定義されたショックと戦うことである．熱傷でも違いはないが，熱傷では，いくつかの特別な課題，特に気道が危険にさらされた場合や，全周性の全層熱傷が分厚くターニケット様の効果を現す場合があることである．これ

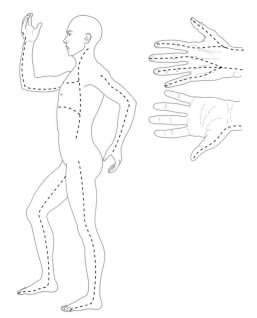

図 12-6 焼痂切開術および筋膜切開部位

は，胸部や頸部，四肢に起こると，遅発性に窒息または重篤な下肢虚血を生じる可能性がある．焼痂切開術の必要性を認識することは極めて重要であり，通常は救急部門内で施行する必要がある．

焼痂切開術は，必ずしも筋膜切開術ではない．

技術は単純である．線状の切開は緊張を解放するために十分深く行う必要がある．焼痂切開術の創は，その後大きく開き，緊張を軽減する．焼痂切開術の創は，正常組織に到達するまで十分に広げなくてはならない．このために通常はメスで十分であるが，電気メスが必要な場合もある．

図 12-6 は，収縮を引き起こしている痂皮を開放するための主な切開線を示している．焼痂切開術は壊死組織を越えて実施されるので，十分に痛みをとって行わなければならない．これは，臨床医にそれ以上の切開を止めさせる警告となるのみならず，死んだ焼痂が収縮した環となり焼痂切開術の境界に残されていないことを確認することにもなる．

焼痂切開術による開放にもかかわらず，いくつかの組織(特に四肢のものでは)，特に全層の熱傷や筋壊死を頻繁に生じる電撃傷の場合には，虚血のままになる場合がある．これらの場合には，コンパートメント症候群を開放するために，焼痂切開術を筋膜切開まで拡張する必要があるかもしれない．筋膜切開は，組織が生きていると通常おびただしい出血となるのでこれに十分に備える必要がある．

12.5.4 根治治療

12.5.4.1 熱傷創の「閉鎖」

熱傷は静的な創ではない．それらは「進行する病態」である．熱傷が患者自身の皮膚あるいは効果的な生物学的代替物により被覆されずに長く残っているほど，まるで腸を露出しているように，皮膚の抗菌バリアと逆となるし，体から体温や体液を失う元となる．

熱傷受傷の約 72 時間後より表面の細菌は，残りの深い真皮かそれ以下に移行し，局所の消毒薬や抗菌薬は無効となり，全身の敗血症の可能性が増加する．これらの理由から，必要に応じ早期痂皮切除や植皮術へと動いていく．

明らかに，すべての熱傷が，植皮術を必要としているわけではない．熱湯や蒸気からの熱傷は，多くの場合，それらの初期のひどい外観にもかかわらず，10 日以内に植皮なしに治癒する．手術を決める前にこの時間を待つのが賢明である．このようなアプローチによって，これらの熱傷における植皮術の割合はほぼ半減している．しかしながら，**すべての熱傷は，好ましくは，最初の 48 時間以内に，入院後できるだけ速やかに麻酔下で最初の洗浄とデブリドマンを受けるべきである**．この理由は以下の 4 つのとおりである．

- ポリウレタンフィルムが 48 時間以上守ることは困難であるため，徹底的に傷をきれいに

したうえで，ドレッシングの適切な選択を可能にする．
- 熱傷や水ぶくれの除去の適切な検査を可能にする．なぜなら熱傷面積は不明確で熱傷の面積が救急室で過小評価されることは珍しくないし，9％熱傷は16％になるかもしれず，つまり，「広範囲熱傷」のカテゴリになるかもしれない．
- 多くの場合，（誤って）水疱熱傷は常にSPT熱傷であると仮定する．本当に皮膚のたるみでなく，臨床医がもう深い熱傷がないということを確認することができるために，水ぶくれの皮膚を，除去する必要がある．DPT，あるいは全層熱傷であるかもしれないので，水疱を除去し，熱傷の深さを評価するほうが安全である．
- 切除や植皮が必要な場合には，手術室で同時に達成することができる．

12.5.4.2 切除および分層植皮術（SSG）の技法

切除と植皮術は採皮刀（またはそれの改変）または電動デルマトームのいずれかを使用して行える．刃のセット（切除の深さ）はSSGのための採皮よりも切除のためのほうが大きいことが必要である．

12.5.4.3 膨隆テクニック

失血は，どちらの手技でも重要であるが，止血帯を使うことや，手足や体幹を「膨隆させる技術」によって最小限に抑えることができる．
1. 本技法では1,000倍アドレナリン（エピネフリン）2 mL + 40 mLの0.5％はブピバカインを温かい生理食塩水1 Lに加える．
2. 19 G 3.5インチの脊髄針を取り，加圧注入装置に接続した皮下注射のバッグにセットする．
3. 挙上した皮膚は冷感がある（また白色人種では白く見える）．
4. 皮膚を採取したら，あるいは熱傷創を切除したら，アドレナリンに浸した腹部パック（アドレナリン5 mgに対し1 Lの生理食塩水）を創傷床に適用すると失血の大幅な低減が得られる．

植皮片は部位に応じて，皮膚クリップ，組織接着剤または縫合により固定し，次いで乾燥ガーゼおよび包帯に続いて，動くことを防ぐためにパラフィンガーゼのいくつかの層で覆う．

感染が問題となっていた場合は，活性化されたナノ結晶銀（例えばActicoat, Smith & Nephew, 英ロンドン）を適用し，水分に浸したガーゼと包帯で所定の位置に固定することができる．ドレッシングは，最大4日間細菌学的に活性をもち，また，抗炎症特性を有する．より最近では，セラミックビーズ複合包帯は，滲出液を除去し，細菌のコロニー形成の防止に非常に有効であることが示されている．

皮膚採取の部位選択は，熱傷部位（例えば背中やまぶた）がどこで，どこの皮膚が利用可能かに依存する．
- 首の皮膚はまぶたに適している．
- 上腕内側は顔に適している．
- 可能な限り，色，質感と髪の成長と一致するようにする．
- 皮膚代替オプションがない場合には，ドナー部位の再利用は，通常10〜14日で可能である．

現在市場で入手可能な多くの代替皮膚の議論はこのテキストの範囲を超えている．患者自身の皮膚は常に最高である．代替は，多くの場合，文化的に受け入れられないか，あまりにも高価か，あるいは入手するのが困難である．TBSAが患者から採取できる皮膚の範囲よりも大きい場合，代替皮膚の問題が発生する．

12.5.4.4 気道熱傷の評価と治療

12.5.4.4.1 上気道

気道確保をする機会が失われることのないよう早めに疑う，が合い言葉である．呼吸を聞くことは非常に重要であるし，嗄声，粗い呼吸，喘鳴，呼吸困難では，ただちに行動を促す必要がある．

咽頭，喉頭に及ぶ上気道熱傷は病歴（例えば蒸気弁が，顔に吹き出した）から，また，口，舌，咽頭の発赤，うっ血，腫脹から疑う．これらの熱傷は通常，挿管を必要とするが，一般的に36時間以内に解決する．熱傷が「進行する病態」であることと，初期の徴候は，次の24時間に悪くなることを覚えておくことが重要である．

12.5.4.4.2 下気道

深い，「肺胞」熱傷を検出または予測することははるかに困難である．発症は遅く，熱傷受傷の3〜5日後に現れることがある．下気道熱傷が存在していることのいくつかの指標は，長時間の煙曝露の病歴からCOヘモグロビン濃度上昇まである．血液ガスは，可能な限り測定すべきであり，換気・血流シャントはPaO$_2$（動脈血の酸素分圧）に対して，FIO$_2$をプロットすることによって解明される．

現時点では，明確なガイドラインは，文献として存在しないが，1週間にわたる長期の換気を必要としていない患者に15〜20％以上のシャントを見つけることは珍しい．肺胞炎は，過剰な肺水分を生成し，画像はARDSの1つとなる．これらの患者を換気することはますます困難になることがあり，噴霧ヘパリンまたはアセチルシステインは，分泌物の粘性を減少させる試みとして使用することができる．気管支鏡検査および気管支肺胞洗浄を行うか否かの問題はまだ議論されているが，比較臨床試験を行っていないので，何の結論も引き出せない．

12.5.4.4.3 吸入毒性

気道熱傷の第3の要素である一酸化炭素中毒の毒性は効果が即時であるため，最初に症状が現れる．

一酸化炭素レベルがピークとなるのは現場であり，最初の測定を行った病院ではないことに注意する．

10％一酸化炭素レベルは，常に毒性ありとみなして，一酸化炭素レベルが5％以下に低下するまで100％酸素を投与すべきである．

ヘモグロビンは，高い一酸化炭素濃度では*酸素でなく一酸化炭素で飽和されており，パルス酸素濃度計は，信頼できないかもしれない．*

例えば，シアン化物などの他のガスも即時の毒性効果を有するが，アンモニア，二酸化硫黄，塩素，塩化水素，ホスゲンおよびアルデヒドなどのガスの影響がでるには1日または2日かかるかもしれない．治療が対症的なものとなるが，シアン化物の可能性が高い場合には，亜硝酸ナトリウムを静脈内投与する．メトヘモグロビンの産生は，このような治療の副作用である．

12.5.4.4.4 気管切開

早期気管切開は，熱傷範囲が頸部を含んでいる場合は特に，考慮されるべきである．熱傷創に気管切開を置くことは許容可能である．浮腫が発生した後は，気管切開を置くのははるかに困難で危険である．抜去した場合に再挿入することは非常に困難であるため，気管切開チューブは確実に固定する必要がある．

12.6 特別な部位

顔面，手，会陰と足は，よい結果を得るために特別な注意を必要とする特殊な部位である．

12.6.1 顔面

バイオブレーン（人工皮膚）は，顔のSPT熱傷にとって非常に有用である．「結合」には48時間圧縮してしっかりと所定の位置に保持する必要がある．これは，2日後に除去するクレープ包帯によって行うことができる．バイオブレーンは，痛みを軽減し，約10日後に自身が分離し始めるまでその部位に残存し，その後，植皮を必要としない新しい上皮ができる．

12.6.2 手

機能は熱傷を負った手のための優先事項である．ボクシンググローブ型ドレッシングの中にラップすると手は急速に硬く縮むため，可能な限り最小限のドレッシングで露出したままにする．銀スルファジアジンクリームで熱傷を負った手を覆いビニル袋に入れることは残りの正常な皮膚を浸軟し，短時間で滲出液のたまりを作ってしまうため推奨されない．浅達性部分熱傷は，大量のムピロシン軟膏で覆うと，ブドウ球菌や連鎖球菌感染症と闘う柔らかい熱傷を維持し，作業療法士に制限なしで動作させる自由を可能にする．

焼痂切開術が必要な場合は，指と親指の間の「ピンチグリップ」を維持することが重要である．このため，切開は，親指の橈骨側，他の指の尺骨側にする必要がある．拘縮を防ぐために，夜間は手にスプリントを使用する必要があるかもしれない．指は完全に伸展し，中手指節関節を正しい角度で，手首は若干の背屈位の，「本質的なプラス」または「良肢位」としなければならない（**図12-7**）．

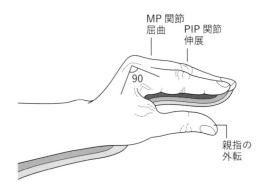

図12-7 手の良肢位の副子（MP：中手指節間，PIP：近位指節間）

スプリントは，手掌表面から最もいい位置で適用され，スプリントプラットホームから小指が落ちないよう周りから優しく包む．後の合指症の可能性があるので，互いに付着を防止するためにスプリントの指の間にパラフィンガーゼを配置することが重要である．

手へのより深い熱傷は，Biobraneのような人工皮膚のドレッシングで覆ってもよい．

12.6.3 会陰

最大限露出した看護となるため，早期カテーテル留置は，推奨される．銀スルファジアジンクリームでコーティングされたおむつは，成人と小児の両方にとって快適で実用的である．便排出経路変更のための一時的な人工肛門を考慮すべきである．

12.6.4 足

前述したように癒合趾を防ぐことに加え，足の熱傷における重要な点は，加重ができるようにすること，回復期間中に尖足を防止することである．スプリントは，足関節を直角に維持するために必要とされる．

植皮（SSG）部の体重負荷は急速に移植片を破壊することになる．足の裏の全層熱傷は，体重に耐えられる十分な被覆を得るために長いクロスレッグフラップ手技を行う．それには再建形

成外科医のスキルを要する．リソースに制約がある国では，膝下切断は，過激な対策にみえるが，より早く家族に患者を返すことができる．

12.7　熱傷ケア補足

12.7.1　熱傷患者における栄養

栄養士は，熱傷チームの重要なメンバーである[2]．広範囲熱傷（>15%TBSA）のすべての患者では，早期経腸栄養のための経鼻胃管や細径チューブを留置すべきである．これは，理想的には熱傷受傷の18時間以内に開始する必要がある．カロリーの早期補充のためだけでなく，腸内細菌の移行および全身性敗血症から保護する．さらに，珍しいCurling潰瘍の発症に対する保護も可能にする[3]．

目的は，少なくとも小児患者に，必要カロリーの100%をチューブから提供することで，さらに経口で摂取できる食べ物の分はボーナスとなる．熱傷患者の栄養必要量を推定することは，治癒プロセスに不可欠である．Harris-Benedict式は，成人のカロリー必要量を計算するように設計されており，Galveston式が小児のために使用される．Curreri式は，両方のニーズに対応している．いくつかの研究は，これらの式は，最大150%まで患者のカロリー必要量を過大評価するかもしれないことを示唆している．厳重に患者の栄養状態を監視することが重要であり，正確には，どれくらいのカロリーの需要があるのか決定することができる単一の式はない．

蛋白質の必要量の増加は，一般的にエネルギー必要量の増加分よりも多く，除脂肪体重の量に相関すると思われる．一所懸命に栄養ケアしても，体は熱傷のため蛋白質を失い，回復するまでの1か月，少なくとも最初の1週間以上は，血清アルブミン値の大幅な低下に反映される．しかし，追加のエネルギー生産に使用されるために，増加した蛋白質必要量の大半は筋肉の破壊により供給される．蛋白質の摂取量を増加させても，この必須の破壊を停止しない．それは単に失われた組織を置き換えるために必要な材料を提供するにすぎない．

炭水化物は熱傷のストレスを含むほとんどの条件下でカロリー摂取量の大部分を提供している．炭水化物からの十分なカロリーを提供することは，燃料として使用されるために入ってくる蛋白質を節約する．身体は，身体がその後炭水化物を，エネルギーのために使用するブドウ糖に分解する．

脂肪は，必須脂肪酸の要件を満たし，必要カロリーを提供することが要求される．一般的な推奨は，必要に応じてより多くなる可能性はあるが，脂肪としてカロリーの30%を与えるとしている．余分な脂肪の摂取は免疫機能低下に関係しているため，摂取量は注意深く監視する必要がある．ビタミンや微量元素も必要である．

12.7.2　小児熱傷の栄養

熱傷を治療する場合，十分なカロリーや栄養素を提供することは困難な作業である．患者が小児である場合はさらに困難になる．熱傷を負う小児は社会経済上低い集団の子どもたちであるとして，入院後早期の初期栄養評価を行うことが重要である．このグループは，熱傷を負う前から慢性的な栄養失調に苦しんでいる場合が多く，損傷した組織を修復する予備能がない．

12.7.3　潰瘍予防

潰瘍予防についての詳細は，14.15 (p247)を参照すること．

良い栄養管理の存在下では，スクラルファートは，予防のために使用されるべきである．H_2受容体遮断薬および蛋白質ポンプ阻害薬は，治療のために使用し，予防のために使用しない．

12.7.4 静脈血栓塞栓症予防

静脈血栓塞栓症の予防[5]についての詳細は，14.15 (p247) を参照．

広範囲熱傷の患者は，静脈血栓塞栓症のリスクが高い．熱傷の場合は，その性質から多くの場合，機械装置による予防は適応除外とされている．低分子量ヘパリンは，早期に導入されるべきである．

12.7.5 抗菌薬

抗菌薬による予防は，ルーチンでは熱傷のためには使用されない．よい創傷ケア，手洗いと感染制御対策に勝るものはない．接線切除時に切除した組織は培養検査に提出すべきであり，植皮術，(時には局所のパンチ生検によって得られる)培養物も再度提出する必要がある．可能な限り敗血症は，局所的に扱われるべきであり，全身性敗血症の証拠がある場合にのみ抗菌薬の全身投与が必要である．

12.8 転送のための基準

- 特別な領域(上記のように)，主要な関節に関連したものを含む．
- 広範囲熱傷(＞15%TBSA，いくつかのセンターでは＞10%TBSA を推奨)．
- 電撃傷や雷撃傷．
- あらゆる年齢層の1%以上のすべての全層熱傷．
- 化学熱傷．
- 吸入損傷．
- 既往歴のある熱傷患者は，管理を複雑にし，回復を延長または死亡率に影響を与える可能性がある．
- 罹患率や死亡率の最も大きなリスクをもたらすため，合併損傷のある熱傷患者(例えば，骨折など)．外傷が大きい緊急のリスクをもたらす場合(このような場合には，患者の状態は多分熱傷センターへ転送する前に，外傷センターで最初に安定させる．臨床的判断との良好なコミュニケーションが必要になる)．
- 適切な治療スタッフや機器がない場合の小児熱傷患者．

12.9 まとめ

熱傷は大半が，病気に対処するための資源が少なく専門施設への搬送が早期に行えない国で発生していることが世界的に大きな問題である．教育は，予防の礎石であり，発展途上国での熱傷の最大95%が予防可能である．教育も，悲しいことに，多くの場合，不足している．

それにもかかわらず，熱傷施設に幸運に到達できた患者では，吸入損傷のための補助換気，早期の接線切除および植皮術，人工皮膚ドレッシングの利用，ナノ結晶銀技術とセラミックビーズ技術などの近代的な技術により，生存率と生活の質がかなり向上できている．

熱傷診療はまだ「チームの努力」であり，いくら手術室での高度な技術があっても，栄養，看護，集中治療，理学療法や作業療法が欠けている場合に良好な機能予後を得られない．

文献

引用文献

1. Rogers AD, Karpelowsky J, Millar AJW, Argent A, Rode H. Fluid creep in major paediatric burns. *Eur J Pediatr Surg*. 2010; 20: 133-138.
2. Jacobs DO, Kudsk KA, Oswanski MF, Sacks GS, Sinclair KE. Practice management guidelines for nutritional support of the trauma patient. In: *Eastern Association for the Surgery of Trauma. Practice Management Guidelines*. http://www.east.org. Accessed December 2010.
3. Muir IFK, Jones PF. Curling's ulcer: a rare condition. *Br J Surg*. 1976; 63: 60-66.
4. Guillamondegui OD, Gunter OL Jr, Bonadies JA, et al. Practice management guidelines for stress ulcer prophylaxis. EAST Practice Management Guidelines

Workgroup. http://www.east.org. Accessed December 2014.
5. Rogers FB, Cipolle MD, Velmahos G, Rozycki G. Practice management guidelines for the management of venous thromboembolism (VTE) in trauma patients. *J Trauma*. 2002; 53: 142-164. Available from Eastern Association for the Surgery of Trauma, Practice Management Guidelines Workgroup. http://www.east.org. Accessed December 2014.

推奨文献

Greenwood JE. Development of patient pathways for the surgical management of burn injury. *Aust NZ J Surg*. 2006; 76: 805-811.

Herndon D, Ed. *Total Burn Care*. 3rd ed. Philadelphia, PA: Saunders Elsevier; 2007.

ウェブサイト

Brigham and Women's Hospital. Division of plastic surgery. http://www.burnsurgery.com.

Burn Survivor. Home page. http://www.burnsurvivor.com.

MetroHealth. Home page. http://www.metrohealth.org.

World Health Organization. Violence and injury prevention. Burns. http://www.who.int/violence_injury_prevention/other_injury/burns/en/index.html.

13章 特別な配慮を要する患者の状況

13.1 小児

13.1.1 はじめに

小児外傷患者の特有の解剖,病態生理,外傷形態を理解することは,治療を成功に導くうえで不可欠である.成人患者ではごく当然に施行されよく用いられている手技の多くを,蘇生というストレスの強い状況下で安全に行うためには,事前に習熟しておくことが必要である.また必要に応じ,患者が安全に搬送可能となったら,適切な施設にすぐにコンサルトすることを考慮すべきである.

13.1.2 外傷形態

小児外傷の外傷形態の特徴は以下である.
- シートベルト外傷
  - 膵十二指腸外傷
  - 腰椎 Chance 骨折
  - シートベルト着用に伴う腹壁を横断する打撲痕
- 歩行者対自動車事故による外傷
  - 下肢・頭部外傷
- 幼児を前向きに座らせることによる外傷
  - 頸椎屈曲骨折
  - 肝・脾損傷
- よくある自転車外傷
  - 心窩部のハンドル外傷による脾もしくは肝損傷
  - サドル外傷による尿道もしくは会陰部損傷
- 事故ではない外傷
  - 事故ではないことを示す外傷形態はよく知られている.致死率が高く最も損傷を受けやすい群は幼児である.高所からの墜落や自動車事故の既往がない幼児の重症頭部外傷に対しては,常に疑惑を持たなければならない.

13.1.3 病院前救護

病院前介入は気道・呼吸管理,外出血の止血と静脈路確保といった一次救命処置(basic life support:BLS)に限定せねばならない.近年,病院前気管挿管の有用性に疑問が持たれている.頭部外傷患児では,バッグバルブマスク換気は挿管と少なくとも同等の効果があるとされており,挿管が成功しない場合や経験が不十分な場合は,バッグバルブマスク換気を選択すべきである.長時間にわたる病院前蘇生を行い,不成功に終わった場合には,合併症や死亡へと至ることが多い.患児が小さければ小さいほど,状態が不安定であればあるほど,直近の最適な医療機関に"scoop and run"[訳注:医療機関への搬送時間の短縮を最優先する方法を指す]をすべきである.

患児を根本治療目的で転送する場合は,遅延の原因となるため,自施設での治療では不必要な画像検査,特に CT は避けなければならない.

13.1.4 蘇生室

13.1.4.1 気道評価・確保

気道管理の適応は成人患者と同じである．ルーチンの酸素投与と気道閉塞の重症度に応じた段階的な処置が，小児の気道管理において重要である．無理なく経口気管挿管を行える技術が必要であり，さもないと挿管時外傷により危険な抜管後気道狭窄を生じうる．

外科的気道確保はほぼ必要としない．必要な時は，気管切開術を施行すべきである［訳注：気管切開術は時間を要するので，緊急時の外科的気道確保には奨励されない．輪状甲状靭帯穿刺を施行する］．

最も陥りやすい誤りは，チューブの誤抜去であり，チューブをしっかり固定しないことや，サイズが小さすぎる気管チューブを使用したことによる．

経鼻エアウェイによる気道確保（新生児や幼児）は，胃管と併用してはならない．頸椎損傷の臨床的評価は，恐怖に怯えて非協力的な小児では信頼性が低いので，頸椎保護は頸椎損傷が否定されるまでは継続しなければならない．

13.1.4.2 呼吸評価

外傷患児では，低換気が低酸素の1番の原因である．小児は主に腹式呼吸に依存しているので，横隔膜の運動を妨げる病態（緊張性気胸，横隔膜損傷，過度の胃伸展）に特に留意し，迅速に治療せねばならない．

コントロール可能で，モニタリングできる状況が確立したらすぐに，低圧かつ約 6 mL/kg の換気量で圧損傷と量損傷を避ける．また過換気ならびに圧損傷による肺損傷を避ける．

13.1.4.3 循環評価

循環動態を頻回に評価することは重要である．小児には，主に心拍数に依存することで出血を補う効率的な代償機構がある．頻脈，末梢血管収縮，中枢神経系への低灌流が当初現れる．低血圧は出血の最後の徴候であり，40%を超える出血量がある class Ⅳ ショックを呈する．

医師はショックを認識し，積極的に治療しなければならない．出血の1番の治療は，外科的止血である．患者のショックの重症度と医師の経験に応じて，迅速に静脈路を確保する．中心静脈路は，患児が大きい場合や，医師が習熟している場合に施行する．大部分の小児は晶質液による蘇生にすばやく反応する．

血行動態が不安定な患者を手術室に搬送するのを遅らせてはならない（よい静脈路を確保しておけば，外科医が止血を行っている間に麻酔科医が蘇生を行うことが可能である）．血行動態が不安定な患者を CT 室へ決して搬送してはならない．低体温は致命的で避けるべきである．尿量は蘇生が十分かどうか決定するのに，非常に重要である．

13.1.4.4 中枢神経評価

Glasgow Coma Scale，瞳孔径，四肢の運動を含めた神経学的所見をすばやくとる．一般的に，小児は成人と比べると，鈍的外傷後に外科的血腫除去術を必要とする頭蓋内占拠性病変の発症率は低い．特に高速で走る車両による外傷後，小児では進行する脳浮腫が発症するかもしれない．急に神経学的所見が悪化した場合は，緊急の脳外科的評価，頭蓋内圧モニターの留置や開頭減圧術を考慮する必要がある．テント切痕ヘルニアの徴候：一側の瞳孔散大固定，片麻痺，進行性の意識障害——を認めた際は，緊急 CT が必要であり，気道管理と循環血液量減少性ショックの治療を除き，他のどの介入よりも脳外科的処置を優先する．

13.1.4.5 心停止

小児では，心停止は心室細動が原因でないことが多い．しばしば徐脈，無脈性電気活動や心静止が先行する．蘇生の第一の目的は，原因

（緊張性気胸，脱水，低体温，低酸素など）を治療し，心臓マッサージや換気補助を行うことである．

13.1.4.6 蘇生的開胸術
蘇生的開胸術は有効でないことが多く，鈍的外傷には推奨されない．しかし目撃のある心停止と穿通性胸部外傷には考慮すべきである．

13.1.5 各臓器損傷

13.1.5.1 頭頸部外傷
頭部外傷は小児の外傷死の原因の大半を占める．CTは頭部外傷を評価するための最も正確な検査である．びまん性脳損傷の頻度は成人よりも高い．小児は，頭部が大きい，短頸，筋肉の支えが少ない，靱帯が脆弱であることから，頸椎損傷を受けやすい．

13.1.5.2 胸部外傷
小児は成人よりも胸郭が柔軟である．小児では肋骨骨折は珍しく，あれば重症外傷を示唆する．肺挫傷は最もよくみられる胸部外傷であるが，肋骨骨折を伴わないことが多い．典型的な肺挫傷は，胸部X線写真では遅れて認められる．入院時の胸部X線写真で所見を認めた場合，肺挫傷は重症で，低酸素が1〜2日で悪化すると予測すべきである．

13.1.5.3 腹部外傷
高エネルギー外傷では，腹部外傷を疑わなければならない．上腹部に位置する臓器であっても胸郭と腹筋による保護はほとんどない．脾臓と肝臓は小児の腹部外傷の中で最も頻度が高い．鈍的外傷による腹部外傷の大部分は，保存的治療が可能である．外傷外科医にとって，外科的介入が必要な患者をいち早く認識することは難しい．腹腔内出血があり，蘇生に反応しない血行動態が不安定な患者，明らかな腹膜刺激症状や腹腔内遊離ガスを認める腸管損傷のある患者には，すぐに開腹術を施行する．横隔膜破裂と腹腔内膀胱損傷も早期手術の適応である．

腸管損傷は比較的稀であり，症状は受傷早期でははっきりとしない．身体所見を繰り返しとることが早期診断に欠かせない．よくある受傷機転で（例：シーベルト外傷），かつCT所見で実質臓器損傷がないのに腹腔内液体貯留を認める場合は，腸管損傷を強く疑う．近年では，身体所見を繰り返しとることで腸管損傷を臨床的に問題なく発見できると言われている．受傷6〜12時間後に腸管損傷を診断し迅速に介入すれば，予後は悪化しない．

膵損傷は稀であり，診断が遅れることが多い．膵挫傷は保存的治療が可能である．膵尾部の断裂は手術が推奨される．

十二指腸損傷も稀であり，診断が遅れることが多く，重大な合併症を引き起こす．国によっては，就学前の小児で20％もの十二指腸損傷が児童虐待と関連している．

13.1.5.4 泌尿生殖器外傷
泌尿生殖器外傷の特徴は，血尿である．血尿の程度は外傷の重症度に比例せず，血尿がなくても重篤な泌尿器外傷は否定できない．腎臓は最も損傷を受けやすい臓器である．手術を要する腎損傷は，5％未満である．腹部CTは感度，特異度とも高いが，膀胱破裂は除外できない．膀胱破裂の診断には，膀胱を膨満させた状態で行う膀胱造影が必要である．

骨盤骨折は大量出血の原因としては珍しい．大部分の骨折は保存的に治療できる．

13.1.6 鎮痛

小児への適切な鎮痛薬の処方を必要以上に心配してはならない．オピオイドは病院前，病院で使用するのに適した第1選択薬である．患者の疼痛や不安を軽減するために，適量のモルヒネ（0.1 mg/kgを4時間ごともしくは必要時に）

を投与すべきである．そうすることで，容易に蘇生や初期評価を行え，重要な臨床所見をマスクせず，患児の協力を得て所見が取りやすくなる．ただし，患児の呼吸，循環動態，意識レベルのモニタリングは必須である．

13.2 高齢者

13.2.1 高齢者の定義と外傷がもたらす影響

高齢化は世界的な現象である．米国では1990年時点で65歳以上の高齢者人口が12.5%を占めており，2040年には人口の20%を超える見込みである．サハラ砂漠以南のアフリカでは，2000年から2025年の間に増加する60歳以上の高齢者の増加率は，145%に達すると推定されている[1]（反対に西欧諸国では，増加率は45%未満である）．高齢者が増加すればするほど，高齢者の外傷が増加することになる．

「高齢者」とはだれを指すか？ それは状況による．2000年，世界保健機関(WHO)によるAfrica Minimum Data Set(MDS)Projectでは60歳の暦年齢を「高齢者」の実用的定義として使用することに同意した[2]．2001年，さらなる協議が行われ，「高齢者」の実用的定義は50歳に変更された．臨床的には高齢は，暦学的，地理的，社会的，経済的，生物学的影響の相互作用を加味し，医師が患者を評価して決定される．よって「高齢者」とは現地の状況に照らして，50〜80歳の間の年齢にあたると思われる．現行の外傷スコアリングシステムでは，高齢者の線引きは55歳である．米国では，65歳以上の人口の12.5%の人々が，外傷による死亡の約1/3を占めている．

高齢者は外傷患者になりやすく，死亡率と合併症率は著しく高い．低い生理的予備能や既往歴の多さといった要因が治療をさらに困難としている[3]．

睡眠薬（例：ゾピクロン，ゾルピデム）[4,5]などの薬物が高齢者によく処方され，交通事故や頭部外傷の原因となりやすいことが示されている．米国では，転落が建設業界の第1位の死因である．高齢労働者は若年労働者よりも致命的な事故につながる転落の割合が高い[6]．

13.2.1.1 外傷治療へのアクセス

有効な病院前外傷トリアージの基準をもってしても，高齢者の外傷患者は若年成人患者よりも主要な外傷施設に搬送されにくく，予後が悪い．高齢者の外傷はより多額の費用と長期の入院期間を要する．また費用は年齢と重症度に応じて増加するかもしれない．しかし，積極的に知識を動員して介入すれば，高齢者の外傷患者の予後は予想よりもはるかによくなり，結果的には費用と時間を削減できるかもしれない[7,8]．

これらの問題を認識することが，高齢者の外傷患者の管理では不可欠である．

13.2.2 生理学的特徴

内因性であれ，外傷であれ，高齢者の身体への侵襲に対する反応は，老化の過程，既往歴や内服薬のために典型的ではなく，ともすればマスクされることが多い[9]．老化は微細血管の機能不全と透過性亢進の危険因子である．老化に関連した血管壁の再構築は別として，血管内皮細胞壁の接着と機能は年齢とともに減少する．一般的な生理学的，細胞的，分子学的変化は老化の産物として血管系臓器に起こる．老化は末梢血管や血液脳関門での血管壁の機能不全，血管透過性亢進の原因となる．酸化ストレス，炎症マーカー，アポトーシスのシグナリングは老化に伴い増大する[10]．酸化ストレスは外傷外科を含めた主要な外科手術においてネガティブな影響となりうる．これは特に高齢者において顕著である[11]．

上記に述べた因子の相互作用の結果として，高齢の外傷患者があいまいで誤解を招く身体所

見を呈することはもとより，生命の危機に瀕するような状況下では，慎重でさまざまな角度からの評価が管理において不可欠である．

特に以下について考慮すべきである．

13.2.2.1　呼吸器系

- 肺コンプライアンスの低下による肺弾性力の低下
- 肺胞の癒着
- ガス交換に利用される肺表面積の減少
- 気管支上皮細胞の萎縮，結果として粒子状異物のクリアランスの低下
- 上気道の慢性的な細菌定着

13.2.2.2　循環器系

- 心収縮能低下と心拍出量低下
- 内因性ならびに外因性カテコラミンに対して適切に反応することができない．結果として心拍出量を増大させることができない．
- 重要臓器への血流低下
- 正常な生理学的反応を抑制するよくある処方薬

13.2.2.3　神経系

- 進行性の脳萎縮
- 大脳・認知機能の悪化
- 聴力の低下
- 視力の低下
- 体性知覚の低下

13.2.2.4　腎臓

- 腎容積の減少
- 血清クレアチニン値が正常でも，腎機能が正常とはいえない．
- 腎毒性のある薬剤によって障害を受けやすい（例：非ステロイド系抗炎症薬）．

13.2.2.5　筋骨格系

- 最小限の外力により骨折の原因となる骨粗鬆症
- 椎体の高さの減少
- 筋量の減少

13.2.3　基礎疾患の影響

上記に述べた典型的な変化に加えて，高齢者に関連したよくみられる疾患は，外傷に対する反応に多大な影響を及ぼしうる．これらには慢性的な変性疾患，そして次に示す疾患を単独もしくは組み合わせが含まれる．

- 変性疾患と主要臓器の機能不全：心臓，肝臓，肺，腎臓，神経/脊髄
- 高血圧症を含む心疾患
- 代謝疾患
- 糖尿病
- 肥満（肥満度指数：body mass index＞30）
- 肝疾患
- 悪性腫瘍
- 肺疾患
- 腎疾患
- 神経系，脊髄疾患

13.2.4　多剤の併用—ポリファーマシー

老化が進行するにつれて，薬物の代謝率は低下する．そして外科医が注意しなければ，薬物の蓄積によって好ましくない結果が容易に起こってしまう．多剤併用で治療する状況下では，上記にあるすべてのことを考慮しなければならない．そして誤解を招く臨床像を示したり，さらには臨床上の徴候の重大な変化をマスクする可能性がある．

老化の進行につれ，薬物の代謝は低下していき，医師が気付かないうちに急速に蓄積して悪影響を及ぼす．

13.2.5　鎮痛

いかなる状況においても，高齢者に適切な鎮痛薬を与えてはいけない理由は存在しない．適

切な鎮痛により神経内分泌系のストレス反応や肺機能といった生理機能が改善する．また鎮痛により，高齢患者は大手術を受けることが可能になる．

提案された指針は以下である．
- 患者の身体的状況，服薬内容に留意し，最も適切な鎮痛薬を処方する．
- 低用量，つまり健常成人の用量の30%から開始し，用量を調節する．
- 可能ならば，複数の薬物を避ける．
- 効果的な遠位ブロック（部分麻酔）を含むバランスのとれた鎮静薬の処方を考慮する．

術後疼痛やそれに関連した神経内分泌系の後遺症を予防することによって，これまで大手術には耐えられないと思われていた患者にも手術が考慮されるかもしれない．

13.2.6 手術の判断

80歳代の人々の腹部大手術の死亡統計や予想される生存曲線は，高齢者の手術は以前考えられていたよりも安全であることを示唆している．これらのデータにより，外科医はリスクを階層化し，コンサルトした医師，患者，家族とともに予測される結果を議論できる．手術が必要な損傷があると疑った場合には，介入判断の閾値を低くする．さもないと，最悪の予後となる可能性が高くなる．

創傷治癒は若年患者と比較して遅延するが，最終的な結果にさほど差はない[12,13]．

13.2.7 予後

死亡率は青壮年層の同程度の外傷と比較して高い．次のガイドラインが推奨される．
- 生理的予備能が低下している可能性を考える．
- 基礎疾患を想定する．
- 多剤併用を想定する．
- 隠された徴候とともにどんな状況でも非典型的な症状を疑う．
- 積極的にモニタリングをすることで，臓器不全のわずかな徴候を見つける．
- どのような意識レベルの変化も頭部外傷に関連しているとみなし，外傷を除外した後に加齢に伴う悪化と判断する．
- 予後が悪く，突然病態が悪化することに留意する．
- 積極的な治療と無益な治療の違いに留意する．

13.3 無益な治療

どんな環境下でも，十分な治療を施しても予後が変わらない場合がある．このような治療を行うと，利用可能な資源の多大な枯渇になりうるし，結果として適切な治療が必要な患者に行き渡らないかもしれない．治療の「供給制限」は，手術室がいっぱいで結果として使えないこと，集中治療室のベッドが不足していること，もしくは金銭的な制限の結果であるかもしれない．

しかしながら，すべての患者が積極的な初期蘇生と念入りで包括的な診断を受ける権利がある．外傷の重症度は全体的な健康状態に基づいて評価すべきで，そのうえで治療適応と積極性を決定することができる．そしてスタッフ，家族と十分な話し合いが必要である．

高齢者（どの年代でも同様に）の治療では介入が無益であることが極めて明らかであっても，避けられない状況が生じてくる．医師は基本的な道徳観で動かなければならない．また思いやりを持ち，明確で現実的な治療目標や予後が良いという現実的な見込みがなければ，延命すべきではない．患者にとって尊厳のある死を選択することは，無益な外科的介入よりも結果としてより有益なこととなるだろう．

文献

引用文献

1. Wilson AO, Adamchak DJ, Nyanguru AC, Hampson J. A study of well-being in the elderly of Zimbabwe. *Age Ageing*. 1991; 20(4): 275-279.
2. Wilson AO, Nhiwatiwa R. The forgotten; the hospitalised elderly in Zimbabwe. *Cent Afr J Med*. 1991; 37(4): 110-114.
3. Soles GL, Tornetta P 3rd. Multiple trauma in the elderly: new management perspectives. *J Orthop Trauma*. 2011; Suppl 2: S61-S65.
4. Gustavsen I, Bramness JG, Skurtveit S, Engeland A, Neutel I, Mørland J. Road traffic accident risk related to prescriptions of the hypnotics zopiclone, zolpidem, flunitrazepam and nitrazepam. *Sleep Med*. 2008; 9(8): 818-822. Epub 2008 Jan 28.
5. Lai MM, Lin CC, Lin CC, Liu CS, Li TC, Kao CH. Long-term use of zolpidem increases the risk of major injury: a population-based cohort study. *Hum Factors*. 2012; 54(3): 303-315.
6. Dong XS, Wang X, Daw C. Fatal falls among older construction workers. *Injury*. 2014; 45(9): 1312-1319. Epub 2014 Feb 28.
7. Cox S, Morrison C, Cameron P, Smith K. Advancing age and trauma: triage destination compliance and mortality in Victoria, Australia. *Australas J Ageing*. 2013; Jun 17. doi: 10.1111/ajag.12059.
8. Curtis K, Chan DL, Lam MK, Mitchell R, King K, Leonard L, D'Amours S, Black D. The injury profile and acute treatment costs of major trauma in older people in New South Wales. *Australas J Ageing*. 2013; Jun 17. doi: 10.1111/ajag.12059.
9. Richardson J, Bresland K. The management of postsurgical pain in the elderly population. *Drugs Aging*. 1998 Jul; 13(1): 17-31.
10. Oakley R, Tharakan B. Vascular hyperpermeability and aging. *Aging Dis*. 2014; 5(2): 114-125.
11. Rosenfeldt F, Wilson M, Lee G, et al. Oxidative stress in surgery in an ageing population: pathophysiology and therapy. *Exp Gerontol*. 2013; 48(1): 45-54. Epub 2012 Mar 23.
12. Rubinfeld I, Thomas C, Berry S, et al. Octogenarian abdominal surgical emergencies: not so grim a problem with the acute care surgery model? *J Trauma*. 2009; 67(5): 983-989. doi: 10.1097/TA.0b013e3181ad6690.
13. Gosain A, DiPietro LA. Aging and wound healing. *World J Surg*. 2004; 28(3): 321-326. Epub 2004 Feb 17.

推奨文献

Information Needs for Research, Policy and Action on Ageing and Older Adults: a report of the follow-up meeting to the 2000 Harare MDS Workshop: indicators for the Minimum Data Set Project on Ageing: A Critical Review in Sub-Saharan Africa June 2001, Dar Es Salaam, United Republic of Tanzania Global Programme on Evidence for Health Policy, World Health Organization.

Kauder DR. Geriatric trauma. In: *The Trauma Manual*, 3rd ed. Peitzman AB, ed. Philadelphia, PA: Wolters Kluwer Lippincott Williams & Wilkins; 2008: 469-476.

14章 外傷患者の集中治療

14.1 はじめに

　集中治療室（ICU）における外傷死の多くは，入院後数日に起こり，主な原因は頭部外傷による頭蓋内病変，重症呼吸不全，治療に反応しない出血性ショックで，そのいくつかは避けられない死である．しかし，残りの多くは避けられた死であり，多臓器不全や感染およびその双方によって後期に発生する．

14.2 外傷集中治療の目標

　外傷集中治療の主要な目標は，組織酸素化の早期回復と維持，隠れた損傷の診断と治療，感染と多臓器不全の予防と治療である．外傷集中治療は，多くの専門チームが，蘇生，モニタリング，生命維持に焦点を絞って治療を行えるよさがある．外傷集中治療では，致死的脳損傷を負って入院した患者の潜在的臓器提供者としての状態を維持するという重要な役割も担う．

14.3 集中治療の各段階

14.3.1 蘇生的段階（受傷後の最初の24時間）

　この段階では，止血的蘇生が管理の中心となり，治療目標は適切な組織酸素化の維持である．同時に，潜在的な生命危機あるいは四肢温存の危機となる損傷は，注意深く観察し，認識しなければならない．全外傷患者にsecondaryとtertiary surveyを行うことは，損傷の見逃しを有意に減らす．

　不適切な組織酸素化は，ただちに認識し，治療しなければならない．外傷急性期の組織酸素供給不足の原因は，通常は循環障害や重篤な低酸素血症である．各種の異なるショックが生じうるが，循環血液量不足と失血に対する不適切な蘇生が，最も一般的である．

　重症外傷では，十分な収縮期血圧や尿量があるにもかかわらず，臓器血流障害が十分に回復していないと思われる患者を経験する．この現象は，「不顕性低灌流（occult hypoperfusion）」と呼ばれてきた[1]．不顕性低灌流や循環血液量減少状態が持続すると，感染率，ICU滞在日数，入院費，多臓器障害・不全，死亡率が増加することが指摘されている．重症外傷，特に重症頭部外傷を伴う患者において，出血の速やかな認識と制御，循環血液量減少に対する積極的な蘇生は，生存率の改善と合併症の減少をもたらす[2]．しかしながら，過去に提唱された，循環を改善しようとしての過度な蘇生は，過剰なリンゲル液の使用をもたらし，腹腔内圧上昇，頭蓋内圧（ICP）上昇，腹部コンパートメント症候群や多臓器不全（MOF）の発生と死亡の増加に関係する[3]．過剰な体液バランスだけでも，急性呼吸促迫症候群（ARDS）とMOFの独立危険因子になる．よりバランスの取れたアプローチ法として，現在では，外科的止血がなされる

まで，初期蘇生輸液量を制限することが推奨される（収縮期血圧 90 mmHg を目標に）．血液凝固障害に陥りやすい重症患者で，1～2 L 以上の晶質液を要するような場合には，全血に似せた赤血球 1：新鮮凍結血漿 1：血小板 1 の割合での輸血を早期に導入する damage control resuscitation（DCR）を同時に行う．これにより総晶質液量を制限できる．同時に，早期の外傷関連凝固障害（trauma associated coagulopathy：TAC）が存在する場合は，出血を最小限に抑えることが，血液凝固障害性出血による死亡率の減少につながる．

14.3.1.1 「伝統的な」蘇生目標

一般的に，次の項目の補正を含む．
- 臨床所見：末梢冷感，血圧，中心静脈圧，心拍数，動脈血酸素分圧（PaO_2），など．しかしこれらで潜在的低灌流状態を認識できるとは限らない．
- 塩基不足と乳酸アシドーシス
- 肺動脈カテーテルで測定できる，心係数と中心静脈酸素飽和度
- 胃酸濃度測定
- 組織酸素測定

14.3.1.2 外傷後急性肺障害

病因
- 胸部外傷
- 輸液過剰
- ショック
- 誤嚥
- 外傷後急性呼吸窮迫症候群（ARDS）
- 脂肪塞栓症候群
- 受傷前から存在していた肺疾患

14.3.1.3 呼吸評価とモニタリング

- 呼吸仕事量
- 呼吸回数
- 動脈血液ガス
- 酸素供給と消費
- 気管支鏡

人工呼吸補助は遅れるよりはむしろ早期に開始するべきであり，換気モードは患者の必要性に応じて，適切な換気量（重症外傷では適切な換気量を得るために吸入圧が高くなることはよくある）と呼気終末陽圧換気（PEEP，進行する低酸素血症を治療するために 10 cmH$_2$O 以上を要することはよくある）を用いて管理すべきである．

- 非侵襲的な換気法は，急性期に用いられることはない．
- 圧補助換気（pressure support ventilation：PSV）は，重症外傷にはあまり適応がない．
- 低換気量と低い peak pressure を用いる肺保護換気（lung protective ventilation：LPV）は，重症低酸素血症や低肺コンプライアンス（高圧で適切な換気量を得られる状態）における蘇生では，早期に用いることはほとんどできない．
- 低酸素血症に対する高 PEEP（10 cmH$_2$O 以上，20～25 cmH$_2$O まで）は，肺胞リクルートメント（開放）として適用される．

14.3.2 早期生命維持期（外傷後 24～72 時間）

この時期は，治療は，外傷の認識と，外傷後呼吸不全と重症頭部外傷患者の頭蓋内圧亢進防止の管理に焦点が当てられる．通常，隠れた損傷に対する診断的評価は，この段階で完了する．早期の多臓器不全は，この時期に出現することもある．

生命に関わる重大な問題：頭蓋内圧亢進・全身性炎症反応症候群（SIRS）・多臓器障害症候群（MODS）・呼吸不全の持続は，この時期に発症し得る．早期生命維持期の主目的は，組織酸素化の維持，頭蓋内圧（ICP）の管理，潜在的損傷の継続的探索，栄養サポートの導入，不必要な輸液ルートや蘇生器具の離脱・入れ替えとなる．

さらに，既往歴や受傷機転の聴取も行っておく．

14.3.2.1　優先項目

- ガス交換と人工呼吸補助
- 蘇生的止血
- 頭蓋内圧(ICP)モニタリングと管理
- 輸液と電解質バランス
- 血液学的なパラメータ
- 潜在的な損傷
- 遅発性頭蓋内血腫形成
    - フォローアップ頭部CT
- 腹腔内損傷
    - フォローアップ腹部CT・超音波
- 頸椎損傷
    放射線学的検査と，可能なら神経学的所見の確認
- 胸椎，腰椎損傷
- 四肢損傷：手，足
- 神経損傷

14.3.3　長期生命維持期（外傷後72時間後）

長期にわたる生命維持の期間は，損傷の重症度と合併症によって決まる．重症患者の多くはうまくこの時期から脱することができるが，より深刻な損傷を負った患者は，臓器不全を防ぐために引き続き生命維持期が継続する．臨床的関心の多くは，晩期多臓器不全や死に関係する感染症の合併に向けられる．

多臓器障害症候群(MODS)に進行しつつある患者管理の目的は，機能不全に陥りつつある臓器を保持することであり，臓器不全の原因となる炎症部位の隔離と除去を行うことである．加えて，体を動かさないままでいることは，筋萎縮，関節拘縮，圧がかかる部分の皮膚損傷の原因となる．適切な装具を使用した理学療法は早期に開始すべきであり，可能であれば早期の運動や歩行も勧められる．

14.3.3.1　呼吸不全

- 予期しない呼吸不全：隠れた感染や壊死組織を探す
- 気管切開：早期に

14.3.3.2　感染性合併症

以下が，感染性合併症[4]として挙げられる．

- 院内発症肺炎
    - グラム染色と細菌培養
- 肺膿瘍と膿胸
- 手術創感染
    - 皮膚切開部位，例えば創部感染
    - 深部切開手術部位の感染
    - 手術部位に関係する臓器間隙感染，例えば腹腔内膿瘍
- 静脈カテーテル関連敗血症
- 血流感染
- 尿路感染
- 無石胆嚢炎
- 副鼻腔炎や中耳炎
- 脳室炎や髄膜炎

抗菌薬や抗真菌薬治療は，培養結果に沿った狭域スペクトラムであることが理想的である．抗菌薬関連腸炎や，他の抗菌薬関連合併症を忘れない．

14.3.3.3　非感染性発熱

- 薬物
- 肺塞栓(PE)
- 深部静脈血栓症(DVT)

14.3.3.4　経皮的気管切開

経皮的気管切開[5]は定型的気管切開に比べ，術前術後の合併症が少ないことが報告されており，現在，重症患者に選択する手技となっている．

鉗子で穿刺部を広げる方法や，単一あるいは複数のダイレーターで広げる手技がある．患者

選択が重要であり，手技を非選択的に行ってはいけない．頸部穿刺目標が不明瞭であったり，患者に血液凝固障害があれば，経皮的気管切開は行うべきではない．気管支鏡で正しい設置位置を確認することが必要である．頸部超音波や気管支鏡で位置を確認しながら施行することにより，早期合併症を減らすことができる．本法は，小児には適さない．

14.3.3.5 人工呼吸からの離脱

回復期の最も重要な作業は，人工呼吸器から補助換気なしで呼吸できる状態に移行することで，ウィーニング（weaning）と呼ばれる．

感染・呼吸不全・多機能不全の徴候がみられなくなれば，長く続いた集中治療室（ICU）での集学的治療プログラムからの回復が間近である．

14.3.3.6 抜管の判断基準（"SOA2P"）

S（Secretions）：気管分泌物 – 少ない
O（Oxygenation）：酸素化 – 良好
A（Alert）：意識清明
A（Airway）：気道：損傷や障害がない
P（Pressure または Parameters）：気道内圧やパラメーター：1回換気量，肺活量，呼気努力（陰性吸気流速：negative inspiratory force）などの測定

14.3.4　回復期（ICUからの退出）

回復期に，患者は人工呼吸から離脱し自発呼吸ができるようになる．そして，侵襲的モニター類は外される．患者と患者家族は，ICUから一般病棟や中間病棟（intermediate care unit）へ移る準備がなされ，さらなる病状回復やリハビリテーションを進めるための計画が立てられる．

14.4　低体温

低体温は外傷の潜在的合併症である．低体温はそれ自体が心停止の原因となるが，低体温は代謝率を減少させ，酸素必要量を下げることによって脳を保護することにもなる．深部体温30℃では，酸素消費量は50％まで減少する．米国心臓学会ガイドライン（American Heart Association guideline）では，死亡していると思われる低体温患者も，正常体温に達するまでは死亡と判断すべきでないとしている．しかし，低体温は外傷患者には非常に有害であり，特に酸素供給状態を変える点で問題である．それゆえ，すべての外傷患者は，可及的速やかに暖め，体温低下を最小限に止めねばならない．

14.4.1　復温

低体温は，浸水した外傷後に生じるのが一般的である．復温は，集中的なモニタリングと同時に開始されねばならない．努力性自発呼吸を有し，脈の触れる徐脈（どのような型かは問わない）を呈する患者には，不必要な蘇生行為を行うべきではない．低体温時の心臓は非常に敏感で，心室細動を呈しやすい．深部体温29.5℃以下の患者は，心室性不整脈を呈する高リスクがあり，可及的速やかに復温すべきである．急速に復温することによって，心室性不整脈が増えるとした研究は，近年まで出ていない．

低体温下，特に29.5℃以下での心臓は，電気的，薬物的除細動に抵抗性であり，必要ならば心肺蘇生術を継続すべきである．

もし深部体温が29.5℃以上で，心室細動が継続しているのなら，電気的除細動を一度試みる．電気的除細動が無効ならば，アミオダロン静注が有効かもしれない．

深部体温が29.5〜32℃の患者は，受動的復温でもよい．そして，血行動態的に安定しているなら，復温はさらにゆっくりでよいかもしれな

い．しかしながら，積極的な深部体温の復温は，一般的には行われている．

深部体温が32℃以上の患者は，次のような手段を使って体表から暖める．

体表(からの復温)
- 濡れて冷たくなった衣類を脱がせ，患者を乾かす．
- 赤外線熱
- 電気毛布
- 加温空気毛布

注：低体温下では，スペース・ブランケット(space blankets)は，体から放たれる体温を最小限反射するだけなので，有効ではない．

体内(からの復温)
- 42℃に暖められ・湿らせた呼吸ガス
- 37℃に暖められた輸液
- 温水(通常は42℃の生食)による胃洗浄
- 42℃の温水による持続膀胱洗浄
- 42℃のカリウムを含まない透析液による腹腔(膜)洗浄(15分ごとに20 mL/kg)
- 温水による両側胸腔洗浄
- 大腿動脈-静脈バイパスによる，体外循環復温

脳保護的低体温と脳幹死由来の低体温を鑑別することは難しく，蘇生は，深部体温が正常以下では諦めるべきではない．

14.5 全身性炎症反応症候群

2つの大規模研究が，敗血症患者の50%が無菌的であったと報告している．これらの無菌的患者の原疾患が，熱傷，膵炎，特にショックに伴う重篤な組織損傷であると認識されており，その原因が，DAMPs(danger activated molecular patterns)と呼ばれる炎症性メディエーター放出によるものであることも知られている．DAMPsは，過剰な全身性炎症と組織損傷によって先天的および後天的免疫反応を活性化し，広範な臓器損傷や臓器不全(すなわちMOF)を引き起こす．これらすべての損傷や敗血症における共通反応は，炎症カスケードが惹起され回り出すということである．いったん炎症カスケードが開始されれば，有益・無益の全身徴候が引き起こされる．全身性炎症反応症候群(SIRS)に伴う最初の徴候は次のものである．

- 体温<36℃ または>38℃
- 心拍数>90回/分
- 呼吸数>20回/分
- 動脈血ガスの異常値：炭酸ガス分圧($PaCO_2$)<32 mmHg(4.2 kPa)
- 白血球数>$12×10^9$/L または <$4×10^9$/L，あるいは >10%の未熟好中球

これらの徴候を2つ[訳注：原文の誤りを修正]以上有する患者は，SIRSを呈していると考えられる．感染を合併しているSIRSは敗血症と定義できる．重症敗血症は，敗血症に臓器機能障害・異常低灌流・低血圧が加わった状態である[訳注：2016年に定義が変更された]．輸液による蘇生に反応しない敗血症は敗血症性ショックと定義される．敗血症性ショックの治療目標は，広域抗菌薬を早期から使用した感染源の制御と，臓器機能を適切に保持できるよう血管作動薬を使用して循環サポートをすることである．

ステロイド使用，厳格な血糖コントロール，活性化プロテインCの使用については，死亡率を減少させる明確なエビデンスはない．

14.6 多臓器障害症候群，多臓器不全

多臓器障害症候群(MODS)は，複数あるいは関連臓器の進行的機能不全によって特徴付け

られる臨床的症候群である．機能障害は，臓器の恒常性が維持できなくなり，完全機能不全というよりは，継続した進行性の臓器不全が生じる現象と認識される．肺，肝，腎が主要な対象臓器であるが，心血管系や中枢神経系の機能不全も同様に顕著となるかもしれない．外傷患者におけるMODS進行の主要刺激因子は，出血性ショックと感染である．生命維持と蘇生技術が改善したため，MODSの発生はむしろ増加している．早期（受傷後3日以内）のMODSは，ショックや不適切な蘇生の結果生じ，一方遅発性MODSの多くは重症感染の結果生じる．

MODS/MOFは，免疫系の活性化を伴う局所的炎症と，それにつづく，重症組織損傷（例えば，脳，肺，軟部組織），低灌流，感染を引き起こす制御不能で不適切な全身炎症反応（SIRS）により生じる．これには，2つの基本的なモデルが考えられている．すなわち，1ヒットモデルは，SIRSを引き起こす単一損傷がMODS進行をもたらすとするもの．2ヒットモデルは，個々の損傷が最初の炎症反応をもたらし，そしてそれが第2の損傷（たとえ穏やかな刺激であっても）として，その後の過剰な反応，結果としての臓器機能障害をもたらすとするものである．

MODS進行の最初の要因は，乳酸アシドーシスや塩基不足を伴う治療不応性のショック，高いISS（Injury Severity Score），大量輸血である．高齢や既存疾患の存在は，臓器予備能力が低下していることより，患者のMODS進行リスクを増やす．

MODSの治療は，適切かつ十分な蘇生は別として，感染治療と一般的なICU治療くらいに現段階では限られている．MODSを予防する策は，組織酸素化を確立し維持する適切な輸液，壊死組織のデブリドマン，早期の骨折固定と安定化，可能なら早期の経腸栄養，院内感染の予防と治療，早期の可動と運動再開である．

14.7 重症外傷の凝固障害

外傷は凝固障害を早期に伴いやすく[6]，入院時の最重症患者は凝固障害を有する患者である〔4章(p49)参照〕．凝固障害は次によって悪化する[7]．
- 血液希釈：希釈性血小板減少は，外傷患者における最も一般的な凝固異常である．
- 凝固因子の消費
- 低体温：凝固の酵素カスケード進行速度へ影響し，血小板機能障害や減少の原因になる．
- アシドーシス：代謝異常（特にアシドーシス）は，凝固機序を妨げる．

最近，外傷での凝固障害メカニズムに関しては，微小血栓を伴わない播種性血管内凝固症候群［訳注：線溶亢進型DICのこと］タイプの凝固障害から，組織低灌流を伴う広範な組織損傷が契機となって内皮細胞で増殖したトロンボモジュリンがトロンビンと結合した状態となって発生する凝固障害という考え方にシフトしている．

トロンビンが減少することによって，フィブリン産生も減少する．トロンビン-トロンボモジュリン複合体は，プロテインCを活性化する(aPC)．活性化プロテインCは，抗凝固作用によって凝固第V因子とVIII因子を不活性化する．活性化プロテインCは，フィブリン溶解を促進して，プラスミノーゲン活性化抑制因子タイプ1(plasminogen activator inhibitor type 1：PAI-1)も不活化する．トロンビン-トロンボモジュリン複合体は，トロンビン活性化線溶阻害因子(thrombin activated fibrinolysis inhibitor：TAFI)と結合し，フィブリン溶解の阻害を妨げる．外傷誘発性凝固障害は，プロテインCとTAFIの結合バランスが変わることによって，異なる臨床症状を呈するのかもしれない．長期にわたる低血圧・アシドーシス・虚血は，組織プラスミノーゲン活性化因子(tissue plasminogen activator)の放出をもたらす．肝機能

低下と凝固因子・活性化プラスミン・フィブリン分解産物の消費に伴い，止血機構が障害される．加えて，血小板寿命が短くなり，重篤な血小板減少がみとめられる．消費性凝固因子欠乏も一因となる．過剰なプラスミン産生は，血漿フィブリンの減少と，フィブリノゲン分解産物（FDPs）の上昇をもたらし，それらの異常値は85％の患者に認められる[8]．

14.7.1 治療

外傷後の広汎出血の管理は，止血・積極的復温・血液製剤補充である．血小板・新鮮凍結血漿・クリオプレシピテート（cryoprecipitate）の投与は，重症外傷患者（例えばダメージコントロール群）にすすめられる[8]．

臨床的にはこれまで述べてきたように，DICと重症外傷由来の凝固障害を区別することは困難である．しかしそれらを区別することは現実的でなく，DIC管理の重要な点は，凝固障害になりやすい状態を改善することである．原因が正されないうちは凝固障害になりやすい状態は改善しないが，正されたならば，成分輸血療法が開始される．現在，「赤血球：新鮮凍結血漿：血小板＝1：1：1」の割合となる輸血が，失った血液に近似し最も適切であると考えられている．加えて，トラネキサム酸が受傷3時間以内の早期に投与されれば，凝血の安定化と凝固障害からの改善に主要な役割を果たすかもしれない[9]．トラネキサム酸を投与する例が増えているが，重症外傷治療の中心的治療になるかはデータ的にまだ疑問の余地がある．加えて，重症外傷患者の多くでフィブリン溶解が止まるため，トラネキサム酸は影響しないかもしれないとの報告も，最近示されている[10]．

［訳注：本邦においては，一般的にクリオプレシピテートは利用できない（日本赤十字社血液センターではクリオプレシピテートを製造供給していないため）．クリオプレシピテートは，新鮮凍結血漿を低温溶解した沈殿物として生成可能であるが，生成・利用できる施設は限られている］

14.8 頭蓋内圧亢進の認識と治療

ICUにおける鈍的外傷患者の早期死亡は，頭部外傷が原因となることが多い．重症頭部外傷患者のICU管理における最初の目標は，二次性神経損傷を防ぐことである．二次性脳損傷に寄与する重要な因子の1つは，頭蓋内圧亢進である．結果として，頭蓋内圧と脳灌流圧のモニタリングと管理は，ICU治療期において優先度の高いものである．ほかに，脳損傷を悪化させるものは以下のとおりである．

- 低血圧
- 低酸素血症
- 高血糖
- 高体温
- 高炭酸ガス血症

14.9 急性腎不全と急性腎障害の認識

早期の蘇生と循環の回復によって急性腎不全を呈する頻度は少なくなってきているが，重症外傷患者にはいまだ急性腎障害（AKI）や急性腎不全（ARF）が発症するリスクがある．最低体温・最高乳酸値・赤血球やクリオプレシピテート輸血の必要量を含む，いくつかの生理学的重症度指標は，ARF発症の独立した因子となる．他の因子としては，組織損傷と壊死，低血圧，横紋筋融解症，診断目的のヨード系造影剤使用，糖尿病のような既存の疾病がある．ARF合併は，ICUでの患者管理を複雑とし，ICU滞在日数を延ばし[11]，死亡率を約60％に上昇させる．外傷後ARFの約1/3は，不十分な蘇生によりもたらされ，多臓器障害症候群（MODS）の1つとして進行する．腎障害を防ぐためには，以下を予防するか治療する．

- 腎毒性を有する造影剤と薬剤
- 循環血液量不足
- 横紋筋融解症
- 腹部コンパートメント症候群
- 尿路閉塞

　ARF において，「腎保護的」ドパミン投与療法や，ミオグロビン尿に対する透析導入は，適応とならない．ARF 発症リスクのある患者に利尿薬を用いることは差し迫った ARF 発症を防ぐことはできないが，水分過剰状態の治療としての透析導入期を遅らせることはできる．

14.10　代謝障害の評価

　酸塩基平衡や電解質バランスの悪化は，大量輸血を受けたショックの患者や併存疾患のある高齢者に起こることが予想される．
　典型的な異常は，
- 酸塩基平衡異常
- 電解質異常
  ・低カリウム血症
  ・高カリウム血症
  ・低カルシウム血症
  ・低マグネシウム血症
- 低リン血症

　酸塩基平衡障害では，不十分な酸素化を伴う低灌流と嫌気性代謝によるアシドーシスが一般的である．代謝性アシドーシスの原因としての潜在的な心タンポナーデによる低灌流など，その障害の原因を同定し是正しなければならない．

14.11　疼痛管理／鎮静／せん妄

　不十分な疼痛管理は多くの有害事象をひきおこす．酸素消費量の増加，分時換気量の増加，精神的ストレス，睡眠障害，呼吸器合併症による肺メカニクス障害などである．主観的疼痛評価法が最も客観的に実証されている方法であり，疼痛管理開始後に，適宜再評価を必要とする．不十分な鎮痛は，インセンティブ・スパイロメトリーによる呼吸訓練における十分な換気量を達成できないことや，X 線写真における継続的な肺容量の減少，咳をすることや呼吸理学療法に協力することへの抵抗などによって客観的に判定される．もし患者の協力が得られれば，視覚的アナログ疼痛スコアが役に立つかもしれない．

　ICU での早期疼痛コントロールとして，オピオイドの静脈内投与が行われる．その他の方法は，個々の患者や損傷に合わせて用いられる．

- オピオイドのボーラス投与
- モルヒネやフェンタニルの静脈内持続投与
- 自己調節鎮痛法(patient-controlled analgesia：PCA)
- 硬膜外鎮痛法
- 胸腔内麻酔
- 胸腔外鎮痛法
- 肋間神経ブロック
- 末梢神経ブロック(例：大腿神経ブロック，腕神経叢ブロック，膝窩神経ブロック，傍脊椎ブロック)

　ICU で挿管されている患者に対しての無鎮静での管理戦略を提唱した報告が増えてきている．あるランダム化比較試験は，無鎮静による管理は滞在期間や人工呼吸器装着期間に対して有益な効果があったことを示した．この管理戦略を外傷患者に適用しても効果的となりうるかどうかはまだ示されてはいない．

　せん妄は ICU 患者ではよくみられる合併症である．治療戦略の解説は本章で扱う範疇を超えているが，その要因の同定，昼夜リズムの再構築，薬剤による治療戦略が試みられるべきである．

14.12 家族への接触とサポート

　早い段階から家族と接触し，良好な関係を維持することが大切である．そのためにオープンかつ誠実，明瞭かつ公明な態度で，患者の損傷や現在の状態，予後を，平易な言葉で説明する．そうすることで家族に重要な情報を提供することが可能となり，またICUで治療を行うチームと家族との間に信頼関係を構築できるようになる．ICUの手続きや面会時間，利用可能なサービスなどのような管理上の必要事項もまた説明すべきである．高齢者においては，リビングウィルや何かしら前もって決めておいた文書などの存在を確かめることが重要である．また同様に，患者やその家族はICUでは患者に対して集学的なアプローチがなされるということをよく理解しておくべきである．

14.13 ICUでのTertiary Survey

　Tertiary survey[12]とは患者の全身の再診察と，病歴や実施されたすべての検査や画像を見直すことである．見逃された損傷は患者の状態悪化の大きな原因となるが，そのほとんどは徹底的にtertiary surveyを行うことで見つけられる．外傷におけるtertiary surveyは見逃された損傷の最終的な診断が遅れることを最小限にするために大いに推奨される．それでも，それは完璧な解決法ではなく，主だった外傷センターにおいては，エラーの分析は継続して行う必要がある．

14.13.1 潜在性損傷の評価

　見逃しやすい損傷は以下である．
- 受傷機転：損傷を取り巻く状況の再確認

　優先度の高い潜在性損傷は以下である．

- 脳，脊髄，末梢神経損傷
- 胸部大動脈損傷
- 腹腔内臓器損傷，骨盤損傷
- 四肢の血管損傷
- 脳血管損傷：潜在的な頸動脈／椎骨動脈損傷
- 心損傷
- 消化管損傷：腸管破裂
- 潜在的な気胸
- コンパートメント症候群：手，大腿，臀部，腕
- 眼球損傷（患者のコンタクトレンズを外すのを忘れないこと）
- その他の潜在性損傷：手，足，指，関節脱臼
- 腟タンポン

14.13.2 併存疾患の評価

- 病歴（薬歴や飲酒歴を含む）
- 患者のかかりつけ医への接触
- 内服記録の確認

14.14 栄養管理

14.14.1 総論

　外傷患者では代謝が亢進しており，外傷に対する免疫学的反応や創傷治癒のために蛋白合成が活性化されるため必要とする栄養量が増大する．早期の経腸栄養は外傷後の術後敗血症を減少させることが明らかにされている．受傷後7日目までに経腸栄養を追加せず，完全静脈栄養を実施した患者と比較して，早期に経腸栄養を行った患者では感染性合併症が半減することが，多数のランダム化試験のメタ分析により示された．

　重症患者や外傷患者に対する栄養管理[13,14]はここ何十年の間に大きく進歩した．科学の進歩の直接的な結果や，成人と小児の両方に対して，外傷や敗血症やその他の重症疾患がもたら

す重要な栄養変化に関する生理学的，生化学的な知識が増えたことによる．栄養管理（より正確には栄養療法）の方法はより疾患別になってきた．また「特殊」や「人工」と呼ばれる栄養管理，栄養療法では，経腸栄養（enteral nutrition：EN）あるいは完全静脈栄養（total parenteral nutrition：TPN）を患者に供給することが好ましいとされる．その一方で，「標準治療」では，栄養療法は提供せずに患者の意志に基づく摂取が好ましいとされている．

栄養療法では，個々の患者の代謝の必要性に応じて，重要な栄養基質や，特に不足しているものを補充し，一層の低下と臨床的な転帰の悪化を防止するために多くの量を投与する．重症患者や外傷患者に対して包括的管理のもとENあるいはTPNを早期に開始することの効果は，現在では十分に評価されたものとなっている．重病や外傷後には，代謝亢進や創傷治癒過程を維持するために患者のエネルギー必要量や全体的な代謝必要量が大幅に増大する．

患者の入院前の栄養状態はとても重要な因子である．もし患者が栄養失調であったり，栄養状態が不良であったならば，彼らの転帰はより悪いものとなる．体格指数（body mass index：BMI）が低値であることは，死亡率の上昇や多臓器不全の独立予測因子である．熱損傷，重症中枢神経（central nervous system：CNS）損傷，敗血症，癌や慢性閉塞性肺疾患（chronic obstructive pulmonary disease：COPD），アルコール依存症や心不全のような併存症の存在は，さらなる代謝の負荷や合併症を生じさせる．そのような状況ではエネルギー消費や，重症損傷や重病に起因する蛋白異化が亢進し，その結果同じ疾病経過の患者間にでさえ，さまざまな変化を引き起こす．入院に際して患者の栄養状態を評価することは必須事項である．

外傷性脳損傷（traumatic brain injury：TBI）の患者では，経腸栄養であろうと経静脈栄養であろうと同様の結果となる．Cochraneのレビューにより，早期の栄養開始（経静脈的あるいは経腸的）は，より遅くに栄養を開始した場合と比較して，生存率や後遺障害がよりよくなる傾向があることが確認された[16]．TBIの患者は蛋白質の喪失と消化管機能不全を起こすが，これは敗血症の危険因子となりうる．しかしながら，標準的な栄養管理ではTBI患者の栄養状態の回復が得られない可能性がある[15]．

栄養失調による悪影響を予防するため，3日以内に十分な経口摂取が期待できないすべてのICU患者はENを開始されるべきである．ENはICU患者の栄養療法の第1選択として推奨されている．しかしながら，栄養療法中の重病患者におけるENの使用頻度には大きな格差があるのが実情である．

米国静脈経腸栄養学会（American Society for Parenteral and Enteral Nutrition：ASPEN）理事会と米国集中治療医学会ガイドライン委員会は，7日間にわたって標準治療（つまり，栄養を与えない治療）を継続することは患者の栄養状態の悪化を引き起こし，転帰に悪影響を与えるだろうという懸念を表明した．もしENを行うことができず，患者に蛋白質・カロリー欠乏の徴候があった場合（通常は，最近の10〜15％の体重減少もしくは実体重が理想体重の90％未満であることで定義），TPNの使用が必須である．栄養失調状態のICU患者へのTPNの使用は（標準治療と対比して）すべての合併症の発生率を大きく低下させることが知られている．しかしながら，ICU患者へのTPN開始の最もよいタイミングは今のところ確証されていない．一方で，欧州静脈経腸栄養学会（European Society of Parenteral and Enteral Nutrition：ESPEN）とカナダ栄養科学会（Canadian Society for Nutritional Sciences：CSCN）が，ICU入院後の早期のEN開始を推奨している（24時間以内：ESPEN，24〜48時間以内：CSCN）．ICUに入室後2〜3日以内に通常の食事がとれないことが見込まれ，ENが禁忌もしくは許容できない患者は全例でTPNが実施されるべきである．ICU患者におけるENとTPNの間には，

臨床的な転帰についての有意差は示されていない.

経腸栄養は腸管が利用可能かつ機能している場合に使用するべきである[16]. 経腸栄養が常に経静脈栄養よりも安全かつよいものであるというわけではないが, その2つの手段を混ぜて使うことで安全な栄養管理を行うことができる. また「免疫強化栄養」には将来が期待できる.

リスクのある患者として以下がある.
- 重度外傷
- 外傷性脳損傷(TBI)
- 熱傷
- 敗血症

重要事項として以下がある.
- エネルギーや蛋白必要量の見極め
- 投与ルートの決定と確立
- 栄養サポートの開始時期の設定

14.14.2　栄養製剤の選択

重病や外傷患者では, 病態に合わせてアルギニンやグルタミン, 核酸, オメガ-3脂肪酸, 抗酸化物質などが添加された免疫調節や免疫増強効果のある経腸栄養製剤を使うべきである. 急性肺傷害(acute lung injury：ALI)や急性呼吸促迫症候群(acute respiratory distress syndrome：ARDS)の患者には, 特に抗炎症脂質(つまり, ω-3魚油やボリジオイル)や抗酸化物質が含まれた経腸栄養製剤を使用すべきである[14]. さらには, 栄養療法は個々の患者の疾患や障害とその特異的な代謝変化に合わせて行われなければならない. 重要な栄養素(アミノ酸, 蛋白質, ビタミン, ミネラル, 微量元素のような)の不足分を補うということは論理的戦略である. 早期の経口栄養(経腸栄養, および/または経静脈栄養)は細胞傷害や転帰の悪化を予防するのに最も有用であるが, 重症患者や外傷患者では複雑な病態を呈するため, それらの患者に使用するための多くの免疫増強や免疫調節栄養製剤が開発されてきた.

栄養療法の正確な効果, 特に特定の栄養素の個々の効果を証明することは難しいけれども, 免疫増強基質によって強化された経腸栄養製剤は感染性合併症の有意な減少や病院滞在日数の短縮に関与していることが明らかにされた. ある特定の栄養素は炎症や代謝や免疫過程を調節することができる. アルギニンやグルタミンのようなアミノ酸は生体防御反応や腫瘍細胞の代謝を改善し, 創傷治癒を促進し窒素排泄を減らす. またリボ核酸(ribonucleic acid：RNA)やω-3脂肪酸は免疫機能を調節する.

14.14.3　経腸経静脈栄養の開始

経腸栄養は早期に, もし可能ならば入院後最初の24～48時間以内に始めるべきであるが, 患者は蘇生され血行動態が安定していなければならない. そして, 次の48～72時間には, 個々の患者にとっての栄養目標に向かって進んでいかなければならない. ICU患者に対する経腸栄養の開始にとって腸蠕動の有無は必要事項ではなく, 排ガスや排便の確認も必要としない. ただし血行動態が悪い状況では(つまり, 細胞灌流を維持するために高用量のカテコラミン製剤や, 高流量の輸液や輸血製剤による蘇生を含む著しい血行力学的補助が必要な場合), 患者が十分に蘇生される, および/または, 安定するまでは差し控えられるべきである.

胃あるいは小腸からの栄養投与が, ICU患者では無難である. もし重症患者の誤嚥のリスクが高い場合, または胃からの投与に耐えられない場合は, 小腸に留置した経腸栄養チューブを通して投与すべきである. 繰り返される大量の胃内遺残のために経腸栄養を差し控える必要があるのであれば, それは小腸からの投与に変更すべきである.

TPNでの早期栄養療法は, ENが不可能な場合にも, カロリーや蛋白質, 電解質, ビタミン, ミネラル, 微量元素, 水分の必要量を提供し続けることで, 疾患の重症度を下げたり, 合

併症を減らしたり，ICU 滞在日数を短縮できる可能性がある．TPN の主な適応は消化管の機能不全である．一般的に，異化亢進状態（栄養失調の徴候があってもなくても）の患者が 5 日間以上消化管を使えない場合，もしくは大きな手術後 3 日間栄養が採れない場合に TPN が開始される．短腸症候群，重症消化管機能不全，腸間膜血行不全，腸閉塞，消化管出血，重度の下痢，排液の多い瘻孔，不安定な血行動態が持続している外傷や重症熱傷，重症劇症型の急性膵炎慢性膵炎などには TPN が有効である．TPN はこれらの患者の命を救う．

14.14.4 経腸栄養のための消化管アクセス

14.14.4.1 簡易な方法
- 経鼻胃管
- 経鼻十二指腸チューブ
- 経鼻空腸チューブ

最も重症な外傷患者には早期に経腸栄養を始める．大多数は長期の栄養投与を必要とせず（10〜14 日間），簡易な経鼻消化管チューブによる栄養投与ですべてをまかなえる．チューブによる栄養投与が長期間必要な患者にとっては，経鼻消化管チューブは抜去されがちであり，誤嚥を悪化させることや，また不快感を与えるという点で不便である．

14.14.4.2 より高度な方法
- 経皮内視鏡的胃瘻造設術．これは経鼻消化管チューブと比較して，嚥下を妨げず，管理しやすく，目標とする栄養投与速度に到達しやすい．しかし，これはリスクをいくらか伴う侵襲的な方法である．
- 腸瘻造設術．腸瘻造設は内視鏡的または開腹術の術中に行われる．主な合併症の発生率は 5％ 未満とするべきである[18]．

14.15 ICU での予防処置

14.15.1 ストレス潰瘍

ここ 10 年間でストレス潰瘍[19]やそれに伴う上部消化管出血は多くの ICU で減少してきている．これは，大部分では，病院前や救急外来，手術室での蘇生努力が改善してきたことによる．それに加えて，胃酸を抑制する治療法や粘膜細胞を保護する治療法が一般的となってきたのもその理由である．

内因性のものか化学的に引き起こされたものかにかかわらず，以前に潰瘍の既往がある患者や人工呼吸器が必要な患者，凝固異常のある患者はストレス潰瘍が発生するリスクが非常に高い．また熱傷患者は歴史的研究によって高リスクであるとされている．

いくつかの研究の統計学的分析では，H_2 受容体拮抗薬使用群においてストレス潰瘍からの出血がより少なかったが，粘膜保護製剤（例：スクラルファート）が予防策として最も費用効率が高いことが示された．また一方で，スクラルファート群で呼吸器関連肺炎の発生率が著明に低下したことは，この治療方法を非常に魅力的なものにしている[14]．

H_2 受容体拮抗薬（例：ラニチジン）の静脈内投与法は，ある程度の胃酸の産生を阻害するものである．ストレス潰瘍予防に対する効果を立証している研究のほとんどが，胃内の pH を中性にしようとはしていない．より新しいプロトンポンプ阻害薬の静脈内投与は，治療の中心として H_2 阻害薬に十分に取って代わることができるだろう．

おそらくストレス潰瘍予防の最も単純で安全な方法は，適切な蘇生と早期の胃内経腸栄養である．初期の蘇生段階や血圧を上げるために血管作動薬が使用されている間でも，経腸栄養を行うことに対して必ずしも慎重である必要はない．そのような環境下では胃酸の阻害薬や粘膜

保護製剤，あるいはその両方の使用が必須である．

14.15.2　深部静脈血栓と肺塞栓

深部静脈血栓(deep venous thrombosis：DVT)からの肺塞栓(pulmonary embolus：PE)[20]は外傷患者の死亡の主な防ぎうる原因となり続けている．DVT発症の危険因子を認知し積極的な管理を行うことで，多少の合併症を伴うとしても，ICUでのDVTのリスクを減らすことができる．外傷患者でのDVTの発生率は12～32％であり，脊髄損傷や免荷の必要な骨盤骨折，長管骨骨折とTBIや長管骨骨折と骨盤骨折を併せ持つ患者は致命的なPEを起こすリスクが最も高い．

そのような重症外傷患者でDVT，PEの疑いが強い場合は，予防的な治療やICUでの診断的スクリーニング検査を行うべきである．出血性のTBIや脊髄硬膜外血腫によって皮下注射のヘパリン使用ができない以外は，重症外傷の患者全員が低分子ヘパリンの皮下投与を受けるべきである．そのような重症外傷患者では，未分化ヘパリンはほとんど効果があるようには思えない[21]．同様に，もし四肢の損傷が使用を妨げないのであれば，段階的空気圧迫装置はそのような患者すべてに使用されるべきである．フットポンプもまたいくらかの効果があるであろう．

14.15.3　感染

外傷による開放創のある患者では，破傷風の予防接種も行う必要がある．ここ5年以内に予防接種をした患者に対しては，追加処置は一般的に必要ないが，一方で以前に一連の破傷風の予防接種を受けたものの最近5～10年の間に再接種をしていない患者に対しては追加免疫のための破傷風トキソイドを投与するべきである．抗破傷風免疫グロブリンはこれまで予防接種歴のない患者に投与する．

脾臓摘出術が行われている患者は，Haemophilus influenza type Bや髄膜炎菌，肺炎球菌に対する予防接種が必要である．外傷患者に対するそれらのワクチンの投与時期については議論が続いているが，脾臓摘出後の小児患者では必要とされた予防的抗菌薬投与は成人患者においては有益性がないことが明らかとなっている．それぞれの微生物の多様な菌株のため，脾臓摘出後重症感染症(overwhelming post-splenectomy infection：OPSI)の予防において予防接種は確実な方法とはいえなくなってきている．そのため，患者には，高熱が出た場合には迅速に治療を受けるようしっかりと忠告しておかなければならない．医師は外来診療でOPSIの可能性のある患者に対し積極的に経験的抗菌薬を使用しなければならない．現時点では，脾臓摘出術後の患者には5年ごとの肺炎球菌ワクチンの追加免疫投与が必要とされている．

十分な創部のデブリドマンと洗浄は，創部感染を抑制するためにすべての外傷創部から壊死組織や汚染部を取り除くことである．可能であれば，創部は徹底的に前処置をしたうえで一期的に閉鎖すべきである．もし皮膚欠損があったり，受傷から6時間以上経過していたりしていれば，湿潤環境を保つドレッシング材を使用し(乾燥や創組織がさらに不活性化されるのを防ぐため)1日に2回交換すべきであり，必要な時にはさらなるデブリドマンを実施する．創部の良好な状態を確保できたならば植皮や皮弁によって被覆する．腹膜の複雑な損傷(排便経路の変更を考慮)や，軟部組織損傷と汚染を伴った複雑骨折(骨髄炎)，背部や後頭部の創(圧迫がさらなる創壊死を起こすかもしれないため)には，特に注意を払う．

外傷現場や蘇生エリアといった，決して最適とはいえない環境や技術のもとで静脈ラインが留置されることが多いため，留置カニューレによる血栓性静脈炎や敗血症に留意する必要がある．そのようなラインはすべてできるだけ早

く，24時間以内に，抜去もしくは再留置することが感染性合併症を避けるために重要である．

14.16 抗菌薬

抗菌薬治療の目的は生存率を改善することである．しかし，耐性菌の出現を防ぐこともまた重要である．

重症外傷患者に対し抗菌薬を限定的に使用することには十分なエビデンスがある[22]．しかし多くの施設では，その原因とは関係なく，開放性損傷の全患者に救急外来でセファロスポリンの1回量を投与している．外科手術が必要ないのであれば，この投与を支持するエビデンスはない[23]．胸腔ドレーン挿入への抗菌薬の必要性については，相反する報告が存在する．

手術が必要な胸腹部外傷に対し，広域スペクトラムの抗菌薬の1回投与が望ましいとされる．抗菌薬を24時間を超えて長期に投与することは，現在のところ必要とはされていない．

開放骨折の患者には，長期間にわたってグラム陰性菌とグラム陽性菌に対する予防的抗菌薬治療がしばしば行われている．この治療の根拠となるものはなく，また正しい管理法が体幹損傷に対する管理とは異なることを示す文献もない[24,25]．

人工呼吸器を使用中のICU患者では，誤嚥の有無にかかわらず，肺炎予防の抗菌薬は必要ない．実際，そういった投与が世界的に耐性菌の発生を促してきた．

米国疾病予防管理センター(Centers for Disease Control and Prevention：CDC)によると，肺炎の診断は以下の項目に合致しなければならない．
- ラ音や打診上の濁音と下記のいずれか
  ・新たな膿性痰や痰の性状の変化
  ・血液や気管吸引物，気管支擦過法や気管支生検からの特定微生物の培養増殖
- 新たなもしくは進行性の浸潤影，硬化像，空洞形成や胸水のX線画像による確認と下記のいずれか
  ・気道分泌物内のウイルスの分離やウイルス抗原の検出
  ・病原体に対する診断的な抗体価
  ・肺炎の病理組織学的な証拠

呼吸器関連肺炎(ventilator-associated pneumonia：VAP)に対しては新たなガイドラインが存在する[26]．

14.16.1 呼吸器関連肺炎の診断

ケアバンドルに最も含めるべき呼吸器関連肺炎(VAP)の診断的介入は，
- 1時間以内の早期胸部X線写真と専門家による読影
- 気道分泌物の細胞診とグラム染色の緊急結果報告

14.16.2 呼吸器関連肺炎の治療

ケアバンドルに最も含めるべきVAPの治療的介入は，
- 細菌検体採取後の迅速な治療
- 局所病原体の知見と危険因子の評価に基づいた経験的治療
- 培養結果が出た時点で治療に反応している患者に対する抗菌薬のde-escalation
- 72時間以内の治療に対する反応の評価
- もし患者が適切な治療計画にあり，また多剤耐性菌による感染でないときの短期治療(8日間)

VAP病原体の抗菌薬感受性が感染局所の違いや経時的な推移により変化するため，特定の抗菌薬投与を指定することは適切ではない．

14.17 呼吸補助療法

- 高い換気容量や換気圧は肺を損傷しうるものとして，機械的人工換気は「優しく」あるべきである．
- 誤嚥は防がなければならない．
- 早期の気管切開が実施されるべきである．
- 肋骨骨折の患者では肺の浄化と疼痛管理が行われるべきである．
- ARDSによる重症もしくは進行性の低酸素には低容量，低い最高気道内圧，高PEEPによる肺保護換気(lung protective ventilation：LPV)が行われるべきである．
- 腹臥位換気はARDSや重症敗血症の患者の酸素化を改善しうる．
- VAPはICUにおける一般的な院内感染である．
- 体外式膜型人工肺(extracorporeal membrane oxygenation：ECMO)を提供できる施設への早期連絡

14.18 国際敗血症ガイドライン

改訂されたSurviving Sepsis Campaign(重症敗血症および敗血症性ショックの管理に関する国際ガイドライン)が2012年に発行された[27]．

図表形式のガイドラインのすべての要約を表14-1に示す．

14.19 腹部コンパートメント症候群(ACS)

14.19.1 はじめに

腹腔内圧(intra-abdominal pressure：IAP)の上昇は患者の生理機能に大きく影響を与える．近年，IAPと腹腔内圧上昇(intra-abdominal hypertension：IAH)の概念は深く理解されるようになった．IAPの上昇により臓器障害を併発した状態を「腹部コンパートメント症候群(abdominal compartment syndrome：ACS)」という．外傷患者でも腹部コンパートメント症候群は稀ではなく，その診療に関わる医師は知識や診断方法を習得する必要があり，タイミングを逃すことなく迅速かつ適切な治療を行わなければならない．

14.19.2 腹部コンパートメントの定義

2004年に腹部コンパートメント症候群に関する国際学会が初めて開催され，腹部コンパートメント症候群とは何かが定義された〔2013年にアップデートされている(表14-2)〕．本学会では，ACSをさまざまな側面から検討し，使用される用語についてコンセンサスを得て，IAP(定義1)，腹部灌流圧(abdominal perfusion pressure：APP)(定義2)，IAH(定義7，8)を定義した．

具体的にACSとはIAPが20 mmHg以上持続した状態に加え，それに関連する新たな臓器障害を伴う状態と定義された．ACSの分類を以下に示す．

- Primary ACS(定義10)

腹部骨盤腔の疾患または外傷が原因で発症したACSである．しばしば緊急手術や緊急血管造影処置を必要とする．DCSや腹部実質臓器損傷の非手術療法，骨盤骨折などでみられる巨大な後腹膜血腫，重症急性膵炎のときに発症する．

- Secondary ACS(定義11)

腹部以外の場所に病因がある場合に発症したACSである．重症熱傷や敗血症，末梢血管透過性が亢進した患者で合併しやすく，過度の蘇生輸液でも発症誘因となる．

- Recurrent ACS(定義12)

Primaryまたはsecondary ACSの治療後に

表14-1 Surviving Sepsis Guidelines 2012の要約

A.	初期蘇生-目標	敗血症による組織低灌流とは，初期輸液負荷後にも遷延する低血圧もしくは血中乳酸値4 mmol/L以上により定義される． 1. 中心静脈圧(central venous pressure：CVP)　8～12 mmHg 2. 平均動脈圧(mean arterial pressure：MAP)　≧65 mmHg 3. 尿量≧0.5 mL/kg 4. 中心静脈酸素飽和度≧70％もしくは動脈酸素飽和度≧90％
B.	敗血症のスクリーニング	1. 初期診断から45分以内，そして適切な抗菌薬治療が開始される前に培養検体が採取されるべきである．
C.	診断	1. 上記Bにあるような培養検体採取(2セット) 　　a. 血管内器具を通しての採取 　　b. 経皮的な採取 2. 画像検査による感染源の同定 3. プロカルシトニン値(PCT)：CRPより望ましい
D.	抗菌薬治療	1. 最も考えられる病原体に対して抗菌作用をもたらすための初期の経験的治療は，その疾患や抗菌薬に関する調査の局所パターンに基づく． 2. 敗血症性ショックの有無にかかわらず，敗血症と診断されて1時間以内に抗菌薬投与が行われるべきである． 3. 経験的治療は3日間以上実施されるべきではない．抗菌薬の投与計画，de-escalationのために毎日評価されるべきである． 4. 治療期間は7～10日とするべきであり，3日後，5日後，7日後あるいは10日後にプロカルシトニンを測定し，その低下を以って抗菌薬は終了されるべきである． 5. 抗菌薬治療は理想的には，広域スペクトラムのβラクタム薬と，フルオロキノロン(緑膿菌に対して)もしくはマクロライド(連鎖球菌またはクレブシエラに対して)の併用によって構成するべきである．
E.	感染源管理	1. 感染源に対する特異的な解剖学的診断の検索とその感染源管理目的の介入は，診断後12時間以内に行われるべきである． 2. もし血管内器具が感染源の可能性があると判断された場合は，新たな血管アクセス確保後にできるだけ早くそれらを抜去するべきである．
F.	感染予防	1. 人工呼吸器関連肺炎の危険性を減らすために，経口クロルヘキシジンを用いた選択的口腔内除菌がくまなく使用されるべきである．
G.	輸液療法	1. 初期輸液には晶質液を選択する． 2. 晶質液による30 mL/kgの初期輸液負荷が推奨される． 3. 血行動態的な改善や変数の改善がある限りは輸液負荷法が適用されるべきである．
H.	昇圧薬	1. 最低MAP 65 mmHgを達成するために昇圧薬が使用され得る． 2. ノルアドレナリンが第一選択薬として使用される．(アドレナリンは有用でない．) 3. バゾプレッシン(DDAVP：1-deamino-8-d-arginine vasopressin)は限られた状況下でのみ使用されるべきである． 4. ドパミンは特に限られた患者にのみ推奨される(例　頻脈性不整脈の危険性が低く絶対的もしくは相対的な徐脈を伴う患者)． 5. フェニレフリンは，重大な不整脈のある場合，心拍出量が高いことがわかっているが血圧が持続的に低い場合，他の方法では不十分であった場合を除いて推奨されない． 6. 腎保護を目的として低用量ドパミンを用いるべきではない． 7. 昇圧薬を使用している患者は全例で動脈圧ラインが留置されるべきである．
I.	強心薬	1. 以下の場合に，20 μgm/kg/分までのドブタミンの点滴投与が試みられうる． 　　a. 心筋機能障害のある場合(心充満圧の上昇と低心拍出量) 　　b. 十分な血管内容量と適切なMAPであるにもかかわらず，組織低灌流の徴候が持続している場合 2. 心係数を標準値以上にまで上昇させるような治療戦略は選択しない．
J.	副腎皮質ステロイド	1. ステロイドはショックのない敗血症の治療には使用しない． 2. 適切な輸液や昇圧薬治療によって血行動態を安定させることができるのであれば，成人の敗血症性ショックの患者の治療にハイドロコルチゾンの静脈内投与を使用してはならない． 3. もし(輸液や昇圧薬によって)安定化できないのであれば，1日200 mgのハイドロコルチゾンを追加するが，その際は静脈内投与が望ましい． 4. ステロイド治療をした患者では，昇圧薬が必要なくなってからハイドロコルチゾンを漸減していくべきである． 5. コルチゾンは持続投与を用いる．

(つづく)

表 14-1　Surviving Sepsis Guidelines 2012 の要約（つづき）

K. 血液製剤の投与	1. 一度組織低灌流が改善され，他に考慮すべき状況（例　活動性出血や心筋虚血）がなければ，ヘモグロビンが 7 g/dL 未満のときにのみ，7～9 g/dL を到達目標に輸血を行うべきである． 2. 活動性出血や侵襲的処置の予定がない場合では，血液凝固異常の是正のために新鮮凍結血漿（FFP：fresh frozen plasma）を使用するべきではない． 3. 凝固の目標を設定した管理には TEG（thromboelastography）や ROTEM（rotational thromboelastometry）を使用すること． 4. 以下のように，重症敗血症患者に血小板を投与する． 　a. 出血がないのであれば，血小板数が 10,000/mm³ 未満のときにのみ投与 　b. 血小板数が 20,000/mm³ より多くても出血の危険性があれば，投与 　c. 活動性の出血があれば，血小板数が最低でも 50,000/mm³ より多くなるように投与
L. 免疫グロブリン製剤の投与	1. 免疫グロブリン製剤は投与されるべきではない．
M. 敗血症に伴う ARDS の人工呼吸管理（プロトコル参照－87 ページ）	1. 1 回換気量は予想体重をもとに 6 mL/kg とする． 2. プラトー圧は 30 cmH₂O 未満 3. PEEP は常用とし，高めの PEEP 値を設定する（8～12 cmH₂O）． 4. 重度の低酸素血症を伴う敗血症患者に対してはリクルートメントも有用となりうる． 5. 腹臥位療法は PaO₂/FiO₂ 比が 100 未満のときに実施されるべきである． 6. 人工呼吸は 30° 以上の「ヘッドアップ」の状態で行われる必要がある． 7. 非侵襲的マスク換気は有益性が危険性より勝る場合に考慮されるべきである． 8. 人工呼吸器離脱プロトコルを設置すべきであり，人工呼吸管理をされている患者は人工呼吸器離脱ができるかどうかを評価するために定期的に自発呼吸試験を行うべきである．患者は以下の項目を満たしていなければならない． 　a. 患者は覚醒可能な状態でなければならない． 　b. 患者は昇圧薬を使用していない状態で血行動態が安定していなければならない． 　c. 新たに重篤な状態になりうる可能性がない． 　d. 呼吸器設定が低条件 　　ⅰ．PEEP ＜ 8 cmH₂O 　　ⅱ．圧サポート＜ 10 cmH₂O 　　ⅲ．呼吸数＜ 8 b.p.m 　e. フェイスマスクでも安全に供給可能な低い FiO₂（≦ 0.4）． 　f. 条件を達成して安全な場合に抜管
N. 鎮静と神経筋遮断	1. 持続的な鎮静は（そして間欠的な鎮静さえ）最小限とするべきである． 2. 神経筋遮断薬（Neuromuscular Blocking Agents：NMBAs）は ARDS を伴わない敗血症患者では投与を避けなければならない． 3. もし必要ならば，NMBAs の間欠的なボーラス投与を行うべきである． 4. ARDS を伴う場合には，NMBAs は短期間（48 時間未満）のみ投与すべきである．
O. 血糖管理（血糖プロトコル参照）	1. 血糖管理に対してのプロトコルに基づいた取り組みが必要とされる．
P. 重炭酸塩療法	1. pH の低い患者において，血行動態の改善や昇圧薬の必要量の減量を目的として重炭酸ナトリウム療法を行ってはならない．
Q. 深部静脈血栓症予防	1. 患者は血栓塞栓（venous thromboembolism：VTE）に対して低分子ヘパリン（low-molecular-weight heparin：LMWH）を用いた薬物的予防策を連日受けるべきである． 2. 患者は LMWH と間欠的圧迫装置によって治療されるべきである．
R. ストレス潰瘍予防	1. 危険因子のない患者では予防策は必要でない． 2. 外傷患者にはスクラルファートを投与すべきである． 3. 出血の危険性の高い患者にはプロトンポンプ阻害薬を投与すべきである．
S. 栄養	1. 48 時間以内に経腸栄養を投与する． 2. 最初の 1 週間もしくは強心薬を使用している状況では強制的に全必要カロリーを投与することは避ける． 3. 重症敗血症患者では免疫調整補充成分の含まれない栄養を使用する．

表14-2 intra-abdominal hypertension (IAH)/abdominal compartment syndrome (ACS) に関連する定義 (update 2013 consensus)

定義1	IAP は腹腔内の定常状態の圧とする.
定義2	標準的な間欠的 IAP 測定方法は，25 mL の無菌生理的食塩水を注入した膀胱を介して測定する.
定義3	IAP は mmHg で表記する．腹筋の緊張がない状態で完全仰臥位とし，呼気終末期の値を用いる．ゼロ点は中腋窩線とする.
定義4	重症患者の IAP の正常値は，約 5〜7 mmHg である.
定義5	IAH は IAP＞12 mmHg で再現性があり持続する状態
定義6	ACS とは IAP≧20 mmHg が持続した状態に加え，それに関連する新たな臓器障害を伴う状態．(APP＜60 mmHg の有無は問わない)
定義7	IAH grade： Grade Ⅰ：IAP 12〜15 mmHg Grade Ⅱ：IAP 16〜20 mmHg Grade Ⅲ：IAP 21〜25 mmHg Grade Ⅳ：IAP＞25 mmHg
定義8	primary IAH または ACS は，腹骨盤腔の疾患または外傷に起因するもの．しばしば緊急手術や緊急血管造影処置 (IR) を必要とする.
定義9	secondary IAH または ACS は，腹部骨盤以外に病因があるもの.
定義10	recurrent IAH または ACS とは，primary または secondary ACS の治療後に ACS が再発したもの.
定義11	腹部灌流圧 APP＝平均動脈圧 MAP－IAP
定義12	polycompartment syndrome とは，解剖学的に多部位にわたりコンパートメント症候群をきたした状態.
定義13	腹部コンプライアンスとは，腹壁と横隔膜の弾力性により規定される腹部の膨らみやすさである.
定義14	open abdomen とは開腹術後に腹壁を閉じずに一時的仮閉腹をした状態をいう.
定義15	腹壁のラテラリゼーションとは，腹筋を形成する腹直筋および筋膜 (腹直筋鞘) が腹部中心から側壁に向け離れて退縮することをいう.

ACS が再発した状態．ACS 治療のための開腹減圧術後の閉腹に続いて発症した場合も含まれる．

14.19.3 腹部コンパートメント症候群の病態生理

外傷手術後の IAH の発生率は 20〜50％とされ，多くの場合，緊急手術後に発症する．また，多くの因子が IAP の上昇の発症に関与する (**表14-3**)．過度の輸液が IAP の上昇に大きく影響し[28]，それに加え腹部骨盤腔の損傷 (後腹膜血腫) や疾患 (腸管浮腫，腹水，イレウスなど) が直接的な原因として IAP に作用する．また，低体温，アシドーシス，外傷の重症度がさらに病態を悪化させる．

表14-3 IAP を上昇させる危険因子

大量輸液
大量の腹腔内出血と後腹膜血腫
虚血や敗血症が誘因の二次的な組織浮腫
麻痺性イレウス
腹水

14.19.4 IAP 上昇の原因

表14-3 を参照．

14.19.5 IAP 上昇による臓器への影響

14.19.5.1 腎機能

1945 年 Bradley らは，17 人のボランティアを対象とした研究で，IAP の上昇が腎血流量と糸球体濾過率の低下に関わることを報告した．また，1982 年 Harman ら[30]は，イヌを用

いた実験でIAPを0から20 mmHgへ上昇させることで，糸球体濾過率が25%まで低下することを報告した．さらにIAPを40 mmHgまで上昇させ，蘇生処置を加えると心拍出量は正常化するが，糸球体濾過率と腎血流量は回復しないことを報告した．彼らは腹腔内圧上昇が腎末梢レベルで腎血流低下に影響を与えると考察している．しかし，ICUに入院する重症患者は複雑な病態が関与しており，一概にこれらの実験から得られた腹腔内圧の腎機能に与える影響を当てはめることはできない．

　IAPの上昇が最も生理機能に影響することは，腎血管抵抗の上昇と心拍出量の低下と考えられる．尿管への圧迫による腎機能低下も考慮されていたが，尿管ステントを留置しても改善を得られないことから，この考えは否定された．また，体液バランスと腎実質への圧迫が腎機能低下の要因となっている可能性もある．

　腎障害を引き起こすIAPの絶対値は，腎局所圧15 mmHgと考えられており，IAPが上昇している状態では，適切な心充満圧を保つことを意識した全身管理が必要である．

14.19.5.2　心血管機能

　IAPの上昇は，心拍出量を減少させ，中心静脈圧・全身血管抵抗・肺動脈圧・肺動脈楔入圧を上昇させる．前負荷が低下し，後負荷が上昇することで1回拍出量は大きく低下する．また，循環血液量が減少するとさらにこの影響は大きくなる．しかし，逆に循環血液量減少状態の患者にIAPを上昇させると一時的に心拍出量は上昇する．腹腔内圧12 mmHg以上の患者の下腿には静脈鬱滞が発症することがわかっている．さらに最近の研究では腹腔鏡下胆嚢摘出術の気腹状態はレニン・アルドステロンの血中濃度が4倍にも上昇することが報告されている．

14.19.5.3　呼吸器

　IAPの上昇は，横隔膜を押し上げ拘束性障害を引き起こす．横隔膜の運動制限が1回換気量／肺コンプライアンスを低下させ，気道内圧が上昇し，総換気量が低下する．

　人工呼吸器を装着している重症患者では，IAPの上昇は顕著に呼吸器に影響を及ぼし，ガス交換能が強く障害される．高炭酸ガス血症を発症し，IAP上昇による循環障害と組み合わさってアシドーシスはさらに悪化する．ICUではIAPの上昇が患者へ致死的影響を及ぼし，時に緊急腹腔減圧処置が必要となる．重症ACSでは，開腹減圧術を実施した直後から明らかな改善が認められる．

14.19.5.4　腹腔内臓器血流

　近年，胃トノメトリー（胃粘膜内pHを測定する機械）を使用して腹部臓器血流を評価する方法が普及している．胃トノメトリーから得られた胃粘膜内pHを用いることで，IAPの上昇が腹腔内臓器血流に影響を与えることがわかっている．最近では，腹腔鏡手術を受けた18人の患者を対象にした研究で，IAPが15 mmHgに上昇すると胃粘膜への血流は54%，十二指腸粘膜への血流は11%減少すると報告されている．また，動物実験では，腹腔内臓器血流は選択的に影響されることがわかっており，特に腸管血流は減少しやすいと報告されている．また，筆者らは，開腹手術を受けた73人の患者を対象にした研究でIAPと胃pHには強い相関があり，臓器血流はIAPが15 mmHgくらいから早期に低下し，臓器血流障害が発症することを示した．

14.19.5.5　頭蓋内圧

　IAPの上昇は頭蓋内の病態に著しく影響を及ぼし，頭蓋内圧を上昇させ得る．

14.19.6　IAPの測定方法

　通常，IAPの測定は尿道カテーテルを用いて行う．患者をベッド上水平仰臥位とし，一般

的なFoleyカテーテルを留置する．尿道カテーテルと排尿バッグのチューブとの間でクランプする（T-piece bladder pressure deviceを使用する）．クランプ部よりも近位で尿道カテーテルをモニターに使用する圧トランスデューサーに接続し，ゼロ点は中腋窩線とする．

約50 mLの生理食塩水を膀胱内へ注入した後，モニターへ表示させる．IAPが安定せず，徐々に増加傾向であれば，連続測定を行ったほうがよい．また，腹腔内灌流圧（abdominal perfusion pressure：APP）を考慮して，IAP測定方法を間欠的，連続的のいずれにするか判断する．

14.19.6.1　腹腔内灌流圧

脳灌流圧の考えを腹腔内にも応用し，平均動脈圧－IAP＝腹腔内灌流圧（APP）として定義する．これはIAPの絶対値のみではなく，最適な腹腔内臓器血流量の指標として評価することができる．

生存に寄与することをエンドポイントとしたAPPに関する臨床研究は4つほどあり，IAH/ACS患者の生存群は死亡群と比べ，有意にAPPが高値であることを報告している．Cheathamら[31]は後ろ向き研究でIAHを伴う外科または外傷患者（平均IAP 22±8 mmHg）を対象として検討した．彼らはIAPをROC解析した結果，救命するためのAPPは50 mmHg以上が適しているとした．また，APPは動脈血液ガス，動脈血乳酸値，時間尿量よりも予後予測の指標として優れているとしている．

他の3つの報告はMalbrainら[32-34]が内科外科系混合の患者（平均IAP 10±4 mmHg）を対象として検討している．彼らはAPPの目標値は60 mmHg以上であるとし，第3病日にIAHから急性腎不全を発症する重症患者では，死亡群においてAPPを有意に60 mmHg以上に保つことができなかったと報告している．

14.19.6.2　IAP測定のコツ

IAPを臨床指標として使用するには，厳密なプロトコールを確立し，医療スタッフへの教育をしっかり行わなければならない．

IAP測定で予期しないような高値を示した場合には，尿道カテーテルが不適切に閉塞していないか確認し，測定を繰り返して行う必要がある．

膀胱内へ注入する生理食塩水の量は厳密である必要はないが，毎回，50 mL以下の一定量を注入する．IAP測定に中心静脈圧測定で用いる水柱圧測定キットを使用することもできるが，圧トランスデューサーに比べて煩雑である．カテーテルを持ち上げ，管内の尿の高さを測定することにより，おおまかで簡単な測定が行える．患者が水平に仰臥していない場合には，腹腔内圧は恥骨結合をゼロとして測定する．持続的な腹腔内圧の測定は有用であり，その時点の圧のみでなくトレンドを知ることもできる．

14.19.7　治療

14.19.7.1　予防

ダメージコントロールやプレホスピタルケアの診療内容は，ACSハイリスク患者の早期発見への手掛かりとなり，救急病棟へ到着する前でもACSの予防対策をすることができる．過剰輸液を避けること（damage control resuscitationの概念）は，ACSのリスクを低減させるために非常に重要なことである．ダメージコントロールを施行した開腹術後患者では，ACS発症を考慮してopen abdomenとしておき，二期的手術を計画する．

14.19.7.2　治療

ACSリスク患者の基本管理のポイントはいくつかある．

- ICU では，規則的に適切な IAP 測定を行う．
- Grade Ⅰ/Ⅱ（IAP 20 mmHg 以下）の IAH 患者では，全身血流，循環血液量，臓器機能を最適化させる．
- IAH/ACS の臓器障害の予防と IAP を低下させるために，利尿薬の使用や穿刺吸引で過剰な腹腔内貯留液を除去する．
- Grade Ⅲ/Ⅳ（IAP 40 mmHg 超）の IAH 患者で，非手術療法以外で改善しない臓器障害が新たに生じた場合には，早急に開腹減圧術を行う．

減圧のための open abdomen は低吸引圧サンドイッチ法を使用する．

14.19.7.3　可逆的因子

次に腹腔内出血などの可逆的な ACS のリスク因子を修復する．骨盤骨折では大量の後腹膜出血を伴うことが多く，骨盤固定や血管塞栓など出血をコントロールする手段を考慮する必要がある．また，著明な腸管ガスによる腹満や急性偽性腸閉塞症が ICU 患者では発症することがある．これらは，ネオスチグミンなどの薬剤が原因となっていることもあり，ひどいときには開腹手術が必要となる．また，ICU 患者の IAP を上昇させる原因としてイレウスが挙げられる．この状態は循環管理，電解質補正，経鼻胃管挿入以外に効果的な治療はほとんどない．

ACS はしばしば根本的問題となっている病態の一症状でしかない．Sugrue らは，88 人の開腹術後患者を対象にした前向き研究で，IAP 18 mmHg の患者群では腹腔内感染発症率が高いことを報告している（オッズ比 3.9，95%CI 0.7〜22.7）[35,36]．腹腔内感染の精査は必須であり，直腸診や CT，腹部エコーを用いて確実に診断されるべきである．術後出血で IAP が上昇する場合は，迅速な手術が必要である．

14.19.8　IAP 高値に対する手術

現時点で IAP 上昇時における外科的減圧術のタイミングを正確に明示したガイドラインはない．開腹減圧術は ACS の唯一の治療手段であり，ACS 回避のために早期に実施するべきと主張している研究がいくつかある．しかし，質の高い研究はなされておらず，強く結論づけることはできない．開腹減圧術の適応判断は，IAP の適正化のみならず，病態生理異常の改善を目的にするところにある．

一般的に腹腔内感染の治療には，一時的仮閉腹は従来の処置よりも優れているとされる．一時的仮閉腹の適応は，
- 腹部減圧を目的とする場合
- 計画的再開腹する場合
- 腹部感染症における再開腹処置を実施する場合
- 閉腹不能時
- ACS の予防を目的とする場合

一時的仮閉腹を実施するにあたり，多くの方法（点滴バッグ法，ベルクロ法，シリコンジッパー法）が行われてきた．どの方法を行うにしても，重要なことは適切に開腹創を調節することで有効な減圧がなされることにある．

14.19.8.1　IAP 上昇に対する外科的減圧術のヒント

- IAP を上昇させる原因の精査と治療を早期に行うべきである．
- IAP を上昇させる腹腔内出血が続いている場合には緊急手術を行う必要がある．
- 尿量低下は，腎障害の後期の徴候である．胃トノメトリーを使用することで，早期の臓器血流を評価できるかもしれない．
- 減圧のための開腹術は，開腹創を最大限大きくする必要がある．
- 開腹創のドレッシングには，サンドイッチ法を使用する．サクションチューブを創部側壁

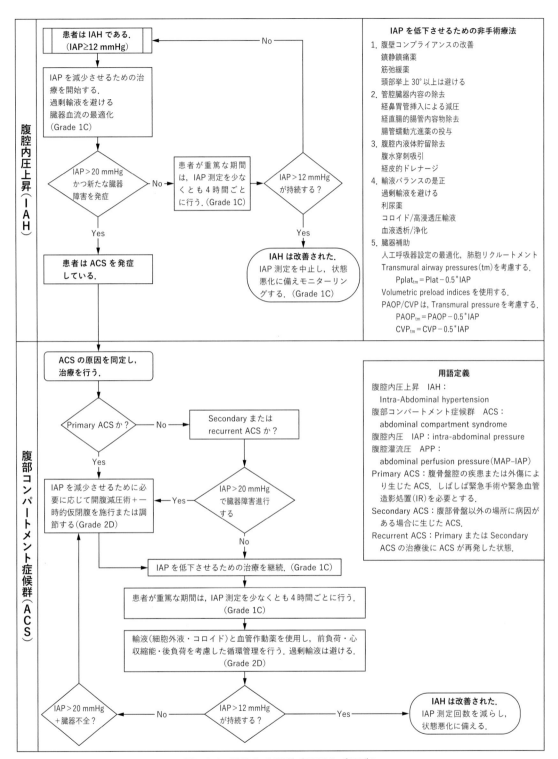

図 14-1　IAH と ACS 治療のアルゴリズム

(*Intensive Care Medicine* 2006; 32(11): 1722-1732 and 2007; 33(6): 951-962. ©World Society of the Abdominal Compartment Syndrome. All rights reserved)

に 2 本留置し，創部からの滲出液を効率よく除去させる．
- 腹壁の緊張が強い場合には，サイロを使用した閉腹準備をすることも考慮する．

残念ながら，open abdomen の管理では，臨床的に感染することが通例であり，ほとんどが多菌性である．特に大動脈手術を施行された患者には，注意を払う必要があり，人工血管に細菌が定着するおそれがある．感染状態では，メッシュは除去するべきであり，腹壁創は開いたままとする．可能な限り早期に腹壁欠損部を閉鎖することが望まれるが，組織浮腫が強く不可能なことが多い．

14.19.9 アルゴリズム

IAH/ACS の治療アルゴリズムを図 14-1 に示す．

14.19.10 World Society of the Abdominal Compartment Syndrome

ICU 管理における IAP の測定およびその概念は広く認識されるようになり，標準治療として一般的な存在となりつつある．IAP が上昇している患者には，各種モニターや蘇生管理を含めた厳重な ICU 管理が必要であるが，外科的減圧の必要性は低い．

World Society of the Abdominal Compartment Syndrome (現 WSACS－the Abdominal Compartment Society, http://www.wsacs.org) が設立され，IAH/ACS の治療法は大きく進歩した．IAH/ACS に関する用語は定義され，研究指針および多施設研究も検討されており，コンセンサスガイドラインも作成された．

14.20 臓器提供

脳死患者の臓器提供に関してクリティカルケアは重要な役割を果たす．臓器移植の需要と家族の情動的反応への理解・対処を考慮した医療マネジメントが必要で容易にはいかない．そのためには脳死患者・臓器提供に対しての特別なトレーニングが必須である．

文献

引用文献

1. Claridge JA, Crabtree TD, Pelletier SJ, Butler K, Sawyer RG, Young JS. Persistent occult hypoperfusion is associated with a significant increase in infection rate and mortality in major trauma patients. *J Trauma*. 2000; 48: 8-14.
2. Blow O, Magliore L, Claridge JA, Butler K, Young JS. The golden hour and the silver day: detection and correction of occult hypoperfusion within 24 hours improves outcome from major trauma. *J Trauma*. 1999; 47: 964-969.
3. Balogh Z, McKinley BA, Cocanour CS, et al. Supranormal trauma resuscitation causes more cases of abdominal compartment syndrome. *Arch Surg*. 2003; 138: 637-643.
4. Garner JS, Jarvis WR, Emori TG, Horan TC, Hughes JM. CDC definitions for nosocomial infections, 1988. *Am J Infect Control*. 1988; 16: 128-140.
5. Mallick A, Bodenham AR. Tracheostomy in critically ill patients. *Eur J Anaesthesiol*. 2010; 27: 678-682.
6. Ganter MT, Pittet JF. New insights into acute coagulopathy in trauma patients. *Best Pract Res Clin Anaesthesiol*. 2010; 24: 15-25.
7. Tieu BH, Holcomb JB, Schreiber MA. Coagulopathy: its pathophysiology and treatment in the injured patient. *World J Surg*. 2007; 31: 1055-1064.
8. Geeraedts LMG Jr, Kaasjager HAH, van Vugt AB, Frölke JPM. Exsanguination in trauma: a review of diagnostics and treatment options. *Injury*. 2009; 40: 11-20.
9. CRASH-2 Trial Collaborators. Effects of tranexamic acid on death, vascular occlusive events, and blood transfusion in trauma patients with significant haemorrhage (CRASH-2): a randomised, placebo-controlled trial. *Lancet*. 2010; 376: 27-32.
10. Moore HB, Moore EE, Gonzales E, et al. Hyprinofibrinolysis, physiologic fibrinolysis, and fibrinolysis shutdown: the spectrum of post injury fibrinolysis and relevance to antifibrinolytic therapy. *J Trauma Acute Care Surg*. 2014; 77(6); 811-817.

11. Bihorac A, Delano MJ, Schold JD, et al. Incidence, clinical predictors, genomics, and outcome of acute kidney injury among trauma patients. *Ann Surg*. 2010; 252: 158-165.
12. Janjua KJ, Sugrue M, Deane SA. Prospective evaluation of early missed injuries and the role of the tertiary trauma survey. *J Trauma*. 1998; 44: 1000-1006.
13. Jacobs DO, Kudsk KA, Oswanski MF, Sacks GS, Sinclair KE. Practice management guidelines for nutritional support of the trauma patient. In: Eastern Association for the Surgery of Trauma. *Practice Management Guidelines*. http://www.east.org.
14. Kreymann KG, Berger MM, Deutz NE, et al. ESPEN guidelines on enteral nutrition: intensive care. *Clin Nutr*. 2006; 25: 210-223.
15. Yanagawa T, Bunn F, Roberts I, Wentz R, Pierro A. Nutritional support for head-injured patients. *Cochrane Database Syst Rev*. 2000; (2): CD001530.
16. Cook AM, Peppard A, Magnuson A. Nutrition considerations in traumatic brain injury. *Nutr Clin Pract*. 2008; 23: 608-620.
17. Moore FA, Feliciano DV, Andrassy RJ, et al. Early enteral feeding compared with parenteral reduces postoperative septic complications: the result of a meta-analysis. *Ann Surg*. 1992; 216: 172-183.
18. Holmes JH 4th, Brundage SI, Yuen P, Hall RA, Maier RV, Jurkovich GJ. Complications of surgical feeding jejunostomy in trauma patients. *J Trauma*. 1999; 47: 1009-1012.
19. Guillamondegui OD, Gunter OL Jr, Bonadies JA, et al. Practice management guidelines for stress ulcer prophylaxis. In: Eastern Association for the Surgery of Trauma. *Practice Management Guidelines*. http://www.east.org. Accessed December 2010.
20. Rogers FB, Cipolle MD, Velmahos G, Rozycki G. Practice management guidelines for the management of venous thromboembolism (VTE) in trauma patients. *J Trauma*. 2002; 53: 142-164. In: Eastern Association for the Surgery of Trauma. *Practice Management Guidelines*. http://www.east.org. Accessed December 2010.
21. Boddi M, Barbani F, Abbate R, et al. Reduction in deep vein thrombosis incidence in intensive care after a clinician education program. *J Thromb Haemost*. 2010; 8: 121-128.
22. Hauser CJ, Adams CA Jr, Soumitra RE, Council of the Surgical Infection Society. Surgical Infection Society guidelines: prophylactic antibiotic use in open fractures: an evidence-based guideline. *Surg Infect (Larchmt)*. 2006; 7: 379-405.
23. Velmahos GC, Toutouzas KG, Sarkisyan G, et al. Severe trauma is not an excuse for prolonged antibiotic prophylaxis. *Arch Surg*. 2002; 137: 537-541.
24. Luchette FA, Bone LB, Born CT, et al. Practice management guidelines for prophylactic antibiotic use in open fractures. In: Eastern Association for the Surgery of Trauma. Practice Management Guidelines Workgroup. http://www.east.org. Accessed December 2014.
25. Hoff WS, Bonadies JA, Cachecho R, Dorlac WC. Eastern Association for the Surgery of Trauma. Practice Management Guidelines Workgroup: Update to practice management guidelines for prophylactic antibiotic use in open fractures. http://www.east.org. Accessed December 2014.
26. Rello J, Paiva JA, Baraibar J, et al. International Conference for the Development of Consensus on the Diagnosis and Treatment of Ventilator-Associated Pneumonia. *Chest*. 2001; 120: 955-970.
27. Dellinger RP, Levy MM, Rhodes A, et al. Surviving Sepsis Campaign: International Guidelines for Management of Severe Sepsis and Septic Shock: 2012; *Crit Care* Med. 2013; 41(2): 580-637.
28. Balogh Z, McKinley BA, Cocanour CS, et al. Supranormal trauma resuscitation causes more cases of abdominal compartment syndrome. *Arch Surg*. 2003; 138: 637-642.
29. Bradley SE, Bradley GP. The effect of increased intra-abdominal pressure on renal function in man. *J Clin Invest*. 1947; 26: 1010-1022.
30. Harman PK, Kron IL, McLachlan HD, Freedlender AE, Nolan SP. Elevated intra-abdominal pressure and renal function. *Ann Surg*. 1982; 196: 594-597.
31. Cheatham ML, White MW, Sagraves SG, Johnson JL, Block EF. Abdominal perfusion pressure: a superior parameter in the assessment of intra-abdominal hypertension. *J Trauma*. 2000; 49: 621-626.
32. Malbrain ML, Cheatham ML, Kirkpatrick A, et al. Results from the International Conference of Experts on Intra-abdominal Hypertension and Abdominal Compartment Syndrome. I. Definitions. *Intensive Care Med*. 2006; 32: 1722-1732.
33. Malbrain ML, Chiumello D, Pelosi P, et al. Prevalence of intra-abdominal hypertension in critically ill patients: a multicentre epidemiological study. *Intensive Care Med*. 2004; 30: 822-829.
34. Malbrain ML, Chiumello D, Pelosi P, et al. Incidence and prognosis of intraabdominal hypertension in a mixed population of critically ill patients: a multiple-centre epidemiological study. *Crit Care Med*. 2005; 33: 315-322.
35. Sugrue M, Buist MD, Hourihan F, Deane S, Bauman A, Hillman K. Prospective study of intra-abdominal hypertension and renal function after laparotomy. *Br J Surg*. 1995; 82: 235-238.
36. Sugrue M, Jones F, Deane SA, Bishop G, Bauman A, Hillman K. Intra-abdominal hypertension is an independent cause of postoperative renal impairment. *Arch Surg*. 1999; 134: 1082-1085.

推奨文献

Burch J, Moore E, Moore F, Franciose R. The abdominal compartment syndrome. *Surg Clin North Am*. 1996; 76: 833-842.

Cheatham ML. Abdominal compartment syndrome:

pathophysiology and definitions. *Scand J Trauma Resusc Emerg Med*. 2009; 17: 10.

Eastern Association for the Surgery of Trauma. *Practice Management Guidelines*. http://www.east.org. Accessed December 2014.

Gaarder C, Naess PA, Frischknecht Christensen E, et al. Scandinavian Guidelines — "The massively bleeding patient". *Scand J Surg*. 2008; 97: 15-36.

Ivatury RR, Cheatham ML, Malbrain MLNG, Sugrue M. *Abdominal Compartment Syndrome*. Georgetown, TX: Landes Biosciences; 2006.

Ivatury RR, Porter JM, Simon RJ, Islam S, John R, Stahl WM. Intra-abdominal hypertension after life-threatening penetrating abdominal trauma: prophylaxis, incidence, and clinical relevance to gastric mucosal pH and abdominal compartment syndrome. *J Trauma*. 1998; 44: 1016-1021.

Schein M, Wittman DH, Aprahamian CC, Condon RE. The abdominal compartment syndrome: the physiological and clinical consequences of elevated intra-abdominal pressure. *J Am Coll Surg*. 1995; 180: 745-750.

Sugrue M. Intra-abdominal pressure: time for clinical practice guidelines? *Intensive Care Med*. 2002; 28: 389-391.

Sugrue M, Jones F, Janjua J, et al. Temporary abdominal closure. *J Trauma*. 1998; 45: 914-921.

Sugrue M, Bauman A, Jones F, et al. Clinical examination is an inaccurate predictor of intraabdominal pressure. *World J Surg*. 2002; 26: 1428-1431.

World Society for the Abdominal Compartment Syndrome. http://www.wsacs.org. Accessed December 2014.

5部

診断治療技術

15章 外傷における低侵襲手術

外傷における低侵襲手術手技は，他の外科領域と異なり外傷外科医からいまだ広く受け入れられてない．しかし外傷外科においても，成人・小児を問わず低侵襲手術手技は適応を限って急速に普及してきている．特に非手術療法後の観察において顕著である．

生理学的に不安定な場合や重症頭部外傷を合併している場合は，低侵襲手術で頻繁に用いられる気腹は禁忌である．

15.1 手術手技

外傷における腹腔鏡手術において，適切な準備と体位選択が重要となる．

手術台を旋回・傾斜することで腹腔内臓器の牽引操作を行うので，患者を仰臥位でベッド上に安全に固定する．ドレーピングは通常の開腹術に移行できるように準備する．必要であれば気腹は低流量にして（これは速やかに緊張性気胸を感知できるようにするためである．その場合には直ちに送気を中止し胸腔ドレーンを挿入する），低圧（8〜12 mmHg）に保つ．最初のポートは必ずオープンテクニックで挿入する．

術者の好みでよいが，直視もしくは30°のスコープを使用する．血液が白色光を吸収して視野を暗くすることに加え，小さな径では弱い光を伝搬できないので，スコープ径は10 mmのほうが5 mmよりも好ましい．

5 mmの無傷腸管把持鉗子を使用し，定時の腹腔鏡手術で身に着けた技術を駆使して，適切に組織を扱うようにする．

15.2 胸部外傷

持続する少量の出血[1]に対し，胸腔鏡補助下手術（video-assisted thoracoscopic surgery：VATS）によって検査を，時には治療を行うことがある[2,3]．

血胸における急性期の持続出血（3時間以内で300 mL以上の出血）部位の検索や，刺創に対する創傷治癒剤の効果を視覚的にフォローするためにVATSは適応とされることがある．さらに穿通性外傷における心損傷の除外のためにVATSは使われる．また，穿通性心損傷において，適切な心タンポナーデ解除ための心膜開窓術でVATSが使用されることがある[4]．

血胸の凝血塊の除去や，持続・反復する気胸のエアリークに対する直接観察・自動縫合器による治療のために，二次的にVATSが使用されることがある．随伴する血胸の吸引や，稀ではあるが胸管損傷における胸管の結紮にも適応となり得る（保存治療で乳び漏が改善しない場合）．異物除去にも適応となり得る．

15.3 横隔膜損傷

胸腹部移行帯の前方または側方に刺創がある無症状の患者に，潜在性の横隔膜損傷が存在する危険性は約7％である．特に左側方の胸腹部

刺創では危険性は 17% になる[5]．

鈍的外傷でも穿通性外傷でも横隔膜損傷は VATS や腹腔鏡で正確に評価し得る．

穿通性腹部外傷後の隠れた横隔膜損傷を除外するため，または非手術療法を行うことが考慮されるときに横隔膜損傷を鑑別するために腹腔鏡が用いられる[6]．

横隔膜損傷は腹腔鏡か胸腔鏡（横隔膜の凸面側なので作業しやすい）で修復しうるが，急性期に診断目的で胸腔鏡を使用する場合には腹腔内損傷を見逃す危険性がある．

逆に初期の段階で見過ごされた，もしくは治療されないままであった横隔膜損傷の二次的修復は，腹腔鏡や胸腔鏡の非常に良い適応である．

こういった横隔膜損傷の低侵襲手術においては，鏡視下手術に熟練した外科医が術者となるべきであろう．なぜならば，解剖や手技に精通していない術者では損傷を見逃したり，時には悲惨な結果を残したりするからである．

15.4 腹部外傷

15.4.1 腹腔内損傷のスクリーニング

当初は，鈍的外傷では腹腔鏡はスクリーニングとしては有用ではなかったかもしれない（ある一連の研究では腹腔内損傷の見逃しが 16% に認められた）が，腹腔鏡での鈍的小腸損傷検出の感度・特異度は，これまでかなり改善してきている[7]．例えば腹部刺創では，診断的腹腔鏡で不必要な開腹手術症例を 50～80% 以上防ぎ得る．特に腹腔に創が到達しているかの診断において顕著である．

しかし腸管損傷の感度は依然として問題がある．間接所見や消化管に留置したチューブからの染色物や空気の注入が時には補助診断として有用である．

まとめると，腹腔の穿通，胆汁や血液の存在を確認・除外し，さらには損傷の位置的な同定を行うために，腹腔鏡は使用し得る．

15.4.2 脾損傷

フィブリン糊やアルゴンビーム凝固，メッシュラップを使用した腹腔鏡下の脾温存や脾部分切除が報告されている．腹腔内血腫を吸引することで自己血回収を行った症例も報告されている．外傷後の局所的な脾梗塞や脾仮性嚢胞，さらには脾仮性動脈瘤の二次的治療として腹腔鏡は非常に良い方法である．

循環動態が不安定な場合や競合する損傷が存在する場合は，腹腔鏡での脾損傷治療は禁忌である．

15.4.3 肝損傷

肝損傷の非手術療法非成功症例において，腹腔鏡下で止血製剤のフィブリン糊を使用するなどして低侵襲手術治療の成功例がみられるようになった[8]．

腹腔内血腫はドレナージしたほうがよい．腹膜炎合併の有無にかかわらず，胆汁漏も ERCP を併用して腹腔鏡でコントロールすべきである[9]．

肝・脾以外の腹腔臓器損傷の腹腔鏡治療の成功報告も増えている．

15.4.4 腸管損傷

潜在性の損傷や小さな損傷を見逃さないようにするために，穿通性腸管損傷の腹腔鏡検索は入念さと注意深さが要求される．腸管を検索するのに最もよい方法として違ったテクニックが紹介されてきた．1 つの方法として hand-over-hand テクニックがあるが，無傷鉗子を使用して腸間膜の（扇の）先端部分で腸管を操作して，ルーチンで腸間膜の表裏を検索するものである．

小腸損傷修復に腹腔鏡は使用されてきた．また結腸直腸損傷において，損傷部位より肛門側の下部消化管を空置するために，大腸人工肛門を作成することに対しても腹腔鏡は使用されてきた[10]．

15.5 非手術療法後の管理

非手術療法後（特に血管塞栓術後）に，臓器虚血や穿孔，（鈍的外傷で）循環動態が安定しているが持続する腹部所見が認められる場合，胆汁腹膜炎・血性胆汁腹膜炎，持続する潜在性の出血に対する洗浄を行うために，腹腔鏡が使用される．腹腔内膀胱破裂の治療や腹部コンパートメント症候群の解除のためにも使われる[11]．

15.6 外傷腹腔鏡の危険性

外傷における腹腔鏡に特有な危険性は4つある．
- 見逃し損傷．主に腸管である．高い合併症率を伴う（そして死亡率も）．
- 空気塞栓．おそらくは腸間膜や肝（静脈）領域では，より高率かもしれない．しかし実際は，現在のどのような腹腔鏡手術と比較しても稀であることは同じである．
- 静脈還流の阻害（腹腔内圧の上昇のため）．
- 頭蓋内圧上昇．

後二者が理由で，生理学的に不安定な症例や重症頭部外傷症例では，低侵襲手術で必須の気腹が絶対的禁忌となる．

同様に腹部コンパートメント症候群や横隔膜損傷では注意が必要である[11]．腹部コンパートメント症候群に関しては腹腔鏡ではめったに診断・治療することはないが，腹腔鏡で検索中に横隔膜損傷を見つけた場合は緊張性気胸の危険があるので，胸腔に大口径の針を挿入する必要がある．

15.7 まとめ

これまで外傷外科での低侵襲手術の役割は小さなものであった．外科医は腹腔鏡やVATSをプロトコールに組み入れるべきで，その使用によって，低侵襲手術に習熟し知識・経験が得られる．これまでの知見からは，まだ安定した少数の症例群に適応すべきである．

文献

引用文献

1. Lowdermilk GA, Naunheim KS. Thoracoscopic evaluation and treatment of thoracic trauma. *Surg Clin North Am*. 2000; 80: 1535-1542.
2. Lang-Lazdunski L, Mouroux J, Pons F, et al. Role of videothoracoscopy in chest trauma. *Ann Thorac Surg*. 1997; 63: 327-333.
3. Freeman RK, Al-Dossari G, Hutcheson KA, et al. Indications for using video-assisted thoracoscopic surgery to diagnose diaphragmatic injuries after penetrating chest trauma. *Ann Thorac Surg*. 2001; 72: 342-347.
4. Morales CH, Salinas CM, Henao CA, Patino PA, Munoz CM. Thoracoscopic pericardial window and penetrating cardiac trauma. *J Trauma*. 1997; 42: 273-275.
5. Leppäniemi A, Haapiainen R. Occult diaphragmatic injuries caused by stab wounds. *J Trauma*. 2003; 55: 646-650.
6. Friese RS, Coln E, Gentilello L. Laparoscopy is sufficient to exclude occult diaphragmatic injury after penetrating abdominal trauma. *J Trauma*. 2005; 58: 789-792.
7. Leppäniemi A, Haapiainen R. Diagnostic laparoscopy in abdominal stab wounds: a prospective, randomized study. *J Trauma*. 2003; 55: 636-645.
8. Chen RJ, Fang JF, Lin BC, Hsu YB, Kao JL, Kao YC, Chen MF. Selective application of laparoscopy and fibrin glue in the failure of nonoperative management of blunt hepatic trauma. *J Trauma*. 1998; 44: 691-695.
9. Griffen M, Ochoa J, Boulanger BR. A minimally invasive approach to bile peritonitis after blunt liver injury. *Am Surg*. 2000; 66: 309-312.
10. Mathonnet M, Peyrou P, Gainant A, Bouvier S, Cubertafond P. Role of laparoscopy in blunt perforations of the small bowel. *Surg Endosc*. 2003; 17:

641-645.
11. Ivatury RR, Sugerman HJ, Peitzman AB. Abdominal compartment syndrome: recognition and management. *Adv Surg*. 2001; 35: 251-269.

推奨文献

Amin PB, MagnottiLJ, Fabian TC, Croce MA. The role of laparoscopy in abdominal trauma. *Trauma*. 2011; 13: 137-143.

Bendinelli C, Balogh ZJ. Laparoscopy in trauma patients. In: Malik AM, ed. *Advances in Laparoscopic Surgery*. Rijecka, Croatia: InTech; 2012. http://www.intechopen.com/books/advances-in-laparoscopic-surgery/laparoscopy-in-trauma-patients. Accessed July 2015.

Brooks AJ, Boffard KD. Current technology: laparoscopic surgery in trauma. *Trauma*. 1999; 1: 53-60.

Carrillo EH, Reed DN Jr, Gordon L, Spain DA, Richardson JD. Delayed laparoscopy facilitates the management of biliary peritonitis in patients with complex liver injuries. *Surg Endosc*. 2001; 15: 319-322.

Cui H, Luckeroth P, Peralta R. Laparoscopic management of penetrating liver trauma: a safe intervention for hemostasis. *J Laparoendosc Adv Surg Tech A*. 2007; 17: 219-222.

Demetriades D, Hadjizacharia P, Constantinou C, et al. Selective nonoperative management of penetrating abdominal solid organ injuries. *Ann Surg*. 2006; 244: 620-628.

Fingerhut A, Chouillard E. Ergonomic and technical aspects of laparoscopy for trauma and non-trauma emergencies. *Eur Surg*. 2004; 37(1): 1-6.

Ivatury RR, Simon RJ, Stahl WM. A critical evaluation of laparoscopy in penetrating abdominal trauma. *J Trauma*. 1993; 34: 822-827.

Kozar RA, Moore FA, Cothren CC, et al. Risk factors for hepatic morbidity following nonoperative management multicenter study. *Arch Surg*. 2006; 141: 451-459.

Kozar RA, Moore, FA Moore EE, et al. Western Trauma Association critical decisions in trauma: nonoperative management of adult blunt hepatic trauma. *J Trauma*. 2009; 67: 1144-1149.

Letoublon C, Chen Y, Arvieux C, et al. Delayed celiotomy or laparoscopy as part of the nonoperative management of blunt hepatic trauma. *World J Surg*. 2008; 32: 1189-1193.

Pryor JP, Reilly PM, Dabrowski GP, Grossman MD, Schwab CW. Nonoperative management of abdominal gunshot wounds. *Ann Emerg Med*. 2004; 43: 345-353.

Sauerland S, Agresta F, Bergamaschi R, et al. Laparoscopy for abdominal emergencies. Evidence-based guidelines of the European Association for Endoscopic Surgery. *Surg Endosc*. 2005; 20: 14-29.

Uranues S, Dorr K. Laparoscopy in abdominal trauma. *Eur J Trauma Emerg Surg*. 2010; 36: 19-24.

Villavicencio RT, Aucar JA. Analysis of laparoscopy in trauma. *J Am Coll Surg*. 1999; 189: 11-20.

16章 外傷放射線医学

16.1 はじめに

多くの症例において，動脈塞栓術やステントまたはステントグラフト留置を含むinterventional radiology (IVR) は，第1選択の治療か，もしくは重要な手術の付加治療となった．ただし，治療方針は臨床評価によって決定される．

循環動態が安定している症例ではCTで評価し，IVRを付加したり，IVRなしの非手術療法が行われる．蘇生にもかかわらず循環動態が不安定な症例では，最も重大な出血源を決定する目的で，胸部X線，骨盤X線，Focused Abdominal Sonography for Trauma (FAST) または diagnostic peritoneal lavage (DPL) が行われている．その後，他の画像検査を行わずに緊急手術を行うために直接手術室に行く．

16.2 放射線量と放射線防護

基礎となる放射線量，言い換えると，組織に吸収された放射線量を表すのはグレイ (Grey, Gy) である．1ジュール (joule, J) /kg (組織1kgあたり) と表すことができる．

シーベルト (Sievert, Sv) は決まった放射線防御基準で使用される．1 Sv は 1,000 mSv である．

- β線かγ線の1 Gy は 1 Sv の効果を持っている．
- α線の1 Gy は 20 Sv と同じ効果である．

表 16-1 通常の放射線診断の放射線量

診断方法	被曝線量 (mSv)
非造影 CT	10
腹部 / 骨盤造影 CT	20
全身 CT	30
胸部 X 線	2
骨盤 X 線	5

注：米国とオーストラリアでは，現在，全悪性腫瘍の2％が医療放射線によるものとされている．
(ICRP publication 103: The 2007 recommendations of the International Committee for Radiation Protection. http://www.Radiologyinfo.org. Accessed January 2015)

- 中性子線 1 Gy は 10 Sv と同等である．

イオン化放射線の人体に対する影響を最小限にする努力を払うべきである．

世界保健機関 (WHO) と International Roundtable on Community Paramedicine (IRCP) は年間最大許容被曝線量を推奨している (**表16-1**)．

- 現時点では全身最大被曝量は 50 mSv を超えないように推奨されている．
- 注意すべきこと：腫瘍治療で1臓器に照射する放射線は 500 mSv に達するかもしれない．
- 放射線従事者の年間最大許容被曝線量は 20 mSv である．
- 航空機乗組員は 250 時間のフライトで年間 50 mSv 被曝する．

したがって，受ける利益が被るリスクを上回らなければ，イオン性放射線を使用した診断・治療の過剰な使用を慎むべきである．

16.3 骨盤骨折

重症骨盤骨折，特に仙腸関節の破綻は，重度の動脈性と静脈性の出血の危険性を伴う．シーツラッピングまたは創外固定の適用により，静脈出血はコントロールできるかもしれない．しかし，動脈出血では動脈塞栓術がしばしば必要となる．血管造影に移動できる全身状態であれば，動脈塞栓術は第1選択の治療となった．確立された適応は，造影剤の血管外漏出や膀胱を圧迫する骨盤血腫などのCT上での出血像や，骨盤以外の出血源がない状況で輸血が続けて必要になる場合である．

重度の静脈出血が認められる場合も塞栓術が必要になる可能性がある．したがって外傷蘇生に反応しないショック症例で動脈塞栓術前に（腹膜外）骨盤パッキング〔第9章(p186)参照〕によるdamage control surgery(DCS)を考慮すべきである．外腸骨静脈ではパッキングは適応とはならないので，注意を払って外腸骨静脈を評価する．

腹部大動脈造影を行い内腸骨動脈へ選択的にカテーテルをすすめ動脈塞栓術を施行する．造影剤の血管外漏出が認められた場合，出血源の血管に超選択的にカテーテルを挿入して，コイルもしくはコイルとジェルフォームで塞栓する．血管攣縮や制御不可能な出血のためにこの処置が実行できない場合は，内腸骨動脈の分岐部でコイル塞栓を行う．血管造影中に循環動態が破綻する場合には，循環動態をコントロールするために腎動脈分岐部よりも末梢で大動脈閉鎖バルーンを留置したほうがよい．

16.4 鈍的脾損傷

開腹を要する他の腹腔内臓器損傷がなければ，損傷程度や腹腔内の血腫量にかかわらず，鈍的脾損傷の非手術療法は循環動態が安定している症例の治療選択肢である．脾を温存して脾摘後重症感染症(overwhelming post-splenectomy infections)を避け，開腹に関連した合併症を避けるために非手術療法が選択されるようになった．適応となる症例に対し動脈塞栓術を行うことで非手術がなされる．

CTで造影剤血管外漏出による持続出血が脾の内外で認められる場合や，ヘモグロビン値の低下，腹腔内出血と頻脈，仮性動脈瘤の形成が認められた場合には，動脈塞栓術の適応となる．

脾動脈に選択的にカテーテルを挿入し，出血源となる血管や仮性動脈瘤の責任血管へ超選択的にカテーテルを挿入する．そしてマイクロコイルを使った（ジェルフォームと組み合わせてもよい）塞栓術を行う．この方法であれば，梗塞範囲を少ない範囲にとどめられる．

出血動脈が複数認められ，血管スパズムで選択的カテーテル挿入が不可能な場合，脾動脈本幹でマイクロコイルを使用して塞栓することがある．このような塞栓術は灌流圧を減少させるのに非常に有用である．そして同時に，これらの領域では側副血行が存在するため脾への循環を温存できるとともに，多くの場合は止血に対しても十分である．このような塞栓範囲の選択と塞栓手技を行うことで，鈍的脾損傷の非手術療法は症例の85〜95％まで成功しているようである．

16.5 肝損傷

循環動態が安定しているまたは安定化した鈍的肝損傷の非手術療法は標準治療となっている．動脈塞栓術の導入により80％を超える非手術成功率が報告されている．

肝損傷の手術治療では，熟練した術者によってもいまだ合併症率と死亡率が高い．多くの症例ではダメージコントロール目的の開腹術直後では循環動態が不安定なので，持続する動脈出

血の臨床的な鑑別が難しく，動脈塞栓術は有用な手術の付加治療となる．

動脈塞栓術の適応は，CT で造影剤の血管漏出による持続出血が肝の内外で認められる場合や，ヘモグロビン値の低下，腹腔内出血と頻脈，仮性動脈瘤の形成が認められた場合である．肝の臓器損傷分類(Organ Injury Scale) Grade 4 と 5〔付録 B の**表 B-21**（p335）参照〕の非手術療法における出血の危険性は大きく，それらの症例に対する血管塞栓術の施行には異論がない．さらに肝パッキングによる DCS の後は動脈塞栓術を行うべきである．

血管造影は大腿動脈穿刺により行う．マイクロコイルのみ，もしくはジェルフォームとマイクロコイルを使用して，可能な限り選択的に塞栓術を行う．塞栓を行った血管の止血を確認して血管造影は完了となる．

16.6 大動脈破裂と主要血管動脈損傷

大動脈弓から分岐する血管の外傷による損傷はそれほど多くないが，急速減速による受傷機転ではしばしば認められる．身体所見の多くは非特異的で，診断はしばしば CT で行われる．循環動態が安定している症例では，開胸手術に代わってステントグラフト内挿術が近年行われるようになった．総頸動脈や腕頭動脈幹，鎖骨下動脈の損傷でも行われる．急性の外傷性大動脈断裂もステントグラフトのよい適応となる．大動脈の開胸手術はヘパリン化が必須となるが，こういった症例では高率に多発外傷を伴っており，ヘパリン化は追加危険因子となる．

現時点では，ステントグラフトの耐性が十分であることを評価した長期結果は示されていない．しかし低侵襲であるため，急性大動脈断裂に対するステントグラフトによる治療は第 1 選択と現時点では考えられる．

文献

推奨文献

Asensio JA, Roldan G, Petrone P, et al. Operative management and outcomes in 103 AAST-OIS grades IV and V complex hepatic injuries: trauma surgeons still need to operate, but angioembolization helps. *J Trauma.* 2003; 54: 647-653.

Dent D, Alsabrook G, Erickson BA, et al. Blunt splenic injuries: high nonoperative management rate can be achieved with selective embolization. *J Trauma.* 2004; 56: 1063-1067.

Dondelinger RF, Trotteur G, Ghaye B, Szapiro D. Traumatic injuries: radiological hemostatic intervention at admission. *Eur Radiol.* 2002; 12: 979-993.

Haan JM, Biffl W, Knudson MM, et al. Western Trauma Association Multi-institutional Trials Committee. Splenic embolization revisited: a multicenter review. *J Trauma.* 2004; 56: 542-547.

Hagiwara A, Murata A, Matsuda T, Matsuda H, Shimazaki S. The usefulness of transcatheter arterial embolization for patients with blunt polytrauma showing transient response to fluid resuscitation. *J Trauma.* 2004; 57: 271-276; discussion 276-277.

Johnson JW, Gracias VH, Gupta R, et al. Hepatic angiography in patients undergoing damage control laparotomy. *J Trauma.* 2002; 52: 1102-1106.

Ott MC, Stewart TC, Lawlor DK, Gray DK, Forbes TL. Management of blunt thoracic aortic injuries: endovascular stents versus open repair. *J Trauma.* 2004; 56: 565-570.

Reed AB, Thompson JK, Crafton CJ, Delvecchio C, Giglia JS. Timing of endovascular repair of blunt traumatic thoracic aortic transections. *J Vasc Surg.* 2006; 43: 684-688.

Velmahos GC, Toutouzas KG, Vassiliu P, et al. A prospective study on the safety and efficacy of angiographic embolization for pelvic and visceral injuries. *J Trauma.* 2002; 53: 303-308.

Zealler IA, Chakraverty S. The role of interventional radiology in trauma. *Br Med J.* 2010; 340: 356-360.

17章 外傷における超音波検査

17.1 外傷における超音波検査の有用性─はじめに

外傷における focused assessment by sonography for trauma (FAST) が 1990 年代に導入されて以来，超音波検査は簡便な手技ということばかりでなく，外傷患者のアセスメントとマネジメントの臨床的な評価の上で切り離せない手段として急速に広まった．

超音波検査は外傷患者の特定の臨床上の問題点を解決する手助けとなり，臨床的には primary survey の A-B-C-D-E の一環として取り込まれてもよい．超音波検査の導入により secondary survey とその後の患者のモニタリングがより強化される．

超音波検査により根本治療が遅れることがあってはならない．それゆえに，外傷初期診療の超音波検査を含むアルゴリズムは，超音波検査所見からではなく患者の生理学的徴候から始めるべきである．

一方で，すべての超音波検査所見は，外傷のメカニズム，患者の生理学的徴候，損傷の解剖学的形態を考慮に入れて解釈されなければならない．

臨床診断法として組み込まれている超音波検査という視点から，単純な観察でなければならず，多くは二元的に，ありかなしかで答えられる内容であるべきである．同様の理由で外傷における超音波検査は常に迅速に施行するべきで，直接患者に関わっている外科医，救急医，集中治療医などの非放射線科医が行うことが肝要である．

十分な訓練を受けた外科医は放射線科医と同等かそれ以上の正確な超音波検査が施行できることが実証されている．

17.2 Extended FAST (EFAST)

外傷における基本的な超音波検査は EFAST であり，以下の単純な観察を目的としている．

- 腹腔内，胸腔内，もしくは心嚢に液体貯留（血液）を認めるか？
- 胸腔内に空気（気胸）を認めるか？

腹部の 4 領域における液体貯留の有無を検索する (the FAST protocol)．
- 心嚢内
- 肝臓周囲
- 脾臓周囲
- 骨盤腔内

単純に超音波プローブを上方向へ移動させるだけで肝臓周囲や脾臓周囲の観察をさらに頭側へ広げることができ，血胸の有無の確認ができる．

前胸壁上で傍胸骨矢状方向の走査により臓側胸膜の生理的な動き（いわゆる "sliding lung"）が観察できる．sliding lung の欠如や肺が胸壁に接している所見（"lung point"）の確認は超音波検査上，気胸の徴候である．lung point は完

全な気胸では同定できない．

血胸を同定するうえで超音波検査はポータブル胸部X線と同等の感度，特異度があるが，検査施行時間は超音波のほうが著明に短い．

仰臥位での気胸の同定では超音波検査の感度は胸部X線の2倍で，CTと比較すると同等である．

EFASTは臓器に特異的ではない．すなわち，損傷臓器（肝臓や脾臓など）の同定はその目的ではなく，EFASTプロトコルに含まれるべきではない．

EFASTは非侵襲的で繰り返し可能な検査である．患者の身体検査や生理学的評価が必要であれば，いつでも，EFASTは臨床的な再評価に活用できる．

血行動態が安定している患者に対して腹部の走査を繰り返すことで検査の感度が上昇することが示されている．EFASTの反復は他の検査手段がないときにはなおさら重要である．

貯留している液体の量は腹腔内のものはスコア化により，胸腔内のものは一見して大体の評価ができる．腹部に関しては，3領域において明らかな液体貯留がある場合は85％の症例で800 mL以上の出血の存在を意味する．

潜在的あるいはすでに確認されている損傷や生理学的徴候と関連づけることで最良の迅速な臨床的判断（経過観察，決定的治療，さらなる検査）が可能となる．

- EFASTは以下のときに施行されるべきである：
  - 血行動態が不安定な患者のprimary surveyの間．
  - 正常あるいは安定している患者のprimary surveyの最後．
  - secondary surveyの間や患者の臨床所見に変化が認められた時はいつでも．
- EFASTはprimary surveyのBとCの一環としてなされる．

17.2.1　適応と結果

17.2.1.1　穿通性腹部外傷

胸腹部損傷があり外科的治療の優先順位を決める（胸が先か腹が先か）場合を除いては，バイタルが不安定な穿通性腹部外傷患者に対する超音波検査の有用性はない．

血行動態が安定している穿通性外傷患者においてFASTが陽性の場合は，かなりの損傷があることを強く示唆する（高い陽性予測値）．もし陰性の場合は隠れた損傷の存在を除外するために，異なるアプローチ〔他の診断的検査，経過観察，審査(or診断的)腹腔鏡〕が必要となる．

17.2.1.2　鈍的腹部外傷

たとえ腹部走査の1か所以上で液体貯留がありFAST陽性となった場合でも，臨床所見，外傷のメカニズムとそれに関連した病変によって陽性の意味合いは異なる．FASTにより根本的治療までの時間を著明に早めることができる．

バイタルが不安定な患者において脾臓周囲に少量の液体貯留を認める場合は他にショックの原因となる病変（後腹膜，骨盤，胸腔や長管骨からの出血，緊張性気胸，神経原性ショック）があることを考慮する．血圧が安定している患者において同様に少量の液体貯留があり，シートベルト痕を認める場合は管腔臓器損傷が強く疑われる．

言い換えると，臨床所見と合わせて判断することで，陰性あるいはわずかに陽性のFASTからは治療方針決定の過程において明らかに陽性のFASTと同様の有益な情報を得ることができる．

17.2.1.3　骨盤外傷

血圧が不安定な出血を伴う骨盤骨折患者において，超音波検査は診断の補助的な役割を担う．明らかに陽性の場合は腹腔内出血やそれに

関連する腹腔内臓器損傷が疑われ，外科的治療を決定付ける．陰性あるいは軽度陽性の場合は骨盤からの出血がショックの主たる原因であることを示唆する．このような2つの所見は各施設の資源に基づいたよりよい治療戦略の選択を可能にする．

17.2.1.4 鈍的胸部外傷

超音波検査による血胸，気胸の診断の正確性は十分に確立されている．

超音波検査によるごくわずかな気胸の同定の精度は，CTと同等で，人工呼吸管理下の患者においては胸腔ドレナージの必要性を予見する．

17.2.1.5 穿通性胸部外傷

超音波検査による気胸や血胸の同定が，早急な胸腔ドレナージや緊急手術の適応判断を遅らせることはない．

超音波検査（剣状突起下または胸骨傍走査）は心囊液貯留の診断法として心囊穿刺に取って代わるものとなった．前胸部や経胸腔の穿通性外傷で心臓損傷が疑われる場合，97%以上の精度で心囊液貯留を診断できる．

心囊穿刺が必要である（外科的手術までのつなぎ，あるいはモニタリングとして）と判断した場合には，超音波検査が手技を安全で簡便にする．

17.3 外傷における超音波検査の他の活用法

昨今，患者の臨床的な状態に基づいて，超音波検査が包括的に外傷診療に組み込まれる傾向とそのエビデンスが徐々に明らかになってきている．

外傷初期診療のA-B-C-D-Eにおいて，超音波検査は，経口気管内挿管の的確な位置の評価（気管，肺走査），輪状甲状靱帯切開や気管切開時のランドマークのすばやい確認，肺挫傷の存在と悪化などの評価に活用できる．

下大静脈の径や虚脱度は剣状突起下走査による心室の充満や収縮度の所見と合わせることで，患者の循環ボリュームの評価とショックの治療の手助けとなる．

骨折線の超音波による同定は容易である（胸骨，肋骨，長管骨）．

さらに発展した超音波検査の活用法として造影超音波検査 contrast-enhanced US (CEUS) がある．この方法は限定的な患者（例えば循環動態が安定している小児の鈍的腹部外傷）や保存的治療の経過観察中における実質臓器損傷の診断に有用である（肝臓，脾臓，腎臓）．

17.4 トレーニングとピットフォール

17.4.1 トレーニング

超音波検査の質は他の手技と同様，術者によるところが大きい．超音波画像の描出と診断の能力の習得のためには正式な訓練が必要である．

実践的なコースや上級者指導下の練習が必要である．その臨床的意義と比較的簡便であることより，EFASTトレーニングがいまだに初心者の最初のステップとして推奨されている．

超音波検査の技術や経験にかかわらず，検査所見は常に臨床的経過と合わせて判断すべきであり，そうすることでその1人の患者における超音波検査所見に一貫性を持たせることができる．

17.4.2 ピットフォール

皮下気腫は深部構造の描出をできなくさせるため，その場合超音波検査は不適当である．

一般的に，超音波検査は（CEUS-FAST

を除く)外傷患者における臓器損傷の診断を想定したものではない.腸管損傷,横隔膜破裂,後腹膜の病変や血腫や実質臓器損傷は直接/間接Bモードによる超音波所見に基づいて判断されるが,疑わしい場合は他の検査での精査が必要である.

腹腔内の貯留液体は必ずしも血液ではない.悩ましい場合は,超音波ガイド下の穿刺により診断と治療方針決定を強化することができる(例:管腔臓器損傷を疑う際の腸液や胆汁の排液,状態が安定している骨盤骨折患者における尿の排液).

17.5 まとめ

外傷診療における超音波検査の使用は,FASTから超音波検査を最大限に利用した包括的な外傷診療のマネージメントへ広がった.

現在のところEFASTが簡易的な診断法として有用である.

- FASTは鈍的腹部損傷のスクリーニング検査として有用であり,バイタルが不安定な患者に対する決定的治療までの時間を短縮させる.
- 超音波検査は外傷患者における血胸や気胸の診断に最適な方法である.
- さまざまな手技などが超音波ガイド下に施行されており,診断力や安全性が強化されている.
- 外傷診療の一環として臨床的に組み込まれている超音波検査は特別なトレーニングが必要である.

文献

推奨文献

Blaivas M, Lyon M, Duggal S. A prospective comparison of supine chest radiography and bedside ultrasound for the diagnosis of traumatic pneumothorax. *Acad Emerg Med*. 2005; 12: 844-849.

Branney SW, Wolfe RE, Moore EE, et al. Quantitative sensitivity of ultrasound in detecting free intraperitoneal fluid. *J Trauma*. 1995; 39: 375-380.

Buzzas GR KS, Smith SR, Harrison PB, Helmer SD, Reed JA. A comparison of sonographic examinations for trauma performed by surgeons and radiologists. *J Trauma*. 1998; 44: 604-608.

Dulchavsky SA, Kirkpatrick AW, Billica RD, et al. Prospective evaluation of thoracic ultrasound in the detection of pneumothorax. *J Trauma*. 2001; 50: 201-205.

Ferrada P, Murthi S, Anand RJ, Bochicchio GV, Scalea T. Transthoracic focused rapid echocardiographic examination: real-time evaluation of fluid status in critically ill trauma patients. *J Trauma*. 2011; 70: 56-62.

Melniker L, Liebner E, McKenney MG, Lopez P, Briggs WM, Mancuso CA. Randomized clinical trial of point-of-care, limited ultrasonography for trauma in the emergency department: Sonography Outcomes Assessment Program (SOAP)-1 trial. *Ann Emerg Med*. 2006; 48(3): 227-235.

Rozycki GS, Feliciano DV, Ochsner MG, et al. The role of ultrasound in patients with possible penetrating cardiac wounds: a prospective multicentre study. *J Trauma*. 1999; 46(4): 543-552.

Stawicki, SP, Adkins EJ, Eiferman DS, et al. Prospective evaluation of intravascular volume status in critically ill patients: does inferior vena cava collapsibility correlate with central venous pressure? *J Trauma Acute Care Surg*. 2014; 76(4): 956-963.

Udobi KF, Rodriguez A, Chiu WC, Scalea TM. Role of ultrasonography in penetrating abdominal trauma: a prospective clinical study. *J Trauma*. 2001; 50: 475-479.

Valentino M, Serra C, Pavlica P, Barozzi L. Contrast-enhanced ultrasound for blunt abdominal trauma. *Sem Ultrasound*. 2007; 28: 130-140.

Williams SR, Perera P, Gharahbaghian L. The FAST and E-FAST in 2013: trauma ultrasonography. *Crit Care Clin*. 2014; 30: 119-150.

Zago M, ed. *Essential US for Trauma: E-FAST, Ultrasound for Acute Care Surgeons*. New York, NY: Springer-Verlag; 2014.

6部

特殊な治療の側面

18章 過酷な環境および戦時下環境

18.1 はじめに

Austere：著しく簡素な，倫理的に厳格な，過酷な

Harsh：不快に粗暴な，あるいは辛辣な，厳密な，残酷な

Multiple casualties：既存の医療資源で対処できない2人以上の傷病者．

Mass casualties：活用できる医療資源を超える需要がある多数の傷病者．

戦時下外科は，段階的な治療後送体系で行われる．外科医（医務官）の任務は，単に個々の患者に手術をするだけでなく，戦力を維持し，患者を前線復帰させるためにあらゆる努力を払うことでもある．医療チームは，その環境と起こりうる緊急事態を理解しておかなければならない．自然災害や戦闘環境での対応において，救護者自身が犠牲者になってはならないためでもある．

現代の外科手術や麻酔は，単なる縫合糸や薬剤だけではなくインフラとさまざまな医療資源を必要とする．しかしながら質の高いケアを供給するためには，よく睡眠をとることや蚊帳も，集中治療病床と同じくらい重要であろう．従来の専門診療科を越えた柔軟性と能力も必要であろう．例えば外科医が普段は発電機を扱うことはないし，麻酔医が水を滅菌することもないが，そのような業務を行わねばならないこともあるだろう．

インフラとしては，避難場所，照明と温度調節のための電力，そして防疫や調理のための水も含まれる．廃棄物は適切に遺棄される必要があるが，医療廃棄物処理（特に針・刃物類）は常に問題となる．医療資源には，医療用ガス，食品，薬品，輸液や手袋・ガウンなどの消耗品も含まれる．輸液類には血液と血液製剤が含まれ，これらは特に，信頼できかつ管理された冷蔵保存を必要とする．

平時の医療では，これらのインフラや医療資源は，厳しく管理され追跡された一連の複雑な供給経路によって提供され，世界中どこでも24時間以内に配送されることが保証されている．軍が派遣された戦域においても平時同様の標準的ケアを提供するためには，同様の供給経路が必要であるが，戦時には，先進国ですらこうした供給経路を準備することができるとは限らない．自然災害後や紛争中あるいは紛争終結後，供給経路や医療システムは崩壊し脆弱となっている．紛争中にはこれらはたやすく標的となるからである．医療資源が届けられる保証はなくなり，医療チームは自分たちが航空機から搬出したものだけしか使えないかもしれない．

心理的な問題で，通常勤務している病院や職場の外では十分活躍することができなかったり，簡単には環境に適応することができない医師もいる．さらに，志願者が小さなチームで働くために要求される能力や協調性を備えているとは限らない．各人の健康状態が良好である必要がある．例えば糖尿病を抱えていれば，適切

に冷所保存されたインスリンがなければ，十分に働けない．外科チームの全員はこのことを理解し，自分たちが置かれた状況で貢献できること，できないことを現実的に把握しておく必要がある．

過酷な環境あるいは戦時下環境において必要とされる考え方は，これまでの臨床のトレーニングの前提，すなわち大学病院などで学ぶ多段階的治療法や開業医での医療とは大きく異なる．過酷な環境下での手術は，外科医の置かれた状況に即し，現実的な外科治療を行うための慎重なアプローチを必要とする．戦時下環境においては，外科チームは，外科的ケアに関する彼らの考え方を，根治治療から段階的なアプローチに変えなければならない．特に，「一段階上げた」治療を行う次の段階への後送に向け，治療の大まかな目的とゴールを示すため，チーム内での密なコミュニケーションが極めて重要である．

18.1.1　展開した外科チームの健康維持

18.1.1.1　生物媒介疾患

2003年に，リベリアに派遣された225人の米海兵隊員のうち，ほぼ20%がマラリアを発症した．マラリアのリスクに置かれた隊員の10%だけしかきちんと予防薬を服用していなかったこと，誰も蚊帳の中で眠っていなかったことが後日判明した．既存の脅威に注意を向けなければならず，またシンプルな対策をとることが有効である．例えば抗マラリア薬の予防投与，夜明けや夕暮れに長袖服を着用すること，虫除けの使用，蚊帳の中で眠ること，蚊の駆除などである．

18.1.1.2　腸管感染症

先進国から発展途上国に展開された軍隊における下痢の発生率は一般的には1か月あたり全体の30%で，受診率は1か月100人あたり5〜7人である．発生率は派遣初期のほうが高く，不衛生な環境や汚染された食物と関連がある．手洗いや食物供給源の管理について細心の注意を払うことで，このリスクを軽減できる．

18.1.1.3　交通外傷

世界的には，交通外傷による死亡の大半は発展途上国で発生し，死亡の50%は歩行者，自転車やオートバイなどの交通弱者たちである．スピード違反，シートベルト装着義務違反と無謀な運転は，車両の乗員に対してだけでなくその国の道路利用者に対してリスクをもたらす．派兵された欧米人が地元の小児を傷つけたり死亡させたりした場合，それは被害者，家族，運転者の個人的な悲劇になるのみならず，任務遂行を損う可能性がある．

18.1.1.4　身体的，性的および精神的健康

派遣を希望している外科医は良好な健康状態である必要がある．例えば，糖尿病があれば冷蔵管理されたインスリンなしでは十分に活動できない．不健康な外科医は，任務に貢献するどころか足かせになる可能性がある．自宅から離れて派遣されていることや，自由な時間のあること，アルコール飲用の機会，地元の女性と性的関係を持つこと，およびコンドームを使わないことは，性感染症のリスクを増大させる．

心理的に，平常業務している病院や職場以外では，簡単に適応できなかったり，適切に勤務することができない外科医もいる．志願の意志があることだけでは小さなチームで勤務するための能力や人格を有しているとはいえない．

18.1.2 戦闘時の医療における最近の進歩

18.1.2.1 戦闘時の外傷ケアにおける最近の進歩

　米軍と英軍の衛生部門は，民間の外傷に対する体系的アプローチの原則を組み合わせて，統合作戦地域における外傷診療を行ってきた．そこでは，受傷地点から根本専門治療とリハビリテーションのための外傷病院に至るまで，連続した段階的治療が行われる．このアプローチは，最近のイラクとアフガニスタンの紛争において，これまでの紛争に比較し，戦場での死亡率を記録的レベルまで減少させた．各段階における小さな改善の積み重ねで，全体の医療の成果が劇的に向上した．2003年から2004年にかけてと2007年から2008年で，将兵の外傷の重症度を近似させて比較したコホート研究で，死亡率が47%から20%に減少した．おそらく，戦闘による負傷者のケアに対する上述の体系的アプローチがこの変化をもたらせたのである．しかしながら以下に列挙した個々の要素も特筆に値する．

- 個人や部隊の防弾対策
- タニケット（止血帯）
- 止血剤
- メディバック（MEDEVAC）（医療緊急搬送）
- トラネキサム酸
- 輸血療法
- 受傷地点における凝固機能評価
- damage control surgery（DCS）
- 後送手段（戦術レベルTACEVACと戦略レベルSTRATEVAC）
- 外傷データの収集と分析反映

18.2 損傷形態

　19世紀においては歩兵が戦闘の基本であった．20世紀には戦闘は機械化と航空化された．21世紀の戦闘は，おそらくは片方の側のみが正規軍という非対称なものとなっている．Rupert Smith将軍は著書『The Utility of Force』[1]のなかで，現代の戦場は，「人民の間にある」と述べている．現代戦での負傷は戦闘員・非戦闘員で同様に生じる．アフガニスタンにおける連合軍の病院での最近の活動報告によると，死傷者の60%は女性や小児を含む地元住民であった．

　同様に，ソマリアの市街戦[2]では，軍人の死傷者の様相はベトナム戦争[3]と類似していた．11%は戦場で死亡し，3%が医療施設収容されてから死亡している．47%が後送され，39%が戦線に復帰した．イラクとアフガニスタンの過去10年以上にわたる紛争において，米国と連合国軍では5,300人以上が交戦中に死亡し[4]，1,472人が非交戦中に死亡（疾病，非戦闘時の傷害，その他の原因），52,000人以上の兵士が戦闘中に負傷した．イラクとアフガニスタンでの負傷者発生率は，ベトナム戦争よりもかなり低く，負傷者の大部分は命を落とさずにすんだ（死亡率は2%以下）．アフガニスタンとイラクでの戦争における負傷の主な原因は，爆傷と銃創であった．戦死者の35%以上が即死であり，死因の第一は大量出血である（90%以上）．

　受傷形態は近代的な防弾装備（装甲）が存在するか否かによって変わってくる．2009年末までの連合軍の戦闘による死亡に関する報告では，イラクとアフガニスタンで連合軍に6,000人以上の死者があった．死亡の最も多い原因は爆傷で，その次が銃創であった．胸腹部損傷（40%）と外傷性脳損傷（35%）が戦死の主因であった．

　最近の対反乱作戦における特徴的な損傷のタイプは，即席爆発装置（improvised explosive devices：IEDs）によって生じるものである．両側下肢轢断と骨盤骨折，会陰損傷の組み合わせは，アフガニスタン紛争での「特徴的な損傷」として記録されている．

　胸腹部損傷（40%）と外傷性脳損傷（35%）が兵

表18-1　アフガニスタンの連合政府病院における活動

	生存者数	死亡者数	生存率
英軍	1,906	58	97
連合国軍とその民間人	1,206	42	97
アフガニスタン人	3,250	367	90
計	6,362	467	93.2

士の戦死の主たる原因であった．イラク戦争での戦傷死亡率はベトナム戦争中の約半分だった．対照的に，四肢切断の割合は2倍であった．死亡の約8～15%は避けられたかもしれないものであった．

アフガニスタンで，英軍のRole 3病院における全体の生存率は93.2%だった（**表18-1**）．患者の国籍は生存率に影響を与えており，アフガニスタン人の生存率は低かった．これは個人防護装備（personal protective equipment：PPE）の使用率が低いことと，併存する合併症が多いことに起因していた（**表18-1**）．

損傷形態は近代的な防弾装備（装甲）が存在するか否かとプレホスピタルでの処置によって変わってくる．多くの致死的な穿通性損傷は，顔面や，頸部，鼠径部や臀部などの関節部といった，防弾装具で保護されない領域から侵入する飛翔体によって生じやすい．銃弾や従来型の爆発物（空中投下される爆弾，砲弾，ロケット弾や手榴弾）により生じる損傷がある．弾丸か破片かによる穿通性損傷の比率は，従来型の機動戦において鈍的損傷や熱傷が受傷機転の重要な要素であったのと同様，戦闘の状況によって変わる．しかしながら，最近の反乱鎮圧作戦における特徴的な損傷は，即席爆発装置（IEDs）によって引き起こされ，その損傷形態は爆風と損傷片による複合損傷である．

戦闘での損傷の特徴の1つは早期死亡，すなわち受傷後すぐに死亡する割合が高いことである．生存して病院に到達した者のうち大多数は四肢の損傷を伴う．損傷の評価，止血帯装着，止血剤入りの創傷被覆材の使用および救急車から手術室へ患者を直接搬入するための手順は，失血が戦場における避けられる死の主因であることを認識して策定されている．戦闘で負傷した軍人の死亡に関する最近の報告によると，85%が避けられない死亡と考えられているが，潜在的に救命可能であったかもしれないと推定されるケースのうち半数が体腔内での出血が死因であった[5]．

軍の医療従事者は，「戦闘と外傷管理という2つの変動する領域にまたがって活動する」と特徴づけられている．あちこちに散在する戦場，大きく移動する前線，伸びきった兵站線と救出の遅れなどの問題に加えて，現代の軍医は，軍人だけでなく一般市民（女性，特に妊婦と小児を含む）に対して，たとえ専門分野以外（眼科，頭頸部外科，耳鼻咽喉科，小児科，婦人科，熱帯医学，さらには公衆衛生上の問題など）についてもその場でケアを求められることがある．外傷外科および外科集中治療に従事する外科医の減少に加え，サブスペシャリティ領域での早期からのトレーニングに重点を置いた外科研修の最近の傾向により，これらの課題がより問題化している．したがって，軍の外科医は，さまざまな専門分野や複数のコース研修（チームトレーニングを含む）を受けなければならない――それも派遣される前に．

自分の専門外のケアを提供することになると，自らが置かれた環境の中で合理的にアプローチする必要がある．Albert Einsteinの言葉を引用すると「何ごともできる限り単純化しなければならない…しかし，必要以上に単純化してはならない」．

現代戦では，高速軍用ライフル，追撃砲や地雷の破片，あらゆる爆発物からの爆風，化学・生物・放射性物質（弾頭の劣化ウラン）から自動車の衝突に至るまであらゆる武器が用いられ，損傷の原因が著しく多様である．自動車事故はしばしば負傷の最大の原因である．軍の衛生科隊員は，毒物に曝露されることの影響，これら毒物が惹起する病態，そして軍の医療者を保護するために必要な措置について精通しておくこ

とが不可欠である．

18.3 救急医療システム

平時の病院の外科チームを受診する患者は，すでに「サプライチェーン」の一部になっている．交通事故による負傷者を考えてみよう．救助を求めるためには，電話や無線によって要請され，装備が十分な緊急車両で適切に訓練された隊員が到着し，適切に「パッケージされた」患者を病院へ搬送することが必要である．軍が展開している環境においては，このプレホスピタルの流れは特に脆弱である．患者は治療を受けるまで数時間あるいは数日を要するかもしれず，それは外科チームに到着時の患者の容態に影響する．こうした患者移動を伴うケアの間，詳細なプレホスピタルのプロトコルは最良の結果を得るために極めて重要となる．

展開している軍の医療システムは，通常，伝統的に Role 1～4 と呼ばれる，医療機能が順次手厚くなる治療後送体系（エシェロン echlons もしくは役割・機能 roles ともいう）である．

Role 1：負傷した場所や負傷者に近い場所における自らの処置または「バディ（相棒）による処置」（例えば現場での創被覆や止血帯装着）が行われる．次の段階は，患者集合地点（aid post）（Role 1 施設）における衛生兵や，その後の医官や看護官によるケアである．

Role 2：この段階の医療部隊（echelon）は Role 1 施設からの後送，トリアージや蘇生の実施，負傷兵の前線復帰，または後送されるまでの収容施設として設計されている．このレベルでは外科手術が可能な場合もある（Role 2［＋］）．

Role 3：Role 3 施設は専門家が診断するための設備（例えば CT 装置），専門的な外科・内科処置，予防医学，食物検査，歯科，ストレスマネジメントチームなどを有する．最近の Role 3 病院の典型例としては，アフガニスタンのバスティオン基地の統合軍軍隊病院がある．

表 18-2 インシデントマネジメントの 4 つの C

Confirm：確認
Clear：現場立ち入りの制限
Cordon：非常線
Control：統制（コントロール）

Role 4：Role 4 の医療は，戦域内で行える治療として規定されているよりも長期間の治療を要する場合や，通常の Role 3 での治療能力では不十分な患者のために根治的な医療を提供するものである．ここでの医療には専門的な外科・内科的手技，再建外科・リハビリテーション・療養が含まれる．このレベルの医療は高度に専門化され，時間がかかり，そして通常本国で行われる．例外的な場合には，このレベルの医療も戦域内で行われることがある．

負傷者が，最初に手術を受けた施設から異なる治療後送システム（例えば軍から当事国へ，または非政府組織から軍へ）移動した場合，状況は複雑になる．ケアの水準はそれぞれのシステムで大きく異なるので，システムを移動した負傷者には徹底的な検査と再評価が必要である．兵士は，災害や負傷が起こる前に，自分自身や相互に即座の処置を行うための訓練を受け，必要な装備が支給されている．しかしながら民間人はそうではない．過剰な治療を防ぐためには完全な記録が患者とともにあることが非常に重要である．

18.3.1 インシデントマネジメントと多数傷病者

爆弾や 2 発目の爆発物が疑われるような事態では，**表 18-2** に提示されるような「4 つの C」が採用されなければならない．

確認 Confirm：インシデントコマンダーは，何が起こっているか，リスクやさらなる危険物の位置を明確にしなければならない．考慮しなければならない要因としては，危険除去の優先順位，非常線の設定位置，安全地帯，進入と脱出

表18-3　医療管理と医療支援

指揮・統制
安全
情報伝達
評価
トリアージ
治療
搬送

表18-4　トリアージ分類

優先順位	タグの色	説明
T1	赤	迅速
T2	黄	緊急
T3	緑	待機
死亡	白または黒	死亡
T4	青（標準ではない）	期待治療群

の経路と非常時集合地点といったものがある.

現場立ち入りの制限 Clear：現場は安全な距離を保って立入り禁止としなければならない. この距離は地形によって異なる. その方法や緊急性は個々の事態によって異なる.

非常線 Cordon：非常線は救助活動が行われる区域を確立し，安全地帯と指揮系統を明確化する. 外側の非常線は，現場への偶発的なあるいは不正な進入を防止する物理的障壁として設定されるべきである. 特に危険がまだ存在する場合，内側の非常線は残骸の周囲に設定してもよい.

統制 Control：非常線が設定されれば，集合場所と進入場所を確保することにより非常線と現場のコントロールが維持される.

これらの「4つのC」が確立されれば，医療のマネジメントと支援が開始される（**表18-3**）.

指揮と統制 Command and Control：これは最も重要な原則である. もし良好な指揮統制が確立されなければ，初期の混沌が継続してしまうし，数人の被害者をいかに良好に治療されても，多くの負傷者は苦しみ続けるだろう. 通常，指揮は統制よりも優先される. 指揮は任務に対する総体的な責任を意味するのに対し，統制は作業手順や部隊による行動を変更する権限を意味する.

安全管理 Safety：医療従事者は自らの安全確保が最重要であり，自分自身が傷病者になってはならないことを肝に銘じておく. このことは自然災害において偶発的に発生する感染媒介物に関しても同様である.

コミュニケーション Communication：コミュニケーションとは発信者と受信者間の情報伝達であり，受信者に対し，送信者の意図と要求が疑問の余地がなく明確になっていることが望ましい. 重大事故の調査では，いずれもそこにコミュニケーション上の失敗があったことが明らかになっている. 良好な情報伝達がなければ，指揮・統制は不可能である. 公式な医療記録システムが存在しない場合，包帯の上に指示を書き込むだけでも有効である.

評価 Assessment：評価は絶え間ない連続するプロセスである. コマンダーは，どのようなリソースが求められているか，それらはどこで入手することができるかといったことに関する状況を常に考慮すべきである.

トリアージ Triage：2人以上の傷病者が存在する場合，どのような状況であってもトリアージシステムが用いられる〔**18.4** 参照〕. 種々の異なる方法が利用されている（**表18-4**）.

処置 Treatment：どのような銃撃事案（銃撃，砲弾）でも治療チームは重篤な多発外傷患者に遭遇する可能性がある. 処置は〈C〉A-B-Cパラダイムに従って行われなくてはならない（**表18-4** 参照）.

搬送 Transport：すべての患者を救急車で搬送する必要はない. 歩行可能な負傷者には，バスなど多人数を搬送可能な車両を使用するべきである. 装甲車両や航空機などの他の資源の活用については，慎重に行う必要がある.

18.4　トリアージ

効果的なトリアージは効率的な軍の医療シス

テムに必要不可欠である．トリアージをはじめて記載したのはNapoléonの軍医であったDominique Jean Larreyである．彼は野外の応急救護所に運ばれる負傷者に優先順位を付ける方法を導入した．彼が優先させ，またこのシステムの目的としたことは，最小限の治療を行うだけで戦場に復帰できる軽傷の兵士を見つけ出すことだった．我々は今，これを逆のトリアージと考えるかもしれないが，彼は負傷者の優先順位を付ける系統だった方法を導入したのである．トリアージは，今なお現代の軍事医学における基本的原則である．トリアージは動的なものであり，受傷地点から根治手術を行う病院に至る医療の，各治療後送段階で適用されるべきである．

「外科的トリアージ」と蘇生のためのトリアージとは，システムが若干異なるではあろうが，同じ原則が適用される．前線においては，生死に関わる外科的救命処置を要する患者のほうが，患肢を救う手術を必要とする患者よりも優先される．他のすべての要因を鑑みて最も重要な問題は，「全員を手術台に載せる必要があるか」ということになろう．オーバートリアージはあらゆる多数傷病者事案でよくみられるものであるが，本当に治療が必要である患者を見逃さないために許容範囲内であるべきである．ベトナム戦争における1,350例の開腹手術例について，臨床的な評価に基づいて解析したところ，適性開腹率は19.2%であった．現代の軍隊では，正確なスクリーニングツール(CTやFAST)は非常に有用である．

効果的なトリアージは効率的な軍の医療システムに必要不可欠である．トリアージは動的なものであり，また受傷地点から根治手術を行う病院に至る医療の，各治療後送段階で適用されるべきである．トリアージは，どの医療の段階においても，また容態の悪化した時点で，繰り返し行われなければならない．患者には代償機転があり，状況が変わると予兆なしに悪化する．平時の医療では通常，医療資源が豊富にあ

表18-5 トリアージに影響する要素

患者の数と重症度
医療能力と資器材補給
現場の状況と安全
後送手段と(航空)搬送時間
戦域の医療資源

り「expectant(期待治療群)」と分類されることはほとんどない．しかし戦闘時においては，医療はたびたび「制限される」．外科チームの医療資源の50％を投入しなければ救命できない患者に投入するものは，次に到着するであろう10人の患者に投入すべき資源とのバランスを考えて決めねばならない．

次の項目は戦闘あるいは過酷な環境下における生存不可能な負傷のタイプである．

- 長管骨の四肢切断
- 開放性頭蓋骨骨折
- 30％以上の3度熱傷
- GCS 8点未満の頭部外傷
- 到着時心肺停止

トリアージは医療資源に左右される(**表18-5**)．

後送に要する時間は，どの患者が現地での救命処置を必要とするのか，次の医療段階に到達するまで待つことができるのは誰かを決定づける．このような前線地域においては，器材には常に限られた量の消耗品しかなく，補給に時間がかかるため，適切に使用しなければならない．速いテンポで推移する戦闘での患者の増え方は，どれだけの，またどのようなタイプの負傷者を手術すべきかを左右する．重症の負傷者が搬送されてくることが予測されれば，医療施設にすでに収容されている負傷者のトリアージ判断が変更される．以後1つの手術台しか使用できないのであれば，「誰を最初に手術するべきか」あるいは，「そもそも彼らを手術するべきか」ということをシンプルに問うべきである．しかし，その答えはまったく単純明快ではない．

効率的なトリアージが必要とされる場合，難しい問題が提起される．限られた医療器材と専門家を初期の段階で投入すれば生存の可能性が高いと考えられる負傷者が他にいる場合，平時の医療であれば最大限の努力と医療資源が投入されるであろう重症の多発外傷の患者に対して「期待治療群」にタグ付けする必要があるかもしれない．したがって，戦術の全体像を認識しておくことが，専任医官（医務官）にとって最も重要である．外科的トリアージを含むトリアージとは，「最大多数の者にとっての最善」を行うこと意味し，一部の負傷者を「expectant」として対応することが，結果的に「最大多数の者」への利益とつながると考えるのがよいであろう．

18.4.1　前線外科チームとトリアージ

世界中で多くの軍の衛生部門が，最前線での蘇生的外科手術機能をドクトリンや作戦立案に取り入れようとしている．前線外科チームには限られた外傷外科の機能しかない．前線外科チームの任務は，前線が急速に移動する戦場からの後送が遅れると死亡あるいは生涯にわたる後遺障害につながりかねない負傷者に対して，命や温存が可能であると考えられる生命そして四肢を選別して手術を行うことである．とはいえ，このような外科チームは必然的に活動内容を絞り込まねばならず，また衛生部隊を守るため他の作戦部隊の投入を必要とする．

前線外科チームは，救命のための胸腹部出血の制御，異物による体腔内汚染の制御，一時的な四肢の血行再建，骨折の安定化と，大きな頭蓋内血腫の除去術を提供できなければならない．この前線における外科能力については，国によりバランスとスキルが多少異なっているが，ほとんどの場合，蘇生能力，1つ以上の手術台と集中治療機能といった前線医療の主要な3つの要素を有している．

ほとんどの国では，作戦の状況に応じチームを「個々の作戦に合わせたもの」にする．その規模は6人程度から30人以上の大部隊になることもある．傷病者見積もりの一部として，作戦立案者は必要な手術台の数を決定し，彼らが安全に患者を次の治療段階に後送する（「裏口を空にする」）スピードを規定しなくてはならない．付帯すべき集中治療の規模と能力は，戦術的航空後送（tactical aeromedical evacuation：TACEVAC）の能力により決まる．もし国内外を問わず後送先の施設がない場合，最初の数人の負傷者で収容所が一杯になり，その機能が完全に喪失してしまうことになる．

未確定要素の多い戦場で即応するため，前線外科チームは軽量で移動しやすく迅速に展開できなければならない．制限や制約も多く，スペースや機材は限られ，照明も不十分である．勤務員のため，また特に血液や他の製剤のためにある程度温度調節をする必要もある．手術器具の再滅菌もある程度可能であろうが，使い捨ての医療器具，水，特に酸素はすべて限られている．

心身の疲労という人的要素も，増援や補給のない過酷かつ危険な環境で任務を遂行するという難題に外科チームがどのくらいの期間耐えうるかに影響する．多くの場合チームは独立して活動することになるが，負傷者の急増時に既存の医療施設に増強部隊として派遣されることもある．戦時であっても，3日間休みなく働き続けた後，18時間連続して最良の手術を行うことができる外科チームはない．

設備の整った比較的動きの少ない「野戦」（または戦闘支援）病院と「前線外科チーム」との間には違いがある．外科チームの任務は，救うことが可能であるが，（前線が急速に移動する）戦場からの後送の遅れが死亡あるいは生涯にわたる後遺障害につながりかねない負傷者に対して，救命や四肢を温存する手術を，できるだけ前線で行うことにある．（地域の安全性や警護部隊の存在といった要素による）負傷者の選択がなければ，この小さなチームは機能しない．

トリアージはチームの能力が試されるもので

あり，難しい決断を必要とするが，それは前線外科チームの効果的な活用と効率化のために今なお不可欠である．

18.5 多数傷病者事案

衛生支援の基本計画を策定するための基本的な要素の1つは，負傷者数と負傷のタイプの発生見積もりである．負傷の数とタイプ，各戦闘フェーズおよび後送における医療資源の所要の見積もりは，衛生支援の計画立案のカギになる．負傷者見積もりが必要な資源を左右する主要な因子であり，必要な医療機能と医療レベルを規定する．したがって，衛生支援は，作戦ごとにその脅威認識に基づき立案される．

多数傷病者は多くの原因で発生するが，これまで「脅威」としては認知されていなかったことが原因で生じる大事故があるかもしれない．「多数傷病者」という用語はもちろん相対的なもので，小さなチームにとっては3人の死傷者でも，多数傷病者となるかもしれない．近年，世界中の軍隊にとって，多重車両衝突事故，ヘリコプターの墜落，洪水，さらに地震といったものが多数傷病者事案や重大事故として対応されるようになった．こうした事案すべてで，事前の事態対処計画が想定していた傷病者予測をはるかに上回る予想外の死傷者の急増が発生している．これらの事態での重要な点は，医療施設がパンクしたこと，利用可能な医療資源ではその需要を満たすことができなかったことである．

平時においては，例えば鉄道事故や都市におけるテロ事件など，大事故で大量傷病者者が発生した場合，負傷者を分散して搬送すれば受入れ病院は多数存在する．このような余裕のある状況は戦時においてはまずあり得ない．他国軍の医療施設が利用できる場合があるかもしれないが，多くの場合唯一の「受け入れ可能病院」とは前線外科チームである．特に多数の負傷者が

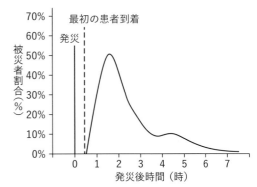

図18-1 被災者の来院割合の時間的経過

短時間に到着したときには，トリアージは多数傷病者にとって効果的な医療マネジメントのカギとなる．医療資器材，マンパワーや搬送能力は不足し，適切な訓練とトリアージの原則を遵守することが，限られた資源の有効利用につながる．

平時の医療においては，集団災害での作業負荷量を予測するための高度なトリアージツールが開発されてきた．1時間あたり2人以上の重篤な負傷者があると，有能な外傷チームであってもあっという間に能力不足となる可能性がある．集団災害発生での患者発生予測例を**図18-1**に示す．一般に，総患者数の50%が発災後1時間以内に発生する．負傷者の75%以上が2時間以内に病院に到着する．したがって単独の多数傷病者事案においては，総患者数や必要な人員配置はある程度予測可能である．

多数傷病者事案では，トリアージと治療に続き，患者搬送は医療支援で第3のカギとなる．陸路でも空路でも多くの選択肢がある平時の環境とは異なり，戦時の多数傷病者事案では，搬送には厳しい制限が伴うであろう．適切な患者を適切な時間で，次の医療段階に後送するためには，繰り返し効果的にトリアージを実施し，どの患者を最初に，どのように後送すべきかを決定する．

18.6 後送

受傷地点から最初の外科的治療を受けるまでの後送の速度[4,5]が，転帰を左右する決定的な要因である．朝鮮戦争で，前線から軍の移動外科病院(mobile army surgical hospitals：MASH)に負傷者をヘリコプターで後送し，その後固定翼機で基幹病院へ搬送する方法が導入された．ベトナム戦争では，戦闘死傷者が米海軍病院に運ばれて治療を受けるまでのプレホスピタルに要した時間は平均80分であった．戦場においては限られた航空機しか投入できないため，患者後送には他の任務に割り当てられた機体を流用することとなった．例えば1991年の砂漠の盾／砂漠の嵐作戦では，改修された輸送機を使用して多くの患者が航空搬送された．輸送機を使用するというこの考え方は，第二次世界大戦で有効であることがはじめて確認され，今日でも広く用いられている．軍隊で採用されている航空後送専用チームには，現在2つのタイプが存在する．英軍の医療緊急対応チーム(Medical Emergency Response Team：MERT)と米軍のPEDROSとして知られる米空軍のヘリ救援部隊である(PEDROSはベトナム戦争における最初の米空軍救難ヘリコプターHH-43のコールサインにちなんで命名された)．転機となった研究があり，そこではプレホスピタルにかかる時間が非常に長かったことが記されている．航空搬送専用機の導入により受傷地点から治療施設までのプレホスピタルに要する時間は約45分に短縮された．

アフガニスタンでは国際的な患者後送システムが成功して，作戦戦域の全域がカバーされるようになった．後送では，フライトメディック［訳注：航空搬送に携わる衛生兵］から複雑なICU能力に至るまで，さまざまな医療レベルが提供される．Role 4施設に後送されてきた900人の患者を対象とした最近の研究では，Injury Severity Scoreが平均23の重篤な外傷を負った兵士において，死亡率は0.02%未満であったことが示されている[6]．

18.6.1 前線外科チーム

世界中で多くの軍の衛生部門が，最前線での蘇生的外科手術機能をドクトリンや作戦立案に取り入れようとしている．前線外科チームには限られた外傷外科の機能しかない．しかし，前線外科チームの目的は，救命が可能であるが，前線が急速に移動する戦場からの後送の遅れが死亡あるいは生涯にわたる後遺障害につながりかねない負傷者に対して，救命そして四肢を温存する手術を行うことである．とはいえ，このような外科チームは必然的に活動内容を絞り込まねばならず，また衛生部隊を守るため他の作戦部隊の投入を必要とする．

前線外科チームは，救命のための胸腹部出血の制御，異物による体腔内汚染のコントロール，一時的な四肢や頸部の血行再建，骨折の安定化と，大きな頭蓋内血腫の除去術を提供できるように設定されている．国により前線における外科能力のバランスとスキルが多少異なっているが，ほとんどの場合，前線医療の主要な3つの要素を提供している．蘇生能力，1つ以上の外科用手術台と集中治療機能である．ほとんどの国では，作戦の状況に応じチームを「個々の作戦に合わせたもの」にする．その規模は6人程度から30人以上の大部隊になることもある．傷病者見積もりの一部として，作戦立案者は必要な手術台の数を決定し，彼らが安全に患者を次の治療段階に後送する(「裏口を空にする」)スピードを規定しなくてはならない．付帯すべき集中治療の規模と機能は，戦術的後送の能力により決まる．もし国内外を問わず後送先の施設がない場合，最初の数人の負傷者で収容所が一杯になり，その機能が完全に喪失してしまうことになる．

戦略的後送(strategic evacuation：STRAT-EVAC)とは，負傷者を共同作戦エリア(joint

operational area)から本国や北大西洋条約機構(NATO)加盟国，または他の戦域外の安全な場所へ搬送することである．英空軍には重症者航空支援チーム(critical care air support teams：CCASTs)があり，米軍はクリティカルケア航空搬送支援チーム(critical care air transport teams：CCATS)を活用している．これらのチームは，経験豊富な医師がリーダーとなり，ほぼすべての集中治療(例えば，機械的人工呼吸，血管作動薬，さらには膜型人工肺 ECMO も)を搬送中に継続することが可能で，派遣地域と本国の間での集中治療の空の架け橋となっている．

未確定要素の多い戦場で即応するため，前線外科チームは軽量で移動しやすく迅速に展開できなければならない．制限や制約も多く，スペースや機材は限られ，照明も不十分である．勤務員のため，また特に血液や他の製剤のためにある程度温度調節をする必要もある．手術器具の再滅菌もある程度可能であろうが，使い捨ての医療器具，水，特に酸素は限られている．心身の疲労という人的要素も，増援や補給のない過酷かつ危険な環境で任務を遂行するという難題に外科チームがどのくらいの期間耐えうるかに影響する．

設備の整った比較的動きの少ない「野戦」(または戦闘支援)病院と「前線外科チーム」との間には違いがある．外科チームの任務は，救うことが可能であるが，前線が急速に移動する戦場からの後送の遅れが死亡あるいは生涯にわたる後遺障害につながりかねない負傷者に対して，救命そして四肢を温存する手術を，できるだけ前線で行うことにある．(地域の安全性や警護部隊の存在といった要素による)負傷者の選択がなければ，この小さなチームは機能しない．

18.7 蘇生

18.7.1 総論

実施可能な治療や蘇生能力は，各医療段階によって異なる．一般に，戦場から後方に離れるほど医療資源は充実し，より高度な医療が実施できる．負傷兵が戦場から後送されるに従い，診療にあたって必要な医療資源や診療の複雑さは増加する．紛争における戦死の第1の原因はいまだに大量出血である．戦場においては負傷兵の蘇生には多大な困難が伴い，救命医療の原則は変わらないが，戦場という環境では，考慮すべき決定的な違いがいくつかある．平時とは異なり，過酷な環境下では，運搬できる重量，すなわち資器材の量を考慮しなくてはならない．そのため，蘇生のあらゆるステージで考慮されるべき大量輸液は，現実的な選択ではなくなる．さらに重要な点は，近年戦闘地域で，止血を考慮した蘇生時の輸血製剤のバランスの改良が死亡率を下げたことである．膠質輸液ではなく早期に全鮮血を含む輸血を開始することが前線の治療施設に広がってきた[7]．ただちには手術治療を行うことができないコントロール不能の出血の症例に対するゴールとして，収縮期血圧が70〜80 mmHg(橈骨動脈触知可能)以上を維持することが広く受け入れられるようになっている(**表18-6**)．

18.7.2 Damage Control Resuscitation(DCR)

約90%の負傷兵は病院到着時には安定した状態にあるとはいえ，7〜10%では大量輸血を必要とする．近年，これらの最重症例で治療成績の大きな改善がみられるようになった．

近年の戦場外傷診療での最も重要な進歩は，DCRの概念を導入してきたことであった[9,10]．DCRは，英軍の医療緊急対応チーム(MERT)

表 18-6　穿通性損傷における臨床的考察

悲劇的な出血
・陰部，腋窩，頸部への穿通性損傷．止血手段を考慮する．
・大きな四肢の血管／外傷性切断に至る穿通性損傷．早期の止血帯の使用を考える．

気道と脊椎
まずは単純な処置を：下顎挙上，経口気道確保
気道閉塞のリスクのある場合
　・熱傷
　・破片による損傷
　・頸部の血管穿通創での出血による圧迫
早期からの鎮静と気管挿管（ファイバー喉頭鏡による補助と小径気管チューブの使用）あるいは早期からの外科的気道確保
頸椎カラー：単なる穿通創では意義が小さく，また頸部の血腫の増大が発見されにくくなることがある．爆傷などで複合損傷が生じている場合は必要．
頸椎カラーの使用は，頸椎損傷か，血腫の不顕在化といったリスクを考慮する．

呼吸
・緊張性気胸に対する針脱気
・チェストシールで開放性胸部損傷を被覆したのち，チェストチューブ挿入

循環
・大出血は早期にコントロールしなければならない．末梢の小さな出血は，圧迫止血は四肢挙上などの簡単な方法でコントロールできる．管腔組織への穿通創により持続する体内の出血の存在は，常に念頭に置いておき，また受傷状況や症状から診断しなくてはならない．
・低血圧，低体温，大量傷病者の発生，灯火制限など，厳しい状況下では血管確保が困難な場合がある．このような血管確保が困難な場合，骨髄輸液路確保は有効な代替手段である．

問題点
高エネルギーの穿通性頭部外傷の負傷者のほとんどは医療施設到着までに死亡する．穿通創を受けて医療施設まで生きて到達できる負傷者を搬送前に選別し二次的損傷を生じないよう，上記のような蘇生処置を施すべきである．

環境
低体温症は，温かい毛布や暖房などによって管理する必要がある．戦闘や過酷な環境においては特に，あらゆる輸液を加温することが極めて重要である．蘇生時に投与する輸液は加温し，出血している患者にさらなる低体温を招かないようにしなくてはならない．現場での加温は困難な問題であり，多くの場合，その場の者による即席の工夫で行われる．

のように病院前のフェーズから始まることもあるが，一般的には，救急室での迅速評価後に始まり，手術室を経由して，ICU に引き継がれる．重症の外傷例では，DCR は 2 つの部分からなる．第 1 は，術前の輸液により血圧を 90 mmHg 程度までとし，血栓で閉鎖された血管からの再出血を防止する（実際には，負傷者の意識レベルあるいは橈骨動脈触知を指標に晶質液輸液を制限することを意味する）ことである．第 2 は，血管内に投与する輸液として，解凍した凍結血漿を第 1 選択とし，血漿と赤血球の割合を 1：1 か 1：2 として，さらに経験則に基づく量の血小板を加えて投与することである．

低血圧，低体温，大量傷病者の発生，灯火制限など，厳しい状況下では血管確保が困難な場合がある．このような血管確保が困難な場合，骨髄輸液路確保は魅力的な代替手段である[8]．

重篤なショックに陥った負傷者への輸液としては，血液がゴールドスタンダードである．現在では，軍の初期対応外科チームのうち，最前線に派遣される蘇生チームの多くが血液を持ち込んでいる．しかし，軍の医療システムではいつでも血液が利用できるとは限らず，他の輸液も準備しておく必要がある．蘇生チームが利用可能な他の選択肢としては，等張晶質液，膠質液，高張食塩水，膠質液入り高張食塩液などが挙げられる．

輸液として何を用いるべきかにまだ正解はなく，実際のところ，コントロール不能の出血患者に対しては，どの輸液を用いるかよりも，投与される輸液の量と速度のほうが重要である．

戦場や過酷な環境においては，外傷患者に投

与する輸液の温度は極めて重要である．出血している負傷者でさらなる低体温を回避するために，蘇生で投与するあらゆる輸液は加温されるべきである．現場での加温は困難な問題であり，多くの場合，その場の者による即席の工夫で行われる．その場で利用可能な範囲の復温・保温の資材としては，ビニール袋や暖かい車のエンジンの使用などがあり，それで十分かもしれない．

DCR という概念[9, 10]は，出血に対する治療だけではなく，局所圧迫，zeolite (QuickClot®)，chitosan (HemCon®) などによる局所の止血，止血帯による四肢の広範囲の止血などを用いた，出血を制御するというあらゆる行動を包括する．

このあと，DCS が可能な施設へ速やかに後送する．準備できる場合でも蘇生での輸液は最小限に抑えるべきで，できれば早期からの輸血や血液製剤の使用が推奨される．一例として英国の DCR のプロトコルを示す (**表 18-7**)．

18.7.3 戦場での Damage Control Surgery (DCS)

非戦闘時においては，ダメージコントロールを行う患者には初期の 6 時間までは 2 人以上の外科医と 1 人の看護師がつきっきりとなり，あらゆる侵襲的モニタリング，複数回の手術，大量の輸血や血液製剤が必要で，また長期間の ICU 滞在を要し，それでも死亡率は高い．このやりかたは，最近までは「戦時の前線部隊に当てはめるには実用的ではない」という程度でしか評価されていなかった．しかし，近年の鎮圧作戦での経験から，軍隊における DCS とは，迅速な手技と実用的な目標をおいた「必要最小限の治療」として普及してきた．最近では，戦傷外科診療は，四肢の一時的再灌流や出血コントロールのための開腹術など，「ダメージコントロール」の考え方で行われるようになった．

激しく移動する最前線で過酷な環境において

表 18-7 英国の DCR のプロトコル

1. 受傷後 1 時間までは，橈骨動脈触知可能なレベルまでの蘇生でよく，その後（手術中でなければ）「正常な」血圧まで回復させる．（これは，新しいハイブリッド蘇生法で，英国の戦場救命法 UK Battlefield Advanced Life Support コースで教育されている）
2. 重症者は，凝固異常をきたしやすいことに留意し，血漿と血小板を混ぜた輸血で蘇生する（赤血球と血漿の比は当初 1 対 1 とする）．
3. 過剰輸血のリスクと必要な補液量のバランスをとる．常に再評価を実施する．
4. 早期からのトラネキサム酸の投与
5. 血液ガス，乳酸，カルシウムとカリウムのモニタリング―低カルシウムと高カリウムを常に補正
6. 爆傷患者では肺損傷を考え，ARDS のプロトコルに準じて呼吸補助を行う
7. 適切なダメージコントロールが行えるよう，麻酔チームと手術チームが密接に連携していることを確認する

は，外科医は負傷者 1 人ひとりすべてに根治手術を行えるだけの余裕があることはまずありえない．負傷兵全員に根治手術を行うのではなく，末梢血管損傷や広範な骨軟部組織損傷，生理学的徴候が安定している胸腹部穿通性外傷などに対しては，短時間で目的を絞った外科治療のみ行う．これで時間，手術台や手術室，血液など貴重な医療資源を節約することができる．古典的なダメージコントロール戦略のように生理学的予備能力が限界に近くなって来た症例に対してというより，患者自身ではなくその周囲の環境の予備能力に限界がある場合に，こうした一時的な簡略化した外科的制御 (temporary abbreviated surgical control：TASC) を行うのである．

この考え方は，術後管理と「医療資源があり余る環境」への後送を優先する軍の医療体系に密接に関連する．戦場で鍵となるのは「トリアージ」すなわち患者選択であろう．限られた医療資源しかない状況で大量傷病者の対処を迫られた軍医がとるべき考え方は，小数の重症例に資源を投入するよりも，最大多数への最善を図ることで，現在でも変わらない．

18.8 爆傷

　爆傷とは，爆発の物理的特性による，人間の身体への生理学的および解剖学的な損傷である．爆発により生じる衝撃波 shock wave は爆裂波（blast wave）と呼ばれ，その最先端を爆裂端（blast front），爆発による突風が爆風（blast wind）である．

　開放空間においては，爆発の威力は急速に消退するが，閉鎖空間では爆裂波は壁や床，天井に反響して増幅され，その破壊力を増す．水は空気より圧縮されにくいので，水の中での爆裂波はエネルギーを急速に失うことなく遠くまで高速で伝播する．その威力は，空気の中での爆発に比較して約3倍である．

　爆傷は，組織損傷の機序と物理的な組織損傷から，一次，二次，三次，四次爆傷の4つの特定のカテゴリーに分類される．

- **一次爆傷**：通常の大気圧より過大な陽圧，または強い陰圧が直接引き起こす外傷（圧外傷）．肺，鼓膜（最も一般的），腸管など気体を含有する臓器が最も脆弱である．
- **二次爆傷**：爆発の飛散物や破片などによる穿通性損傷．戦場でも，平時でのテロによる被害での死傷の原因の第一である．ただし，建物の倒壊で生じる外傷は含まない．
- **三次爆傷**：爆風により吹き飛んだり落下してきた人あるいは物が当たって生じる外傷．建物の崩壊や大きな物体が飛散すると挫滅損傷（クラッシュ症候群）や広範な打撲をきたす．
- **四次爆傷**：窒息や熱傷，気道損傷など．
- **五次爆風損傷**：爆発物の製造段階で使用される「特殊な」物質に曝露することによると考えられている．急性の強い炎症反応．

18.8.1 一次爆傷の診断・治療

18.8.1.1 爆傷肺

　爆傷肺（blast lung injury：BLI）は瞬時に致命的となるか鈍的外傷と同様の経過となる．肺挫傷を伴うが，肋骨骨折や胸郭損傷を伴わないこともしばしばである．爆傷肺の最も初期の徴候は全身の動脈血酸素飽和度の低下で，他の症状を伴わないことも多い．

　画像所見は，胸部単純X線上の典型的な「バタフライ像」である両側肺門陰影から「ホワイトアウト」まで多様である．治療は，基本的に補助療法のみである．機械的人工呼吸や効果的な胸腔ドレナージが治療の中心となる．医原性肺圧損傷の発症を防止するため，高いピーク吸気圧は回避しなければならない．

18.8.1.2 鼓膜穿孔

　爆風に曝された患者には，全例耳鏡による観察評価を行うべきである．小さな穿孔は，通常数週のうちに治癒するため，治療を急ぐ必要はないが，外耳道が破片などで閉塞していれば局所の抗菌薬投与をしておくとよいかもしれない．自然治癒が期待できない大きな穿孔では，早期手術を考慮すべきとする意見がある．受傷1年後には，永続する高音域の聴力低下が高頻度（30%）で発生するとも報告されている．

18.8.1.3 腹腔内損傷

　消化管への一次爆傷は稀である．腸管損傷の特徴として壁内血腫があるが，その程度は軽微な粘膜下血腫から全層性破壊や穿孔まで多様である．回盲弁部や大腸が最も傷害されやすく，遅発性の穿孔・破裂も生じうる．50%以下の例でしかないが，腸管穿孔に関連した非特異的なサインとしてフリーエアのみしかみられない場合もある．

　爆風以外の外傷機転がなくとも，実質臓器損傷が生じることもある．治療はダメージコント

ロールの概念に従って行うべきである．診断的腹腔洗浄は，高頻度でみられる後腹膜血腫や腸間膜血腫のため解釈が難しい場合が多い．明らかな腹腔内損傷がなくても，粘膜出血や粘膜下出血によって吐下血を呈することもある．下部消化管内視鏡は穿孔の危険のため推奨できない．

18.8.1.4 その他の損傷

- 爆風の運動エネルギーが眼球へ伝播した場合，眼球破裂，網膜浮腫や前房出血をきたすことがある．眼科医への併診が必要となる．
- 爆風による不整脈で最も一般的なものは，徐脈のほか，心室性期外収縮(premature ventricular constriction)や心静止である．爆発による傷害で出血を伴う場合，通常あるはずの代償性の頻脈をきたさないこと，また迅速な蘇生治療が行われないと低血圧となりかねないことを，治療担当医は認識しておかねばならない．
- 一次爆傷による外傷性切断はあまりみられず，爆裂波のみが原因かどうか，議論が分かれている．
- 一次爆傷により，空気が充満した骨洞周辺の頭蓋骨骨折や，空気塞栓による局所の神経障害を起こすことがある．身体的症状だけでなく精神的症状も伴う，爆傷による脳損傷という概念でとらえるべき症例がでている．

18.9 戦場での鎮痛

負傷兵にも衛生隊員にも，疼痛除去は重要な問題である[14,15]．効果的な鎮痛は，人道的であるだけでなく，疼痛によって生じる好ましくない病理学的生理学的反応を抑制する．また，戦場からの後送を楽にし，さらには士気の維持にもつながる．鎮痛は負傷者自身または仲間同士で実施してもよい．衛生隊員や救護員を対象とした，安全かつ効果的な鎮痛薬の使用のプロトコルも作成されている．

近年の紛争で用いられている鎮痛法には下記のものがある．

- 単純で薬剤を用いない方法
  - ・安心させる
  - ・骨折に対する副木固定
  - ・熱傷の冷却
- 経口鎮痛薬
  - ・非ステロイド系抗炎症薬
  - ・パラセタモール(アセトアミノフェン)
- 神経ブロック，浸潤麻酔，局所麻酔
- オピオイド筋注または静注
- キャンディタイプのフェンタニル

ケタミンやフェンタニル，メトキシフルレンなどの吸入鎮痛薬の鼻腔投与も開発中である

18.10 麻酔の論点

戦場での麻酔には，気道確保の必要性，負傷者の低体温，使用可能な薬剤が限られていること，医療用酸素の不足，術後の患者に人工呼吸器を長時間使用せざるを得ない場合があるなど，多くの課題がある［訳注：戦場での衛生部隊は，通常，小さい酸素ボンベのついた人工呼吸器を数台装備しているのみである．あくまでも短時間の手術のためのもので，術後の長時間の使用を想定したものではない．術後の酸素を長期間行うと，資器材が重くなりすぎて部隊の作戦行動が困難になる］．

手術は十分な鎮痛と鎮静を要する．単一な薬剤では十分な鎮痛と鎮静は得られないため，薬剤や麻酔手技の併用が求められる．過酷な環境では麻酔法の選択は，全身麻酔(静注か吸入麻酔)，局所麻酔か無麻酔に限定される．体腔を外科的に検索する試験開胸開腹には通常全身麻酔が選択されるが，四肢や会陰の損傷では局所麻酔が適切である．

戦場では，迅速導入(rapid sequence induction：RSI)が基本で，即効性麻酔薬と神経筋接

合部ブロックを用いて迅速な気道確保を容易にする．医療用酸素供給が制限されていたり手に入らない場合では，患者の肺の気管挿管前酸素化ができないため，RSI はますます重要な手技となる．プレホスピタルでの RSI の方法はいくつかあるが，最も汎用されるのは，導入薬，筋弛緩薬，鎮痛薬の併用である．鎮静，入眠，鎮痛の維持はケタミン，ベンゾジアゼピン，オピオイド（麻薬）の静注で得られる．

胸部や腹部に対する長時間の処置や手術においては，イソフルレンなどの吸入麻酔薬の併用が用いられる．英軍の外科チームは，圧縮空気を必要としない携帯用「triservice apparatus（軍用装備）」［訳注：tri Service とは陸海空軍の3軍を指す］を使用しており，この手法を用いた野外麻酔の経験も豊富である．この "draw-over" 型気化器［訳注：陰圧を利用して液体を噴霧させるもの］は，最近では米軍でも極限環境で使用されている．

局所麻酔は，現在でも戦場での麻酔で重要な選択肢の1つである．患者の意識と自発呼吸を保ったまま，患者の安楽と外科処置にあたっての鎮痛の双方が得られる．最近の紛争において四肢外傷がかなり増加していること，また大量傷病者発生事態では麻酔の供給能力に限界があることから，局所麻酔の重要性は看過できない．持続注入神経ブロックは，術後の負傷者の後送において優れた鎮痛効果を発揮する．

実用的なアプローチとは，重症外傷患者の管理に関するシステムを構築し，必要な場面でそれを適用することである．

18.10.1　麻酔の導入

麻酔の迅速導入（rapid sequence induction：RSI）は外傷患者に対する標準的手法であると認められている．救急部門での RSI の適応には以下のようなものがある．

- 緊急気道確保や人工呼吸を要する負傷者
- 制御不可能な興奮状態や Glasgow Coma Scale（GCS）が8未満の意識障害
- 強くコントロール不能な疼痛

腹腔内出血のような圧迫不可能な出血の場合などでは，直ちに手術ができる準備をしたうえで，RSI を手術台で実施するのがより適切である．

RSI に先だち，器具とチーム要員の準備が最重要課題となる．訓練された麻酔助手の協力を得るべきで，理想的には薬剤投与とバイタルサインの監視に専従するもう1人の医師があるとよい．チームのメンバーは，緊張性気胸が明らかとなった場合に胸腔ドレナージを実施する者を指定しておくべきである．頸椎に対する処置を行う必要がある場合，もう1人のメンバーに手で頸椎を用手的に直線保持固定させたうえで，頸椎カラーを脱着する．すべての資器材は，日々チェックし，また負傷者の到着前に再確認する．傷病兵への使用予定がなくても，毎日繰り返し確認しなければならない．いつでも使えるようにしておくべき最低限の器具は以下のとおりである．

- 自己拡張型バッグと適切な大きさのマスク
- 2種類の大きさの喉頭鏡（成人では MAC3号と4号）
- 適切な径の気管チューブ
- 気管挿管（失敗例）困難用セット
- ブジー
- 経口および経鼻咽頭エアウェイ
- ラリンゲアルマスクエアウェイ（可能であれば第2世代のもの，例えば ProSeal® や iGel®）
- 喉頭鏡の代替え品（用意できれば AirTraq® や Glidescope®）
- 外科的気道確保用の器具
- 使用可能な吸引器［訳注：病院外など野外でも，足踏みや電動などで単独で，配管の不要なもの］
- $ETCO_2$，心電図，マンシェット血圧計，SpO_2 などのモニター

麻酔導入薬の選択は特に決まったものはな

い．可能な限り心拍出量を維持することをねらう．そのため，多くの軍の麻酔科医は，重症外傷に対しケタミン（1～2 mg/kg）を好んで使用している．最重症例に対しては，推奨投与量よりも少ない投与量でよいこともある．RSIでの筋弛緩薬は，迅速な効果発現と効果消失の点から長年スキサメトニウム（1.5 mg/kg）が用いられてきた．ロクロニウム（1.2 mg/kg）はこれに代わり得るもので，60秒以内に気管挿管に良好な環境を整える．外科的気道確保の必要性が高まった場合には，筋弛緩薬の効果発現までに長時間を要する場合は問題となり，外科的気道確保への必要性が高まる．ロクロニウムは高カリウム血症や，24時間以上経過した熱傷症例，10日以上経過した脊髄損傷症例でのRSIでも使用できる．スガマデックス（16 mg/kg）で迅速に拮抗できるが，この薬剤は遠征先の環境では入手できないかもしれない．

循環血液量減少状態にある負傷者でのRSIは非常に慎重に行わねばらない．可能であれば，気管挿管に先立って重篤な循環血液量減少状態を補正し，無脈性電気活動性心停止（pulseless electrical activity：PEA）の危険を回避すべきである．蘇生の目標としては，出血が制御されていれば正常血圧に復帰させること，出血が制御されていない場合には橈骨動脈拍動触知可能な状態にすることである．ただちにRSIが必要な場合には，導入用の薬剤は状況に合わせて減量して使用すべきである．換気補助が必要な場合も，換気回数は最小限（例えば6回/分）とし気道内圧も最小限とし，かつ呼気終末圧が陽圧がかからないようにすべきである［訳注：戦傷では換気により緊張性気胸が生じやすいことに留意する］．

18.10.2　麻酔の維持

麻酔の維持は，当面，静脈麻酔で可能である．静注による麻酔の維持は，救急部門で麻酔導入された後で画像診断が必要な場合や手術室への移動まで時間がかかる場合に特に有用である．

フェンタニル（1～2 μg/kg）は，極度の循環血液量減少状態でみられるような高度の血管収縮に拮抗する反交感神経効果を目的に，血液製剤の付加治療として使用される．この作用は，さらなる輸液負荷による蘇生を可能とし，反動的な血圧上昇を回避させる．DCRやDCSの場面では，さらに15 μg/kgまでの高用量も用いられる．

麻酔を維持するためにRSIの直後より，フェンタニルに加え，ミダゾラム（0.02～0.05 mg/kgで開始）も用いられることがある．追加の0.02 mg/kgのボーラス投与は麻酔効果を調整する．外科手術時の麻酔は，通常揮発ガスで維持される．循環血液量減少状態が持続する場合では，揮発ガスの使用は，フェンタニルを併用しながら，生理学的パラメータの変動に応じて慎重に行われなければならない．英軍衛生部隊の軍用麻酔装置（TSAA）では，圧縮空気がなくても揮発ガス麻酔を使うことができる．酸素濃縮器に接続してその酸素を使用することで，酸素ボンベからの酸素消費を節約することもできる．米軍衛生はTSAAと同類の"drawover"麻酔器を使用している．揮発ガス麻酔の代用としては，総静脈麻酔（total intravenous anaesthesia：TIVA）がある．この単純な方法は，短時間の症例に対しケタミンのボーラス投与という形で行われる．シリンジポンプは今日ではごく普通に使用されるようになり，TIVAに多様な薬剤が用いられるようになっている．

硬膜外麻酔はあまりに過酷な環境下では通常用いられない．これは，安全なカテーテル留置のための滅菌環境を確実に維持することが難しいこと，専門機材を確保しにくいこと，後送の際に訓練された専門家が必要となるからである．しっかりした補給と後送手段が確立されたうえであれば，硬膜外チューブの留置を考えてもよいであろう．

脊椎麻酔は，トレーニングを受けた麻酔医の不足している発展途上国では一般的な手法で，全身麻酔に伴う気道関連の合併症を回避できる．ショック状態にある負傷者への脊髄ブロックは，交感神経緊張の喪失による破滅的な低血圧をきたす．脊椎麻酔はこのような状況では用いられるべきでない．脊椎麻酔が妥当と思われる症例であっても，穿刺による感染のリスクは，他にいかなる長所があろうが看過できない問題となる．

18.10.3 戦場でのダメージコントロール麻酔

「ダメージコントロール」や主要な体腔損傷の手術での麻酔とは，蘇生と集中治療〔19章（p298）参照〕のいわばコンビネーションを，絶え間なく行うものである．麻酔では，循環動態の至適化，負傷者の復温，そして鎮痛が必要である．最大の課題の1つは，戦場での出血状態にある負傷者でほぼ必発となる低体温症への対応である．輸液資材や人工呼吸器回路の加温保温と同時に，積極的な復温装置が必要となる．前線において，根治手術のために再度手術室に戻すことを想定していないならば，航空後送の間ずっと集中治療を継続させねばならない［訳注：前線の治療施設の手術室などで，大量傷病者が発生しているような場合，まずは特に緊急を要する患者に対して広く浅くDCSをして，いったん患者収容病床天幕などで管理し，その後，彼らをもう一度手術室に連れて根治手術を行うことがある．すなわち，手術室（自衛隊の野外手術システム車を想像してほしい）は，応急治療施設，ダメージコントロール手術室，根治手術室，リカバリー室など，戦況の推移に応じ，その役割を変える．本記述は，ダメージコントロールのみを行い，以後の治療は後送先で行う場合について述べている］．

18.11 集中治療

ダメージコントロールが前線の軍医の標準となるならば，救命救急医療能力も前線外科チームの編成の一部でなければならない．そのため，血行動態の最適化，患者の復温，凝固障害のコントロール，疼痛緩和，さらには，戦況により，後送しない場合での前線外科チームでのさらなる手術の準備あるいは後送の準備が優先される．このような状況下で集中治療を担当する医療従事者は，麻酔担当者たちにより明らかとなってきた多くの問題点に直面することになる．上述のように，最も困難な課題の1つは，こうした状況で出血した患者にほぼ必発の低体温からの回復である．そのため，積極的な復温器具，すべての輸液と呼吸器回路の加温などが必要である．前線の治療施設において，DCSに引き続いての根治手術を計画しない場合は，航空後送の間は集中治療を継続しておかねばならない．

18.12 戦時体験の平時の外傷診療への活用

戦時の外傷診療において，戦傷者の治療の結果の改善に貢献したこととして，6つの要素が明らかにされた[16-18]．

18.12.1 リーダーシップ

現状の軍の外傷医療システムはコンサルタントのアドバイスにより支えられている［訳注：軍医総監や指揮官などに対して，各分野の専門家が改善につながる意見を具申している．治療後送体系も，軍の外傷レジストリなどの委員を務める医官などのうち，特に選抜された者が軍医総監のコンサルタントでいるはずである］．

18.12.2 最前線のプロセス

兵器により負傷した患者の処置は，基本的にダメージコントロールの概念に沿って行われる．患者の乱れた生理学的徴候を補正することは，根本的な解剖学的修復よりもはるかに優先すると考えられている．また，重篤な患者において一刻を争うことから，病院の基本機能（救急科，手術室，CT スキャンと ICU）は近づけて配置し，すべての重要な機能がお互いにすぐそばにあるようにする．

18.12.3 日常のトレーニング

衛生に関する軍事訓練（応急手当から高機能野戦病院までをシミュレートしたもの）を日常的に行うことは，効果的なチームワークと，負傷者に対する適時適切な人材などの医療資源の配分に役立つ．

18.12.4 管理

軍の外傷システムは，強固で精緻な枠組みで運用され，負傷の状況と臨床経過，治療の結果などについて精力的にふり返ることにより，システムの改善にフィードバックされる．

18.12.5 リハビリテーション部門

公的かつ専用のリハビリテーションの専門家と施設は，長期的に良好なアウトカムを生み出すための基本であることが知られている．

18.12.6 トランスレーショナルリサーチ

基礎研究および臨床研究が統合されるようになったことで，臨床家にとって，あらゆる医療面での迅速な改善がもたらされ，その結果診療の場にも導入されていくであろう．

18.13 まとめ

近年の情勢は，軍の医療者であることをエキサイティングなものとしている．世界の秩序の目まぐるしい変化により，軍の戦略立案者にとって優先すべきものが変わってきた．外科的方針も将来の紛争の予想図にあわせて修正していく必要がある．低密度の紛争は戦場を拡大し，戦線は目まぐるしく移動し，延長した補給経路と後送経路，民間人の負傷者の対応，核および生物化学兵器による攻撃の可能性など，外科手技だけでなくあらゆる面で軍医は適応力と対応力を問われることになる．"TASC"であれ「ダメージコントロール」であれ，限局的な初期手術は軍医に必須の「装備」となるであろう．

まとめると，戦闘作戦でも人道支援の派遣でも，医療資源は極めて限られており，「有限」という言葉は新しい意味を持つようになった．専門的な領域においても柔軟性は特に重要である．トリアージも治療も，後送先があるかないか，航空機が使えるか，で変わる．民間の建物に比べると，軍の治療用テントなどでは外部の環境からほとんど守られることはない．手術をするにしても，作戦の現状を考慮して判断しなくてはならない．単純な穿頭術，眼窩後内血腫（視神経の圧迫）の除去，ダメージコントロール開胸術や開腹術，血管損傷に対するシャント術，筋膜切開術，などの手技はすべて，必要な範囲のデブリドマンの技術と合わせ，今後習得しておくべき技術である．

戦争は外傷治療を進歩させる．十分な医療資源を持ち，モチベーションの高い臨床医のところに重症外傷が集まることで，外科的外傷治療の進歩が推進される．近年の紛争により，さまざまな分野で確実な進歩が遂げられた．どのような任務であれ，技術的，人的な挑戦はつながるのであろう．とはいえ，Hippocrates（紀元前 460 年頃〜紀元前 370 年頃）は，「外科医になりたければ，まず戦争に行かねばならぬ」と言っ

ている.

文献

引用文献

1. Smith R. *The Utility of Force: The Art of War in the Modern World*. 2012; Allen Lane (Penguin Books UK): London.
2. Mabry RL, Holcomb JB, Baker AM, et al. United States Army Rangers in Somalia: an analysis of combat casualties on an urban battlefield. *J Trauma*. 2000; 49(3): 515-528.
3. Hardaway RM III. Vietnam wound analysis. *J Trauma*. 1978; 18: 635-642.
4. iCasualties.org. Casualty Reports, 2014. http://icasualties.org. Accessed September 29, 2014.
5. Eastridge BJ, Mabry RL, Seguin P, et al. Death on the battlefield (2001-2011): implications for the future of combat casualty care. *J Trauma Acute Care Surg*. 2012; 73(6 Suppl 5): S431-S437.
6. Ingalls N, Zonies D, Bailey JA, et al. A review of the first 10 years of critical care aeromedical transport during Operation Iraqi Freedom and Operation Enduring Freedom: the importance of evacuation timing. *JAMA Surg*. 2014; 149(8): 807-813.
7. Cordova CB, Capp AP, Spinella PC. Fresh whole blood transfusion for a combat casualty in austere combat environment. *J Spec Oper Med*. 2014; 14(1): 9-12.
8. Cooper BR, Mahoney PF, Hodgetts TJ, Mellor A. Intraosseous access (EZ-IO) for resuscitation: UK military combat experience. *J R Army Med Corps*. 2007; 153(4): 314-316.
9. Holcomb JB. Damage control resuscitation. *J Trauma*. Jun 2007; 62(6 Suppl): S36-S37.
10. Rappold JF, Pusateri AE. Tranexamic acid in remote damage control resuscitation. *Transfusion*. Jan 2013; 53 Suppl 1: 96S-99S.
11. Holcomb JB, Helling TS, Hirshberg A. Military, civilian, and rural application of the damage control philosophy. *Mil Med*. 2001; 166(6): 490-493.
12. Rotondo MF, Zonies DH. The damage control sequence and underlying logic. *Surg Clin North Am*. 1997; 77(4): 761-777.
13. Granchi TS, Liscum KR. The logistics of damage control. *Surg Clin North Am*. 1997; 77(4): 921-928.
14. Fisher AD, Rippee B, Shehan H, Conklin C, Mabry RL. Prehospital analgesia with ketamine for combat wounds: a case series. *J Spec Op Med*. Winter 2014; 14(4): 11-17.
15. Clifford JL, Fowler M, Hansen JJ, et al. State of the science review: Advances in pain management in wounded service members over a decade at war. *J Trauma Acute Care Surg*. Sep 2014; 77(3 Suppl 2): S228-S236.
16. Beekley AC, Starnes BW, Sebesta JA. Lessons learned from modern military surgery. *Surg Clin North Am*. Feb 2007; 87(1): 157-184, vii.
17. Caterson EJ, Carty MJ, Weaver MJ, Holt EF. Boston bombings: a surgical view of lessons learned from combat casualty care and the applicability to Boston's terrorist attack. *J Craniofac Surg*. Jul 2013; 24(4): 1061-1067.
18. Dubose J, Rodriguez C, Martin M, et al. Preparing the surgeon for war: present practices of US, UK, and Canadian militaries and future directions for the US military. *J Trauma Acute Care Surg*. 2012; 73(6 Suppl 5): S423-S430.

推奨文献

弾道学：歴史，メカニズム，防弾と受傷者の管理

Mahoney PF, Ryan JM, Brooks AJ, Schwab CW. *Ballistic Trauma: A Practical Guide*, 2nd ed. London, UK: Springer Verlag; 2005.

Miller FP, Vandome AF, McBrewster J, eds. *Ballistic Trauma: Physical Trauma, Weapon, Ammunition, Small Arms, Semi-automatic Pistol, Machine Gun, Submachine Gun, Assault Rifle, Public Health, Firearm, War*. Beau Bassin, Mauritius: World Health Organization/Alphascript Publishing; 2009. http://www.alphascript-publishing.com/.

Ryan J. *Ballistic Trauma: Clinical Relevance in Peace and War*. London, UK: Arnold; 1997.

Volgas DA, Stannard JP, Alonso JE. Ballistics: a primer for the surgeon. *Injury* 2005; 36: 373-379.

爆傷

Bala M, Rivkind AI, Zamir G, et al. Abdominal trauma after terrorist bombing attacks exhibits a unique pattern of injury. *Ann Surg*. 2008; 248: 303-309.

Champion HR, Holcomb JB. Injuries from explosions: physics, biophysics, pathology, and required research focus. *J Trauma*. 2009; 66: 1468-1477.

Ciraulo DL, Frykberg ER. The surgeon and acts of civilian terrorism: blast injuries. *J Am Coll Surg*. 2006; 203: 942-950.

DePalma RG, Burris DG, Champion HR, Hodgson MJ. Blast injuries. *N Engl J Med*. 2005; 352: 1335-1342.

Neuhaus SJ, Sharwood PF, Rosenfeld JV. Terrorism and blast explosions: lessons for the Australian surgical community. *A NZ J Surg*. 2006; 76: 637-644.

Ritenour AE, Baskin TW. Primary blast injury: update on diagnosis and treatment. *Crit Care Med*. 2008; 36(Suppl.): S311-S317.

戦場手術

Advanced Life Support Group. *Major Incident Medical Management and Support*, 2nd ed. London, UK: BMJ Books; 2002.

Buckenmaier C, Bleckner L. The Military Advanced Regional Anesthesia and Analgesia Handbook. 2010 Borden Institute Washington DC.

Butler FK Jr, Hagmann JH, Richards DT. Tactical management of urban warfare casualties in special operations. *Mil Med.* 2000; 165(4 Suppl): 1–48.

Calderbank P, Woolley T, Mercer S, et al. Doctor on board? What is the optimal skill-mix in military pre-hospital care? *Emerg Med J.* 2010; Sep 15 [Epub ahead of print].

Coupland RM. *War Wounds of Limbs: Surgical Management.* Oxford, UK: Butterworth Heinemann; 2000.

Coupland R, Molde A, Navein J. *Care in the Field for Victims of Weapons of War.* Geneva, Switzerland: International Committee of the Red Cross; 2001.

Department of the Army. *War Surgery in Afghanistan and Iraq: A Series of Cases, 2003-2007.* Textbooks of Military Medicine. Washington, DC: Department of the Army; 2008.

Dufour D, Kromann Jensen S, Owen-Smith M, et al. *Surgery for Victims of War*, 3rd ed. Geneva, Switzerland: International Committee of the Red Cross; 1998.

Giannou C, Baldan M. *War Surgery: Working with Limited Resources in Armed Conflict and Other Situations of Violence.* War Surgery Vol. 1. ICRC Publication 2009 ref. 0973. Geneva, Switzerland: International Committee of the Red Cross.

Greaves I, Porter KM, Revell MP. Fluid resuscitation in pre-hospital trauma care: a consensus view. *J R Coll Surg Edin.* 2002; 47: 451–457.

Greenfield RA, Brown BR, Hutchins JB, et al. Microbiological, biological, and chemical weapons of warfare and terrorism. *Am J Med Sci.* 2002; 323: 326–340.

Hodgetts TJ, Mahoney PF, Evans G, Brooks A, eds. Battlefield Advanced Trauma Life Support. *J R Army Med Corps.* 2006; 152(2 Suppl): 5–72.

Holcomb J. Causes of death in US Special Operations Forces in the global war on terrorism: 2001–2004. *US Army Med Dep J.* 2007(Jan-Mar): 24–37.

Husum H, Ang SC, Fosse E. *War Surgery Field Manual.* Penang, Malaysia: Third World Network; 1995.

Husum H, Gilbert M, Wisborg T. *Save Lives, Save Limbs: Life Support for Victims of Mines, Wars and Accidents.* Penang, Malaysia: Third World Network; 2000.

International Committee of the Red Cross. *First Aid in Armed Conflict and Other Situations of Violence.* Geneva, Switzerland: ICRC; 2006.

Journal of the Royal Army Medical Corps. Wounds of Conflict (Vol. 147, No. 1, February 2001), Combat Casualty Care (Vol. 153, No. 4, December 2007), Wounds of Conflict II (Vol. 155, No. 4, December 2009). http://www.ramcjournal.com. Accessed December 2010.

Lounsbury DE, Brengman M, Bellamy RF, eds. *Emergency War Surgery.* Third United States Revision. Washington, DC: Borden Institute; 2004.

North Atlantic Treaty Organization. *Emergency War Surgery NSATO Handbook 2010.* Washington, DC: Borden Institute. http://www.bordeninstitute.army.mil/other_pub/ews/EWS.ZIP. Accessed December 2014.

Roberts P, ed. *The British Military Surgery Pocket Book.* AC No. 12552. London, UK: HMSO; 2004.

Santry HP, Alam HB. Fluid resuscitation: past, present, and the future. *Shock.* 2010; 33: 229–241.

Willy C, Voelker HU, Steinmann R, Engelhardt M. Patterns of injury in a combat environment. 2007 update. *Chirurg.* 2008; 79: 66–76.

19章 外傷麻酔

19.1 はじめに

　外傷麻酔は，外科医との緊密な協力のもとで外傷チーム活動の極めて重要な部分を占める．外傷麻酔は，病院前から救急外来，しばしば起こる複数手術，集中治療，疼痛管理などの全体の外傷管理の連鎖に関連している．

　麻酔学のサブスペシャリティとしての外傷麻酔は，その知識を応用する多種多様な麻酔と柔軟なアプローチをするうえで広い経験が必要である．待機手術例における戦略は，外傷患者では不適切なこともある．外傷麻酔科医は，初期の蘇生や，周術期の場面での蘇生や麻酔における意思決定過程に参加し貢献する．

　この総合的な関わりおよび重症外傷患者によく行われる複数手術に関わるため，外傷麻酔科医は，全体の治療過程を一貫性としてとらえることができる強みがある．

19.2 ダメージコントロールの準備

　Damage control surgery（DCS）は，出血，汚染を素早く制御し，患者の状態がより安定するまで根治的な解剖学的修復を先に延ばす限定的方法により，血行動態的に危険な状態の外傷患者における限定的外科治療戦略といえる．

19.2.1 はじめに

　この章では外傷でのダメージコントロールに関する外傷麻酔の特徴について取り上げる．頭部外傷のような特殊な状況における麻酔の関与については他の関連章で取り上げる．特殊手技についてもそれらの章で述べる．

19.2.2 計画と情報伝達

　外傷患者が救急室に入ったときから，外傷麻酔科医は，特に神経学的徴候や体温に注意を払いながら，気道管理や最適な酸素化と蘇生を行う．

　外傷チームは個々の患者に最適な処置方法を決めなければならない．救急室での治療は生存に不可欠な処置に限定されるべきである．適切な静脈路の確保，時に大口径の静脈カニューラが（結果に）重大な違いをもたらすかもしれない．A-ラインを取るのも時間的には価値がないかもしれない．外科医とともに麻酔科医は，臨床状態により，診断または手術の始動に重要な役割を担っている．

　麻酔科医は，外科的戦略に適合するため最適な生理学的状態にする重要な役割を任っている．目の前で生じる変化や治療に対する反応の評価は，意思決定過程において重要なものとなる．

　計画された蘇生と手術の戦略は，外科医，麻酔科医とチームで緊密に連携し，外傷チームリーダーにより調整されなければならない．

19.3 Damage Control Resuscitation (DCR)

　1990年代初期のDCS概念の発展とともに，麻酔学的戦略は，総合的かつ多職種による蘇生を目指した特別な要求を満たす必要のあることが，明らかとなった．非手術的管理は，早期の止血手術に対し最適な状態を提供できるよう，時間を無駄にせず協力的である必要がある[1]．DCSとダメージコントロール麻酔は，早期の止血，血液量の回復，積極的な血液凝固異常や低体温およびアシドーシスの予防と回復を目指すDCRの概念にまとめられる[2]．

　DCRの5つの基本的な柱は以下である．
- 輸液の制限または省略と早期の血液製剤の使用
- 許容できる低血圧管理
- 凝固異常への対応
- 低体温の予防と治療
- 適応があればトラネキサム酸の早期使用

　DCRでは，出血性ショックを悪化させるとともに全身性炎症反応を引き起こす状態を予防し，治療することを目指す．DCRは，代謝異常と凝固異常の補正を目指す一方，組織外傷や出血による病態生理学的変化に対応し，過剰な輸液蘇生のリスクの減少にも関係する．DCRは，患者の出血や生理学的異常が制御されるまで根本的手術を遅らせることで，手術の侵襲を最小限に抑える．微小循環の正常化，凝固異常の補正，復温のためにICUへの早期移送の重要性が強調されている．よって，ダメージコントロール対応中の患者は，危機的で不十分な蘇生状態でICUに到着する可能性がある．外科，麻酔，ICUチーム間での，状況と特別なニーズについての迅速で適切な情報共有が最適な管理の鍵になる．したがって外傷蘇生は，病院前現場から始まり，救急部門，手術室，ICUに及ぶ時間をかけた多職種の協力が必要となる．

　多くの先進国の市中外傷センターでは，ダメージコントロール戦略の適応となるのは10％未満の患者である．この戦略では，著しい合併症や病院資源の消耗を招く可能性があるため，的確ですばやい適応患者同定が重要となる．早期の出血制御と的確な蘇生により，迅速に血行動態が回復する患者もいる．したがって，初期にDCR対応を考慮したとしても，これらの患者は，現在は根本的治療に適しているかもしれない．持続的な再評価が必要で，患者の血行動態や臓器灌流状態を継続的に情報提供する麻酔科医の役割が，共同の意思決定の鍵となる．

　この章ではDCRの非外科的3本柱の戦略と病態生理について述べる．

19.3.1　制限輸液

　正常の循環機能を取り戻すための積極的な輸液療法は長く，出血性ショックの初期治療の大黒柱であった．2004年にMooreらは，晶質液投与は，一過性の血圧上昇を示した後に出血の増加がみられ，さらに輸液を要して低血圧を招き，輸液して再出血し，さらなる低血圧をまねくという"bloody vicious cycle"という言葉を作った．最終的な止血に成功する前に多量の輸液を行うのは，局所血管の収縮を打ち消し，自然に血栓化した血管を再開通させ，血圧の上昇に伴った心拍出量の増加による出血の増加をまねく．希釈による凝固障害に加え，大量の晶質液輸液は，臓器機能，内皮性，免疫性および炎症性伝達物質に有害な影響をもたらす．これらのすべては不良な転帰と関連する．近年の研究では，大量の晶質液は再灌流障害や白血球接着を増加させ，感染症の合併や多臓器不全の頻度を増すことが示されている（**表19-1**）[3]．

　進行中の外科的出血の間，最終的な出血制御ができるまで，輸液は最少量にするかもしくは省略すべきである．外傷患者の危機的出血群に対する早期の血液および血液製剤の使用は，晶

表19-1　積極的晶質液蘇生の結果

呼吸器
毛細血管透過性
Acute Lung Injury(ALI)/Acute Respiratory Distress Syndrome(ARDS)をもたらす肺浮腫
腸管
腸管透過性
バクテリアル・トランスロケーション
麻痺性イレウス
腹部コンパートメント症候群(ACS)
吻合部哆開
心臓
心筋活動電位
心室機能不全
不整脈
細胞膜分極
リン酸化の途絶
細胞浮腫
Apoptosis
血液
凝固因子の希釈
失血の増加
血管収縮の妨害
膠質浸透圧
血管
カテコラミン放出
カテコラミンに対する血管抵抗
炎症 pathway
炎症の活性化(TNF-α，インターロイキン，SIRS)
早期の血管麻痺
内皮
内皮機能障害
毛細血管からの漏出

〔Cotton BA, Guy JS, Morris JA. Jr., Abumrad NN, Shock, 26(2), 115-121, 2006; and Kozar RA, Peng Z, Zhang R, et al., *Anesth Analg*., 112(6), 1289-1295, 2011より許諾を得て改変〕

質液の投与量を減少させ，ダメージコントロールで蘇生の柱となる．外傷の出血性ショックにおいて，晶質液を，血液製剤投与までの薬剤投与や血管キープの限定的使用に制限することをすすめる者もいる．好ましい晶質液は，乳酸加リンゲル液または0.9％の Plasmalyte のようなバランスのとれた輸液である．生理食塩液は，腎機能に有害に作用することもある高クロール性アシドーシスを引き起こす可能性がある．Dextran を含む合成膠質液は，フィブリン重合，血小板の被覆，フィブリノゲン受容体(GP Ⅱb-Ⅲa)のブロック，そして1型 von-Willebrand 様症候群を阻害し，凝固障害(膠質誘因凝固障害)を惹起する．このため，出血が増加し輸血の必要性が増すことが示されている．議論のあるところであるが，Dextran 輸液は，また，腎不全へのリスク増加や重症者の死亡率上昇に関連している[5]．

輸液の制限では，そのように血圧を維持するかという疑問が生じる．外傷蘇生中の血行動態支持を維持するために昇圧薬を使用することには賛否両論がある．Arginine 昇圧薬や phenyl-ephrine は，脳外傷，肺挫傷や出血性ショックの動物モデルでは有益な効果が示されている[6]が，鈍的外傷患者に対する多施設前向き研究では，早期の昇圧薬の使用は患者の死亡率を上げる結果が示された[7]．そのため，循環血液量減少性ショックでは容量負荷が初期治療として実施されなくてはならないが，低用量の昇圧薬は，麻酔薬の交感神経遮断や心血管抑制効果を弱めるのに有効かもしれない．

出血している外傷患者の急性期蘇生中の目標血圧をいくらに設定すべきかという血圧維持にまつわる疑問がある．

19.3.2　低血圧の容認

低血圧容認は，重要臓器への血流維持に最低必要な血圧に制限することで，出血を減らそうとする戦略である．大量出血患者において，外科的止血達成前に血圧を正常レベルまで上げるのは，生体が初期止血を試みている間にできた血栓を飛ばし(popping the clot)，出血を増強させることが示されている．この戦略は新しいものではなく，第一次世界大戦中に報告されている．Cannon はショック例では，血圧がかなり低く血流が乏しいため血栓による閉塞を押し流せないので，出血が著しくなることはなかったと述べている．もし，外科医が出血を確認する前に血圧を上げると，必要な血液が失われるかもしれない[4]．臓器機能を維持するための安全な血圧の限界は不明であるが，80 mmHg の収縮期血圧や，重症頭部外傷を合併した例では

80 mmHg以上の平均動脈圧（mean arterial pressure：MAP）が推奨される．これらの限界の確かなエビデンスはないが，生体臓器の虚血を制限するため，そのような低血圧維持は，できる限り短い時間にすべきことは明らかである．早期の外科的止血の重要性とDCR概念の必要性は包括的なものとして捉えられなくてはならない．

19.3.3 凝固障害への対応

血液や血液製剤の積極的な早期投与は，外傷関連出血性ショック後の生存率を改善することが知られている[8]．失血した循環血液量は，赤血球（PRBC），新鮮凍結血漿（FFP），血小板などで，同じ割合で補充すべきで，この方法による予後の改善が示されている[9,10]．晶質液と比較し血漿を主体とした蘇生は内皮機能保持に優れている．出血性ショック後のFFP投与は抗炎症作用やglycocalyx回復能を有する[11]．

病院到着時，外傷患者の30％は凝固障害を伴っている．外傷関連凝固異常の存在は，組織損傷やショックの程度と重症度と関連しており，死亡率と相関する．重症外傷に関連する凝固異常は，いくつかの要因によって生じ，それには低体温やアシドーシスとともに，凝固因子や血小板の消費，輸液投与後の希釈，そして線溶亢進が含まれる．急性外傷性凝固障害（ATC）を持つ患者を早期に識別することは，タイムリーな止血蘇生の開始にとって重要である[12,13]．早期の血液ガス分析は，ショック状態の患者を迅速に識別できる有用なツールである．塩基欠乏（Base deficit）または乳酸塩は，大量輸血の必要性や死亡の危険性と相関している．ATLSの定義では，2 mmol/L以上の塩基不足はclass 2，6 mmol/L以上の塩基不足はclass 3ショックとされる[14]．適時検査を行えない場合でも，終末器官の灌流障害や広範な組織障害の徴候を認める患者では，ATCの生物学的または粘弾性的（viscoelastic）確認の前であっても，

止血蘇生開始の適応となる．早期の血液製剤投与には，院内体制の整備が必要である．血液製剤の事前準備を許容する大量輸血プロトコル（MTP）が推奨される．MTPは，重症外傷後の臓器障害の減少や30日生存率の減少に関連することが示されている[15]．推定される機序は，早期の血漿や血小板輸血に関連しているのかもしれない．

最適なPRBC：FFP：血小板の比率は不明であるが，止血蘇生は，1：1：1に近い一定の比率で開始することが推奨され[16]，なるべく早く，viscoelastic haemostatic assays（VHAs）によるゴールを設定した蘇生ガイド〔4章（p49）参照〕に切り替える[17]．

線溶はATCの中心となる病態である．CRASH-2試験[18]では，大量出血の危険のある外傷患者に対するトラネキサム酸投与による30％の死亡率低下が示された．トラネキサム酸1 gの静注後，点滴で1 gを8時間で投与する方法が多くのMTPで用いられるようになった．出血している外傷患者になるべく早く投与すべきであり，外傷後3時間以内に投与されなければ効果は少なく，むしろ有害である．大出血では，フィブリノゲンは他の凝固因子または血小板より早期に危機的な低値に達する．通常，血漿濃度を150～200 mg/dLに保つために補充が必要であり，これを支持する強いエビデンスはないが，早期の使用（クリオプレシピテートまたはフィブリノゲン製剤の形で）が多くのMTPにまとめられている．さらなるデータが必要である．

トラネキサム酸の使用が増加しているが，主な外傷センターでは，データの収集と妥当性に疑問が呈されている．さらに，最近の研究では，大多数の重症外傷患者で線溶遮断（fibrinolysis shutdown）が起きており，トラネキサム酸は効果がないのではといわれている．

トラネキサム酸は，欧州以外では日常的に広く使われていない．血栓溶解が増加していることが（例えばトロンボエラストグラフィを使っ

て)確認された場合に,最も有効であると考えられる.

19.3.4　低体温の予防と治療

　35℃未満の低体温は,外傷腹部手術後の創部感染率に深刻な影響を与えている.また低体温は,心拍出量や大部分の身体臓器の機能だけでなく,凝固能に悪影響を与える.低体温とアシドーシスは,異なった機序を経由してトロンビン生成を悪化させる.低体温は,主に開始期を抑制するが,アシドーシスはトロンビン生成の伝搬期を強く抑制する.同時に低体温とアシドーシスは,別々にフィブリノゲン代謝に影響する.低体温は,フィブリノゲン合成を阻害するが,アシドーシスはフィブリノゲン分解を促進し,フィブリノゲンの効果の潜在的不足を招く.このような低体温の予防と治療の具体的な方法は,

- 手術室(OR)の温度を保つ(25℃以上).患者到着時の手術室温維持は患者体温維持に役立つ.
- 強制換気装置,静脈路の輸液加温,加温輸液,加温毛布などの補助器具の用意
- 術野で用いられるすべての溶液を温めるシステムの用意

19.3.5　キーメッセージ

- 意思決定のために外傷患者ごとの動脈血ガス分析の評価
- 外科的出血コントロールの前に
  ・晶質液による輸液蘇生の制限
  ・合成膠質液を用いない
  ・血液製剤の開始とゴールを目指す早期の止血蘇生
  ・早期の出血制御のため正常値以下の血圧の許容
- ICUへの早期搬送の手配と効果的な多職種間の意思疎通

19.4　Damage Control Surgery(DCS)

19.4.1　麻酔手順

　状況予測ができることは,外傷麻酔科医の重要な技術であり,幅広い経験に基づく.麻酔科医は,患者の生理学的状態や治療への反応がどのように変化するかを短時間に予測できなくてはならない.麻酔科医は,患者が受けるであろう治療や,安定に達するために患者が必要とする行程を予見しなくてはならない.

19.4.1.1　気道

　低酸素の是正,CO_2の管理,気道の確保ができるように,また,インターベンションが容易になるよう,大部分の重症外傷患者は気管挿管が必要となる.日常業務として気道管理を行っている麻酔科医は,この業務を遂行しうる最良の人たちであるが,他の人がこれを同じ基準と質で行うためには,訓練を受けなくてはならない.頸部(頸椎)損傷の可能性のある患者の気管挿管は,明らかに気道管理が難しい状況である.さまざまな状況での意志決定に用いられる困難気道管理アルゴリズムがある.経口挿管が不可能でラリンゲアルマスクが不適であれば,外科的気道確保が唯一,最速の手段である.患者が代償できない状態になる前にこの決定が必要で,すばやく決定するには技術と経験が要求される.麻酔科医は,他の人を待つよりも,自分の技術を信頼する必要がある.外科的気道確保の技術を確立するためには,教育を受け忘れないように練習することが必要である.

19.4.1.2　呼吸

　機械的人工呼吸は救命治療であるが,外傷患者では危険が増加する.外傷患者では,容量および気圧外傷(barotrauma)や,呼吸器誘発肺障害(ventilator induced lung injury：VILI)と

呼ばれる機械的人工呼吸による急性呼吸窮迫症候群（acute respiratory distress syndrome：ARDS）の危険度が増加する．障害肺は，健常部と損傷部で圧の不均等配分が起こりやすく，少ない1回換気量でも，部分的過膨張を伴った虚脱域が発生する．麻酔科医は適量の呼気終末陽圧（positive end-expiratory pressure：PEEP）を適用し，肺の過膨張を最小限にする換気戦略をとる必要がある．

胸壁や肺の損傷では，気胸，空気塞栓とともに，もともとの肺損傷にVILIが加わるリスクが増す．換気中，麻酔科医はこれらの合併症の可能性や治療の選択肢に注意をはらう必要がある．

換気中，麻酔科医は，関連する外傷に配慮し，換気が外傷に及ぼす影響に配慮する必要がある．例えばPEEP，$PaCO_2$，PaO_2は外傷性脳損傷治療戦略に重要である．PEEPは，特に循環血液量減少がある場合，血圧を低下させることもある．さらに，高いPEEP値（>12 mmHg）は頭蓋内圧（intracranial pressure：ICP）を上昇させることがある．とはいっても，機械的換気中の脳外傷患者では中程度のPEEP（最大8 cmH$_2$O）が，多分，肺容量を回復させ換気不均衡を減少させることにより，無気肺，気道閉塞や1回換気量制限などによる肺障害の発生に対し保護的にはたらく．平均動脈圧（MAP）とICPのモニタリングや低酸素症の防止は，二次的脳損傷の予防に不可欠である．$PaCO_2$は，またICPに影響するが，正常二酸化炭素分圧（$PaCO_2$ 35〜45 mmHg）を目指す．低炭酸症は，脳血管を収縮，脳血流（cerebral blood flow：CBF）を減少させてICPを低下させるが，虚血を引き起こす．（過換気による）$PaCO_2$の減少は，危機的ICP上昇に対する短期間に限った1つの治療戦略である（例えば手術といったICPを低下させる治療までのつなぎとして）．高二酸化炭素血症は，血管拡張によりCBFを増加させるとともにICPを上昇させ，重症脳外傷では脳灌流圧を減少させ二次的脳損傷を悪化させる原因となる．

19.4.1.3　循環

活動性出血の制御が最優先され，病院前や軍事的環境では気道・呼吸・循環の略号 ABC は C（大出血の制御）-A-B-C に変わる．

19.4.1.4　血管確保

蘇生薬剤や輸血のために血管確保が必要である．ATLS手引きでは2本の大口径静脈路が要求される．その理由は，（許容できる低血圧において）2倍多い量を入れるためではないが，必要なときに余裕を持って利用するためである．2経路により混合できない薬剤投与のために別経路が取れ，1経路に不具合があるときの助けになる．

もし，1経路の口径が細いとき，Seldinger法で大口径のものに換える方法がある．より良い静脈路確保の他の方法として，小口径静脈路の上方にターニケットを巻いて60 mLを注入し，小口径静脈路の上方の拡張した静脈に大口径静脈路を入れる．

もし，急速輸液ポンプの必要があると予想されれば，（少なくとも）高流量（500〜800 mL/分）が可能な14ゲージの静脈路が必要である．急速輸液ポンプに用いる静脈ラインは，ICUで使用するような，1方向弁ではなく，必要なら3方向栓を使うべきである．投薬は高流量ラインとは分けるべきである．中心静脈ラインには，多活栓，中心静脈圧測定，高流量輸液と血液ガス測定を割り当てる．中心静脈ラインにより早期の経静脈栄養が可能となる．

静脈路の口径が大きければ大きいほど流量は多くなる（**図19-1**）．

19.4.2　モニタリング

通常の麻酔モニタリングに加え，胸部外傷のときに5誘導心電図（ECG）をすすめる．鈍的心損傷はECG変化により発見でき，対症療法

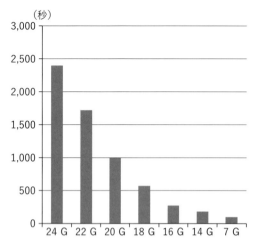

図 19-1 静脈路の口径に対する 1 L 輸液するのにかかる時間(秒)

により対応できる．換気は，適正な酸素化のためのパルスオキシメトリーおよび適切な分時換気量確認のための呼気終末二酸化炭素〔end-tidal(ET) CO_2〕をモニターしなくてはならない．$ETCO_2$ は循環虚脱のときの心拍出量低下について，さらなる情報を与えてくれる．

動脈ラインは，心拍ごとの動脈圧モニタリング，動脈血採取，生理学的状態の情報を提供してくれるが，手術やインターベンションの開始を遅らせてはならない．動脈ラインの挿入は，初めは末梢(橈骨，上腕または足背動脈)から試み，大量出血のような困難な状況では，次に中枢側に移る(大腿または腋窩動脈)．

手術室では，時間と病状にもよるが，循環動態は心拍出量の測定によって評価できる．目的は，正常循環血液量と灌流を得るために，また，循環血液量減少や循環血液量過多を避けるために，循環血液量と心機能を評価することである．DCR の初期には，脈拍，血圧，パルスオキシメーター，$ETCO_2$ が唯一使用可能であるが，状態が整えば，臨床状況により血行動態のモニターが可能になる．

血行動態モニタリングとは，心拍出量を監視し血液量を評価することである．
- 脈拍と血圧
- 中心静脈ラインからの中心静脈圧または中心静脈酸素飽和度($S_{CV}O_2$)
- 胸部または経食道心臓超音波検査(focus assessed transthoracic echocardiography：FATE)
- 肺動脈カテーテルからの混合静脈血酸素飽和度(ダメージコントロールでの適応は稀)
- 動脈ラインからの低侵襲心拍出量評価

ケタミン投与に対する bispectral index(BIS) 反応は非典型的で逆反応のこともあるが，BIS のモニタリングは外傷麻酔中の覚醒を防止しうる．

尿量のモニタリングは，血液量を判断する一助になる．尿道損傷が疑われる場合の尿道カテーテル挿入は，当然熟慮すべきである．

体温モニタリングは外傷管理に重要である．術中の正常体温は，外傷管理において患者にするべき手術が実施されていると，適正に質的評価するうえで重要である．

19.5 循環血液量減少性ショックでの麻酔の導入

19.5.1 はじめに

重症外傷患者の麻酔には，使用する薬剤や，循環血液量減少，アシドーシス，低体温の外傷患者における薬剤力学や薬剤動態の変化についての十分な知識が要求される．外傷患者に対する麻酔の主な目的は，乱れた生理学的状態や循環動態を悪化させずに，痛みをとり，意識と記憶を失わせ，最終的には筋弛緩を得ることである．外傷性脳損傷では，収縮期血圧<90 mmHg および PaO_2<60 mmHg は，合併症率および死亡率に，独立して相関する．

循環血液量減少性ショックでは薬物動態(吸収，分布，代謝および排出)が著しく変化する．重症患者では，脳と心臓に血液を再配分するために交感神経緊張が増加した状態にある．

表 19-2　麻酔導入薬の効果

導入薬剤	作用部位の平衡係数($t^{1/2}$Keo)	血行動態効果	注釈
プロポフォール	≦20 分	1 時間変化なし 心拍出量 血圧 喉頭反射 迷走神経緊張	血行動態が悪い場合急速導入に不適 血行動態を維持する以上の頭蓋内圧上昇の可能性
ケタミン	±2 分	心拍数 心拍出量 血圧 交感神経興奮	循環血液量減少性ショックでは最小投与量の調整が必要
エトミデート	±2.5 分	心拍出量 血圧 ステロイド合成 心拍数 変力作用 喉頭反射	副腎皮質抑制の可能性
チオペンタール	±1.5 分	血管拡張	投与量減量の必要性，理想的には ≦3 mg/kg
ベンゾジアゼピン	±9 分	心拍出量 SVR（体血管抵抗） 交感神経緊張	効果部位への到達時間は緩徐である

ショックでは，腸管，肝臓，腎臓，筋肉の血流を犠牲にし，身体は単一区画モデル，血液脳回路になる．静注された薬剤は，瞬時に心臓や脳に分布し，より早く作用するとともに，脳ではより高濃度となり，より強い効果をあらわす．さらに，多くの麻酔導入剤は，強く蛋白と結合する．よって，循環血液量減少性ショックでは，特に輸液蘇生後では，蛋白との結合が減少し，未結合の薬剤利用の増加により作用部位での濃度が上昇し，同時に不利な血行動態効果が現れる．

嫌気性代謝や代謝性アシドーシスは，イオン化した薬剤分布を変化させ，脳の濃度を増加させる．さらに，ショック状態では，肝臓と腎臓の血流が著しく減少し，固有の代謝能力が減弱し，最終的に薬剤の自由分画が増加して作用が延長する．プロポフォール，ケタミン，モルヒネや合成麻酔のように肝臓での代謝率が高い薬剤は作用時間の延長をきたす．

19.5.2　麻酔導入の薬剤

効果部位での平衡係数，$t^{1/2}$Keo は，投与薬剤が脳での適切な麻酔濃度に達するのに必要な時間を表す．薬剤の $t^{1/2}$Keo が長ければ長いほど，迅速な麻酔濃度に達する初めの血中濃度が高い．よって，$t^{1/2}$Keo が短い静脈麻酔薬は，重症外傷で循環血液量が減少している患者に最も適している（**表 19-2**）

通常使われる麻酔剤は，心血管系を直接抑制する作用や代償機能を抑制する作用があり，外傷患者の血行動態をさらに悪化させる危険性が高い．その後の陽圧換気は静脈環流を阻害し，さらに血行動態を悪化させる．隠れた循環血液量減少を認識し，その程度を正しく評価することは，麻酔薬の種類と投与量を決めるうえで重要である．

全身麻酔の導入には，ケタミン，チオペンタール，エトミデート，ミダゾラムおよびプロポフォールが最も一般的に使用される．最も適した導入薬の選択の際には，患者の生理学的状態，併存疾患や麻酔科医の経験を考慮しなくて

はならない．すべての麻酔導入薬剤は，血管拡張薬であり低血圧を起こす可能性がある．麻酔科医の技術と経験は，良好な転帰を得る最も重要な因子である．血管収縮薬の短時間使用は，血管拡張効果を無効にするが，外傷患者群での継続的血管収縮薬の使用は予後を悪化させることを重視すべきである．

19.5.2.1　プロポフォール

プロポフォールは最長20分という長い$t^{1/2}$Keoを持ち，迅速な導入には高い初期投与量を要する．しかし，ショック患者では，プロポフォールの末梢臓器での感受性が増加し（例えば低いC50），分画間(intercompartment)クリアランスが低くなる．出血性ショックでは，濃度・効果関係の左方移動がみられ，BISスケール上最大効果の50%を得るために必要な作用部位濃度が1/2.7となる．ショックではプロポフォールの効果が増加するため，効果部位での濃度を1/5.4に減らす必要がある．それゆえ，プロポフォールでの急速導入は可能であるが，臓器感受性が増加している患者では高用量が必要である．このように，血行動態に対するマイナス効果の観点から外傷ではプロポフォールの選択は好ましくないが，もし使うならおよそ1/3に減量することがすすめられる．

19.5.2.2　ケタミン

ケタミンは高脂溶性薬剤である．生理的pHでは約50%が分離し，12%しか血漿蛋白に結合しない．すなわち，迅速な血液・脳平衡と早い臨床効果をえることができる．

ケタミンは，心血管系抑制効果が最も少ない薬剤である．その直接反変力作用は，おそらく主には交感神経を介した作用とノルアドレナリン再取り込みの抑制により阻害される．カテコラミンが消耗した，またはカテコラミン効果に抵抗性の重症ショック患者では，ケタミンの直接心筋抑制効果が間接的な交感神経作用を上回ることがあり，血行動態の破綻を引き起こす可能性がある．0.25〜0.5 mg/kg（静注）の導入量の減量がすすめられる．ケタミンはさらに抗炎症作用を持っている．しかし，外傷患者に対するその臨床効果は議論の余地がある．ケタミンには，頭蓋内圧を上げるという報告と下げるという両方の報告がある．外傷性脳損傷では，脳の自己調整機能が障害されており，脳血流(CBF)は脳灌流圧に直接依存する．それゆえ，血行動態を安定させることにより，ケタミンの潜在的リスクを回避しうる．ケタミンは，脳の酸素消費を減少させる．この際，自発呼吸患者でみられる脳血管拡張は人工呼吸管理により減少させることができる．

19.5.2.3　エトミデート（日本未承認）

出血性ショックは，エトミデートの薬物力学的および薬物動態学的にわずかな変化を起こす．エトミデートは，気管挿管での昇圧反応を維持する．そして，ショックはエトミデートが効果部位に速やかに到達するのにわずかしか影響しない．急性の循環血液量減少では，エトミデートの中枢および末梢の量はわずかに減少だけであるため，血液レベルは約20%増加する．それゆえ，他の催眠薬と異なり，出血性ショックで同じ効果を得るのに，導入量の調整はほんのわずかで済む．プロポフォールと比べ，エトミデートでは薬剤感受性の増強はみられていない．この点から，エトミデートは外傷患者での導入薬剤として優れた安全性を持っている．

しかし，敗血症性ショック患者において，たった単回の投与で副腎皮質機能を最大67時間抑制する可能性が示されたCORTICUS試験の後，多くの国でエトミデートは使用が取り消された．非敗血症性外傷患者では，ステロイド合成の抑制は，死亡率の増加や病室滞在期間の延長などの転帰悪化と関連しないと思われる．

19.5.2.4　チオペンタール

チオペンタールは$t^{1/2}$Keoが短い(1.5分)，喉頭鏡に対する反射性頻脈や昇圧反応など自律神

経反射を維持する，といったショック患者でいくつかの好ましい特性で有する．しかし，循環血液量減少性ショックにおいては，その深刻な反変力作用や細動脈の血管拡張により，その有用性は消失し著しい低血圧を起こす．したがって，投与量は可能なら3 mg/kg以下とする必要がある．

19.5.2.5　ミダゾラム

導入量でミダゾラムは，血漿ノルエピネフリン濃度を著しく減少させ，心拍数の圧反射調整を変化させる．また，全身の血管抵抗と左室一回仕事量係数(stroke work index)を減少させる．このため，循環血液量減少性ショック患者では，血圧を低下させるとともに代償性頻脈も抑制することがある．さらにミダゾラムは蛋白結合性が高く，脳の効果部位にすばやく入るのを妨げる．脂溶性や脳到達を高めるイミダゾール環を閉じる半減期は長く(10分)，この薬剤の迅速導入気管挿管(rapid sequence induction：RSI)での価値を少なくしている．

ある薬剤が他の薬剤よりも予後をよくするという強いエビデンスはないが，薬剤を選択するに当たって，導入量は患者の生理学的状態にあわせて決め，多くの場合減量する．異なった効果の導入薬剤を組み合わせて使用する者が多い．導入前の積極的な輸液蘇生により血液動態の指標を正常化することにより，導入薬剤の作用増加が完全に抑制されることは示されていない．

血行動態的に危険な患者におけるダメージコントロール中の麻酔の維持には，薬剤の注意深い選択と濃度設定が要求される．周術期の意識覚醒は，しばしば薬剤を減量した結果として，緊急麻酔中によく認められる．ケタミンによる導入を行っている患者で，揮発性薬で維持させる場合と，させない場合とを比較すると，周術期の意識覚醒は11％と43％である．実際の維持薬剤の選択は患者の生理学的状態と外傷の様相によって影響を受ける．外傷性脳外傷や脊髄損傷ではプロポフォールによる静脈麻酔が勧められるが，一方，他の場合は吸入麻酔がより適していることもある．BIS測定は，投与量を変える必要がある重症ショック患者において覚醒を防ぐのに有用かもしれない．

19.6　戦場麻酔

戦場麻酔は，麻酔学的および手術的な問題がある[18章(p277)参照]．それは医療に限った問題ではない．あなたが治療する場所の供給と意思決定に影響する両方に関わる環境で行うことになる．

戦場麻酔には，気道管理の維持，負傷者の低体温，使用できる薬剤の制限，酸素補充の欠如，および長期の術後の機械的換気を必要とするなど多くの難題がある．戦場では，また，多数の負傷者が絶え間なく続く可能性がある．手術は適切な無痛法と麻酔の両方を必要とする．単剤では，適切なレベルの麻酔と無痛法は得られないので，薬剤の組み合わせと技術が必要である．厳しい状況では，全身麻酔(静脈麻酔または吸入麻酔のどちらも)や局所麻酔に限らず，麻酔薬の選択は狭められる．体腔への外科介入では全身麻酔がよく用いられるが，四肢や外陰部の損傷には局所麻酔がより適している．戦場では，円滑な気道管理に対する速効の催眠薬や筋弛緩薬を用いたRSIが標準である．酸素の補充がないか限られている場合，患者の肺の前酸素化がしばしば不可能なので，RSIはより重大な決定となる．病院前の現場において，導入薬，麻痺薬，無痛薬の組み合わせでよく使われる，いくつかのRSIカクテルがある．ケタミン，ベンゾジアゼピンおよび麻薬のような静脈投与薬剤によって，鎮静，意識低下，無痛は維持できる．

腹部や胸部を含む長時間の処置または手術現場で，イソフルランなどの吸入麻酔薬を組み合わせた麻酔が使われることもある．英国外科

チームは，圧縮空気を必要としない tri-service 装置を使い，野外麻酔でのこの技術と経験を多く持っている．この draw-over タイプの気化器は，また現在，厳しい現場で，いくつかの国で用いられている．draw-over 構造は，気化器の遠位に呼吸器を置き，自発呼吸している患者と同じように気化器を通じて外気を混入して気化する．

局所麻酔は，戦場麻酔では患者の意識と自発呼吸を維持する間に，患者の安心と手術麻酔の両方を提供する重要な選択肢として残っている．近代の紛争における比較的多数の四肢の創傷や，限られた麻酔設備での多数負傷者の現場では，局所麻酔の技術を忘れてはならない．持続的神経ブロック注射は，撤退中の術後負傷者に優れた無痛状態を提供する．

19.6.1 戦場現場でのダメージコントロール麻酔

ダメージコントロール処置および体腔の大損傷の麻酔は，蘇生と救命の継続の統合である．これには，血行動態状態の最適化，負傷者の復温と鎮痛が要求される．最も大きな難題の1つは，このような状況で，出血している患者によくみられる低体温を元に戻すことであろう．すべての輸液と呼吸器回路の加温と同時に，能動的加温装置も必要であろう．もし，前線で，より根治的な手術のために手術室に戻ることが予定されなければ，航空機による退避の間，集中治療を継続しなければならない．

19.6.2 戦場での無痛法

鎮痛は，負傷者と従軍介護者の両方にとって重要な考慮すべき事項である．効果的な鎮痛薬の準備は人道的であるが，また，痛みに対する不利な生理学的反応をも減弱し，戦場からの撤退を援助し士気を維持する．

麻酔薬は，自己および相棒の救助水準で投与されるであろう．安全で効果的な麻酔薬の準備における医師および医療補助員のためのプロトコールが利用できる．

最近の紛争で使われる麻酔法は以下である．

- 単純非薬物的
- 元気づけ
- 骨折の副木
- 熱傷の冷却
- 経口鎮痛薬
  ・非ステロイド性抗炎症薬
  ・パラセタモール（アセトアミノフェン）
- 神経ブロックおよび浸潤局所麻酔
- 麻薬の筋注および静注
- キャンディタイプのフェンタニル
- 開発中の方法：経鼻的ケタミン，フェンタニルおよび吸入麻酔（例えばメトキシフルレン吸入）

文献

引用文献

1. Moore FA, McKinley BA, Moore EE: The next generation in shock resuscitation. *Lancet*. 2004; 363(9425): 1988-1996.
2. Holcomb JB, Jenkins D, Rhee P, et al. Damage control resuscitation: directly addressing the early coagulopathy of trauma. *J Trauma*. 2007; 62(2): 307-310.
3. Kasotakis G, Sideris A, Yang Y, et al. Inflammation, host response to injury. I: Aggressive early crystalloid resuscitation adversely affects outcomes in adult blunt trauma patients: an analysis of the Glue Grant database. *J Trauma Acute Care Surg*. 2013; 74(5): 1215-1221; discussion 1221-1222.
4. Cannon WB. The preventive treatment of wound shock. *J Am Med Assoc* 1918; 70: 618-21.
5. Zarychanski R, Abou-Setta AM, Turgeon AF, et al. Association of hydroxyethyl starch administration with mortality and acute kidney injury in critically ill patients requiring volume resuscitation: a systematic review and meta-analysis. *JAMA*. 2013; 309(7): 678-688.
6. Stadlbauer KH, Wagner-Berger HG, Raedler C, et al. Vasopressin, but not fluid resuscitation, enhances survival in a liver trauma model with uncontrolled and otherwise lethal hemorrhagic shock in pigs. *Anesthesiology*. 2003; 98(3): 699-704.
7. Sperry JL, Minei JP, Frankel HL, et al. Early use of

vasopressors after injury: caution before constriction. *J Trauma*. 2008; 64(1): 9-14.
8. Spahn DR, Bouillon B, Cerny V, et al. Management of bleeding and coagulopathy following major trauma: an updated European guideline. *Crit Care*. 2013; 17(2): R76.
9. Gunter OL, Jr., Au BK, Isbell JM, Mowery NT, Young PP, Cotton BA. Optimising outcomes in damage control resuscitation: identifying blood product ratios associated with improved survival. *J Trauma*. 2007; 65(3): 527-534.
10. Holcomb JB, Wade CE, Michalek JE, et al. Increased plasma and platelet to red blood cell ratios improves outcome in 466 massively transfused civilian trauma patients. *Ann Surg*. 2008; 248(3): 447-458.
11. Kozar RA, Peng Z, Zhang R, et al. Plasma restoration of endothelial glycocalyx in a rodent model of hemorrhagic shock. *Anesth Analg*. 2011; 112(6): 1289-1295.
12. Brohi K, Singh J, Heron M, Coats T. Acute traumatic coagulopathy. *J Trauma*. 2003; 54(6): 1127-1130.
13. Brohi K, Cohen MJ, Ganter MT, et al. Acute traumatic coagulopathy: initiated by hypoperfusion: modulated through the protein C pathway? *Ann Surg*. 2007; 245(5): 812-818.
14. Mutschler M, Nienaber U, Brockamp T, et al. Renaissance of base deficit for the initial assessment of trauma patients: a base deficit-based classification for hypovolemic shock developed on data from 16,305 patients derived from the TraumaRegister DGU®. *Crit Care*. 2013; 17(2): R42.
15. Cotton BA, Au BK, Nunez TC, Gunter OL, Robertson AM, Young PP. Predefined massive transfusion protocols are associated with a reduction in organ failure and postinjury complications. *J Trauma*. 2009; 66(1): 41-48; discussion 48-49.
16. Hess JR, Holcomb JB, Hoyt DB. Damage control resuscitation: the need for specific blood products to treat the coagulopathy of trauma. *Transfusion*. 2006; 46(5): 685-6.
17. Stensballe J, Ostrowski ST, Johansson P. Viscoelastic guide to resuscitation. *Curr Opin Anesthesiol*. 2014; 27: 212-218.
18. Shakur H, Roberts I, Bautista R, et al. Effects of tranexamic acid on death, vascular occlusive events, and blood transfusion in trauma patients with significant haemorrhage (CRASH-2): a randomised, placebo-controlled trial. *Lancet*. 2010; 376(9734): 23-32.
19. Moore HB, Moore EE, Gonzales E, et al. Hyprfibrinolysis, physiologic fibrinolysis, and fibrinolysis shutdown: the spectrum of post injury fibrinolysis and relevance to antifibrinolytic therapy. *J Trauma Acute Care Surg*. 2014; 77(6): 811-817.

付録

付録A 外傷システム

A.1 はじめに

有史以来，負傷者の治療は医学の実践の根本をなしてきた．"trauma"はギリシャ語で"bodily injury"に由来する．最初の外傷センターはナポレオン軍の受傷した兵士のために使われた．また，最初の現代的な外傷センターは英国の Birmingham Accident Hospital に1994年に開設され，後の Queen's Hospital になった．

我々の負傷者の治療に関する知識は持続する戦争から得た教訓により培われた．朝鮮戦争とベトナム戦争により受傷から根本的治療を最短にするという考え方が確立された．この考えの延長が1970年代から一般市民の外傷治療にも拡張され，今日の外傷システムの構築につながった．2000年代初頭から現在の間に起こった中東戦争やアフガン戦争により軍隊における外傷治療の分野が飛躍的に進歩し，一般市民への治療も同様に充実した．質の高い前向き研究が初めて行われたのも戦争地域からであった．

A.2 包括的な外傷システム

原則として，重症外傷患者に急性期の治療を施す病院（外傷センター）は，治療のすべての局面・段階において，つまり予防や病院前診療の教育，急性期治療，リハビリテーションに至るまで鍵となる要素である（**図A-1**）．初期の外傷システムは，重症度のより低い大多数の患者を治療している外傷センター以外の病院を考慮していなかった．代わりにこれらの外傷システムは迅速な治療を要する重篤な患者が外傷センターで適切に扱われるように推進された．

システムは救急医療サービス（emergency medical services：EMS）システムに完全に統合され，重症度や地理的条件，人口密度によらず受傷により治療を要するすべての患者のニーズに応えなければならない．外傷センターは必要不可欠な要素であり続けるが，システムは他の医療施設の必要性も認識している．最も費用対効果の高い外傷治療の目標は，患者のニーズとそれらの施設の資源をマッチさせることである．

外傷システムの目標は地域のニーズと施設の医療資源および患者の治療負担とをマッチさせることである．

A.3 包括的な外傷システムの構成要素

外傷治療システムの構築には多数の要素と担い手が必要であり，それらは特定の環境に合うよう調整しなければならない．これらの構成要素と担い手は**図A-2**に示されている．

- 管理上の構成要素
  - リーダーシップ
  - システムの進歩
  - 法律制定
  - 資金供給

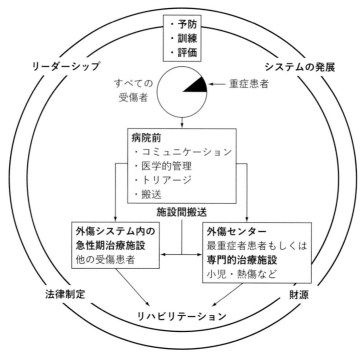

図 A-1 包括的な外傷システム

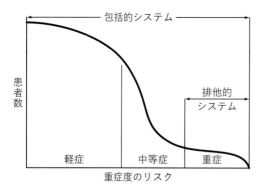

図 A-2 包括的な外傷システムの構成要素

- 使用可能な臨床の構成要素
- 外傷の予防と管理
- 人的資源：労働資源
- 教育
- 病院前診療：EMS システム
- 救急車と非搬送のガイドライン
  - コミュニケーションシステム
  - 緊急災害時への準備計画
- 根本的治療を行う施設
  - 外傷治療施設
  - 施設間輸送
  - 医学的なリハビリテーション
- 情報システム
- 評価
- 研究

A.3.1　管理組織

　システムは行政上のリーダーシップ，機関，計画と進行，法律制定や財政を必要とする．同時に，これらの構成要素は患者の治療と直接関係する連続した活動に不可欠な安定性をもたらす外枠を形成している．（都市部か地方かなどの）環境あるいは（若いか高齢化などの）特有の人口の区分によって特徴が変わる住民の多様性がシステムにより対応されなければならない．

A.3.2　予防

　予防は受傷の発生率を減少させ，システムや社会にとって費用効率の高いものである．受傷

の予防は市民教育，法律の制定，環境の改良により達成される．

A.3.3　市民教育

市民への教育は行動の変化と受傷の機会を最小限にすることにつながる．教育は受傷を適切に認識し，EMS システムへ効果的にアクセスできるようにすることを含む．このためには法的権限，リーダーシップ，システムの変化を確立させるための政治的立法的活動が必要となる．

システムの発展は地域社会への大きな挑戦である．外傷治療センターを集約化させる考えは，外傷のトリアージ手順により患者の通常の流れが変わるかもしれないため，潜在的に政治的・経済的問題を生み出す．そもそも外傷システムは最も致命的な外傷を負った患者を限られた数の「外傷センター」へと向かわせる．外傷システムはすべての患者が最初から計画，発展，遂行に含まれて初めて成功する．

医師，とりわけ外科医がシステムの計画段階からかかわることが極めて重要である．彼らはすべての臨床的な構成要素に必要な標準的治療を確立するとともに，計画，検証，性能の改善，そしてシステムの評価に参加してくれるに違いない．

A.4　システム内における外傷患者の管理

外傷が特定されれば，システムによって外傷の現場から簡単なアクセスと適切な対応が可能な施設を確定しなければならない．システムは外傷センターへアクセスする前になされる治療とトリアージに対し，責任と決定権が与えられる．トリアージ指針はすべてのプロバイダーに容認されなければならず，どのような患者が外傷センターに搬送される必要があるかを決定する．この連携はプレホスピタルケアの担い手，医療指揮，外傷施設間の直接のコミュニケーションを必要とする．

最終的な専門的な治療施設としての役割を受け持つ外傷センターが，システムでの重要な構成要素であり，また多発外傷を伴った患者の評価と管理に必要なあらゆる専門分野を提供できるシステムでなくてはならない点で他の病院とは異なる．これらのセンターは，患者のニーズに最もマッチした資源を与えるためにシステムの別の構成要素に組み込まれる必要がある．そのシステムは施設のすべてのレベル間において，迅速かつ効率的に統合された病院であるように，かつ患者のニーズに沿って役割を果たせるように調整をされていなければならない．

リハビリテーションサービスへのアクセスとして，第一に急性期治療病院が，次により専門的なリハビリテーション施設が患者の総合管理に不可欠である．適切なときに患者が自身の地域社会へ復帰することが重要である．

A.5　システムを構成する際の 5 ステップ

A.5.1　公的支援

公的支援が行われるためには，法律規制の確立が必要である．このプロセスは以下に行われる．

- ニーズの識別
- ニーズと資源の評価の助けとなる患者データベースの確立
- 利用可能な資源を決める分析
- 現在のシステムの特性を識別するため策定された資源評価
- 欠乏していることの強調と解決策の策定

A.5.2 法的権限

これはシステムへのニーズが実証されることで確立される．法規は，強い監視力をもつ指揮機関や医療，公共機関，医薬情報担当で構成される諮問機関を確立するために必要とされる．この機関はシステムに対する基準の策定，病院前治療の統制指揮，病院前トリアージの確立，医療指揮系統の確保，治療を提供する適切な施設指定，外傷登録の確立，そしてパフォーマンスの改善したプログラムを確立する．

A.5.3 最適な医療に対する基準の確立

これらは，保険および医療の専門家とともにその権力のある者によって確立されなければならない．システム全体の基準の公認がどんなシステムの成功にも不可欠である．

A.5.4 外傷センターの指定

これは主導機関によって指定された公共プロセスを通して行われる．個々の領域の範囲内ですべての急性期治療施設の役割に十分な考慮が払われなければならない．これらすべての施設からの代表者が作成プロセスに携わらなければならない．

外傷センターの数は，大きな外傷のリスクのある患者集団に対して必要な数（確立されたニーズに基づいて）に制限されるべきである．多すぎる外傷センターを持つことで，仕事量の減少，結果としてトレーニングのための経験の減少によってそのシステムは弱くなり，また十分に利用されない資源を無駄に消費することになるだろう．

システムの開発は，すべての重要人物が最初から携わることが求められる．あらゆる急性期治療施設から最小限のデータ提供に関して合意を得ておく必要がある．あまり重症でない外傷を管理している病院からのデータなしでは，データは不完全であり重症外傷のほうへ歪んでいくだろう．

A.5.5 システムの評価

外傷システムは，進化する治療法やその標準化を伴う複雑な組織構造である．継続して評価する機構を備えることが必要である．すなわち，以下に基づく．
- セルフモニタリング
- 外部評価

A.6 結果と研究

1998年の6月にスカマニア会議が外傷診療の効果に関するエビデンスを評価する目的で開催された．会議開催中にパネル研究，登録比較，集団関連研究に起因して，エビデンスは3つに区分された．

A.6.1 パネル研究

パネル研究の概要がスカマニア会議で発表された．パネル研究への批判は多岐にわたり，一部の研究における評定者間信頼性は非常に低かった．さらに剖検の結果単独では不十分であり，パネル研究は検討のプロセスや最終裁定のルールもばらばらであった．一般的にすべてのパネル研究は弱いレベルⅢエビデンスに分類される．それにもかかわらず，MacKenzieはすべてのパネル研究が正しく検討されたとき，それは部分的な表面的妥当性があるとし，外傷センターと非外傷センターの治療の比較が，不適切な死亡と障害の可能性の減少に関連するという仮説を支持をすると結論づけた．

A.6.2 外傷登録研究

JurkovichとMockは全般的有効性評価にお

いて，外傷登録制度により得られるエビデンスについて報告を行った．彼らは，これがclass Iエビデンスではないが，パネル研究よりもかなり良いものであることを強く強調して結論づけた．彼らの外傷登録制度に関する批評は次の6つの項目が挙げられた．データはしばしば失われており，ミスコードも発生し，評定者間信頼性が存在する可能性があり，国の基準は人口ベースではなく，死因に関する詳細情報がなく，病院前死亡が考慮されていない．スカマニア会議の参加者の同意として，登録研究はパネル研究より優れているが，集団研究ほどよいものではないということが結論づけられた．

A.6.3 母集団に基づいた研究

おそらく母集団に基づいた研究（population-based studies）もまたclass IIエビデンスに格下げとなる．これは前向きランダム化研究ではないが，母集団に基づいたエビデンスの性質ゆえ，この研究は病院前，入院中，リハビリテーションを含めた外傷診療のすべての面をカバーする．母集団に基づいた研究の批評として，臨床変数の種類が限られていることや外傷重症度や生理的機能不全の調整が困難であることが指摘された．すべての研究に適応されるにもかかわらず，これらは長期的傾向や観察結果および長期的な母集団死亡率研究を含めたいくつかの問題がある．

A.7 まとめ

3種類のすべての研究に欠点があるものの，それぞれさまざまな地域や領域へ利益をもたらすかもしれない．3種類すべてが健康政策に影響を与え，受傷前と受傷後の医療システムの設立に使用することができる．スカマニア会議では，経済的評価や生活のquality-adjusted life-years（質で調整した生存年数）の評価を含めて，外傷診療体制を評価し続けることが合意された．

文献

推奨文献

American College of Surgeons. Regional trauma system: optimal elements, integration, and assessment. In: Committee on Trauma. *Resources for Optimal Care of the Injured Patient 2015 (Orange Book)*, 6th ed. Chicago, IL: American College of Surgeons; 2015. http://www.facs.org. Accessed December 2014.

Coimbra R, Hoyt DB, Bansal V. Trauma systems, triage, and transport. In: Mattox KL, Moore EE, Feliciano DV, eds. *Trauma*, 7th ed. New York, NY: McGraw-Hill; 2013: 54-76.

Jurkovich GJ, Mock C. Systematic review of trauma system effectiveness based on registry comparisons. *J Trauma*. 1999; 47(Suppl.): S46-S55.

MacKenzie EJ, Rivara FP, Jurkovich GJ. A national evaluation of the effect of trauma-center care on mortality. *N Engl J Med*. 2006; 354(4): 366-378.

MacKenzie EJ, Weir S, Rivara FP, et al. The value of trauma center care. *J Trauma*. 2010; 69(1): 1-10.

Peterson TD, Mello MJ, Broderick KB, et al. Trauma care systems 2003 (updated February 10, 2007). *American College of Emergency Physicians: Guidelines for Trauma Care Systems*. http://www.acep.org. Accessed December 2014.

Pruitt BA. Trauma systems: Evidence, research, action. The Skamania symposium 1998. *J Trauma*. 1999. Supplement 47 no 3.

付録 B 外傷スコアと スコアリングシステム

B.1 はじめに

病気の重症度評価は，医療を実施するうえでの基本である．最古の医学書として知られるスミス・パピルスは，外傷を治療可能，治療の余地あり，治療不可能の3段階に分類した．

近年の外傷スコアの手法は，解剖学的損傷の重症度の評価と生理学的異常を定量化したものを組合わせて用い，転帰に相関するスコアを算出している．

外傷スコアリングシステムは，病院前のトリアージを容易にし，診療の質評価のための患者の抽出，異なる外傷患者群の正確な比較や，外傷システムの体系化や改善に役立てられる．

原則として，評価法は以下のように分類可能である．

- 外傷への体の反応に基づく，生理学的評価法
- 身体の損傷に基づく，解剖学的評価法
- 解剖学的損傷と生理学的反応に基づいた評価法
- 回復後の結果に基づく転帰の解析システム

B.2 生理学的スコアリングシステム（重症度指標）

B.2.1 Glasgow Coma Scale（GCS）

Glasgow Coma Scale（GCS）は1974年に考案された最初の数値によるスコアリングシステム

表 B-1 Glasgow Coma Scale

評価項目 反応	スコア
E：開眼	
開眼しない	1
痛み刺激により	2
言葉により	3
自発的に	4
M：最良運動反応	
まったく動かさない	1
四肢を異常伸展させる（除脳肢位）	2
上肢を異常屈曲させる（除皮質肢位）	3
痛みに手足を引っ込める（逃避屈曲）	4
痛み刺激部位に手足をもってくる	5
指示に従う	6
V：言語音声反応	
発声がみられない	1
無意味な発声	2
不適当な発声	3
混乱した会話	4
見当識あり	5

である（表B-1）．GCSはトリアージと予後の指標として頭部外傷の重要性を強調しており，多くの新しいスコアリングシステムに取り入れられている．

B.2.2 Paediatric Trauma Score（PTS）

Paediatric Trauma Score（PTS）（表B-2）は小児のトリアージを行うために作成された．PTSとは，6つの数値の合計であり−6～12の範囲の値で示される．8以下のPTSは小児を外傷センターへ搬送する基準となる．PTSは重症外傷のリスクや死亡率を正確に予測できる

表 B-2　Paediatric Trauma Score (PTS)

臨床的指標 範囲	スコア
体重(kg)	
＞20	2
10〜20	1
＜10	−1
気道	
異常なし	2
気道が開通している	1
気道緊急	−1
収縮期血圧(mmHg)	
＞90	2
50〜90	1
＜50	−1
中枢神経	
意識清明	2
意識混濁/意識レベルの低下	1
昏睡，除脳硬直	−1
開放創	
なし	2
軽症	1
重症/穿通創	−1
骨傷	
なし	2
閉鎖骨折	1
開放骨折，多発骨折	−1

注：PTS は 6 つの指標の合計で表される．

表 B-3　Revised Trauma Score (RTS)

臨床的指標 範囲	スコア	×加重
呼吸数(回/分)		
10〜29	4	0.2908
＞29	3	
6〜9	2	
1〜5	1	
0	0	
収縮期血圧		
＞89	4	0.7326
76〜89	3	
50〜75	2	
1〜49	1	
0	0	
GCS		
13〜15	4	0.9368
9〜12	3	
6〜8	2	
4〜5	1	
3	0	

注：トリアージ RTS は 3 つの指標の合計で算出される．
RTS は加重値を用い算出される．

ことが示されているが，RTS ほど正確ではなく，測定もはるかに困難である．

B.2.3　Revised Trauma Score (RTS)

Champion らによって提唱された RTS は，血圧，GCS，呼吸数といった患者の生理学的な指標を基に算出される．

RTS は現場トリアージで用いることができ，病院前医療や救急医療を行う者に対し，どの患者が外傷ユニットの専門治療を必要とするかの判断を可能にする．RTS が 11 点以下であれば，少なくともレベル 2 の外傷センター(手術の設備があり，24 時間 X 線撮影が可能など)程度の病院への搬送が必要である．RTS 10 点以下は 30％もの死亡率があり，レベル 1 外傷センターへの搬送が必要である．

病院到着時の RTS と蘇生後の RTS の最良値の差は，予後を明確に示している．慣例により，入院時の RTS は記録される．

RTS (triageRTS でない) は，後方視的に転帰を解析できるように設計されている．外傷患者から算出された加重係数を用いることで，点数を合計しただけの RTS より正確な転帰を予測することができる (表 B-3)．重症頭部外傷は重症呼吸器外傷よりも予後が悪くなるため，より重い加重がかけられる．RTS のスコアは 0 (最重症) から 7.8408 (最軽症) に分布する．RTS は外傷の文献の中では，最も広く用いられている生理学的スコアリングシステムである．

B.2.4　APACHE Ⅱ

Acute Physiologic and Chronic Health Evaluation Ⅱ (APACHE Ⅱ) は IUC 患者の死亡率と予後を評価するために用いられる．

生理学的指標や慢性疾患，年齢のそれぞれのスコアから算出される．正常を 0 とし，それぞれの指標を最大 4 までで評価し採用する (表 B-4)．

表 B-4　APACHE II スコア

データ	範囲	範囲	スコア
体温（℃）	36〜38		0
	34.0〜35.9	38〜38.5	1
	32〜33.9	38.5〜39	2
	30〜31.9	39〜40.9	3
	≦29.9	≧41	4
心拍数	70〜109		0
	−	−	1
	55〜69	110〜139	2
	40〜54	140〜179	3
	<40	≧180	4
平均動脈圧（mmHg）	70〜109		0
			1
	50〜69	110〜129	2
		130〜159	3
	≦49	≧160	4
呼吸数（回/分）	12〜24		0
	10〜11	25〜34	1
	6〜9	35〜49	2
	−		3
	≦5	≧50	4
A−aPO$_2$（FiO$_2$>50%）または PaO$_2$（FiO$_2$<50%）（mmHg）	<200 or PO$_2$>70		0
	−	PaO$_2$ 61〜70	1
	200〜349	−	2
	350〜499	PaO$_2$ 55〜60	3
	≧500	PaO$_2$<55	4
動脈血 pH または HCO$_3$（mmol/L）	7.33〜7.49/22〜31.9		0
	−	7.5〜7.59/32〜40.9	1
	7.25〜7.32/18〜21.9	−	2
	7.15〜7.24/15〜17.9	7.6〜7.69/41〜51.9	3
	<7.15/<15	≧7.7/≧52	4
血清 Na$^+$（mmol/L）	130〜149		0
	−	150〜154	1
	120〜129	155〜159	2
	111〜119	160〜179	3
	≦110	≧180	4
血清 K$^+$（mmol/L）	3.5〜5.4		0
	3〜3.4	5.5〜5.9	1
	2.5〜2.9	−	2
	−	6〜6.9	3
	<2.5	≧7	4
ヘマトクリット（%）	30〜45.9		0
	−	46〜49.9	1
	20〜29.9	50〜59.9	2
	−	−	3
	<20	≧60	4
白血球数（×10^3/mm^3）	3〜14.9		0
	−	15〜19.9	1
	1〜2.9	20〜39.9	2
	−	−	3
	<1	≧40	4
GCS	15		0
	15−GCS の実際の値 例：GCS 9/15 は 6 点		0〜15
年齢（歳）	≦44		0
			1
	45〜54		2
	55〜64		3
	65〜74		4
	≧75		5
			6
慢性疾患	なし		0
	急性腎不全		1
	慢性疾患のある予定手術		+2
	慢性疾患はあるが手術既往なし		+5
	慢性疾患のある緊急手術		+6

死亡率はすべてのスコアに基づいて算出される（表 B-5）．

B.3　解剖学的スコアリングシステム（重症度指標）

B.3.1　Abbreviated Injury Scale (AIS)

　Abbreviated Injury Scale（AIS）は，それぞれの損傷を体の部位ごとに重症度に応じて1〜6点までのスコアに分類した，コンセンサスに

表B-5 Mortality Based on APACHE II Scores

スコア	手術なし(%)	術後(%)
0～4	4	1
5～9	8	3
10～14	15	7
15～19	24	12
20～24	40	30
25～29	55	35
30～34	73	73
35～100	85	88

表B-6 Injury Severity Score

番号	部位
1	頭頸部
2	顔面
3	胸部
4	腹部/骨盤内臓器
5	四肢/骨盤
6	体表

基づく解剖学的重症度指標であり，広く用いられる重症度スコアリングシステムである．

AISは全身の損傷の重症度を示すシステムとして1971年に開発された．AISは定期的に改訂され，現在はAIS-2005（2008年に改訂）が用いられている．

AIS-2005では，それぞれの損傷はドットの左の6桁の固有の数値で示される．この数値は，「プレドット」コードといわれる．ドットの右（「ポストドット」コード）は重症度コードと言われ，それぞれの損傷に対する重症度を1（最軽症）～5（瀕死）に分類している．6点は最大とされる損傷（現時点で治療不能あるいは救命不能）に割り当てられる．

AISの手引きは，参照しやすいよう解剖学に基づいた9つの章に分類されている．そして，すべての損傷はトラウマレジストリーデータベースの索引や重症度に対応できるよう分類され，固有のコードを割り当てられる．

B.3.2 The Injury Severity Score (ISS)

Bakerらは患者の転帰にAISのスコアを関連付けて1974年にISSを作成した．ISSの身体部位の分類を表B-6に記載した．

ISSは各部位の最大値のうち，上位3部位の二乗の合計として算出される．ISSのスコアは（AISのスコアの最大値が5であるため）1～75の範囲である．慣例により，AISのスコア6（救命不能な損傷と定義されている）の部位があれば，ISSは75である．

ISSは，同一部位の中に他臓器の損傷があってもそれを無視し，その部位の中で最も重症の損傷を取り上げる．そのため，生存率の著しく異なるさまざまな損傷であっても，同一のスコアとなりえる（単独重症頭部外傷でもISS 25点となるし，異なった部位の軽い損傷の合計でもISS 25となる）．また，ISSは，異なる臓器で同じスコアのついた損傷の影響を区別することができず，例えば，中枢神経損傷と他の臓器損傷の影響の違いは区別することができない．

B.3.3 The New Injury Severity Score (NISS)

ISSの限界を解消するため1977年ISSはNISSに改訂された．NISSはISSと同じ方法で算出されるが，最も重症な3つの損傷（身体部位にかかわらず3つの最重症スコア）を用いる．つまりNISSは3つの損傷のスコアの2乗の合計である．

NISSはISSより正確に生存率を予測することができる．ある研究では，多臓器不全に陥る患者とそれ以外の患者をより確実に区別できており，NISSがISSより多臓器不全の予測として優れていることが示された．NISSを支持する者はその優位性を強調するが，まだ広く用いられているわけではない．

B.3.4 Anatomic Profile Score (APS)

APS は ISS のいくつかの問題点を改善するために 1990 年に導入された．ISS とは対照的に，部位ごとに複数の損傷を含めることが可能で，脳損傷と体幹部損傷を，他の損傷よりも重症として組み入れることができる．AIS のスコアが用いられるが，それぞれの部位に大まかな加重を加え，外傷を特徴づけるために 4 つの数値が使用される．脳・脊髄，前頸部と胸部，そしてその他の部位の重症損傷が 4 つのうち 3 つの数値として用いられる．4 番目の数値は，その他のすべての重症でない損傷をまとめたものである．APS のスコアは部位内のすべての AIS のスコアを 2 乗し合計したものの平方根であり，これにより同一部位内に多数の損傷があってもその影響を反映できるようになった．4 つの構成要素の合計を行うことで APS は算出される．

修正 APS (mAPS) は，最近紹介されたもので，4 つの構成要素は，最大 AIS スコアと，特定の身体部位のすべての重症外傷（AIS≧3）の AIS の平方の和の平方根である（**表 B-7**）．これらは mAPS として，4 つの mAPS 構成要素の加重加算により算出される．係数は MTOS（Major Trauma Outcome Study）の 4 つのレベル 1 外傷センター（コントロールサイト）への入院患者のロジスティック回帰分析から導かれる．

AIS で得られたスコアを用いる場合の制限は，費用がかかることである．ICD 分類は，臨床診断を分類するために，ほとんどの病院や医療従事者に広く用いられている．ICD-9CM を AIS の部位と重症度にコンピュータ変換することで，ISS，AP，NISS のスコアが自動計算されるようになった．診療録から AIS のスコアリングができない場合には，ICD-AIS 変換は母集団をもとにした評価を行う際に有用であった．北米以外では ICD-10 が最も広く用いられている．

B.3.5 ICD-based Injury Severity Score (ICISS)

ICD コードされた退院時診断から重症度評価システムを算出することができる．近年 ICD-9 を用いた ICISS が提唱された．これは，個々の ICD 診断に関連した生存比率を掛け合わせることによって算出される．Neural network は ICISS の精度をさらに改善することに取り組んでいる．ICISS は ISS より優れており，TRISS よりも転帰の予測や資源の利用を決定するのに優れていることが示されている．しかし，mAP や AP，NISS スコアは院内死亡率を予測するのに ICISS より有用なようである．

現在，どの解剖学的スコアリングシステムを使用すべきか混乱がある．しかしながら現状では，AIS に基づいたスコアを選択するものとしては NISS が良いであろう．

B.3.6 Organ Injury Scaling System (OIS)

OIS は臓器や身体構造における解剖学的損傷スケールである．OIS の目標は，外傷外科医の共通言語となり，研究を容易にし，質を改善することであるが，患者の転帰と相関するようには設計されていない．OIS の表は American Association for the Surgery of Trauma

表 B-7 mAP スコアの構成要素の定義

構成要素	部位	外傷スケールの簡易重症度
mA	頭部 / 脳	3～6
	脊髄	3～6
mB	胸部	3～6
	後頸部	3～6
mC	その他	3～6

注：mA，mB，mC スコアは，各部位におけるすべての外傷の 2 乗の合計の平方根を用いて導き出される．

（AAST）のウェブサイトまたは，この章の最後にある．

B.3.7 Penetrating Abdominal Trauma Index (PATI)

Mooreらは損傷が穿通性腹部外傷のみである患者に対し，PATIスコアを開発し，術後合併症のハイリスク患者を容易に識別できるようにした．合併症の危険因子は，臓器ごとに決定され，想定される損傷の程度を掛け合わせる．それぞれの因子は1～5に点数化される．各臓器の合併症のリスクは，外傷に関連した術後の合併症発症率に基づき決定された．

損傷の重症度は，1（最軽症）～5（最重症）の範囲でAISを修正し割り当てられる．最終のPATIスコアを含む危険因子から，各臓器のスコアの合計を算出する．PATIスコアが25未満なら合併症のリスクは低いといえるし，10以下であれば合併症は起こらないと推定される．しかし，PATIスコアが25以上であれば，合併症のリスクは高くなる．

114人の腹部銃創のある患者を調べたMooreらの報告によると，PATIスコアが25以上になると劇的に術後合併症のリスクが上昇することが示された．（術後に重篤な合併症をきたしたのは，PATIスコアが25未満の患者では7％であったのに対し，25以上の患者では46％にものぼった．）それ以外の研究でもPATIスコアリングシステムは評価されている．

B.3.8 Revised Injury Severity Classification (RISC) II

初版は2003年のドイツで作成されたトラウマレジストリー（TR-DGU）を基に作成され，現在では2014年に改訂されRISC IIとなった．

初版は，1993年から2000年にTR-GDUに登録された2,000人の患者を対象に作成され，検証した．このスコアには，NISS，頭部外傷，骨盤外傷，年齢，GCS，凝固能，base deficit，ヘモグロビン，心停止，ショック，大量輸血の11項目を用いる．TRISSと同様に，ロジスティック関数：$P(s)=1/(1+e-X)$を用いて予測生存率Psが算出される．比較分析では，入院時の検査所見などを変数に加えるため，RISCはTRISSより予測能が優れていることが示された．2003年以来，RISCはTR-DGUにおいて使用され，病院間の比較や，科学的検証に用いられてきた．

しかし，オリジナルのRISCにも限界があった．欠損した数値は特定のアルゴリズムで置き換えられたが，RISCの予後予測を受けられなかった患者は，登録者の15％以上に増加した．さらに，確認された死亡率は，RISC予後予測より2％も低かった．そのため，最新のデータベースで解析された予後因子の追加が提案され，2013年RISCの改訂が行われた．

RISC IIは年齢や血圧といったよく知られた予後因子や，オリジナルのRISCでも用いられていた因子（base deficit，ヘモグロビン，心停止など）だけでなく，性別や，受傷前のASA，瞳孔径，反応性などの新しい項目も含んでいる．ISSやNISSといった損傷全体の重症度を用いるのではなく，1番目と2番目の，（そして頭部外傷の）AISが用いられている．RISC IIは単独損傷や多発損傷の区別を可能にする．もし単独損傷であった場合，2番目の重症損傷のAISスコアは0となり，その転帰の予後が向上する（2番目の重症損傷の係数はAIS 0～2, 3, 4, 5はそれぞれ+0.2, 0, -0.6, -1.4となる［訳注：原文を修正］）．

RISC IIは欠損データに対する新しい概念を試みている．欠損した数値は入力する必要がなく，そのままで組み入れられるようにした．つまり，いくつかの数値が欠落していても，予測結果に影響しないとしたのである．**表B-8**でみられるように，欠損データの項目のスコアは（？？？で示される）0点となる．受傷機転と年齢は予後予測には必須と考えられたため，欠損

表 B-8　RISC Ⅱの要素

項目	値	係数	項目	値	係数
最も重症の損傷	AIS 3	−0.5	性別	女性	+0.2
	AIS 4	−1.3		男性 / ???	0
	AIS 5	−1.7	外傷前 ASA	1〜2	+0.3
	AIS 6	−2.9		3/???	0
二番目に重症の損傷	AIS 0〜2	+0.2		4	−0.3
	AIS 3	0	受傷機転	鈍的 / ???	0
	AIS 4	−0.6		鋭的	−0.6
	AIS 5	−1.4	GCS 運動機能	正常	+0.6
胸部外傷	AIS 0〜2	0		疼痛部位に屈曲 / ???	0
	AIS 3〜4	−0.1		疼痛部位にこない	−0.4
	AIS 5〜6	−0.8		なし	−0.8
年齢(歳)	1〜5	+1.4	搬入時収縮期血圧	<90	−0.7
	6〜10	+0.6		90〜110/???	0
	11〜54	0		111〜150	+0.3
	55〜59	−0.5		>150	0
	60〜64	−0.8	心肺蘇生	施行	0
	65〜69	−0.9		施行せず	−1.8
	70〜74	−1.2	凝固能(INR)	<1.2	+0.6
	75〜79	−1.9		1.2〜1.4	+0.2
	80〜84	−2.4		1.4〜2.4/???	0
	85 以上	−2.7		>2.4	−0.4
対光反射	迅速	+0.2	ヘモグロビン(g/dL)		
	7.0〜11.9/???	0			
	鈍 / ???	0		<7.0	−0.5
	消失	−1.0	アシドーシス(base deficit)	<6	+0.3
瞳孔径	正常	+0.2		6〜9/???	0
	不同	0		9〜15	−0.4
	両側散大	−0.5		>15	−1.5

注：3.6 からはじまり観察された所見に基づき，係数が加算あるいは減算され，最終スコアが算出される．この数値はロジスティク変換により予測生存率に変換される．正の係数は予後がよいことを示し，負の係数は悪いことを示している．

値としては認められなかった．年齢と AIS コードで示す損傷のリストは，TR-DGU では必須の項目であり，これがないとレジストリのすべての患者に対し予後予測を算出できなくなる．

RISC Ⅱは 2010〜2011 年の間の 30,000 件の外傷症例のデータに基づいており，2012 年のデータは，スコアの検証に用いられた．少なくとも OIS Grade 2(つまり，ISS で少なくとも 4 点)の患者が使用された．RISC Ⅱは**表 B-8** に記載されている．

検証結果や既存のスコア(ISS, TRISS, RISC)との比較により，RISC Ⅱはより多くの患者に適応可能なだけでなく，よりよい閾値設定や(ROC 曲線下面積)，精度(調べられる中では最もよい予測死亡率をもつ)，較正(Hosmer-Lemeshow の適合度検定)を併せもつ．

B.4　依存疾患スコアリングシステム

外傷の転帰に影響を及ぼすいくつかの併存疾患が存在する．

- 肝硬変
- 慢性閉塞性肺疾患（COPD：Chronic obstructive pulmonary disease）
- 先天性凝固障害
- 糖尿病
- 先天性心疾患
- 病的肥満

　特定の併存疾患に比重をおいた評価基準が他の分野では使用されているが（APACHE Ⅱ：Acute Physiology and Chronic Health Evaluation を含む），しかしながら以下のような指標が外傷患者において正当に当てはまるかはこれまで評価されていない．

- Charlson co-morbidity index[16]：一般的に内科領域で使用される．
- TRISSCOM[17]：外傷重症度スコア（TRISS：Trauma and Injury Severity Score）の基準とした年齢55歳を65歳とし，さらに8つの併存疾患を適応させて算出したもの．

B.5 アウトカムの分析

B.5.1 機能的自立度評価（FIM）と機能的認知度評価（FAM）／FIM＋FAM

　機能的自立度評価（Functional Independence Measure：FIM）は世界的に使用される18項目の障害評価の尺度であり，単独でスコアとして使用されるか，機能的認知度評価（Functional Assessment Measure：FAM）を構成する12項目を追加して使用される．FIM＋FAM[18,19]は頭部外傷の患者において障害度の評価のために設定された．この評価法は30の項目について1～7点までの採点基準があり，1点が全介助，7点が完全自立である．スコアリングは2回の評価によって完成され，1回目は入院から7日目から10日目の点数（入院時点数），2回目は

表 B-9　結果変数

GR	回復良好
MD	中等度障害
SD	重度障害
PVS	永続的植物状態
D	死亡

表 B-10　受傷後最初の24時間の所見と予後：Glasgow Outcome Scale と予後の関係

		死亡あるいは脳死（%）	回復良好あるいは中等度障害まで（%）
瞳孔	反射あり	39	50
	反射なし	91	4
眼球運動	正常	33	56
	欠落／不良	90	5
運動反射	正常	36	54
	異常	74	16

退院から7日以内の時点での点数（退院時点数）である．

B.5.2　Glasgow Outcome Scale

　頭部外傷患者において，入院時あるいは入院から24時間以内でのGlasgow Coma Scale（GCS）による意識評価と患者転帰との関連が認められている．グラスゴーアウトカムスケール（Glasgow Outcome Scale：GOS）[22]は頭部外傷患者のために，転帰予測パラメータ（表B-9）を定量化しようという試みである．

　意識障害の程度および神経学的所見が患者転帰と大きく関連することがわかっているが，各々の神経学的所見の精度が低いため，転帰予測への使用に限界がある（表B-10）．

B.5.3　主な外傷における転帰の研究

　1982年，American College of Surgeons, Committee on Trauma（ACSCOT）によって外傷の疫学と患者転帰についての後方視的な多施

設研究である MTOS が開始され，現在も進行中である．

MTOS は外傷患者の予測生存率（Probability of survival：Ps）を算定するために TRISS 法[21]を使用している．Ps は以下の公式によって算出される．

$$P(s) = 1/(1 + e^{-b})$$

e は Euler の定数（約 2.718282）であり，b は $b = b_0 + b_1(\text{RTS}) + b_2(\text{ISS}) + b_3(\text{年齢} > 55\text{歳})$ で規定される．b は MTOS のデータベースからの回帰分析にて算出された係数である（**表 B-11**）．

$P(s)$ は 0（生存の期待なし）から 100％の生存率が期待できる 1.000 までの範囲で判定される．各々の患者の数値は ISS と外傷の生理学的重症度を示す簡便な指標（RTS）の軸によるグラフの中にプロットされる（**図 B-1**）．

図 B-1 の線の傾きは $P(s)$ の 50％を表してい

る．この PRE チャート（PREliminary からきている）は，鈍的外傷対穿通性外傷の比較や，55 歳より上あるいは以下での比較などにおいて利用される．$P(s)$50％のラインより上に座標解析された生存者や，$P(s)$50％のラインより下に座標解析された非生存者は標準には合致せず（統計学的に予期せぬ結果であり），このような患者こそ焦点を当てて調査するに適している．

各々の患者の転帰を分析することに加え，TRISS は研究対象群と MTOS の大規模なデータベースとの比較を可能とする．「Z 解析」は研究対象の転帰が，MTOS のデータから予測されうる転帰と有意に差があるかの判定を可能とする．Z は，$Z = (A - E)/S$ で定義され，A は実際の生存者数，E は予測された生存者数，S は数値を標準正規分布に変換するためのスケール係数である．Z は正か負の値となるが，これはつまり，生存率が TRISS に基づく予測より高いのか低いのかに依存する．1.96 より大きいかあるいは -1.96 より小さい Z 値の場合は，統計学的に有意な予測値からの偏差であることを意味している（$p < 0.05$）．

いわゆる M 解析は，対象とする患者群の外傷重症度の範囲と，主なデータベースのそれ（例えば基準となる患者群）とを比較できるようにする外傷の重症度マッチング法である．M の値が 1 に近ければ近いほど，2 つの群は合致

表 B-11 MTOS のデータベースからの係数

鈍的外傷	穿通性外傷
$b_0 = -1.2470$	-0.6029
$b_1 = 0.9544$	1.1430
$b_2 = -0.0768$	-0.1516
$b_3 = -1.9052$	-2.6676

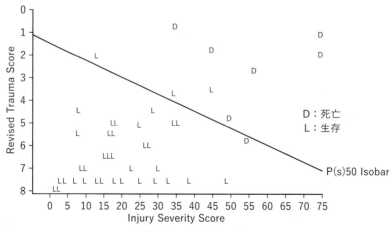

図 B-1 PRE チャート

している．2つの群間で誤差があればあるほど，Z値はよりバイアスを伴った結果となってしまう．このバイアスは大きな誤解を招くおそれがある．例えば低い重症度の外傷患者を多く受け入れている施設は，より重症の患者をより多く受け入れている施設に比べ，誤って標準より優良な治療を提供していると誤解されてしまう．

W解析，あるいは相対転帰スコアは，MTOSから予測された生存患者数に比し，実際の生存者が患者100人あたり何人多いか（あるいは少ないか）を計算するものである．この相対転帰スコアは100%の生存，つまり「完璧な転帰」に対しての実際の値を，W値として算出するために使用される．したがってW値もまた，実際の生存者が予測に比しどれほど多いのか，あるいは少ないのかを的確に解釈させる．これらの相対的な転帰スコアはまた，外傷診療の経時的な向上を測定するために使用することができるかもしれない．

TRISSはこれまで数えきれないほどの研究において使用されてきた．生存あるいは死亡予測としてのこの方法の的確性は，使用される患者データセットにもよるが75から90%とみられ，ほぼ完璧も同然である．

B.5.4 A Severity Characterization of Trauma (ASCOT)

1990年にChampionらによって提唱されたASCOT[22,23)]は，ISSの代わりにAPSを用いて患者の損傷を特徴付けるというスコアリングシステムである．鈍的損傷と穿通性損傷で異なる係数が使用され，ASCOTスコアの公式は次のように定義される．

$$P(s) = 1/(1 + e^{-k})$$

ASCOTの公式に使用される係数を**表B-12**に示す．ASCOT法によるPsの算定は，特に

表B-12 ASCOTの公式による生存予測率に使用するMTOSから算出された係数

K係数	損傷形態	
	鈍的	穿通性
K_1	−1.157	−1.135
K_2 (RTS GCS value)	0.7705	1.0626
K_3 (RTS SBP value)	0.6583	0.3638
K_4 (RTS RR value)	0.281	0.3332
K_5 (APS head region value)	−0.3002	−0.3702
K_6 (APS thoracic region value)	−0.1961	−0.2053
K_7 (APS other serious injury value)	−0.2086	−0.3188
K_8 (age factor)	−0.6355	−0.8365

原書注：APS（Anatomic Profile Score；解剖学的プロファイルスコア），ASCOT（A Severity Characterization of Trauma；外傷の重症特性評価），GCS（Glasgow Coma Scale；グラスゴー意識評価分類），RR（respiratory rate；呼吸回数），RTS（Revised Trauma Score；外傷の生理学的重症度を示す簡便な指標），SBP（systolic blood pressure；収縮期血圧）

穿通性損傷において，TRISS法のそれよりも精度が高いと評価されている．

B.6 外傷評価システム

表B-13に評価システムの比較を示す．

表 B-13 外傷評価システムの比較

評価システム	年	何を予測？	どう算出？	評価範囲/解説	利点	制限
生理的評価システム						
GCS	1987	脳機能 患者生存	刺激に対する最良反応に基づく（開眼，言語，動作）	3/15（無/最低能機能）〜15/15（正常/ほぼ正常脳機能）	単純で算出が容易	最良スコアを用いる必要があり，そうでなければ算出できない
PTS	1988	トリアージの容易化 死亡リスクの評価	6個の生理スコアの合計	2（最良）〜1（最悪）	小児を外傷センターに転送する指標となる	広く用いられていない
RTS	1985	患者生存		0（重度の生理的な破綻）〜7.84（生理的な破綻なし）	患者の生理的評価が可能で，死亡率とよく相関；ICUにおける死亡予測においてTRISSやISSより優れる	病院到着前の保温や鎮静により正確性が左右される
APACHE-II	1985	患者生存と傷病重症度	ICU入室24時間以内の12の生理的測定の最低点に基づく 年齢と慢性的な健康状態も加味	0（死亡リスク非常に低い）〜71（死亡リスク非常に高い）；15以上は中〜高リスクと考えられる	ICUにおける死亡予測においてTRISSとISSより優れる 現在一般にWeb入力で算出	ICU特異的で，Data欠損により制限 算出に時間がかかり複雑
解剖学的評価システム						
AIS	1971	患者生存			損傷の重症度を分類するために作成されたが，死亡の可能性を測定できると評価された	機能的損傷を予想しない
ISS	1974	患者生存	身体を6つの解剖的領域に分割 各々の部位からスコアを得て，上位3つのスコアを2乗し合計,	44のスコアの可能性 1（最軽症）〜75（生存不能）	最も広く用いられている外傷評価スコア AISと患者転帰に関連	生理的な予測なし 同じ領域での2つ以上の損傷が計算されない 複雑
NISS	1997	患者生存	身体領域によらず，3つの最重症AISスコアの2乗の合計	ISSに同じ	1領域に多発した重度の損傷を扱える． ISS, ICISSよりも少し予測能が高い	広くは用いられていない． 複雑
APS	1990	患者生存	AISに基づく 3つの修正版要素を評価 APSを形成するように重みづける	範囲は多岐にわたる 高値ほど悪い予後である	外傷の部位と重症度に基づく	広くは用いられていない． 複雑
ICISS	1996	患者生存	ICD-9コードから直接生存危険比（SRR）を算出	0（生存不能）〜1（生存可能性高い）	AIS/ISSに基づかない 特別な修練不要 ISSを凌ぐ	現在広く用いられていない ICD-9コードのみに基づく 損傷生存より病院生存に影響
ICDMAP-90	1997	損傷重症度	ICD-9退院コードをISS, ISSとAPSに変換	ICD/AISにより変動	ICISSに類似 損傷重症度の保守的な見積もり	広くは用いられていない． ICD-9コードのみに基づく

評価システム	年	何を予測？	どう算出？	評価範囲/解説	利点	制限
TRAIS	2003	患者生存	ICISSと同様であるが、AISコードを用いる	0(生存不能)～1(生存可能性高い)	ICISSに類似 ISS、NISS、APSを凌ぐ	広くは用いられていない
OIS	1987	解剖的損傷	解剖的損傷	1(軽症)～5(重症)、6(致死的)	損傷の重症度を標準化、広く用いられる	単独で用いられた場合は死亡率予測能なし
RISC II	2014	患者生存	ドイツ外傷レジストリに基づく	損傷、年齢、生理所見に基づく多数の変数を用いる	実証された結果と現存するスコアとの比較で、RISC IIが識別能、死亡予測、較正を改善	ドイツ国外では広く用いられていない

併存症評価システム

Charlson	1987	患者生存	19の起こりうる併存症から構成 1年生存率への相対リスクに基づき1～6の重みづけがされる 数値を合算	0(死亡の可能性低い)～37(死亡の可能性高い)	内因性患者のみで実証	外傷特異的でない 外傷患者に一般に用いられない ICD-9コードにのみ適応
TRISSCOM	2004	患者生存	TRISSに類似 年齢による調整(55でなく65歳で二分) 8の併存症変数を追加	0(生存不能)～1(生存可能性大)	高齢者に影響	広くは用いられていない 併存症の重症重みづけなし

転帰に基づく分析

FIM/FAM	2000	脳損傷後の転帰	入院時スコアと退院時スコア	30のポイント 各々1(完全自立)～7(完全依存)	回復と目標設定の客観的評価が可能	占有スコアのため高価；リハビリテーションセンターで広く用いられている
GOS	1975	頭部外傷後の転帰	入院時の昏睡の程度が転帰に関連；定量化への試み	良好な回復～死亡	昏睡の程度が転帰に強く関連する	個人的徴候の正確性が低い
MTOS	1982	生存可能性	RTS、ISS、年齢を示す係数用いた外傷患者のためのISS方法	生存予測値が算出可能	巨大データベースによる症例と、個人や病院での症例と比較可能	算出が複雑

注：AIS(Abbreviated Injury score)APACHE-II(Acute Physiologic and Chronic Health Evaluation II)APS(Anatomic Profile Score)ASCOT(A Severity Characterisation of Trauma)Charlson〔Charlson Comorbidity Index (CCI)〕FIM(Functional Independence Measure)FAM(Functional Assessment Measure)GCS(Glasgow Coma Scale)GOS(Glasgow Outcome Scale)ICDMAP-90(International Classification of Disease 'map' — 1990)ICISS(International Classification of Disease Injury Severity Score)ISS(Injury Severity Score)MTOS(Major Trauma Outcome Study)NISS(New Injury Severity Score)OIS(American Association for the Surgery of Trauma Organ Injury Scale)PTS(Paediatric Trauma Score)RISC II(Revised Injury Severity Classification II)RTS(Revised Trauma Score)TRAIS(Trauma Registry Abbreviated Injury Score)TRISS(Trauma and Injury Severity Score)TRISSCOM(Trauma and Injury Severity Score Comorbidity).
(Becher RD, Meredith JW, Kilgo P, in Mattox KL, Moore EE, Feliciano DV, Eds., *Trauma*, 7th ed., McGraw-Hill, New York, NY, 80-82, 2012より許諾を得て転載)

B.7 臓器特異的損傷分類

表 B-14 から表 B-45 は臓器特異的臓器損傷分類を表している[12, 26-32].

- 表 B-14　頸部血管損傷分類
- 表 B-15　胸壁損傷分類
- 表 B-16　心損傷分類
- 表 B-17　肺損傷分類
- 表 B-18　胸部血管損傷分類
- 表 B-19　横隔膜損傷分類
- 表 B-20　脾損傷分類
- 表 B-21　肝損傷分類
- 表 B-22　肝外胆管損傷分類
- 表 B-23　膵損傷分類
- 表 B-24　食道損傷分類
- 表 B-25　胃損傷分類
- 表 B-26　十二指腸損傷分類
- 表 B-27　小腸損傷分類
- 表 B-28　結腸損傷分類
- 表 B-29　直腸損傷分類
- 表 B-30　腹部血管損傷分類
- 表 B-31　副腎損傷分類
- 表 B-32　腎損傷分類
- 表 B-33　尿管損傷分類
- 表 B-34　膀胱損傷分類
- 表 B-35　尿道損傷分類
- 表 B-36　子宮（非妊娠）損傷分類
- 表 B-37　子宮（妊娠）損傷分類
- 表 B-38　卵管損傷分類
- 表 B-39　卵巣損傷分類
- 表 B-40　腟損傷分類
- 表 B-41　会陰部損傷分類
- 表 B-42　精巣損傷分類
- 表 B-43　陰嚢損傷分類
- 表 B-44　陰茎損傷分類
- 表 B-45　末梢血管損傷分類

表における International Classification of Diseases コードは ICD9-CM および ICD-10, 2015 版に準拠し，AIS コードは米国自動車医学振興協会（American Association for the Advancement of Automotive Medicine：AAAM）による AIS 2005（2008 Update 版）に準拠している[6].

ICD-10 の中で必要な箇所における 5 桁目の表記は以下に拠っている．
- 閉鎖性損傷：0
- 開放性損傷：1

表 B-14 頸部血管損傷分類

Grade*	損傷内容	ICD-9	ICD-10	AIS-2005
I	甲状腺静脈	900.8	S15.8	
	総顔面静脈	900.8	S15.8	
	外頸静脈	900.81	S15.2	1〜3
	無名動静脈の枝	900.9	S15.9	
II	外頸動脈の枝(上行咽頭動脈,上甲状腺動脈,舌動脈,顔面動脈,上顎骨動脈,後頭動脈,後耳介動脈)	900.8	S15.0	1〜3
	甲状頸動脈あるいは第1分枝	900.8	S15.8	1〜3
	内頸静脈	900.1	S15.3	1〜3
III	外頸動脈	900.02	S15.0	2〜3
	鎖骨下静脈	901.3	S25.3	3〜4
	椎骨動脈	900.8	S15.1	2〜4
IV	総頸動脈	900.01	S15.0	3〜5
	鎖骨下動脈	901.1	S25.1	3〜4
V	内頸動脈(頭蓋外)	900.03	S15.0	3〜5

* GradeIIIあるいはIVの血管損傷のうち血管外周の50%以上の損傷がある場合は1 Grade上げる. GradeIVあるいはVの損傷のうち血管外周の25%より満たない場合は1 Grade下げる.
(Moore EE, Malangoni MA, Cogbill TH, Peterson NE, Champion HR, Shackford SR, *J Trauma*, 41, 523-524, 1996より許諾を得て転載)

表 B-15 胸壁損傷分類

Grade*	損傷形態	損傷内容	ICD-9	ICD-10	AIS-2005
I	打撲/挫傷	サイズは問わない	911.0/922.1	S20.2	1
	裂傷	皮膚あるいは皮下組織	875.0	S20.4	1
	骨折	3本より少ない閉鎖性肋骨骨折	807.01/807.02	S22.3	1〜2
		転位のない閉鎖性鎖骨骨折	810.00/810.03	S42.0	2
II	裂傷	皮膚,皮下組織と筋層に及ぶ裂傷	875.1	S20.4	2
	骨折	隣接3肋骨以上の閉鎖性肋骨骨折	807.03/807.08	S22.4	1
		開放あるいは転位のある鎖骨骨折	810.10/810.13	S42.0	2〜3
		転位のない閉鎖性胸骨骨折	807.2	S22.2	2
		開放性あるいは閉鎖性肩甲骨体部骨折	811.00/811.18	S42.1	2
III	裂傷	胸部(胸郭)前壁の開放創	862.29	S21.1	2
		胸部(胸郭)後壁の開放創	862.29	S21.2	2
	骨折	開放性あるいは転位を伴う胸骨骨折	807.2	S22.2	2
		動揺性胸骨骨折	807.3	S22.2	2
		片側の動揺胸郭(肋骨骨折3本より少ない)	807.4	S22.5	3〜4
IV	裂傷	肋骨骨折を伴う胸壁組織剥離	807.10/807.18	S22.8	4
	骨折	片側の動揺胸郭(肋骨骨折3本以上)	807.4	S22.5	3〜4
V	骨折	両側の動揺胸郭(両側に肋骨骨折3本以上)	807.4	S22.5	5

*両側性の損傷の場合は1 Grade上げる.
注:このスケールは胸壁損傷に限定されたものであり,胸腔内臓器や腹腔内臓器の関連損傷は加味されていない. そのため,上部あるいは下部,前方あるいは後方などの詳細な内容説明は考慮されておらず,またGradeVIに関しても割愛した. 具体的には,胸部挟圧は用語としては使用されない. 代わりに,骨折や軟部組織損傷の部位や範囲をGradeの定義に使用した.
(Moore EE, Cogbill TH, Jurkovich GJ, *J Trauma*, 33, 337-338, 1992より許諾を得て転載)

表 B-16 心損傷分類

Grade*	損傷内容	ICD-9	ICD-10	AIS-2005
I	軽度の心電図変化を伴う鈍的心損傷(非特異的 ST 変化あるいは T 波変化,上室性あるいは心室性期外収縮あるいは継続する洞性頻脈)	861.01	S26.0	3
	心損傷,心タンポナーデ,心嚢ヘルニアを伴わない鈍的あるいは穿通性心膜損傷			
II	心不全を伴わず,伝導ブロック(右脚あるいは左脚,左脚前枝あるいは房室ブロック)を伴う鈍的心損傷あるいは虚血性変化(ST 低下あるいは T 波反転化)を伴う鈍的心損傷	861.01	S26.0	3
	心内膜まで到達せず,タンポナーデを伴わない接線方向への穿通性心筋損傷	861.12	S26.0	3
III	持続する心室頻拍(6 拍/分以上)あるいは多形成性心室頻拍を伴う鈍的心損傷	861.01	S26.0	3~4
	心不全の合併はないが,中隔穿孔,肺動脈弁あるいは三尖弁閉鎖不全,乳頭筋不全,遠位冠動脈の閉塞を伴う鈍的あるいは穿通性心損傷	861.01	S26.0	3~4
	心臓ヘルニアを伴う鈍的心膜裂傷	861.01	S26.0	3~4
	心不全を伴う鈍的心損傷	861.01	S26.0	3~4
	心内膜まで到達し,タンポナーデを伴う接線方向への穿通性心筋損傷	861.12	S26.0	3
IV	心不全の合併を併発し中隔穿孔,肺動脈弁あるいは三尖弁閉鎖不全,乳頭筋不全,遠位冠動脈の閉塞を伴う鈍的あるいは穿通性心損傷	861.12	S26.0	3
	大動脈弁あるいは僧帽弁閉鎖不全を伴う鈍的あるいは穿通性心損傷	861.03	S26.0	5
	右室あるいは左右心房損傷を伴う鈍的あるいは穿通性心損傷	861.03	S26.0	5
V	近位冠動脈閉塞を伴う鈍的あるいは穿通性心損傷	861.03	S26.0	5
	左室穿破を伴う鈍的あるいは穿通性心損傷	861.13	S26.0	5
	右室あるいは左右心房の 50%未満の組織欠損を伴う星状傷	861.03	S26.0	5
VI	鈍的心破裂,あるいは各室の 50%以上の組織欠損を伴う穿通性心損傷	861.13	S26.0	6

*単室あるいは多室に複数の損傷が存在する場合は 1 Grade 上げる
注:ICD-10 では,以下を追加項目としている. 0 =胸腔への開放創が存在しない. 1 =胸腔への開放創が存在する.
(Moore EE, Malangoni MA, Cogbill TH, et al., *J Trauma*, 36, 299-300, 1994 より許諾を得て転載)

表 B-17 肺損傷分類

Grade*	損傷形態	損傷内容	ICD-9	ICD-10	AIS-2005
I	挫傷	片側1葉未満	861.12/861.31	S27.3	3
II	挫傷	片側1葉	861.20/861.30	S27.3	3
	裂傷	単純性気胸	860.0/1/4/5	S27.0	3
III	挫傷	片側1葉を超える	861.20/861.30	S27.3	3
	裂傷	末梢からエアリークの継続する(72時間以上)裂傷	860.0/1/4/5	S27.3	3〜4
	血腫	拡大傾向のない実質内血腫	862.0/861.30	S27.3	
IV	裂傷	(エアリークを伴う)広範な(部分的あるいは葉性)裂傷	862.21/861.31	S27.4	4〜5
	血腫	拡大傾向の実質内血腫		S25.4	
	血管	肺内血管の主要枝の途絶	901.40	S25.4	3〜5
V	血管	肺門部血管の途絶	901.41/901.42	S25.4	4
VI	血管	肺門部完全離断	901.41/901.42	S25.4	4

* GradeIIIまでの損傷で両側損傷の場合は1 Grade上げる.
注:血胸は胸部血管損傷分類に準じて分類される.
ICD-10では,以下の分類を追加する.0＝胸腔内への開放創を伴わない.1＝胸腔内への開放創を伴う.
(Moore EE, Malangoni MA, Cogbill TH, et al., *J Trauma*, 36, 299-300, 1994 より許諾を得て転載)

表 B-18 胸部血管損傷分類

Grade*	損傷内容	ICD-9	ICD-10	AIS-2005
I	肋間動静脈	901.81	S25.5	2〜3
	内胸動静脈	901.82	S25.8	2〜3
	気管支動静脈	901.89	S25.4	2〜3
	食道動静脈	901.9	S25.8	2〜3
	半奇静脈	901.89	S25.8	2〜3
	その他の不特定動静脈	901.9	S25.9	2〜3
II	奇静脈	901.89	S25.8	2〜3
	内頸静脈	900.1	S15.3	2〜3
	鎖骨下静脈	901.3	S25.3	3〜4
	無名静脈	901.3	S25.3	3〜4
III	頸動脈	900.01	S15.0	3〜5
	無名動脈	901.1	S25.1	3〜4
	鎖骨下動脈	901.1	S25.1	3〜4
IV	胸部下行大動脈	901.0	S25.0	4〜5
	下大静脈（胸腔内）	902.10	S35.1	3〜4
	肺実質内主要動脈分枝	901.41	S25.4	3
	肺実質内主要静脈分枝	901.42	S25.4	3
V	胸部上行あるいは弓部大動脈	901.0	S25.0	5
	上大静脈	901.2	S25.2	3〜4
	肺動脈主幹部	901.41	S25.4	4
	肺静脈主幹部	901.42	S25.4	4
VI	胸部大動脈あるいは肺門部大血管の完全離断	901.0	S25.0	5
	肺門部離断	901.41/901.42	S25.4	5

* Grade III あるいは IV の損傷のうち血管外周の 50% を超える損傷の場合は 1 Grade 上げる．Grade IV の損傷のうち，血管外周の 25% に満たない損傷の場合は 1 Grade 下げる．
（Moore EE, Malangoni MA, Cogbill TH, et al., *J Trauma*, 36, 299-300, 1994 より許諾を得て転載）

表 B-19 横隔膜損傷分類

Grade*	損傷内容	ICD-9	ICD-10	AIS-2005
I	挫傷	862.0	S27.8	2
II	2 cm 未満の裂傷	862.1	S27.8	3
III	2〜10 cm の裂傷	862.1	S27.8	3
IV	組織欠損が 25 cm^2 以下であるが 10 cm を超える裂傷	862.1	S27.8	3
V	組織欠損が 25 cm^2 を超える裂傷	862.1	S27.8	3

* Grade III までの損傷で両側損傷の場合は 1 Grade 上げる．
（Moore EE, Malangoni MA, Cogbill TH, et al., *J Trauma*, 36, 299-300, 1994 より許諾を得て転載）

表 B-20　脾損傷分類

Grade*	損傷形態	損傷内容	ICD-9	ICD-10	AIS-2005
I	血腫	被膜下，表面積の 10% 未満	865-01/865.11	S36.0	2
	裂傷	被膜の亀裂，実質の深さは 1 cm 未満	865.02/865.12	S36.0	2
II	血腫	被膜下，表面積の 10〜50%；実質内の直径 5 cm 未満	865.01/865.11	S36.0	2
	裂傷	被膜の亀裂，実質の深さは 1〜3 cm で脾柱脈管は含まない	865.02/865.12	S36.0	2
III	血腫	被膜下，表面積の 50% 以上あるいは拡大傾向；被膜の破裂あるいは実質の破裂を実質内血腫；5 cm 以上あるいは拡大傾向の実質内血腫	865.03	S36.0	3
	裂傷	実質の深さが 3 cm 以上あるいは脾柱脈管を含む	865.03	S36.0	3
IV	裂傷	脾臓の 25% 以上の血流途絶を伴う脾部分あるいは脾門部損傷	865.13	S36.0	4
V	裂傷	完全脾臓粉砕	865.04	S36.0	5
	血管	血流途絶を伴う脾門部血管損傷	865.14	S36.0	5

* Grade III までの損傷で両側損傷の場合は 1 Grade 上げる．
注：ICD-10 では，以下の分類を追加する．0＝腹腔内への開放創を伴わない．1＝腹腔内への開放創を伴う．
(Moore EE, Cogbill TH, Jurkovich GJ, Shackford SR, Malangoni MA, Champion HR, *J Trauma*, 38, 323-324, 1995 より許諾を得て転載)

表 B-21　肝損傷分類

Grade*	損傷形態	損傷の解説	ICD-9	ICD-10	AIS-2005
I	血腫	被膜下，表面積の 10% 未満	864.01/864.11	S36.1	2
	裂傷	被膜の裂傷，実質の深さ 1 cm 未満	864.02/864.12	S36.1	2
II	血腫	被膜下，表面積の 10〜50%；実質の直径 10 cm 未満	864.01/864.11	S36.1	2
	裂傷	被膜の裂傷，実質の深さ 1〜3 cm，長さ 10 cm 未満	864.03/864.13	S36.1	2
III	血腫	被膜か，表面積の 50% 以上または被膜か実質の破裂	864.04/864.14	S36.1	3
		血腫，実質内血腫が 1 cm 以上または拡大している			
	裂傷	実質の深さ 3 cm 以上	864.04/864.14	S36.1	3
IV	裂傷	肝葉の 25〜75% または同一葉内で 1〜3 の Couinaud の区域を含む実質の破裂	864.04/864.14	S36.1	4
V	裂傷	肝葉の 75% 以上または同一葉内で 3 つ以上の Couinaud の区域を含む実質の破裂	864.04/864.14	S36.1	5
VI	血管	肝周囲静脈損傷；例：肝後面下大静脈 / 中心部主要肝静脈	864.04/864.14	S36.1	5
	血管	肝臓の断裂	864.04/864.14	S36.1	5

* Grade III までは多発損傷の場合 1 Grade 上げる
注：ICD-10 では，以下の分類を追加する．0＝腹腔内への開放創を伴わない．1＝腹腔内への開放創を伴う．
(Moore EE, Cogbill TH, Jurkovich GJ, Shackford SR, Malangoni MA, Champion HR, *J Trauma*, 38, 323-324, 1995 より許諾を得て転載)

表 B-22　肝外胆管損傷分類

Grade*	損傷の解説	ICD-9	ICD-10	AIS-2005
I	胆嚢挫傷 / 血腫	868.02	S36.1	2
	門脈三管挫傷	868.02	S36.1	2
II	胆嚢の部分的な肝床からの剥離；胆嚢管損傷なし	868.02	S36.1	2
	胆嚢の裂傷また穿孔	868.12	S36.1	2
III	胆嚢の完全な肝床からの剥離	868.02	S36.1	3
	胆嚢管の裂傷	868.12	S36.1	3
IV	部分的 / 完全右肝管裂傷	868.12	S36.1	3
	部分的 / 完全左肝管裂傷	868.12	S36.1	3
	部分的な総肝管裂傷(50％未満)	868.12	S36.1	3
	部分的な総胆管裂傷(50％未満)	868.12	S36.1	3
V	総肝管の 50％以上の横断	868.12	S36.1	3〜4
	総胆管の 50％以上の横断	868.12	S36.1	3〜4
	左右の肝管損傷の複合	868.12	S36.1	3〜4
	十二指腸／膵内胆管損傷	868.12	S36.1	3〜4

* Grade III までは多発損傷の場合は 1 Grade 上げる
注：ICD-10 では，以下の分類を追加する．0 ＝腹腔内への開放創を伴わない．1 ＝腹腔内への開放創を伴う．
(Moore EE, Jurkovich GJ, Knudson MM, et al., *J Trauma*, 39:1069-1070, 1995 より許諾を得て転載)

表 B-23　膵損傷分類

Grade*	損傷形態	損傷の解説	ICD-9	ICD-10	AIS-2005
I	血腫	膵管損傷のない小さな挫傷	863.81/863.84	S36.2	2
	裂傷	膵管損傷のない表層の裂傷	863.81/863.84	S36.2	2
II	血腫	膵管損傷や組織欠損のない大きな挫傷	863.81/863.84	S36.2	2
	裂傷	膵管損傷や組織欠損のない大きな裂傷	863.92/863.94	S36.2	3
III	裂傷	遠位離断または膵管損傷を伴う実質損傷	863.91	S36.2	3
IV	裂傷	近位離断または膨大部を含む実質損傷	863.91	S36.2	4
V	裂傷	膵頭部の広範囲の破裂		S36.2	5

* Grade III までは多発損傷の場合は 1 Grade 上げる
注：ICD-10 では，以下の分類を追加する．0 ＝腹腔内への開放創を伴わない．1 ＝腹腔内への開放創を伴う．
863.51, 863.91: 膵頭部 ; 863.99, 862.92: 膵体部 ; 863.83, 863.93: 膵尾部．膵近位とは上腸間膜動脈の右側．
(Moore EE, Cogbill TH, Malangoni MA, Jurkovich GJ, Shackford SR, Champion HR, *J Trauma*, 30, 1427-1429, 1990 より許諾を得て転載)

表 B-24　食道損傷分類

Grade*	損傷形態	損傷の解説	ICD-9	ICD-10	AIS-2005
I	挫傷	挫傷／血腫（頸部食道）	862.22/826.32	S10.0	2
		挫傷／血腫（胸部食道）	862.22/826.32	S27.8	3
		挫傷／血腫（腹部食道）	862.22/862.32	S36.8	3
II	裂傷	非貫通性の裂傷	862.22/826.32	S10.0/S27.8/S36.8	4
III	裂傷	全周の50％未満の裂傷	862.22/826.32	S10.0/S27.8/S36.8	4
IV	裂傷	全周の50％以上の裂傷	862.22/826.32	S10.0/S27.8/S36.8	5
V	組織欠損	分節状の欠損または2cm未満の血流障害	862.22/826.32	S10.0/S27.8/S36.8	5
	組織欠損	分節状の欠損または2cm以上の血流障害	862.22/826.32	S10.0/S27.8/S36.8	

* Grade III までは多発損傷の場合は1 Grade 上げる
注：ICD-10では，以下の分類を追加する．0＝胸腔あるいは腹腔内への開放創を伴わない．1＝胸腔あるいは腹腔内への開放創を伴う．S10.0: 頸部食道；S27.8: 胸部食道；S36.8: 腹部食道．
(Moore EE, Cogbill TH, Malangoni MA, Jurkovich GJ, Shackford SR, Champion HR, *J Trauma*, 30, 1427-1429, 1990 より許諾を得て転載)

表 B-25　胃損傷分類

Grade*	損傷形態	損傷の解説	ICD-9	ICD-10	AIS-2005
I	挫傷	挫傷／血腫	863.0/863.1	S36.3	2
	裂傷	非貫通性の裂傷	863.0/863.1	S36.3	2
II	裂傷	胃食道接合部または幽門部の2cm未満の裂傷	863.0/863.1	S36.3	3
		噴門側1/3で5cm未満の裂傷	863.0/863.1	S36.3	3
		幽門側2/3で10cm未満の裂傷	863.0/863.1	S36.3	3
III	裂傷	胃食道接合部または幽門部の2cm以上の裂傷	863.0/863.1	S36.3	3
		噴門側1/3で5cm以上の裂傷	863.0/863.1	S36.3	3
		幽門側2/3で10cm以上の裂傷	863.0/863.1	S36.3	3
IV	組織欠損	胃の2/3未満の組織欠損または血流障害	863.0/863.1	S36.3	4
V	組織欠損	胃の2/3以上の組織欠損または血流障害	863.0/863.1	S36.3	4

* Grade III までは多発損傷の場合は1 Grade 上げる
注：ICD-10では，以下の分類を追加する．0＝腹腔内への開放創を伴わない．1＝腹腔内への開放創を伴う．
(Moore EE, Cogbill TH, Malangoni MA, Jurkovich GJ, Shackford SR, Champion HR, *J Trauma*, 30, 1427-1429, 1990 より許諾を得て転載)

表 B-26　十二指腸損傷分類

Grade*	損傷形態	損傷の解説	ICD-9	ICD-10	AIS-2005
I	血腫	十二指腸の1区分を含む	863.21	S36.4	2
	裂傷	非貫通性の裂傷，穿孔なし	863.21	S36.4	3
II	血腫	2区分以上を含む	863.21	S36.4	2
	裂傷	全周の50%未満の破裂	863.31	S36.4	4
III	裂傷	D2における全周の50〜75%の破裂	863.31	S36.4	4
		D1, 3, 4における全周の50〜100%の破裂	863.31	S36.4	4
IV	裂傷	D2における全周の75%以上の破裂	863.31	S36.4	5
		乳頭あるいは遠位総胆管を含む	863.31	S36.4	5
V	裂傷	膵十二指腸部の広範囲の破裂	863.31	S36.4	5
	血管	十二指腸の血流障害	863.31	S36.4	5

* GradeIIIまでは多発損傷の場合は1 Grade 上げる
注：ICD-10では，以下の分類を追加する．0＝腹腔内への開放創を伴わない．1＝腹腔内への開放創を伴う．
D1：十二指腸の第1区分，D2：十二指腸の第2区分，D3：十二指腸の第3区分，D4：十二指腸の第4区分．
（Moore EE, Cogbill TH, Malangoni MA, Jurkovich GJ, Shackford SR, Champion HR, *J Trauma*, 30, 1427-1429, 1990 より許諾を得て転載）

表 B-27　小腸損傷分類

Grade*	損傷形態	損傷の解説	ICD-9	ICD-10	AIS-2005
I	血腫	血流障害のない挫傷または血腫	863.20	S36.4	2
	裂傷	非貫通性の裂傷，穿孔なし	863.20	S36.4	2
II	裂傷	全周の50%未満の裂傷	863.30	S36.4	3
III	裂傷	全周の50%以上の裂傷で離断のないもの	863.30	S36.4	3
IV	裂傷	小腸の離断	863.30	S36.4	4
V	裂傷	分節状の組織欠損を伴う小腸の離断	863.30	S36.4	4
	血管	区域性血流障害	863.30	S36.4	4

* GradeIIIまでは多発損傷の場合は1 Grade 上げる
注：ICD-10では，以下の分類を追加する．0＝腹腔内への開放創を伴わない．1＝腹腔内への開放創を伴う．
（Moore EE, Cogbill TH, Malangoni MA, Jurkovich GJ, Shackford SR, Champion HR, *J Trauma*, 30, 1427-1429, 1990 より許諾を得て転載）

表 B-28 結腸損傷分類

Grade*	損傷形態	損傷の解説	ICD-9	ICD-10	AIS-2005
I	血腫	血流障害のない挫傷または血腫	863.40-863.44	S36.5	2
	裂傷	非貫通性の裂傷，穿孔なし	863.40-863.44	S36.5	2
II	裂傷	全周の50％未満の裂傷	863.50-863.54	S36.5	3
III	裂傷	全周の50％以上の裂傷で離断のないもの	863.50-863.54	S36.5	3
IV	裂傷	結腸の離断	863.50-863.54	S36.5	4
V	裂傷	分節状の組織欠損を伴う結腸の離断	863.50-863.54	S36.5	4

＊GradeIIIまでは多発損傷の場合は1 Grade上げる
注：ICD-9では，863.40/863.50：結腸，部位不詳，863.41/863.51：上行結腸，863.42/863.52：横行結腸，863.43/863.53：下行結腸，863.44/863.54：S状結腸．ICD-10では，以下の分類を追加する．0＝腹腔内への開放創を伴わない．1＝腹腔内への開放創を伴う．
(Moore EE, Cogbill TH, Malangoni MA, Jurkovich GJ, Shackford SR, Champion HR, *J Trauma*, 30, 1427-1429, 1990 より許諾を得て転載)

表 B-29 直腸損傷分類

Grade*	損傷形態	損傷の解説	ICD-9	ICD-10	AIS-2005
I	血腫	血流障害のない挫傷または血腫	863.45	S36.6	2
	裂傷	非貫通性の裂傷し	863.45	S36.6	2
II	裂傷	全周の50％未満の裂傷	863.55	S36.6	3
III	裂傷	全周の50％以上の裂傷	863.55	S36.6	4
IV	裂傷	会陰部に進展する全層性裂傷	863.55	S36.6	5
V	血管	血流障害の区域	863.55	S36.6	5

＊GradeIIIまでは多発損傷の場合は1 Grade上げる
注：ICD-10では，以下の分類を追加する．0＝腹腔内への開放創を伴わない．1＝腹腔内への開放創を伴う．
(Moore EE, Cogbill TH, Malangoni MA, Jurkovich GJ, Shackford SR, Champion HR, *J Trauma*, 30, 1427-1429, 1990 より許諾を得て転載)

表 B-30　腹部血管損傷分類

Grade*	損傷の解説	ICD-9	ICD-10	AIS-2005
I	上腸間膜動脈/静脈の名のない分枝	902.20/.39	S35.2	NS
	下腸間膜動脈/静脈の名のない分枝	902.27/.32	S35.2	NS
	横隔動脈/静脈	902.89	S35.8	NS
	腰動脈/静脈	902.89	S35.8	NS
	精巣動脈/静脈	902.89	S35.8	NS
	卵巣動脈/静脈	902.81/902.82	S35.8	NS
	その他の名のない小さな動脈/静脈で結紮を要するもの	902.80	S35.9	NS
II	右/左/総肝動脈	902.22	S35.2	3
	脾動脈/静脈	902.23/902.34	S35.2	3
	右/左胃動脈	902.21	S35.2	3
	胃十二指腸動脈	902.24	S35.2	3
	下腸間膜動脈/静脈の主幹部	902.27/902.32	S35.2	3
	上腸間膜動脈の名のある第1分枝(例：回結腸動脈)または腸間膜静脈	902.26/902.31	S35.2	3
	その他の名のある腹腔内血管で結紮や修復を要するもの	902.89	S35.8	3
III	上腸間膜静脈，主管部または第1区域枝	902.31	S35.3	3
	腎動脈・静脈	902.41/902.42	S35.4	3
	腸骨動脈/静脈	902.53/902.54	S35.5	3
	内腸骨動脈	902.51/902.52	S35.5	3
	腎下部下大静脈	902.10	S35.1	3
IV	上腸間膜動脈主幹部	902.25	S35.2	3
	腹腔動脈主幹部	902.24	S35.2	3
	腎上部，肝下部下大静脈	902.10	S35.1	3
	腎下部大動脈	902.00	S35.0	4
V	門脈	902.33	S35.3	3
	肝実質外肝静脈単独	902.11	S35.1	3
	肝実質外肝静脈＋肝臓	902.11	S35.1	5
	肝後面または肝上部下大静脈	902.19	S35.1	5
	腎上部，横隔膜下行大動脈	902.00	S35.0	4

*この分類システムは実質外血管損傷に適応される．臓器実質から2cm以内の血管損傷の場合は，臓器特異的スケールを参照．血管全周の50%以上を含むGrade III，IVの損傷が複数ある場合はGrade 1つ上げる．Grade IV，Vで血管全周の25%未満の場合はGrade 1つ下げる．
注：ICD-10では，以下の分類を追加する．0＝腹腔内への開放創を伴わない．1＝腹腔内への開放創を伴う．NS：not scored.
(Moore EE, Cogbill TH, Jurkovich GJ, *J Trauma*, 33, 337-338, 1992 より許諾を得て転載)

表 B-31　副腎損傷分類

Grade*	損傷の解説	ICD-9	ICD-10	AIS-2005
I	挫傷	868.01/.11	S37.9	1
II	皮質のみを含む裂傷（2 cm 未満）	868.01/.11	S37.8	1
III	髄質に進展する裂傷（2 cm 以上）	868.01/.11	S37.8	2
IV	50％以上の実質破裂	868.01/.11	S37.8	2
V	全実質の破裂（広範囲の実質内出血を含む）血流供給からの離断	868.01/.11	S37.8	3

*両側の場合は Grade V まで 1 Grade 上げる．
注：ICD-10 では，以下の分類を追加する．0 ＝腹腔内への開放創を伴わない．1 ＝腹腔内への開放創を伴う．
〔Moore EE, Malangoni MA, Cogbill TH, Peterson NE, Champion HR, Shackford SR. Organ Injury Scaling VII: Cervical Vascular, Peripheral Vascular, Adrenal, Penis, Testis and Scrotum. *J Trauma*: 1996; 41(3):523-4 より許諾を得て転載〕

表 B-32　腎損傷分類

Grade*	損傷形態	損傷の解説	ICD-9	ICD-10	AIS-2005
I	挫傷	顕微鏡的または肉眼的血尿，泌尿器科的検査は正常	866.00/866.01	S37.0	2
	血腫	被膜下，実質裂傷なく拡大なし	866.01	S37.0	2
II	血腫	腎後腹膜に限局する，拡大なき腎周囲血腫	866.01	S37.0	2
	裂傷	尿漏出を伴わず腎皮質の実質深度 1 cm 未満	866.11	S37.0	2
III	裂傷	腎杯裂や尿漏出を伴わず腎皮質の実質深度 1 cm 以上	866.11	S37.0	3
IV	裂傷	腎皮質を貫通し髄質や腎杯に進展した実質裂傷	866.02/866.12	S37.0	4
	血管	制御内の出血を伴う主腎動脈/静脈損傷	866.03/866.11	S37.0	4
V	裂傷	腎臓の完全な粉砕	866.04/866.14	S37.0	5
	血管	腎血流障害をきたす腎門部の離断	866.13	S37.0	5

* Grade III までは両側の場合は 1 Grade 上げる
注：ICD-10 では，以下の分類を追加する．0 ＝腹腔内への開放創を伴わない．1 ＝腹腔内への開放創を伴う．
（Moore EE, Shackford SR, Pachter HL, et al., *J Trauma*, 9, 1664-1666, 1989 より許諾を得て転載）

表 B-33　尿管損傷分類

Grade*	損傷形態	損傷の解説	ICD-9	ICD-10	AIS-2005
I	血腫	血流障害のない挫傷または血腫	867.2/867.3	S37.1	2
II	裂傷	50％未満の断裂	867.2/867.3	S37.1	2
III	裂傷	50％以上の断裂	867.2/867.3	S37.1	3
IV	裂傷	2 cm 未満の血流障害を伴う完全断裂	867.2/867.3	S37.1	3
V	裂傷	2 cm 以上の血流障害を伴う離断	867.2/867.3	S37.1	3

* Grade III までは両側の場合は 1 Grade 上げる
注：ICD-10 では，以下の分類を追加する．0 ＝腹腔内への開放創を伴わない．1 ＝腹腔内への開放創を伴う．
（Moore EE, Cogbill TH, Jurkovich GJ, *J Trauma*, 33, 337-338, 1992 より許諾を得て転載）

表 B-34 膀胱損傷分類

Grade*	損傷形態	損傷の種類	ICD-9	ICD-10	AIS-2005
I	血腫	挫傷，壁内血腫	867.0/867.1	S37.2	2
	裂傷	非全層性	867.0/867.1	S37.2	3
II	裂傷	腹膜外膀胱壁裂傷＜2 cm	867.0/867.1	S37.2	4
III	裂傷	腹膜外（≧2 cm）または腹腔内（＜2 cm）の膀胱壁裂傷	867.0/867.1	S37.2	4
IV	裂傷	腹腔内膀胱壁裂傷≧2 cm	867.0/867.1	S37.2	4
V	裂傷	膀胱頸部または尿道口（膀胱三角）まで広がる腹腔内もしくは腹腔外膀胱壁裂傷	867.0/867.1	S37.2	4

* GradeⅢまでの複数の損傷では Grade を 1 つ上げる．
注：ICD-10 では補助文字を使用：0 は骨盤腔へ達する開放創を合併しないもの，1 は骨盤腔へ達する開放創を合併しないもの．
(Moore EE, Cogbill TH, Jurkovich GJ, *J Trauma*, 33, 337-338, 1992 より許諾を得て転載)

表 B-35 尿道損傷分類

Grade*	損傷形態	損傷の種類	ICD-9	ICD-10	AIS-2005
I	挫傷	肉眼的血尿；尿管造影では異常なし	867.0/867.1	S37.3	2
II	伸展損傷	尿管造影で尿管外漏出像を伴わない尿道伸展	867.0/867.1	S37.3	2
III	部分断裂	尿管造影で損傷部位からの尿管外漏出像を伴うが膀胱までの流出を認めるもの	867.0/867.1	S37.3	2
IV	完全断裂	尿管造影で損傷部位からの尿管外漏出像を認め，膀胱の描出がみられないもの	867.0/867.1	S37.3	3
V	完全断裂	2 cm 以上分離した完全断裂もしくは前立腺や腟に損傷が広がるもの	867.0/867.1	S37.3	4

* GradeⅢまでの両側の損傷では Grade を 1 つ上げる．
注：ICD-10 では補助文字を使用：0 は骨盤腔へ達する開放創を合併しないもの，1 は骨盤腔へ達する開放創を合併しないもの．
(Moore EE, Cogbill TH, Jurkovich GJ, *J Trauma*, 33, 337-338, 1992 より許諾を得て転載)

表 B-36 子宮（非妊娠）損傷分類

Grade*	損傷の種類	ICD-9	ICD-10	AIS-2005
I	挫傷／血腫	867.4/867.5	S37.6	2
II	表在性裂傷（＜1 cm）	867.4/867.5	S37.6	2
III	深在性裂傷（≧1 cm）	867.4/867.5	S37.6	3
IV	子宮動脈を含む裂傷	902.55	S37.6	3
V	引き抜き／血行遮断	867.4/867.5	S37.6	3

* GradeⅢまでの複数の損傷では Grade を 1 つ上げる．
注：ICD-10 では補助文字を使用：0 は骨盤腔へ達する開放創を合併しないもの，1 は骨盤腔へ達する開放創を合併しないもの．
(Moore EE, Jurkovich GJ, Knudson MM, et al., *J Trauma*, 39, 1069-1070, 1995 より許諾を得て転載)

表 B-37　子宮（妊娠）損傷分類

Grade*	損傷の種類	ICD-9	ICD-10	AIS-2005
I	挫傷または血腫（胎盤早期剝離を伴わない）	867.4/867.5	S37.6	2
II	表在性裂傷（＜1 cm）または部分的な胎盤早期剝離＜25％	867.4/867.5	S37.6	3
III	妊娠第 2 期の深在性裂傷（≧1 cm）または胎盤早期剝離 25〜50％	867.4/867.5	S37.6	3
	妊娠第 3 期の深在性裂傷（≧1 cm）	867.4/867.5	S37.6	4
IV	子宮動脈を含む裂傷	902.55	S37.6	4
	50％以上の胎盤早期剝離を伴う深在性裂傷（≧1 cm）	867.4/867.5	S37.6	4
V	子宮破裂			
	妊娠第 2 期	867.4/867.5	S37.6	4
	妊娠第 3 期	867.4/867.5	S37.6	5
	完全胎盤早期剝離	867.4/867.5	S37.6	4〜5

* Grade III までの複数の損傷では Grade を 1 つ上げる．
注：ICD-10 では補助文字を使用：0 は骨盤腔へ達する開放創を合併しないもの，1 は骨盤腔へ達する開放創を合併しないもの．
(Moore EE, Jurkovich GJ, Knudson MM, et al., *J Trauma*, 39, 1069-1070, 1995 より許諾を得て転載)

表 B-38　卵管損傷分類

Grade*	損傷の種類	ICD-9	ICD-10	AIS-2005
I	血腫または挫傷	867.6/867.7	S37.5	2
II	半周未満の裂傷	867.6/867.7	S37.5	2
III	半周以上の裂傷	867.6/867.7	S37.5	2
IV	横断	867.6/867.7	S37.5	2
V	血管損傷；血行遮断	902.89	S35.8	2

* Grade III までの両側の損傷では Grade を 1 つ上げる．
注：ICD-10 では補助文字を使用：0 は骨盤腔へ達する開放創を合併しないもの，1 は骨盤腔へ達する開放創を合併しないもの．
(Moore EE, Jurkovich GJ, Knudson MM, et al., *J Trauma*, 39, 1069-1070, 1995 より許諾を得て転載)

表 B-39　卵巣損傷分類

Grade*	損傷の種類	ICD-9	ICD-10	AIS-2005
I	挫傷または血腫	867.6/867.7	S37.4	1
II	表在性裂傷（深さ＜0.5 cm）	867.6/867.7	S37.4	2
III	深在性裂傷（≧0.5 cm）	867.6/867.7	S37.4	3
IV	部分的な離断または血流障害	902.81	S35.8	3
V	引く抜き損傷または完全牽引損傷	902.81	S37.4	3

* Grade III までの両側の損傷では Grade を 1 つ上げる．
注：ICD-10 では補助文字を使用：0 は骨盤腔へ達する開放創を合併しないもの，1 は骨盤腔へ達する開放創を合併しないもの．
(Moore EE, Jurkovich GJ, Knudson MM, et al., *J Trauma*, 39, 1069-1070, 1995 より許諾を得て転載)

表 B-40　腟損傷分類

Grade*	損傷の種類	ICD-9	ICD-10	AIS-2005
I	挫傷または血腫	922.4	S30.2	1
II	裂傷，表在性裂傷（粘膜のみ）	878.6	S31.4	1
III	裂傷，粘膜下組織または筋層に及ぶ深在性裂傷	878.6	S31.4	2
IV	裂傷，頸部または腹膜に達する複雑なもの	868.7	S31.4	3
V	肛門，直腸，尿道，膀胱の周囲臓器に及ぶ損傷	878.7	S39.7	3

* GradeIIIまでの複数の損傷ではGradeを1つ上げる．
注：ICD-10では補助文字を使用：0は骨盤腔へ達する開放創を合併しないもの，1は骨盤腔へ達する開放創を合併しないもの．
(Moore EE, Jurkovich GJ, Knudson MM, et al., *J Trauma*, 39, 1069-1070, 1995 より許諾を得て転載）

表 B-41　会陰部損傷分類

Grade*	損傷の種類	ICD-9	ICD-10	AIS-2005
I	挫傷または血腫	922.4	S30.2	1
II	裂傷，表在性裂傷（皮膚のみ）	878.4	S31.4	1
III	裂傷，皮下脂肪または筋層に及ぶ深在性裂傷	878.4	S31.4	2
IV	剥離；皮膚，皮下脂肪または筋層	878.5	S38.2	3
V	肛門，直腸，尿道，膀胱の周囲臓器に及ぶ損傷	878.5	S39.7	3

* GradeIIIまでの複数の損傷ではGradeを1つ上げる．
(Moore EE, Jurkovich GJ, Knudson MM, et al., *J Trauma*, 39, 1069-1070, 1995 より許諾を得て転載）

表 B-42　精巣損傷分類

Grade*	損傷の種類	ICD-9	ICD-10	AIS-2005
I	挫傷／血腫	911.0〜922.4	S30.2	1
II	白膜の無症候性裂傷	922.4	S31.3	1
III	50％未満の実質損傷を伴う白膜裂傷	878.2	S31.3	2
IV	50％以上の実質損傷を伴う白膜裂傷	878.3	S31.3	2
V	精巣の牽引または引き抜き損傷	878.3	S38.2	2

* GradeIIIまでの両側の損傷ではGradeを1つ上げる．
(Moore EE, Malangoni MA, Cogbill TH, Peterson NE, Champion HR, Shackford SR, *J Trauma*, 41, 523-524, 1996 より許諾を得て転載）

表 B-43　陰囊損傷分類

Grade*	損傷の種類	ICD-9	ICD-10	AIS-2005
I	挫傷	922.4	S30.2	1
II	陰囊直径の25％未満の裂傷	878.2	S31.2	1
III	陰囊直径の25％以上の裂傷	878.3	S31.3	2
IV	50％未満の剥離損傷	878.3	S38.2	2
V	50％以上の剥離損傷	878.3	S38.2	2

(Moore EE, Malangoni MA, Cogbill TH, Peterson NE, Champion HR, Shackford SR, *J Trauma*, 41, 523-524, 1996 より許諾を得て転載）

表 B-44　陰茎損傷分類

Grade*	損傷の種類	ICD-9	ICD-10	AIS-2005
I	皮膚の裂傷／挫傷	911.0/922.4	S30.2/31/2	1
II	組織損傷のない海綿体裂傷	878.0	S37.8	1
III	皮膚剝離 亀頭／尿道口を通る裂傷 海綿体または尿道の 2 cm 未満の欠損	878.1	S38.2	3
IV	陰茎部分断裂 海綿体または尿道の 2 cm 以上の欠損	878.1	S38.2	3
V	陰茎完全断裂	876.1	S38.2	3

*Grade III までの複数の損傷では Grade を 1 つ上げる．
(Moore EE, Malangoni MA, Cogbill TH, Peterson NE, Champion HR, Shackford SR, J Trauma, 41, 523-524, 1996 より許諾を得て転載)

表 B-45　末梢血管損傷分類

Grade*	損傷の種類	ICD-9	ICD-10	AIS-2005
I	指動脈／静脈	903.5	S65.5	1〜3
	浅掌動脈／静脈	903.4	S65.3	1〜3
	深掌動脈／静脈	904.6	S65.3	1〜3
	足背動脈	904.7	S95.0	1〜3
	足底動脈／静脈	904.5	S95.1	1〜3
	無名動脈／静脈枝	903.8/904.7	S55.9/S85.9	1〜3
II	橈側／尺側皮静脈	903.8	S45.8/S55.8	1〜3
	伏在静脈	904.3	S75.2	1〜3
	橈骨動脈	903.2	S55.1	1〜3
	尺骨動脈	903.3	S55.0	1〜3
III	腋窩静脈	903.02	S45.1	2〜3
	浅／深大腿静脈	903.02	S75.1	2〜3
	膝窩静脈	904.42	S85.5	2〜3
	上腕動脈	903.1	S45.1	2〜3
	前脛骨動脈	904.51/904.52	S85.1	1〜3
	後脛骨動脈	904.53/904.54	S85.1	1〜3
	腓骨動脈	904.47	S85.2	1〜3
	脛骨腓骨動脈	904.7	S85.2	2〜3
IV	浅／深大腿動脈	904.1/904.7	S75.0	3〜4
	膝窩動脈	904.41	S85.0	2〜3
V	腋窩動脈	903.01	S45.0	2〜3
	総大腿動脈	904.0	S75.0	3〜4

*半周以上の血管損傷を含む Grade III または IV の複数の損傷では Grade を 1 つ上げる．Grade IV または V の 1/4 周未満の血管損傷では Grade を 1 つ下げる．
(Moore EE, Malangoni MA, Cogbill TH, Peterson NE, Champion HR, Shackford SR, J Trauma, 41, 523-524, 1996 より許諾を得て転載)

B.8 まとめ

近年，外傷スコアリングシステムや外傷後の転帰を評価する類似の方法は次第に進化し，ますます洗練されてきている．

外傷スコアリングシステムは，病院前トリアージをしやすくし，転帰が統計的に予測できなかった外傷患者を同定して質の改善に役立て，異なる外傷患者群の正確な比較を行えるようにし，外傷システムを組織化し向上させるようにデザインされている．それは疫学や外傷治療の科学的研究に不可欠で，資源の配置を決定したり，将来へ還元することに用いることさえできるかもしれない．

死亡や生存のみを転帰として評価する外傷評価システムは，せいぜい鈍い道具である．いくつかのスケール（Quality of Well-being Scale，Sickness Impact Profile など）が存在するが，多様な外傷患者全領域にわたる，多様な転帰を評価しうる予後尺度を開発するさらなる努力が必要である．

略語はたくさんあるものの，評価システムは外傷ケア，外傷診療システムの重要な要素である．よく組織され，集約化された，他職種による外傷センターにより外傷患者の死亡や合併症を減少させられることが示されている．外傷ケアのさらなる改善と拡大は，厳しい科学的な評価なしにはなしえない．このように，外傷スコアリングシステムは今日の，そして将来の，外傷ケアの供給において中心的役割を果たしている．

文献

引用文献

1. Teasdale G, Jennet B: Assessment of coma and impaired consciousness: a practical scale. *Lancet*. 1974; ii: 81-84.
2. Tepas JJ 3rd, Ramenofsky ML, Mollitt DL, Gans BM, DiScala C. The Paediatric Trauma Score as a predictor of injury severity: an objective assessment. *J Trauma*. 1988; 28: 425-429.
3. Champion HR, Sacco WJ, Copes WS, Gann DS, Gennarelli TA, Flanagan ME. A revision of the Trauma Score. *J Trauma*. 1989; 29: 623-629.
4. Knaus EA, Draper EA, Wagner DP, et al. APACHE II: A severity of disease classification system. *Crit Care Med* 1985; 13(10): 818-829.
5. Calculation of the APACHE II Score. http://www.mdcalc.com/apache-ii-score-for-icu-mortality. Accessed December 2014.
6. American Association for the Advancement of Automotive Medicine. *The Abbreviated Injury Scale: 2005 — Update 2008 Revision*. Barrington, IL: AAAM, 2008. http://www.AAAM.org.
7. Baker SP, O'Neill B, Haddon W, Long WB. The Injury Severity Score: a method for describing patients with multiple injuries and evaluating emergency care. *J Trauma*. 1974; 14: 187-196.
8. Osler T, Baker SP, Long W. A modification of the Injury Severity Score that both improves accuracy and simplifies scoring. *J Trauma*. 1997; 43: 922-926.
9. Balogh Z, Offner PJ, Moore EE, Biffl WL. NISS predicts postinjury multiple organ failure better than the ISS. *J Trauma*. 2000; 48: 624-628.
10. Copes WS, Champion HR, Sacco WJ, et al. Progress in characterising anatomical injury. *J Trauma*. 1990; 30(10): 1200-1207.
11. Osler T, Rutledge R, Deis J, Bedrick E. ICISS: an international classification of disease-9 based injury severity score. *J Trauma*. 1997; 41: 380-388.
12. Organ Injury Scale of the American Association for the Surgery of Trauma (OIS-AAST). http://www.aast.org. Accessed December 2010.
13. Moore EE, Dunn EL, Moore JB, et al. Penetrating Abdominal Trauma Index. *J Trauma*. 1981; 21: 439-445.
14. Lefering R. Development and validation of the Revised Injury Severity Classification (RISC) score for severely injured patients. *Eur J Trauma Emerg Surg*. 2009; 35: 437-447.
15. Lefering R, Huber-Wagner S, Nienaber U, et al. Update of the trauma risk adjustment model of the Trauma Register DGU: the Revised Injury Severity Classification, version II. *Crit Care*. 2014; 18(5): 476(epub).
16. Gabbe BJ, Magtengaard K, Osler T, et al. Is the Charlson Comorbidity Index (CCI) useful for predicting trauma outcomes? *Acad Emerg Med*. 2005; 12(4): 318-321.
17. Bergeron E, Rossignol M, Osler T, et al. Improving the TRISS methodology by restructuring age categories and adding comorbidities. *J Trauma*. 2004; 5(4): 760-767.
18. Turner-Stokes L, Nyein K, Turner-Stokes T, et al. The UK FIM+FAM Functional Assessment Measure. *Clin Rehabil*. 1999; 13(4): 277-287.
19. Wright J. The Functional Assessment Measure. The

Center for Outcome Measurement in Brain Injury. http://www.tbims.org/combi/FAM. Accessed December 2014.
20. Jennet B, Bond MR. Assessment of outcome: a practical scale. *Lancet*. 1975; i: 480-487.
21. Boyd CR, Tolson MA, Copes WS. Evaluating trauma care: the TRISS model. *J Trauma*. 1987; 27: 370-378.
22. Champion HR, Copes WS, Sacco WJ, et al. A new characterisation of injury severity. *J Trauma*. 1990; 30: 539-546.
23. Champion HR, Copes WS, Sacco WJ, et al. Improved predictions from A Severity Characterization of Trauma (ASCOT) over Trauma and Injury Severity Score (TRISS): results of an independent evaluation. *J Trauma*. 1996; 40: 42-48.
24. World Health Organization. ICD-9CM. *International Classification of Diseases, Ninth Revision, Clinical Modification*. Center for Disease Control and Prevention, Hyattsville, MD. http://www.cdc.gov/nchs/icd.htm. Accessed December 2014.
25. World Health Organization. *ICD-10 Codes*. 2015 version online. http://www.who.int/classifications/icd/en/. Accessed December 2014.
26. Moore EE, Malangoni MA, Cogbill TH, Peterson NE, Champion HR, Shackford SR. Organ injury scaling VII: cervical vascular, peripheral vascular, adrenal, penis, testis and scrotum. *J Trauma*. 1996; 41: 523-524.
27. Moore EE, Cogbill TH, Jurkovich GJ. Organ injury scaling III: chest wall, abdominal vascular, ureter, bladder and urethra. *J Trauma*. 1992; 33: 337-338.
28. Moore EE, Malangoni MA, Cogbill TH, et al. Organ injury scaling IV: thoracic, vascular, lung, cardiac and diaphragm. *J Trauma*. 1994; 36: 299-300.
29. Moore EE, Cogbill TH, Jurkovich GJ, Shackford SR, Malangoni MA, Champion HR. Organ injury scaling: spleen and liver (1994 Revision). *J Trauma*. 1995; 38: 323-324.
30. Moore EE, Jurkovich GJ, Knudson MM, et al. Organ injury scaling VI: extrahepatic biliary, oesophagus, stomach, vulva, vagina, uterus (non-pregnant), uterus (pregnant), fallopian tube, and ovary. *J Trauma*. 1995; 39: 1069-1070.
31. Moore EE, Cogbill TH, Malangoni MA, Jurkovich GJ, Shackford SR, Champion HR. Organ injury scaling: pancreas, duodenum, small bowel, colon and rectum. *J Trauma*. 1990; 30: 1427-1429.
32. Moore EE, Shackford SR, Pachter HL, et al. Organ injury scaling: spleen, liver and kidney. *J Trauma*. 1989; 9: 1664-1666.

付録C　DSTCコース：コースに必要なものとその概要

International Association for Trauma Surgery and Intensive Care
IATSIC Secretariat
International Society of Surgery
Seltisbergerstrasse 16
CH-4419 Lupsingen
Switzerland
Phone: +41 61 81 59 666
Fax: +41 61 81 14 775
E-mail: Iatsic@iss-sic.ch
URL: www.iatsic.org

C.1　背景

損傷/外傷は世界中の健康保健上の重要な問題である．外傷予防の認識と管理が進歩したのに加え，外科的技術の改良応用は，さらなる（生存限界を超えた）救命と障害を最小化することが期待されている．一方で外傷の管理に関しての外科医のトレーニングが本質的に不足していることは広く認識されている．理由は以下のとおり．

- 個々人のトレーニングプログラム中に，外科技術を適切なレベルまで到達させられるような患者の種類が限られていること．
- 伝統的な外傷外科修練が臓器別であったこと．

その結果，適切な修練過程とは何なのかを考える時間がないまま，外科医はこの分野での最適とは言えない技術のまま修練を終了せざるを得ない．

1990年代初頭から，外科修練終了直前，または終了直後の外科医に対しては，外傷患者の最善のケアには特別な技術的外科修練が必要であることが世界中の外傷管理に精通した外科医の中では，明らかになっていた．このDSTCコースは1993年10月 Champion（米），Mulder（カナダ），Trunkey（米），Deane（オーストラリア），Fingerhut（フランス）らが一堂に会したことにその端を発する．

専門家らによって開発されたこの卒後外科修練コースは，American College of Surgeons のATLSコースによってすでに標準的になっている評価と蘇生法に沿った能力を想定している．本コースは，コース参加者と評価者の中から外科修練の専門家を選出し，外傷外科に特化した，いままでに築きあげられた業績，新しい手技について，強調し整理している．このコースは重症外傷の比率の高い国の外科医と，紛争地域に迅速展開する可能性のある医療部隊に特に適合するものと期待されている．教育体制や医療設備の整わない発展途上国においても本コースは有用であると思われる．

C.2　コースの発展と検証

この概念を検証するためにさまざまな試みがなされている．

- Fingerhut の腹腔鏡下外傷修練コースは，こ

のDSTCの理念との協調することなくパリにある欧州外科教育センターで2年前より行われていた.
- Uniformed Service Universityでは1994年の8月にDSTCと同様のコースを開始した. Jenkinsは100人以上の軍医を米国内で修練し, 現在ではチリでもコース展開している.
- Trunkey, Fingerhut, Championが参加して, Lennquist主催で1994年11月スウェーデン外傷外科コースが開催された. このコースは4日間の講義, 1日間の実地訓練のコースであった.
- 1996年5月シドニーのPrince Henry Hospitalで試験的コースが準備され大変成功裏に終了した.
- オーストラリア, オーストリア, 南アフリカのコースのあと, 1999年に標準的なマニュアルとスライドのセットが開発された.
- このコースはマニュアルとともに4年ごとに改訂される. これは最新情報に精通するためと, 世界的な外傷診療の迅速な進歩を認識するためである.

C.3 コースの詳細

C.3.1 所有権

DSTC™はIATSICの登録商標で, IATSICは万国外科学会(ISS/SIC本部スイス)の統合下部組織である. IATSICが認識しているコースのみがDSTCコースと呼ばれる.

C.3.2 使命に関する声明

DSTCコースは, 外傷患者の外科的治療に必要な技術を参加者に修練してもらうように設計されている. これは, 講義, 実技, 症例検討と臨床討論, 動物あるいは可能なら人体を用い達成される.

C.3.3 コース開催の申し込み

開催申し込みはIATSICにコース開催を告知しなければならない. コース開催にあたっての最低限の準備とは, DSTCと呼ぶことができ, IATSICのロゴを使用できるコースなのかを, IATSICが認定することである. 開催しようとする最初のコースは, IATSICによって規定されたコースであるべきで, コースの教材も授業内容も変えてはならない.

C.3.4 開催の適格性

C.3.4.1 地域機構

DSTCコースは, 三次教育医療機関または既知の外科機構であれば開催できる.

C.3.4.2 国レベルの機構

国レベルの機構は, IATSICに代わりそれぞれの国でDSTCを開催できる. この場合覚書がIATSICとの間に交わされる. 最初の2回のコースが終了した段階で, コアカリキュラムを除き, 国レベルの機構はそれぞれの国情に合わせコースを修正する権利を持つ.

C.3.5 コース教材と概観

本コースは以下の教材を用い3日間で行われる.
- コース内容にはIATSIC-DSTCマニュアルに載っているコアカリキュラムを最低限含んでいるものとする〔付録D(p352)参照〕. 追加教材や履修科目は地域機構の自由裁量に任せるが, コアカリキュラムと矛盾しないものとする.
- 地域機構の自由裁量によって履修科目を付け加えてもよい.

- コースでは特定のスライドセットと DSTC コースマニュアルを用いることとする．
- もし要求があれば，相当な割引をもって，IATSIC は IATSIC-DSTC マニュアルとパワーポイントのスライドを含んだ教材を供給できる．しかし，最低限のコアな履修科目が守られている場合には，地域ごとのコースマニュアルと教材を使用してもよい．

C.3.6　コースディレクター

　コースディレクターは IATSIC の現行の正会員でなくてはならない．最初のコースでは IATSIC の理事会のメンバーでなければならない．

C.3.7　コースの講師

- コースの講師は，地域講師，国際講師，客員講師からなる．
- コースの講師は，DSTC に参加していなければならない．
- コースの講師は，ATLS インストラクターコース，または英国王立外科学会の"Train the Trainers"あるいはそれに準じた修了者でなければならない［訳注：日本の場合 JATEC インストラクターコース］．
- コースの国際講師は，IATSIC の会員でなくてはならない．
- 特異分野における客員講師招聘は許可される．
- 上記すべての条件を満たしたのち，倫理委員会の許可を得て，コース開始から3か月以上前に IATSIC に正式に申し込む．
- 受講生と講師の比率は，ディレクターを除いて 4：1 が理想的である．

C.3.8　コース受講者

- すべての受講者は医師免許を持った臨床家であるべきである．
- コースにすべて参加することが義務である．
- 応募者のレベルは地域ごとに判断されるべきであるが，受講生は医師免許を持った臨床家で，外傷患者の**臨床決断や手術に現在活発に取り組んでいるものとする**．
- コース前テストは必要に応じてやってもよいが，コース後テストは強制的ではない．

C.3.9　実技ステーション

　実技は地域ごとの制限により異なった材料を用いてもよい．コースの実技内容は動物実習を含むべきである．しかしながら，献体の使用については地域の状況による．動物やその他の組織教材使用について，また，法的に必要な届け出について，それぞれの施設の倫理委員会が認証したあと，コース開催前に IATSIC に正式に届け出なければならない．

C.3.10　コース履修科目

　正当な DSTC コースであると IATSIC が認識するために，コアカリキュラムの最低必要度を満たしているかそれを超えるものでなくてはならない．コアカリキュラムと履修科目についてはこのマニュアルに記載されている．

　コースは
- コア知識
- 外科的技術
- 地域の実情により，地域 DSTC 委員会の自由裁量により追加された履修科目．
- 献体による解剖が可能な地域では，American College of Surgeons の ASSET（Advanced Surgical Skills for Exposure in Trauma）コースと協調することにより DSTC のコースの多くはさらに質を高めている．

C.3.11 コース修了証

- 受講生にはコースにすべて参加する義務がある．
- 参加とコース受講に対し修了証が授与される．
- コース修了証にはコース番号が付けられる．
- コースの詳細，最終的な講師と受講者，いうまでもなくコース評価も IATSIC に提出されなければならない．

C.4 IATSIC の公式認証

それぞれのコース開催認証の申し込みは IATSIC に対し行われる．IATSIC 公認コースは IATSIC と ISS/SIC のロゴを使用することが保証され，DSTC コースと名乗る権利が与えられる．

DSTC コースには知的所有権があり，DSTC™ は IATSIC の登録商標で，IATSIC は万国外科学会（ISS/SIC 本部スイス）の統合下部組織である．ほかの団体の推薦や支持を得て運営されている場合でも，そのことが，どのような場合でも，ほかの団体が DSTC コースを運営したり管理したりできることを意味しない．

DSTC コースは，外傷患者の最終的な外科的治療に必要な技術を参加者に修練してもらうように設計されている．これは，講義，実技，症例検討と臨床討論，を組み合わせて行われる．

DSTC コースの登記と管理は IATSIC を代表して DSTC-小委員会が行う．国ごとのコースが国ごとの組織でコースをコントロールするのが望ましいが，地域ごとのコースには国際的 DSTC クライテリアにあったように開催することの制限はない．（しかしこの場合でも）開催の申し込みは IATSIC を通して行われなければならない．

IATSIC によって認証されたコースのみが DSTC と呼ばれる．

C.5 コースの情報

コースの情報は IATSIC から入手可能．

付録 D　DSTCコース：コアとなる外科手技

D.1　頸部

D.1.1　標準頸部切開（前胸鎖乳突筋切開）
D.1.2　頸動脈のコントロールおよび修復
D.1.2.1　Zone Ⅱ
D.1.2.2　Zone Ⅲへの延長
D.1.2.3　顎二腹筋の展開と下顎の脱臼固定
D.1.2.4　Zone Ⅰへの延長
D.1.3　鎖骨上切開への延長
D.1.3.1　内頸動脈近位側での結紮
D.1.3.2　外頸動脈の展開と修復
D.1.4　内頸静脈へのアプローチ，コントロール，結紮
D.1.5　気管へのアプローチと修復
D.1.6　頸部食道へのアプローチと修復

D.2　胸部

D.2.1　切開
D.2.1.1　前側方切開
D.2.1.2　胸骨正中切開
D.2.1.3　"clamshell"両側開胸
D.2.2　開胸
D.2.2.1　胸郭展開
D.2.2.2　肋間動脈・内胸動脈結紮
D.2.2.3　救急室開胸（EDT）
D.2.2.3.1　横隔膜上行大動脈コントロール
D.2.2.3.2　肺門コントロール
D.2.2.3.3　開胸心マッサージ
D.2.3　心膜切開術
D.2.3.1　横隔神経温存
D.2.3.2　肺静脈へのアプローチ
D.2.4　胸部大動脈のアプローチおよび修復
D.2.5　肺損傷
D.2.5.1　縫合
D.2.5.2　ステープリング
D.2.5.3　肺部分切除
D.2.5.4　Tractectomy
D.2.5.5　肺葉切除
D.2.6　胸部食道へのアプローチと修復
D.2.7　横隔膜へのアプローチと修復
D.2.8　左鎖骨下血管の下方からの圧迫
D.2.9　左前側方開胸
D.2.9.1　大動脈弓の視野展開
D.2.10　心修復
D.2.10.1　フィンガーコントロール
D.2.10.2　冠動脈障害
D.2.11　シャント挿入

D.3　腹部

D.3.1　正中切開
D.3.1.1　視野展開
D.3.1.2　パッキング
D.3.1.3　後腹膜血腫――いつ確認するべきか？
D.3.1.4　ダメージコントロール
D.3.1.4.1　手技
D.3.1.4.2　閉腹
D.3.1.5　開腹創延長
D.3.1.5.1　側方延長切開
D.3.1.5.2　胸骨切開
D.3.1.6　横隔膜レベルでの大動脈クロスクラン

プ（左横隔膜脚の剝離）

D.3.2　左側内臓の正中側翻転

D.3.2.1　左側（下行）結腸脱転

D.3.2.2　膵・脾臓の正中側への脱転

D.3.3　右側内臓の正中側翻転

D.3.3.1　Kocher 授動

D.3.3.2　右側（上行）結腸脱転

D.3.4　腹部食道

D.3.4.1　授動

D.3.4.2　修復

D.3.4.2.1　単純

D.3.4.2.2　噴門部授動と補強縫合

D.3.5　胃

D.3.5.1　授動

D.3.5.2　血管コントロールへのアプローチ

D.3.5.3　前壁・後壁損傷の修復

D.3.5.4　幽門閉鎖術

D.3.5.5　幽門側胃切除

D.3.6　管腔臓器

D.3.6.1　切除

D.3.6.2　小腸・大腸吻合

D.3.6.3　ステープラーを使用した Colostomy

D.3.6.4　Ileostomy 造設のコツ

D.4　肝臓

D.4.1　授動（肝円索，肝鎌状間膜，三角靱帯，肝冠状間膜）

D.4.2　肝パッキング

D.4.3　肝授動

D.4.3.1　肝下面下大静脈コントロール

D.4.3.2　肝上面上大静脈コントロール

D.4.3.3　Pringle 手技

D.4.4　肝実質裂創の修復

D.4.5　finger fracture 法

D.4.6　創路切開（toractotomy）

D.4.7　肝静脈損傷へのパッキング

D.4.8　肝切除術

D.4.9　非解剖学的肝部分切除術

D.4.10　生体組織接着材の使用

D.4.11　穿通性肝損傷へのタンポナーデ術（Foley カテーテル / Penrose ドレーン / Sengstaken チューブ）

D.5　脾臓

D.5.1　授動

D.5.2　縫合

D.5.3　生体組織接着材の使用

D.5.4　脾部分切除

D.5.4.1　脾縫合

D.5.4.2　ステイプラーによる止血

D.5.5　脾摘出術

D.6　膵臓

D.6.1　膵尾授動

D.6.2　膵頭部授動

D.6.3　主膵管の同定と修復

D.6.4　膵体尾部切除術

D.6.4.1　自動縫合器閉鎖

D.6.4.2　手縫い縫合閉鎖

D.6.5　生体組織接着材の使用

D.6.6　腸間膜動静脈へアプローチ（膵臓の剝離）

D.7　十二指腸

D.7.1　十二指腸授動

D.7.1.1　Kocher 授動術（十二指腸ローテーション）

D.7.1.2　Treitz 靱帯の切離

D.7.1.3　十二指腸の修復

D.8　泌尿生殖器系

D.8.1　腎臓

D.8.1.1　授動

D.8.1.2　血管コントロール

D.8.1.3　修復

D.8.1.4　腎部分切除

D.8.1.5　腎摘出術
D.8.2　尿管
D.8.2.1　授動
D.8.2.2　ステンティング
D.8.2.3　修復
D.8.3　膀胱
D.8.3.1　腹腔内破裂の修復
D.8.3.2　腹膜腔外破裂の修復

D.9　腹部血管損傷

D.9.1　展開とコントロール
D.9.1.1　大動脈とその枝
D.9.1.1.1　展開
D.9.1.1.2　修復
D.9.1.1.3　シャント
D.9.1.2　下大静脈
D.9.1.2.1　肝上部下大静脈
D.9.1.2.2　肝下部下大静脈
D.9.1.2.3　大ガーゼを使った出血コントロール
D.9.1.2.4　下大静脈前壁創からの前後壁損傷修復
D.9.1.2.5　シャンティング
D.9.2　骨盤
D.9.2.1　骨盤血管のコントロール
D.9.2.1.1　後腹膜パッキング
D.9.2.1.2　動脈・静脈縫合
D.9.2.1.3　動脈・静脈結紮
D.9.2.1.4　パッキング仙骨血管の止血（anchor ligation of the sacral vessels）

D.10　末梢血管損傷

D.10.1　四肢の血管へのアプローチ
D.10.1.1　腋窩
D.10.1.2　上腕
D.10.1.3　大腿
D.10.1.4　膝窩
D.10.2　筋膜切開
D.10.2.1　上肢
D.10.2.2　下肢

付録 E 手術室の看護師のためのブリーフィング

E.1 はじめに

重症外傷患者の管理においてダメージコントロールの手技は，低体温，アシドーシス，凝固障害がさらに悪化し死に至る患者に対する一時的な処置を含む概念として今日，受け入れられている．手術室の環境で働くスタッフはこのような手技を以前は見たことがない．特に外傷症例がそれほど多くなく重症外傷がストレスフルで珍しい国においてそうである．この付録は，重症外傷患者の切迫した搬入および術中の管理に対し，チームが準備することに役立つものである．良いコミュニケーションは成功の鍵となる．予測し見おとしをなくす．

このセクションに関係するケアの状況は以下のごとくである．

- 準備
- 清潔とドレーピング
- 器具と手技の項目
- 特殊な器具と準備—即席の小物を含む
- 法医学的な側面
- コミュニケーション

E.2 手術室の準備

すでに述べたように，重症外傷の患者は生理学的に不安定で，また治療の優先順位が競合する多発損傷があるため，複雑である．患者が到着する前に手術室を準備して不測事態に前もって計画しておくことで，ストレスの多い，混沌とした状況を，すべてのチームのメンバーが役割を有し，チームのメンバーの能力を理解した計画された環境にかえることができる．

E.2.1 環境

潜在的な凝固障害と低体温を有するため，患者は最大限の止血効果を得るようさらなる体温の低下を防止する必要がある[1]．

- 手術室の室内温度／手術室は少なくとも27℃にセットしこのレベルを維持するべきである．
- 輸液と輸血は投与前と投与中は暖める．レベル1(Smiths Medical, 米ミネソタ州セントポール)やレンジャー(3M Medical, 米ミネソタ州セントポール)のような器具を使うことで，輸液を加温しつつ，急速投与することが可能となるし，理想的には，温度は41℃にセットすべきである．
- 患者を暖める器具は常備して使用準備状態としておく．これらは下に敷く循環式の液体と空気の器具を含む(例えば，Bair Hugger(3M Medical))．ベッドのシーツを通してではなく直接皮膚に接するようにしておく．

E.2.2 失血

大量出血する可能性があるため，いくつかの種類のセルセーバーを作動させ，プライミングしておくことを考慮する．胸腔ドレーンからの

血液は洗浄する必要はなく，水ではなく0.9%の生理食塩液の収集器具で集めて直接自己輸血できる．

E.2.3　器具

- 特別な機器セットや急いで多くの数の大ガーゼやスポンジが必要となる．
- 事前セット化した器材を収納する引き出しの多いトレイが役立つ[2]．
- 開胸術と血管確保/修復のための器材は必須であり，多くの縫合糸，ステイプラーとドレーンはSBチューブのようなあまり使われない用途の品目を含めて利用できるようにしておく．

E.2.4　清潔

damage control surgeryのときには，いつものような清潔野を得る時間がない．同じ効果が得られるなら代わりの方法でもよい．しばしば言われることだが，「清潔は外傷においては贅沢である」．

- 予定手術ではヨードあるいはクロロヘキシジンの皮膚消毒が使われ，これが外傷患者でも使用される．お互いを不活性化するので双方を使うべきではない．クロロヘキシジンを基本とした液体が現在では選択される[3,4]．
- これらの使用方法は，異なる．1つの選択肢として，有名な北米の多くのセンターでは，準備する液体をスプレーボトルで使用している．これは伝統的な円状のスポンジ法よりも効果的であることが示されている[4,5]．
- 想定された術野を超えた範囲を清潔にしておくべきで，首から膝までが勧められる．腹部から胸部に拡大することや大腿静脈から静脈を採取することも可能となる．

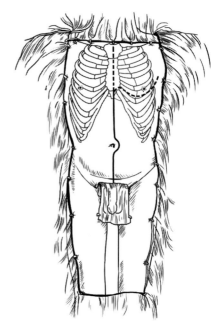

図E-1　外傷開腹に必要とされるドレーピング

E.2.5　ドレーピング

ドレーピングも通常とは異なる範囲とする．予定手術のような1つの領域でなくより広くアプローチできるようにする．

- ドレープを広くかけ皮膚に接着させるか，ステイプルを用いて固定する．頸部から，膝まで中腋窩線より前の胸部を覆う．陰部は小さいドレープか広げた大ガーゼで覆う（**図E-1**）．
- 最初の術野として必要な部位以外は覆っておくことで熱の喪失を避ける．例えば，腹部が最初の手術であるならば，胸部と足とをドレープでカバーする．これらが手術野となるときは簡単に取り除ける．

E.2.6　追記

実際の手技に対して事前の計画を立てるときには，手術室チームはすべての不測の事態を「予測」することを勧める．時間がほとんどないときは手術メンバーへの傷害の危険性が高いこと，そして最大の防御を得るためにすべての予

防策を取らねばならない.

- マスクとシューズカバーと帽子が手術中に感染から患者を守るというよいエビデンスはないが,標準的な予防策はチームメンバーを守るためにも実施すべきである.手術室ナースは「清潔域」のすべてのスタッフが適切な服装であるかを確認すべきである.
- 外科用メスは術者が取ったり戻したりするため容器(膿盆)に入れる.体腔は原則的にメスと重いハサミ(Mayo)で開けるべきである.
- 外科医が急いでパッキングできるよう20〜30個の大きな乾いた大ガーゼあるいはスポンジを用意しておく.これらは当初は畳んだままで渡されるのがよく,外科医が特に指定することがなければ,最終的なパッキングや大ガーゼは層に畳んで入れられる.
- 吸引器を用意し,セルセーバー機器につないでおくことが望ましい.2つの吸引器を準備しておく.
- 電気メスは利用できるようしておく.最初の時点では小さい血管を止血する時間がないが,これは後で最も使われる.

E.3 外科手技の手順

E.3.1 器具

準備しておく器具のセットは以下のごとくである.

- 開胸トレイは室内に準備しておくが,胸部が主たる手術部位でなければ開けない.胸骨切開用電動鋸あるいはLebscheナイフをすぐに利用できるようにしておく.
- 標準的な開腹セットを開け,腸の切除セットも含めすぐに使用できるようにしておく.
- 血管の器具,大動脈クランプ(CrawfordとSatinsky)をメイヨー台に出しておく.
- 追加の小,中,大の緊急クランプ鉗子(例えばHalstead, Crile, Roberts, モスキート)は必要で,多くの出血している血管をクランプするときに用いる.
- 数本のBobcockの鉗子を小腸損傷部を保持しマークするために使えるようにしておく.
- 胆管に使われる直角の剝離鉗子(Lahey, Heiss, Mixterなど)を利用できるようにしておく.
- すべての種類の開創器(例えばMorris, Army-Navy, Langenbeck, Deaver, 銅製のヘラ),Bookwalter, Omni-Tract or Gray systemなどの自己牽引装置を使えるように準備をしておく.
- 弾丸の摘出において,弾丸の周りを傷つけると,事件が法廷に持ち込まれたときに法的証拠として不適切なものとなるので,少なくとも1つの鉗子はゴムでカバーしておく.ほとんどの重症外傷(特に穿通性外傷)は腹部を含むため,担当医は腸管と実質臓器損傷にも準備しなくてはならない.
- 皮膚のステイプラーは弾丸の小さな孔や胃の裂傷を一時的に修復することができる(そして心臓に対しても有用であるかもしれない).
- GIタイプの切離用ステイプラーは再建しない小腸や大腸の切除に際して,腸管断端の迅速な閉鎖に利用できる.
- TAタイプの非切離用ステイプラーは幽門側閉鎖や,迅速な切除が必要なときに膵臓の遠位側切除に使われる.
- 臍部用テープや大きなスポンジのテープは排液をコントロールするために腸管を結紮するのに使われる.
- リガクリップは肝臓,脾臓や腸間膜の出血している血管をコントロールするのに使われる.
- S-Bチューブを用意しておき,深部から出血している肝の創路を圧迫止血するのに用いる.16Gの胃管の周りにペンローズドレーンをつけ,膨らませることで同じ効果が得られる.
- 血管損傷が疑われるかまたは結紮できない血管からの出血のコントロールには,さまざ

な形の一時的シャントや同じような器具が必要とされる．

- Rumel ターニケットは有用で，血管テープの周りに円筒形のビニール製のチューブをかぶせたものである．血管を剥離してループを通せば血管を圧迫することができる．損傷血管の近位部と遠位部でシャントを保持するのに使われる．ターニケットはリガクリップあるいは小さい血管クランプと一緒に用いる．
- 専用のシャント（Javid や Barker shunts など）を準備しておく．代わりに，血管のサイズに応じて血管内チューブ，胃管チューブ，胸腔ドレーンを用いて作成することもできる．
- 血管サイズのグラフトを準備しておく．
- ダメージコントロールのための各種プラスチックドレープを用意しておく．
  - ・Opsite（Smith& Nephew, 英ロンドン）
  - ・Ioban や Steridrape（3M Medical, 米ミネソタ州セントポール）
- 専用の陰圧閉鎖
  - ・V.A.C.（Kinetic Concepts Inc. [KCI], 米テキサス州サンアントニオ）
- Renasys（Smith & Nephew）

E.3.2 特殊器具と即席の機械装置

ダメージコントロール手技で重要なのは組織灌流を維持しつつ出血と汚染を止めることである．そのために，他の特別な器具が必要となるかもしれないし，即席のあるいは「自家製」の小物がふさわしいかもしれない．この器具を「事前に準備」し，専用の移動式の多くの引き出しのあるトロリーに入れておくとよい．

適切な damage control surgery の収容棚に**表 E-1** と**図 E-2** に示すように，これら準備したものを収納しておく．

E.4 閉腹

開腹部は最後に根本的に閉腹されるが，一時的な閉腹用の器具が用いられることもある．吸引補助閉鎖（VAC）（最良），プラスチックサイロバッグを皮膚に縫合（Bogota bag）あるいはタオルクリップ閉創を選べるようにしておく（後者の2つはどちらも勧められない）．VACの器具は下記に記載する．市販の陰圧閉鎖は最終の閉鎖までは使用しない．

- 1つの滅菌の接着性ドレープ（Opsite や Ioban）は粘着性のあるほうを上にして，1つか2つの滅菌タオルか大ガーゼをその上に置く．大ガーゼの一面だけがプラスチック製の膜でカバーされるように気をつける．

  両面をプラスチック製の面で覆うとドレープが腹腔内に滑り込みやすくなり，また大ガーゼが腹腔内液を吸引器のドレーンへ効果的に吸い上げることを妨げ，腹腔内に液体をためた状態にしてしまう．
  - ・プラスチック膜にスリットを入れてはならない．
  - ・吸引を 24 mmHg 以上に上げてはならない．低血圧，低体温のダメージコントロール患者では瘻孔を作りやすくなる．
- このシートは腸管の上，筋膜の下に入れる．滑らかなプラスチックは腸管を保護し，一方，スポンジと大ガーゼは壁側腹膜に癒着することにより内臓脱出を防ぐ．
- 2つの大きなドレーンあるいは胃管を，腹直筋鞘と皮膚の間の隙間に挿入し，そして頭側に皮膚下5〜8cm 通すことで，すべての腹部が適度に粘着性のドレープで覆われるようにする．
- 2つ目の大きな滅菌ドレープは創を閉じるために使われる．
- ドレーンをY字コネクターに接続し，低圧の吸引器につなぐ（最大吸引圧は 25 mmHg 以下）．これにより排液がコントロールされ，

表 E-1　ダメージコントロール器具

上段	縫合糸
トレイ 1	外科ドレープ
トレイ 2	ディスポーザブルのガウン
トレイ 3	汎用セット：Babcock 強弯鉗子，Satinsky 鉗子
トレイ 4	胸部器具セット
トレイ 5	腹部器具セット
トレイ 6	血管器具セット
トレイ 7	消毒材料；ドレープ(Steridrape, Opsite, Ioban)
トレイ 8	大きなガーゼ，腹部の大ガーゼ
トレイ 9	メッシュグラフト，プレジェット；シャント：頸動脈，Javid；チューブ：径鼻胃管，尿道，胸部；シリコンの管，Rummel のターニケット
トレイ 10	ステイプラー：皮膚 / GIA / TA / 血管
側面	Fogarty カテーテル；内容のリスト

よい密閉状態ができる．これにより，病棟あるいは ICU の看護師が管理しやすくなる．

市販の VAC 機器は利用できるが，高価であるために，そして強い吸引で使われるので，最初の閉腹には勧められない．しかしながら，開いた腹壁のその後の処置では選択される器具である．

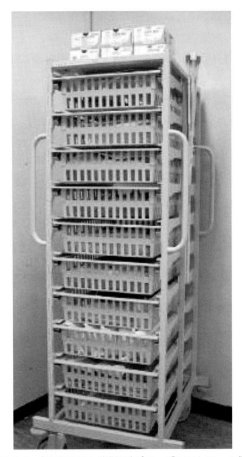

図 E-2　「特殊器具と消耗品」ダメージコントロール保管庫

E.5　器具と大ガーゼのカウント

いつものように，大ガーゼのカウントは閉創の前に行う．

しかしながら，ダメージコントロールの後では，2 回目のカウントが腹部の吸引ドレッシングを行った後にされる．これは，何枚の大ガーゼが腹部に残されたかをカウントすることになる（ドレープの間に挟まれた大ガーゼをカウントするのを忘れてはならない）．

すべての残った器具や大ガーゼは正確な記録に残すべきである．再開腹のときには違う手洗いチームになるかもしれないからである．

最終閉腹の前の腹部 X 線は推奨される．安全上大ガーゼや器具の遺残を避けるためにも役立つ．

E.6　法医学的な側面とコミュニケーションスキル

- 計画の失敗と効率的なコミュニケーションの失敗は，大きな間違いの 2 つの原因であるし，間違いを回避することは重要である．外傷での法医学的に問題となるのは家族への説明と異物の取り扱いに関係するものである．
- 多くの国における救急での同意は，臨床医が患者にとって最も有益なことを行うということ，そして 1 枚の紙よりも命を救うための手術が優先するということを基本にする．家族の賛同は有用で小児の場合には重要となる．

しかし事前の意思表示がなければ必要と考えられる外科手術に影響を与えてはならない．外科のチェックリストはまた手術の前に間違いを減らすのに有益である．

- 穿通性外傷のときには異物がしばしばみとめられる．これらを取り除く必要のあるることがあり，手術場職員は法的分析のための局所処置をよく理解しておくべきである．使用された兵器と同定できる痕跡を損傷しないように，金属の器具を使わずに弾丸を取り除くべきである．さらなる損傷を生じないのであれば放置しておくという明確な適応のあるときもあるが，それらをすべて取り除くのであればゴムを巻いた鉗子あるいはプラスチックの器具を使うべきである[6]．
- 法的な証拠は，また性的および小児虐待の重症外傷の場合には重要となる．できるだけすべての証拠は残すようにする[7]．金属の器具で弾丸や金属の破片を扱わない．モスキートの鉗子の先がプラスチックやゴムカバーしたものを使う．破片をガーゼに包む．破片は取り除いた正確な場所の印をつけてそれぞれ別の容器に入れておく．
- すべての外傷チームのメンバーがよりよいコミュニケーションを行って，以下のことを話す．
  - 最上の準備のために情報を共有する．
  - それぞれのメンバーに役割を与える．そしてそれぞれの手順に対し担当者が準備できるようにする．
- すべての使用可能性のある器具と患者ケアが伝えられたかを確認するようにあらかじめ考えておく．
- 相手を明確にして質問をしたり，指導したり，行動の指示を出した人に対して，フィードバックを伴う closed loop communication を行うことでエラーリスクが減少する[8]．

E.7 緊急事態のストレス問題

外傷環境はすべての関係者にとってストレスが多い．そして時間が重要である．短気がしばしば起こるし，担当者は問題点を個人的には扱ってはならない．

しばしば，患者は死亡するし，重症外傷が減多にないところではスタッフがPTSD（外傷後ストレス症候群）に陥る危険がある．この状況に対処するには，すべてを片づけた後すぐに，または次の朝最初にブリーフィングを行う．

E.8 結論

外傷外科の成功は，効率的なコミュニケーションでチームの状態を最善にし，伝統的，標準的でない状況下で対処する意思をもち，患者安全に最大の関心を払うチームにかかっている．この付録が重症外傷患者に対して効率的に準備するチームをつくり上げるヒントとなれば幸いである．

文献

引用文献

1. Hardcastle TC, Stander M, Kalafatis N, Hodgson E, Gopalan D. External patient temperature control in emergency centres, trauma centres, intensive care units and operating theatres: a multi-society literature review. *S Afr Med J*. 2013; 103: 609-611.
2. Goslings JC, Haverlag R, Ponsen KJ, Luitse JSK. Facilitating damage control surgery with a dedicated DCS equipment trolley. *Injury*. 2006; 37: 466-467.
3. Working Party of the Association of Anaesthetists of Great Britain and Ireland. *Infection Control in Anaesthesia*. London, UK: Association of Anaesthetists of Great Britain and Ireland; 2002.
4. Woodhead K, Taylor EW, Bannister G, Chesworth T, Hoffman P, Humphreys H. Behaviours and rituals in the operating theatre: a report from the Hospital Infection Society Working Group on Infection Control in the Operating Theatres; 2002. *J Hosp Infect*. 2002 51(4): 241-55.
5. Ritter MA, French ML, Eitzen HE, Gioe TJ. The

antimicrobial effectiveness of operative-site preparative agents: a microbiological and clinical study. *J Bone Joint Surg Am.* 1980; 62: 826–828.
6. Dienstknecht T, Horst K, Sellei R, Berner A, Nerlich N, Hardcastle T. Indications for bullet removal: overview of the literature and clinical practice guidelines for European trauma surgeons. *Eur J Trauma Emerg Surg.* 2012; 38(2): 89–93.
7. Wick JM. Don't destroy the evidence, *AORN J.* 2000; 72(5): 807–827.
8. Firth-Cozens J. Why communication fails in the operating room. *Qual Saf Health Care*, 2004; 13: 327.

推奨文献

Goldman MA. *Pocket Guide to the Operating Room*, 3rd ed. Philadelphia, PA: FA Davis; 2008.

Phillips N, ed. Emergency exploratory laparotomy. In: *Berry and Kohn's Operating Room Technique*, 12th ed. St. Louis, MO: Mosby; 2012.

Saullo DC. Trauma surgery. In: Rothrock JC, ed. *Alexander's Care of the Patient in Surgery*, 14th ed. St. Louis, MO: Mosby; 2003: 1182–1223.

索引

数字・欧文

数字

4区画の筋膜切開　204
4つの出血　8

A

AIS（Abbreviated Injury Scale）　320
APACHE II　319
APP（abdominal perfusion pressure）　253
APS（Anatomic Profile Score）　322

C

CaO$_2$　40
clamshell 開胸，緊急手技　110
clamshell 切開　110
CPP, 頭部外傷　209
CRM（crew resource management）　14

D

DAMPs, 免疫応答　25
DCR（damage control resuscitation）　67, 68, 299
──, 戦時下環境　287
DCS（damage control surgery）　67, 69, 298, 302
DO$_2$I　41
DPL（diagnostic peritoneal lavage）　152
DSTC コース　348
duodenal diversion　166

E

EDT（emergency department thoracotomy）　103
──を中止するタイミング　105
EFAST（extended FAST）　270
ERCP　153

F

FAM（Functional Assessment Measure）　325
FIM（Functional Independence Measure）　325

G

GCS（Glasgow Coma Scale）　318
Glasgow Outcome Scale　325
Gustilo 分類，開放骨折　199

H

hepatic isolation 法　141

I

IAH（intra-abdominal hypertension）　250
IAP（intra-abdominal pressure）　250
──の測定方法　254
IATSIC　349
ICISS（ICD-based Injury Severity Score）　322
ICP, 頭部外傷　209
ICP 管理　211
ICP モニタリング装置と適用　211
ICU（intensive care unit）　236
──での tertiary survey　244
──での予防処置　247
──における蘇生，ショック　47
ICU 治療の各段階　236
ISS（The Injury Severity Score）　321
IVC, 腹部血管損傷　173

K

Kocher 授動　120, 155

M

Mangled Extremity Severe Score, 四肢外傷　201
Mangled Extremity Syndrome Index, 四肢外傷　201
MAP, 頭部外傷　209
mAPS　322
MESH WRAP　149
MIST　3
MRCP　153
MTOS（Major Trauma Outcome Study）　326

N

NISS（The New Injury Severity Score）　321
NISSSA Scoring System, 四肢外傷　201
NOM, 胸部　97
Non-Technical Skills for Surgeons 分類　15
NOTSS 分類　15

O

OIS（Organ Injury Scaling System）　322

P

PAMPs, 免疫応答　25
PATI（Penetrating Abdominal Trauma Index）　323
PFC　60
PRE チャート　326
Predictive Salvage Index System, 四肢外傷　201
primary survey　4
Pringle 手技　139
PTS（Paediatric Trauma Score）　318

R

RISC（Revised Injury Severity Classification）II　323
RSI（rapid sequence induction）　291
RTS（Revised Trauma Score）　319

S

secondary survey　8
SIRS　240

T

T-POD(traumatic pelvic orthotic device)　189
T-チューブドレナージ　157
TAFI　24
TBI(traumatic brain injury)　208
　──の初期治療　210
TBSA　218
tertiary survey, ICU での　244
Tile 分類, 骨盤骨折　187
tractotomy　111
trapdoor 開胸　108

V

VATS(video-assisted thoracoscopic surgery)　263

W

weaning　239
Whipple 法　167
World Society of the Abdominal Compartment Syndrome　258

Z

Zone, 頸部　83

和文

あ

アドレナリン　45
アプロチニン　56
アミノ酸, 基質代謝への影響　29
アルブミン, 輸血療法　49
足, 熱傷　225

い

イソプロテレノール　45
胃　128
胃損傷分類　337
遺伝子組換え型活性化血液凝固第Ⅶ因子製剤　55
一時的出血制御手技　137
一時的な腹壁閉鎖, DCS　70
一般的閉鎖, 閉腹　122
咽頭損傷　86
陰茎損傷分類　345
陰嚢損傷　183
陰嚢損傷分類　344

う

ウィーニング　239

え

エイコサノイド, 免疫応答　24
エトミデート　306
エピネフリン　45
会陰, 熱傷　225
会陰部損傷分類　344
栄養管理, ICU　244
襟状切開　89
炎症経路, 免疫応答　23
炎症性サイトカイン, 免疫応答　23
遠位膵の膵管ドレナージ　156

お

汚染の制御　70
応急処置, 熱傷　219
横隔膜　126, 127
横隔膜損傷　100
　──, 低侵襲手術　263
横隔膜損傷分類　334

か

下気道, 熱傷　224
下垂体　26
下大静脈, 腹部血管損傷　172
下腸間膜動脈, 腹部血管損傷　172
過酷な環境　277
開腹術　114
　──, 骨盤損傷　190
開放骨折　199
　──を伴う骨盤複雑骨折　192
開放性気胸　98
解剖学的スコアリングシステム　320
外傷
　──における輸血療法　49
　──に対する開腹手術　116
　──に対する代謝反応　21
　──の定義　21
外傷 ICU　236
外傷患者の集中治療　236
外傷形態, 小児　229
外傷後急性肺障害, ICU　237
外傷システム　313
外傷診療
　──におけるコミュニケーション　14
　──におけるリーダーシップ　15
外傷スコア　318
外傷性脳損傷　208

外傷評価システム　327
外傷腹腔鏡の危険性　265
外傷放射線医学　267
外傷麻酔　298
外側血腫　170
活性化プロテインC, 免疫応答　24
合併症
　──, 肝損傷　143
　──, 膵損傷　159
合併損傷, 熱傷　221
肝　132
肝下下大静脈, 腹部血管損傷　172
肝外胆管損傷分類　336
肝後面下大静脈損傷　144
肝シャント術　141
肝授動　141
肝周囲ドレナージ　142
肝周囲パッキング術　138
肝上下大静脈, 腹部血管損傷　172
肝深部出血へのアクセス　140
肝切除術　141
肝臓, 開腹手術　119
肝損傷　124
　──, CT　268
　──, 低侵襲手術　264
肝損傷重症度分類　135
肝損傷分類　335
肝ターニケット法　140
肝縫合術　140
肝門部損傷　144
感染, ICU　248
感染性合併症, ICU　238
環境因子, primary survey　7
顔面, 熱傷　225

き

キトサン, 止血補助剤　124
気管気管支　93
気管気管支損傷　99, 112
気管切開, 熱傷　224
気管損傷　86
気道
　──, primary survey　4
　──, 外傷麻酔　302
気道熱傷　220, 224
気道評価・確保, 小児　230
器具, 準備しておく　357
吸入毒性, 熱傷　224
求心性インパルス　22
急性腎障害　242
急性腎不全　242
救急医療システム, 戦時下環境　281

救急室
　——での手術　9
　——での蘇生　3
救急室開胸　103
　——の手技　108
胸管　93
胸腔床　92
胸腔ドレナージ　94
胸腔内容　92
胸骨正中切開　107
胸部　90
　——の外科的解剖　92
　——への外科的アプローチ　106
胸部外傷　10
　——，小児　231
　——，致死的となりうる　91
　——，低侵襲手術　263
　——の病態生理　91
　——の分類　90
胸部血管損傷分類　334
胸部ダメージコントロール　98
胸壁　92
胸壁損傷分類　331
胸膜　93
凝固異常　52
凝固障害
　——に関わる要素　53
　——への対応，外傷麻酔　301
凝固状態のモニタリング　56
凝固能改善の補助となる薬剤　55
凝固能の是正，DCS　72
局所性脳損傷　208
筋骨格系，高齢者　233
筋膜切開，熱傷　221
緊急開頭術　212, 213
緊急穿頭術　212
緊張性気胸　99

く

クラッシュ症候群　198
クラムシェル開胸，緊急手技　110
クラムシェル切開　108
クリオプリシピテート，成分輸血　51
空気塞栓　101
首の付け根　88

け

ケタミン　306
計画的なヘルニア　75
経腸栄養のための消化管アクセス　247
経腸経静脈栄養の開始　246
経皮的気管切開，ICU　238

頸動脈　87
頸部　81
　——へのアクセス　87
頸部血管損傷分類　331
頸部正中に存在する臓器　88
血管確保，外傷麻酔　303
血管損傷，頸部　83
血小板，成分輸血　50
血清アミラーゼ　152
　——，十二指腸損傷　163
結腸損傷分類　339
血液分布異常性ショック　33
血気胸　99
減張切開　204

こ

コミュニケーション
　——，外傷診療における　14
　——，重症外傷における　14
　——，ダメージコントロールにおける　15
コルチゾール　46
コロイド，輸血療法　49
コンパートメント症候群　203
呼吸
　——，primary survey　4
　——，外傷麻酔　303
呼吸器，IAP上昇　254
呼吸器系，高齢者　233
呼吸評価
　——，小児　230
　——とモニタリング，ICU　237
呼吸不全
　——，ICU　238
　——，四肢外傷　200
呼吸補助療法，ICU　250
鼓膜穿孔　290
広範囲の四肢外傷　200
交通外傷，戦時下環境　277
抗炎症性サイトカイン，免疫応答　23
抗菌薬
　——，ICU　249
　——，開腹手術　116
　——，開放骨折　199
紅斑　217
後送，戦時下環境　286
後側方開胸　108
後腹膜　115
後腹膜腔，開腹手術　119
後腹膜血腫　125, 169
高カリウム血症　52
高心拍出量状態　27
高張食塩水，ショック　43

高齢者　232
鉱物ゼオライト，止血補助剤　124
膠質液　43
国際敗血症ガイドライン　250
骨髄内留置デバイス，ショック　44
骨盤　186
骨盤外傷，EFAST　271
骨盤腔，開腹手術　119
骨盤骨折，CT　268
骨盤損傷　11
骨盤内血腫　170
骨盤パッキング　191

さ

サイトカイン，免疫応答　23
鎖骨下静脈ライン挿入，ショック　36
再開腹，DCS　74
細胞経路，免疫応答　25
最終パッキング術，肝損傷　138
酸素運搬係数　41
酸素運搬の最適化，DCS　72
酸素化，ショック　41

し

シャント手術　174
ショック　30
　——の測定　34
　——の定義　30
　——の分類　31
　——の予後　46
ショック患者の管理　40
ショック後と多臓器不全症候群　40
ショック蘇生のゴール　39
ジゴキシン　46
子宮(妊娠)損傷分類　343
子宮(非妊娠)損傷分類　342
止血補助剤，外傷における　123
止血薬，肝損傷　141
四肢温存方法　195
四肢外傷　195
四肢血管損傷　196
四肢損傷の合併症　205
脂肪，基質代謝への影響　29
視床下部　26
自己血輸血　59
手術室
　——の看護師のためのブリーフィング　355
　——の準備　355
主膵管損傷　156
主要血管動脈損傷，CT　269
修正APS　322

集中治療室　236
十二指腸　128, 162
　──の完全断裂　166
十二指腸憩室化　166
十二指腸損傷分類　164, 338
十二指腸脱転　155
十二指腸流路変更　166
十二指腸裂傷　165
重合ヘモグロビン溶液　60
重症外傷
　──におけるコミュニケーション　14
　──におけるノンテクニカルスキル　14
　──の凝固障害　241
重症四肢外傷　195
出血の制御，DCS　70
術前処置，開腹手術　116
術中膵管造影　153
循環
　──，primary survey　4
　──，外傷麻酔　303
循環器系，高齢者　233
循環血液量減少　22
循環血液量減少性ショック　31
　──での麻酔の導入　304
循環評価，小児　230
初期蘇生，ショック　46
初期対応，輸血療法の　54
小腸　126, 128
小腸損傷分類　338
小児　229
小児外傷，胸部　92
小児膵外傷　159
小児熱傷の栄養　226
小網経由のアクセス，膵臓　155
晶質液　43
焼痂切開術，熱傷　221
上気道，熱傷　224
上行結腸の授動　120
上腸間膜動脈，腹部血管損傷　171
静脈血栓症　200
静脈内留置デバイス，ショック　44
食道　93
食道損傷　86, 100, 112
食道損傷分類　337
心圧迫性ショック　33
心筋裂傷　111
心血管機能，IAP上昇　254
心原性ショック　32
心臓　93
心損傷　102
　──，緊急手技　109
心損傷分類　332

心タンポナーデ　111
　──，緊急手技　109
心停止，小児　230
心囊　93
心拍出量，ショック　34, 38
神経学的状態（障害）の評価，primary survey　7
神経系，高齢者　233
神経原性ショック　34
深達性部分熱傷　217
深部静脈血栓　248
深部静脈血栓症予防　214
診断的腹腔洗浄法　152
新鮮全血　49
新鮮凍結血漿，成分輸血　51
人工呼吸からの離脱，ICU　239
腎機能，IAP上昇　253
腎臓，高齢者　233
腎損傷　175
腎損傷分類　176, 341
腎動脈，腹部血管損傷　172
腎ホルモン　27

す

スコアリングシステム　318
スターチ，輸血療法　49
ストレス潰瘍　247
頭蓋内圧
　──，IAP上昇　254
　──，頭部外傷　209
頭蓋内圧閾値とモニタリングの適応　210
頭蓋内圧亢進　242
頭蓋内損傷，四肢外傷　200
膵炎，合併症　159
膵仮性嚢胞，合併症　159
膵臓　151
膵損傷　125, 156
膵損傷重症度分類　154
膵損傷分類　336
膵体尾部損傷　157
膵頭十二指腸合併損傷　157
膵頭十二指腸切除　158, 167
膵尾部切除における脾温存　157
膵ホルモン　27

せ

せん妄　243
生物媒介疾患，戦時下環境　277
生理学的指標の改善目標，DCS　72
生理学的スコアリングシステム　318
成分輸血　50

制限輸液，外傷麻酔　299
精巣損傷分類　344
赤血球の代替物　59
浅達性部分熱傷　217
穿孔部の閉鎖，十二指腸損傷　166
穿通性外傷の治療　9
穿通性胸部外傷，EFAST　272
穿通性損傷，膵臓　152
穿通性頭部外傷　209
穿通性腹部外傷
　──，EFAST　271
　──に対する非手術療法　115
穿頭術　212
戦時下環境　277
戦場
　──でのdamage contorol surgery　289
　──でのダメージコントロール麻酔　294
　──での鎮痛　291
　──での無痛法　308
戦場麻酔　307
戦闘時の外傷ケア　279
潜在性損傷の評価，ICU　244
線溶阻止因子　24
全身性炎症反応症候群　240
　──，ICU　240
前線外科チーム
　──，戦時下環境　286
　──とトリアージ　284
前側方開胸　106

そ

ソマトスタチンアナログ　158
蘇生　4
　──，戦時下環境　287
　──の生理学　21
蘇生的開胸術，小児　231
蘇生の段階，ICU　236
蘇生輸液，熱傷　220
早期生命維持時期，ICU　237
創因子　22
創路切開術　111
創路バルーンタンポナーデ法　140
臓器提供　258
臓器特異的損傷分類　330
損傷形態，戦時下環境　279
損傷重症度分類　321

た

ダメージコントロールにおけるコミュニケーション　15
多剤併用，高齢者　233
多数傷病者，戦時下環境　285

多臓器障害症候群　240
多臓器不全　240
多発外傷における骨折固定のタイミング　200
大量血胸　99
大量出血　61
大量の洗浄，DCS　70
大量輸血　61
代謝障害　243
体液補充としての輸液療法　42
体温の回復，DCS　72
体動脈圧，ショック　37
大血管　93
大血管損傷　103
大腿静脈ライン挿入，ショック　36
大腸　129
大動脈　93
――，腹部血管損傷　170
――と大静脈の損傷　169
大動脈クランプを伴う開胸，緊急手技　110
大動脈損傷　112
大動脈破裂，CT　269
大囊，開腹手術　119
代用血液，ショック　43
炭水化物，基質代謝への影響　28
胆管損傷　145
胆道系　132
胆嚢損傷　145

ち

チオペンタール　306
恥骨上膀胱瘻　182
致死的胸部外傷　90
膣損傷分類　344
中心静脈圧，ショック　35
中心性血腫　169
中枢神経評価，小児　230
長管骨骨折　12
長期生命維持期，ICU　238
超音波検査，外傷における　270
腸間膜　131
腸管，基質代謝への影響　30
腸管感染症，戦時下環境　277
腸管損傷，低侵襲手術　264
腸骨動静脈，腹部血管損傷　172
直腸　131
直腸肛門損傷，骨盤損傷に関連する　192
直腸損傷分類　339
鎮静　243
鎮痛
――，高齢者　233
――，小児　231

――，熱傷　220

つ

椎骨動脈　89

て

デスモプレシン　56
てんかん予防　214
手，熱傷　225
低血圧蘇生，ショック　43
低血圧の容認，外傷麻酔　300
低侵襲手術　263
低体温　302
――，ICU　239
転送のための基準，熱傷　227

と

トラップドア開胸　108
トラネキサム酸　55
トリアージ，戦時下環境　282
トリプルチューブ減圧　166
ドパミン　45
ドブタミン　45
ドレーピング，開腹手術　117
疼痛管理　243
頭頸部外傷，小児　231
頭部外傷　208
――，骨盤損傷に関連する　192
頭部顔面外傷　10
同化期　30
動脈血酸素含有量　40
毒素，免疫応答　25
鈍的外傷，膵臓　152
鈍的胸部外傷，EFAST　272
鈍的頭部外傷　209
鈍的脾損傷，CT　268
鈍的腹部外傷，EFAST　271

な

内外ドレナージ　157
内外分泌機能不全，合併症　160

に

ニトロプルシド　45
二次的な閉腹，DCS　74
二次閉創，DCS　75
尿管損傷　180
尿管損傷分類　341
尿道修復　183
尿道損傷　182
――，骨盤損傷に関連する　192
尿道損傷分類　342
尿道破裂　182
妊娠子宮の損傷　184

ね

熱傷　216
――の初期管理　220
熱傷患者における栄養　226
熱傷深度　217
熱傷創の「閉鎖」　222
熱傷面積　218
粘弾性止血分析　56

の

ノルアドレナリン　44
ノルエピネフリン　44
ノンテクニカルスキル，重症外傷における　14
脳灌流圧，頭部外傷　209
脳灌流閾値　210
脳血流量，頭部外傷　209
濃厚赤血球輸血　50
膿瘍形成，合併症　159

は

パーフルオロカーボン　60
肺　93
肺挫傷　100
肺出血，緊急手技　110
肺全摘　111
肺塞栓　248
肺損傷分類　333
肺動脈圧，ショック　37
肺門部遮断　111
肺葉切除　111
肺裂傷　101
敗血症，開放骨折　199
爆傷　290
爆傷肺　290
抜管の判断基準，ICU　239

ひ

びまん性脳損傷　209
皮膚切開　117
――，DCS　70
――，頸部　87
泌尿生殖器　175
泌尿生殖器外傷，小児　231
非感染性発熱，ICU　238
非手術療法，胸部　97
被膜下血腫　142
脾臓　146
――，開腹手術　119
脾損傷　125
――，低侵襲手術　264
脾損傷重症度分類　146
脾損傷分類　335

脾摘術　150
脾部分切除術　149
脾裂傷　149
腓骨切除　205
左側臓器の正中翻転術　121
表在熱傷　217
病院前救護，小児　229

ふ

フィブリノゲン製剤，成分輸血　51
フィブリン接着剤　123
フィブリン糊　141
フィンガーフラクチャー　140
フリーラジカル　22
　——，免疫応答　26
フレイルチェスト　101
プロポフォール　306
婦人科系臓器損傷と性的暴行　183
副腎損傷分類　341
副腎ホルモン　27
復温，ICU　239
腹腔動脈起始部，腹部血管損傷　171
腹腔内圧　250
腹腔内圧上昇　250
腹腔内灌流圧，IAP上昇　255
腹腔内臓器血流，IAP上昇　254
腹腔内損傷　290
　——，骨盤損傷に関連する　192
腹部　114
腹部外傷　11
　——，小児　231
　——，低侵襲手術　264
　——，複雑な　114
腹部灌流圧　253
腹部血管損傷　168
腹部血管損傷分類　340

腹部コンパートメント症候群　250, 254
腹壁の直接閉鎖，待機的な　74
腹膜外パッキング手技　191
複雑骨盤損傷　192

へ

ヘモグロビン含有リポソーム　60
ヘモグロビン溶液　60
平均動脈圧，頭部外傷　209
閉腹　122
　——の原則　122
壁内血腫，十二指腸損傷　165

ほ

ホルモンメディエーター　26
包括的な外傷システム　313
放射線検査，十二指腸損傷　163
放射線防護　267
放射線量　267
膀胱損傷　181
　——，骨盤損傷に関連する　192
膀胱損傷分類　342
膨隆テクニック，熱傷　223

ま

麻酔，戦時下環境　291
麻酔導入の薬剤　305
末梢血管損傷　12
末梢血管損傷分類　345

み

ミタゾラム　307
右側臓器の正中翻転術　120

め

メッシュ包埋術　141, 149
免疫応答　23

免疫学的合併症　53

も

モニタリング，麻酔　303
網嚢，開腹手術　119
門脈，腹部血管損傷　174

や

薬剤性血管障害　198

ゆ

輸血
　——の閾値　54
　——の指標　49
　——の制限　54
　——の比率　55
輸血関連感染症　53
幽門空置術　157
指破砕法　140

よ

溶血反応　53

ら

卵管損傷分類　343
卵巣損傷分類　343

り

リーダーシップ，外傷診療における　15
両側経胸骨開胸，緊急手技　110

ろ

瘻孔，合併症　159